戴永生名老中医
临床经验荟萃

欧江琴◎主 编

贵州科技出版社

图书在版编目(CIP)数据

戴永生名老中医临床经验荟萃 / 欧江琴主编. −− 贵阳：贵州科技出版社，2018.1（2025.1重印）
ISBN 978 − 7 − 5532 − 0641 − 7

Ⅰ. ①戴… Ⅱ. ①欧… Ⅲ. ①中医临床 − 经验 − 中国 − 现代 Ⅳ. ①R249.7

中国版本图书馆 CIP 数据核字（2017）第 322703 号

戴永生名老中医临床经验荟萃
DAIYONGSHENG MINGLAOZHONGYI LINCHUANG JINGYAN HUICUI

出版发行	贵州科技出版社
地　　址	贵阳市中天会展城会展东路 A 座（邮政编码：550081）
网　　址	http://www.gzstph.com
出 版 人	熊兴平
经　　销	全国新华书店
印　　刷	北京兰星球彩色印刷有限公司
版　　次	2018 年 1 月第 1 版
印　　次	2025 年 1 月第 2 次
字　　数	460 千字
印　　张	25.75
开　　本	710 mm × 1000 mm　1/16
定　　价	98.00元

天猫旗舰店：http://gzkjcbs.tmall.com

编　委　会

戴永生教授简介

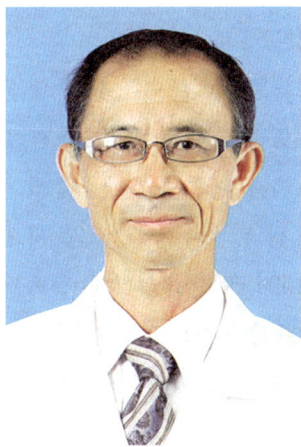

戴永生,男,1943年8月生,中共党员,教授,主任医师,博士生导师。

1966年毕业于贵阳中医学院医疗系,至今已从事医疗、教学、科研工作50余年。1988年、1998年两次获得贵阳中医学院"优秀教师"称号;1990年获"贵州省高校优秀思想政治工作者"称号;1994年在美国获首届世界传统医学大会优秀成果奖三等奖;2000年获香港第二届优秀名医成就奖;2001年被世界传统卫生组织授予"国际传统医药杰出学者";2002年获贵州省五一劳动奖章,2005年获贵州省师德建设优秀奖,2006年独立完成"中医五行系列研究"课题,获贵州省科学技术进步奖二等奖;2009年被贵州省卫生厅、人力资源和社会保障厅评为首届"贵州省名中医";2012年被评为全国第五批名老中医药专家学术继承工作指导老师;2013年被评为全国名老中医药专家并由国家中医药管理局授牌建立戴永生全国名老中医药专家传承工作室。曾任世界传统医学联盟学会委员,中华中医理论专业委员会委员,中华中医学会中医诊断分会会员,贵州省易经研究会医学专业委员会副主任,国家中医药管理局科技咨询与评审专家,《辽宁中医杂志》特邀编委。

欧江琴简介

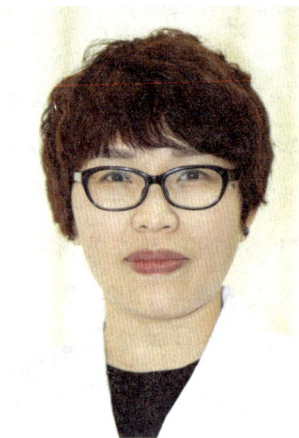

欧江琴,主任医师,医学博士,硕士生导师。

师从全国名中医戴永生教授,国家中医药管理局"十二五"重点学科中医预防医学学科带头人,兼任中华中医药学会亚健康及治未病分会常务委员,贵州省中医药学会常务理事,贵州医科大学特聘教师,贵州省医学会呼吸分会常务委员。2004 年四川大学华西医院呼吸科进修 1 年。发表论文 40 余篇,主编著作 2 部,参编 3 部,主持国家级及省级课题 6 项,参与课题 10 余项。

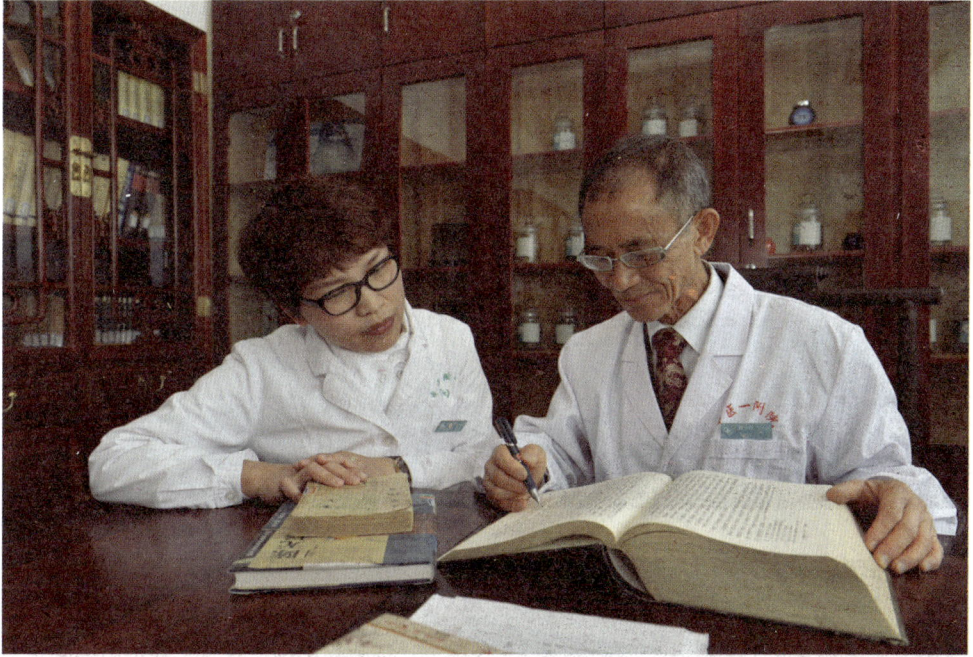

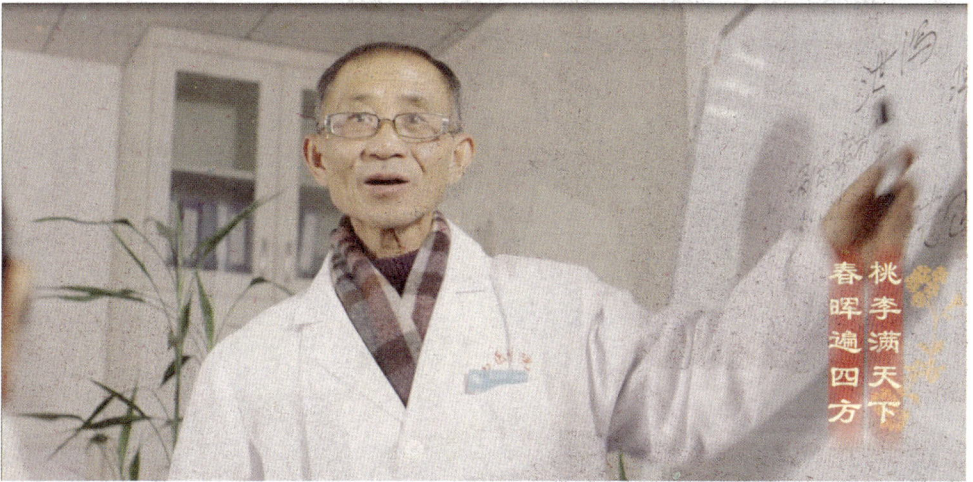

桃李满天下
春晖遍四方

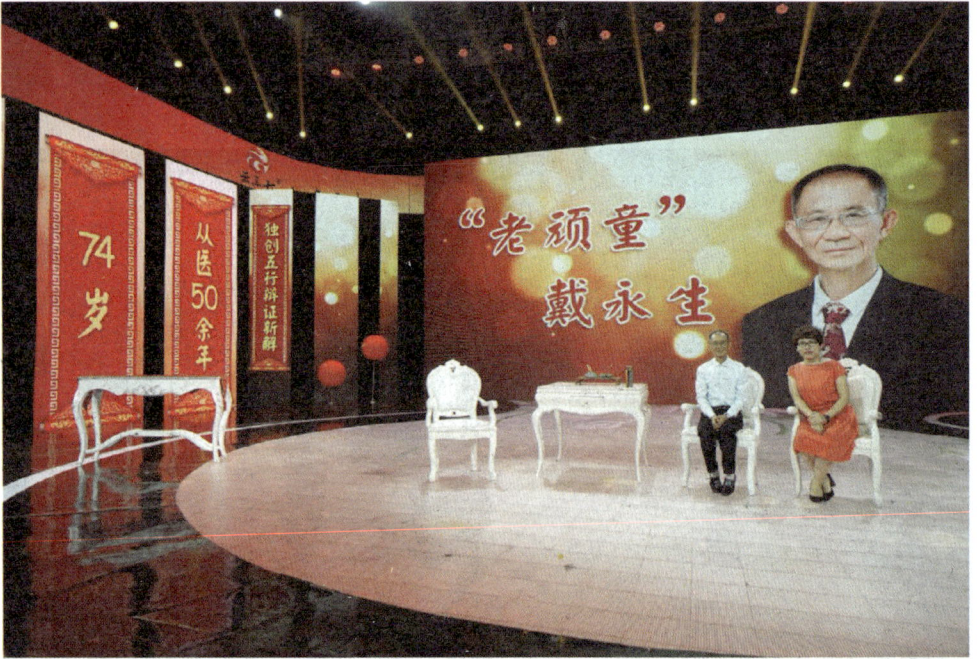

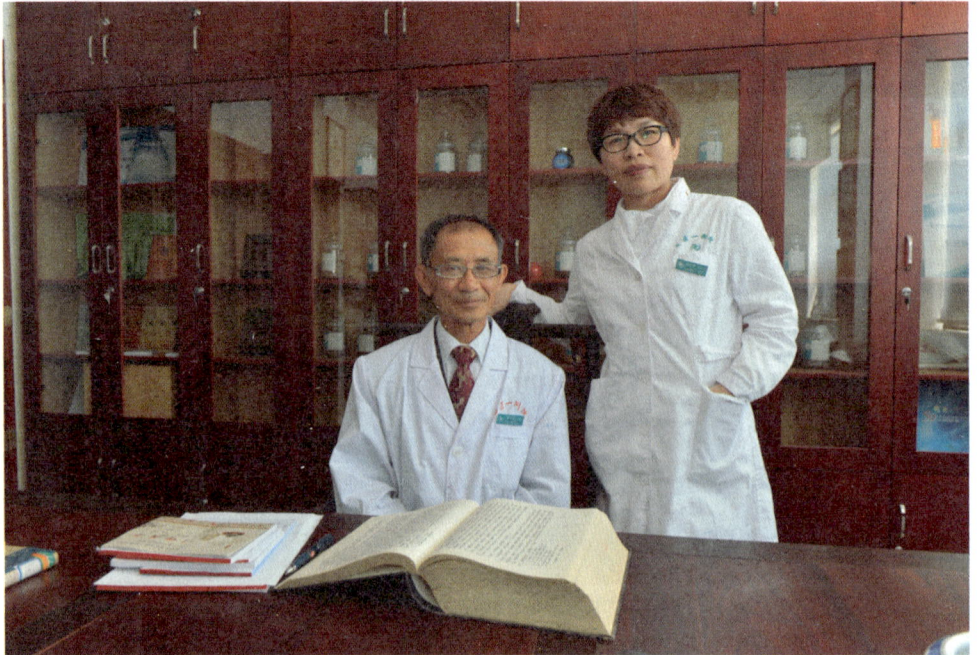

目 录
CONTENTS

第一章

从医执教

戴永生出生于父辈从医的家庭,为秉承父亲行医济人的理念而立志学医;1961年考入贵阳医学院祖国医学系(后转为贵阳中医学院医疗系)。毕业后历经基层医疗实践磨炼和医术经验积累,并于贵阳中医学院中医研究班深造3年,又得到袁家玑教授等指导,这为戴老留任贵阳中医学院及其第一附属医院从事医、教、研工作奠定了坚实基础。

戴老精研岐黄经旨,系统科学地研究五行学说的源流、病机、辨证、治法并用于临床实践,荣获贵州省科学进步技术奖二等奖,并出版了反映其学术思想与临床经验的《中医五行研究及临床应用》一书。戴老在课堂传道中,实施案例教学法,结合师承教育,紧扣临床带教中医肝、胆、脾、胃肠病证,指导着本科生、进修生、硕士研究生、博士研究生。

一、秉承父业,初显杏林

戴老出生于父辈从医的家庭,其父戴霖波(字开忠)青年时期受业于贵州赤水名医陈嘉林先生门下,随师侍诊、试诊和学习中西医理论4年,出师后在赤水县(今赤水市)城关镇开设霖波药房(后转为霖波诊所)为民疗疾除病,深受病患信赖。戴老自幼体质羸弱多病,在父亲研制的中药丸剂的调理下,到了上小学时,身体素质明显改善,从身心上感悟到中医、中药的临床疗效;与此同时,在父亲诊病的耳濡目染下,戴老从小在心中就埋下了学医的种子,立志要秉承父辈医术和医德,将之发扬光大。

1961年8月,戴老如愿考入贵阳医学院祖国医学系。在大学本科学习期间,戴老接触到了传统的中医理论,再结合家传的医术经验,加深了对中医理论的领悟。在医院实习后,戴老以优异的成绩毕业,并报名参加了贵州省医疗队,于1968年2月到思南县许家坝区丰坝公社工作3个月,在此期间,他学以致用,跟随同行前辈一起诊治了诸多病患。医疗服务回来后,他先后被分配到赫章县野马川卫生院、赫章县人民医院出任中医师,一干就是十余年。十余年的工作为戴老积累了大量的医疗经验。在工作之余,戴老还认真研读古本《黄帝内经》《难经》,尤其是其中有关脾胃病的论述,提高了戴老诊治脾胃病的理论水平。戴老还亲自参加20世纪70年代末贵州省中草药战备调查队并赴赫章县工作,"翻山越岭,住农家,访草医,采中草药材",将收集到的民间单方、验方在赫章县卫生局组织下整理成册,并上报贵州省卫生厅中医处。20 世纪 80 年代初戴老曾为赫章县增音站马碧珍、徐朝英夫妇的 2 岁小孩诊治小儿麻痹症右下肢后遗症，依据中医脏腑经络辨证，一方面给予内服中药，药酒热敷推拿，或用大活络丹加药酒外敷患肢麻痹肌群；另一方面用西药维生素类进行穴位注射。历时 3 月余，患儿能下床行走，治疗效果良好，为了进一步确诊治疗，患儿的父母带去上级医院经儿科主任诊治后认为，虽然患者左下肢还长 2～4 mm，大腿肌肉萎缩 1 cm，但肌力有所恢复，实属不易。戴老初入杏林工作，就获得好评，展示了"承家技，研医术，化解病人痛苦"的能力。

二、师从名家，精研岐黄

戴老在大学攻读岐黄之术时期，接受过诸多名师、名医的教诲，其中以赤水籍的伤寒名家李彦师和儿科名医贾训能的传道授业最为突出。李彦师论伤寒，紧扣东汉医圣张仲景《伤寒论》的六经辨证以指导临床。在广泛介绍伤寒注家的基础上，十分推崇清代医家柯韵伯精研伤寒而著的《伤寒来苏集》，其特色是按方类证研究张仲景《伤寒论》，即认定书中有太阳证、桂枝证、柴胡证等提法，必然是以方证为主体进行辨证论治的，于是把一个个方证视为一个个独立存在而又有联系的证候，以方名证，按方类证，汇集诸论，对伤寒论原文进行重新编次。按方类证的优点是能够完整地体现出各个方证的脉证，明确分辨出主证和次证及其他类证的辨别，便于掌握应用。柯韵伯于伤寒的建树颇多，他以《伤寒论》中的杂病为依据，提出"伤寒与杂病合论""六经为百病立法"的著名论断，认识十分深刻。这种指导学习，直接影响了戴老今后中医临床经典方证辨治理论的萌生。

贾训能论儿科溯源古之哑科，推崇宋代儿科名医钱乙及《黄帝内经》《难经》《金匮要略》《千金要方》等中有关儿科的内容，并在《颅囟经》有关小儿"纯阳"学说的启发下，结合自我实践观察，正确地阐述了小儿体质、生理和病理特征，在前人脏腑分证的基础上，提出将五脏五行生克乘侮理论应用于遣方用药，这对戴老今后研究五行母子补泻用药有所启发。

此外，毛玉贤老中医擅长执补中益气汤加减以疗多种内科疾病，令戴老佩服。戴老至今仍保留跟师笔记，时效其法。

借鉴基层医疗经验和对中医理论深化的渴求，1980 年 9 月戴老考入贵阳中医学院第二期中医研究班，深入学习中医理论知识，跟随名医、名师做临床，聆听了学院聘请的北京中医药大学名师方药中教授主讲的《素问》七篇"运气学说"的高深理论及其"天人合一"的临床运用,为戴老今后研究中医五行胜复规律打下了良好的基础。另一位资深教授程士德对《黄帝内经》中人体四时五脏阴阳系统做了深入阐释,为戴老在学术思想上形成中医五行系统观提供了主要依据。此外,贵州省名医肝病专家李昌源教授、脾(胃)专家王祖雄教授的临床经验也深刻影响了戴老的学术思想。

在第二期中医研究班的3年里,戴老始终得到贵阳中医学院院长,名师、名医袁家玑教授指导,直至完成毕业论文《大承气汤急下证治探讨》。袁老对学生的指导不分课内、课外。当时戴老写了《素问·脉学初探》一文,送给袁老评阅,袁老看后写道:"本文仅限于素问脉学综述,但素问脉学所包甚多,不能全部叙述,应加以说明,用几句话说说就可以,所以资料是可以的,综合的也好,是进行了深入探讨的;本文可投学报。"短短的话语,体现了老一辈导师对学生的愿望和鼓励:一是告诫学习中医经典需一步一步或一点一点地积累并加以综合提炼;二是对后生研究中医经典的成绩及时肯定;三是鼓励将其研究成果加以发表交流。袁老语重心长的批语不断激发着戴老对中医典籍的探求。袁老作为学者、导师、长者对戴老的谆谆教诲,更加坚定了其对中医的热爱、探索与追求,才有以后数十年对中医五行学说矢志不移的研究。

1990年经贵阳中医学院基础部推荐和辽宁中医药大学同意,戴老前往辽宁中医药大学基础医学院李德新教授所在的中医基础理论教研室进修,按进修计划阅读了由李教授主编的《气血论》,并随堂学习中医基础理论的教学方法。戴老在进修过程中,将《中医基础理论》各版有关中医五行学说的教材进行比较性研究和追本溯源,撰写成进修心得交李老审阅后,在教研室会上汇报交流。回贵阳后写成《中医倒五行探微》一文并发表,成为研究中医五行的首篇论文。

自1983年戴老留任贵阳中医学院及第一附属医院后,他利用医、教、研工作之余,拜读名著《蒲辅周医案》《蒲辅周医疗经验集》《谦斋医学讲稿》,领悟其中五行辨治方法和内科临证经验,先后撰写并发表了《蒲辅周临证运用五行辨治经验简析》《试析蒲辅周先生辨证的整体思维方法》《蒲辅周先生临证四诊》《蒲辅周先生辨治小儿肺炎拾萃》《秦伯未先生临证五辨探析》等。同时,戴老努力研究和借鉴同行同专科全国名老中医的学术经验,如对张静、孙宏亮的"异病同治"的研究(如胃脘痛、腹痛、胁痛、噎膈、鼓胀等数种病存在着瘀血内阻证,进行异病同治)。

戴老深知中医经典对临床指导的意义,因而常常结合临床再读中医经典。面对脾胃肠病证,戴老再读李东垣《脾胃论》,反复认识与理解"脾胃盛衰论"中脾病五行辨证,将其学术思想与医疗经验扎根于中医经典著作,并在临床诊治中提升到国内同行医师水平。

三、潜心医教,德艺双馨

戴老既教书又育人,身教重于言教,始终把对师德升华作为毕生的追求,并贯穿到师爱和师风中,为培养中医人才默默耕耘数十年。在新生入学教育会上,他多次用自己人生感悟作题为"善于学习,勇于创新,做跨世纪的中医药人才"的专门演讲,起到了育人先铸志的作用。戴老在与学生促膝谈心时,常常以自己在前辈师长关爱下的成长过程和经历去传递师爱,细谈做人与做学问的关系,从国内古代名医孙思邈的"大医精诚",到澳大利亚医师马舍尔"以身试菌"的感人事例,说明做学问、学医,必须充满对病人无限热爱和有良好医德理念。

戴老是贵阳中医学院关心下一代工作委员会成员,他积极参与学院"青兰工程",发挥老教师、老专家有深厚的中医专业知识功底、丰富的育人经验和教学方法的优势,对所带的青年教师从备课、书写教案、课堂讲授技巧乃至随师临床带教以充实教学,进行传道授艺。

在中医教学上,戴老主讲中医基础理论、中医诊断学等课程,重视根据授课学生的不同层次,因材施教选择教学方法。如阐释中医理论时制作了《五行》电教片进行直观声像教学;编制教学图表供学生复习时执简驭繁,抓住要点;传授中医四诊中望色与脉诊技能时,反复进行课堂示教,并进行一对一教学;还成功总结了"因章说案,由案说理,案例练习,病案阅读"的案例教学法,收到活化学生思维、教学相长的良好效果。

在临床带教实习生时,戴老要求规范中医四诊,尤重望色与脉诊技能的掌握。辨证时训练思辨能力,要求随师临床收集同病异治和异病同治的案例,以印证中医典籍理论对临床指导作用。具体临床带教过程中,对本科生跟师在于临床实践;进修生在于提高辨证能力;硕士研究生、博士研究生在于科研创新能力培养。

戴老潜心医教,情牵中医传承,言传身教,无私奉献,德艺双馨;两次评为优秀教师和贵州省高校优秀思想政治工作者,培养人才数以千计。目前,戴永生全国名老中医药专家传承工作室有本科生3人,硕士研究生6人,博士研究生4人,多数学有所成,成为学术骨干和学科带头人。

第二章

临床医论

第一节　学术思想

一、强调中医整体观，辨病辨证结合

中医学的基本特点和核心内容是整体观与辨证论治。人体是一个有机的整体，人与自然界息息相关、密切相连，人体受社会、生存环境影响，这种机体自身整体性思想及其与内外环境的统一性称为整体观。构成人体的各个组成部分之间，在结构上是不可分割的，在功能上是相互协调、相互为用的，在病理上是相互影响的。同时，人类生活在自然界中，人体的生理功能和病理变化必然受到自然界变化的影响。整体观作为中医学理论体系的一个重要方面，蕴含着丰富的思想内涵，它来源于实践，同时又指导临床实践。它代表的是中医学的一种思维方式，深入理解和体会整体观的思想对中医的临床实践具有极大的指导意义。

戴永生教授强调人体是由许多执行不同机能的组织和器官所组成，由于各个组织和器官的有机联系，从而形成了人这个整体。五脏之间的联系，表现为相生相克的特性，肝木生心火，心火生脾土，脾土生肺金，肺金生肾水，肾水生肝木，通过相互资生，促进体内的变化和机体的生长发育；肝木克脾土，脾土克肾水，肾水克心火，心火克肺金，肺金克肝木，通过相互制约，防止五脏功能过于亢进，以保持平衡。在五脏中，心又为主宰，这种主宰作用是通过心与其他脏腑的协调和联系而体现的。另外，脏属阴，腑属阳，一阴一阳，构成表里关系，即脏腑在功能上相互影响的配合关系。脏腑与组织器官之间又是凭借经络进行联系的，经络遍布全身，内联脏腑，外络肢节，将人体的上下、左右、前后、内外连成一体。所以，人体是一个以五脏为中心，以经络为连缀，联合五体、五官、五华的统一整体。

同时戴老提出,中医在长期实践中,已经认识到自然界是人类生命的源泉。如《素问·六节脏象论》言:"天食人以五气,地食人以五味。……气和而生,津液相成,神乃自生。"体现人与自然界存在非常密切的关系。也就是说,自然界的运动变化,直接或间接地影响人体,而人体对于这些影响,也必然相应地反映出不同的生理活动和病理变化。所以《灵枢·岁露论》说:"人与天地相参也,与日月相应也。"如在自然界四季气候的变化中,有春温、夏热、长夏湿、秋燥、冬寒的规律,在这种气候变化的影响下,人体会发生相应的变化。《素问·脉要精微论》说:"万物之外,六合之内,天地之变,阴阳之应,彼春之暖,为夏之暑,彼秋之忿,为冬之怒。四变之动,脉与之上下,以春应中规,夏应中矩,秋应中衡,冬应中权。"这种脉象的沉浮变化,也是机体受四季气候影响后,在气血方面所引起的适应性调节的反映。又如昼夜的变化,对人体的影响也很明显。就大多疾病来看,一般在清晨比较轻些,下午逐渐加重。《灵枢·顺气一日分为四时》说:"夫百病者,多以旦慧、昼安、夕加、夜甚。……朝则人气始生,病气始衰,故旦慧;日中人气长,长则胜邪,故安;夕则人气始衰,邪气始生,故加;夜半人气入脏,邪气独居于身,故甚也。"指出早晨、中午、黄昏、夜半,人体的阳气存在生、长、收、藏的规律,因此病情也会随之有慧、安、加、甚的变化。再如地理环境的不同,对疾病亦有一定影响,许多疾病的发生都与地理环境有关。《素问·异法方宜论》说:"南方者,天地所长养,阳之所盛处也。其地下,水土弱,雾露之所聚也。其民嗜酸而食胕,故其民皆致理而赤色,其病挛痹。"由于自然界的气候变化和地理环境对人体生理和病理的影响极大,戴老在治疗疾病时,常以因时因地原则诊病,其理论根据即在于人与自然界是一个统一的整体。

除此之外,中医整体观还认识到人与社会环境的密切关系,指出社会因素对人体健康和疾病有着深刻的影响,其中人自身的心理状态、社会行为、生活习性、道德修养等对人的影响尤为显著。如《素问·上古天真论》说:"恬淡虚无,真气从之,精神内守,病安从来? 是以志闲而少欲,心安而不惧,形劳而不倦,气从以顺,各从其欲,皆得所愿。故美其食,任其服,乐其俗,高下不相慕,其民故曰朴。"指人若情绪稳定,精神平衡,知足常乐,开豁大度,加之饮食有节度,起居有规律,适当地劳作等,身体就健康,少患疾病,且能延年益寿。很多社会因素在疾病的发生发展中起着重要的影响作用,如生活习惯方面,饮食不节、大饥大饱、过寒过热、偏嗜五味等,均可导致疾病的发生。《素问·生气通天论》说:"因而强力,肾气乃伤,高骨乃坏。"《灵枢·邪气脏腑病形》说:"若入房过度,汗出浴水,则伤肾。"即指出过量的活动和超过能力所能负担的重度劳动,或房劳太过,皆能使人致病。

人的精神和形体也是一个统一的整体,精神依附于形体而存在,是形体的产物,但对形体也可以发生反向作用。《灵枢·决气》说:"两神相搏,合而成形,常先身生,是谓精。"指出父母先天之精相互交合,产生形体,而后由形体发育产生出神来。没有精化生的形体,就没有神的存在。可见,神是依附于形体而存在的,当形体形成以后才有神的化生,体现为神的活动。根据《黄帝内经》理论,人的精神意识包括神、魂、魄、意、志、思、虑、智等,情志活动包括喜、怒、忧、思、悲、恐、惊等。无论精神意识或情志活动皆由五脏精气所化生,是五脏活动的产物。如《素问·宣明五气》说:"心藏神,肺藏魄,肝藏魂,脾藏意,肾藏志,是谓五脏所藏。"《素问·阴阳应象大论》也说:"人有五脏化五气,以生喜怒忧悲恐。"说明人的精神意识和情志活动由五脏司控,五脏精气是精神意识和情志活动的物质基础。《黄帝内经》还指出,一切精神失常都可以在形体内部找到其物质根据。如《素问·脉解》说:"阳尽在上而阴气从下,下虚上实,故狂颠疾也。"指出狂颠等精神失常的机制,是由于阳气积滞于人体上部,不与下部的阴气相接,使阴气独居于下,不能制约阳气,阳独盛于上,扰乱心神所致。另外,人的精神情志活动还可对形体产生反向作用,如情志过于激烈或持续过久,则导致形体发生疾病。

戴老指出,中医整体观体现人是自然界发展到一定阶段的产物,其本质在于机体内部阴阳双方的对立统一,具有生长发育、繁殖后代、遗传变异和应激性等重要特征,提示人体本身、人与自然界、人与社会、精神与形体是一个统一的整体,即为"天人合一""形神一体"的内涵所在。

(一)诊查周密,重点突出

临床上,戴老强调中医治病必须辨证施治,中医看病关键是会不会辨证,四诊临床资料收集是前提,望、闻、问、切诊,缺一不可。如《难经·六十一难》说:"望而知之谓之神,闻而知之谓之圣,问而知之谓之工,切脉而知之谓之巧。"《医宗金鉴·四诊心法要诀》亦说:"望以目察,闻以耳占,问以言察,切以指参。明斯诊道,识病根源,能合色脉,可以万全。"抓主病和主证,为辨证的第一要素,一要弄清楚病邪性质,二要弄清病邪部位。如病人自觉口中咸味症状,多由肾病及寒水上泛所致;口中甜味,多由湿热蕴结于脾,与谷气相搏,上蒸于口所致。舌诊为望诊的重要内容,犹如《临症验舌法》言:"凡内外杂证,亦无一不呈其形、着其色于舌……据舌以分虚实,而虚实不爽焉;据舌以分阴阳,而阴阳不缪焉;据舌以分脏腑、配主方,而脏腑不瘥,主方不误焉。危急疑难之顷,往往症无可参,脉无可按,而唯以舌为凭;妇女幼稚之病,往往闻之无息,问之无声,而唯有舌可验。"察舌可判断邪正盛衰,区别病邪性质,辨别病位浅深,推断病势进退,估计病情预后等。戴老总结出舌诊的技巧:①舌的脏腑分属,如舌尖属心(小肠),舌边属肝(胆),舌中属脾(胃),舌根属肾(膀胱)。②正常舌苔:舌质,神(荣、润、灵、动);舌色红润;舌形胖瘦、老嫩及大小适中;舌态灵动自如、无异常动态;舌苔白,舌苔质薄而颗粒均匀,平铺于舌面,揩之不去,其下有根,干湿适中,不黏不腻。③要选择自然光线观察。④排除因饮食和药物引起的染苔,如饮牛乳见白苔;食豆类、花生、瓜子、桃、李子等见黄白色似腐苔;食酒、陈皮梅、盐橄榄、酸梅、咖啡或含铁食品等见黑褐色或茶褐色苔;食蛋黄、橘子、柿子等见黄苔;服黄连素、核黄素见黄苔;服丹砂制剂见红苔;服过多抗生素见灰黑苔。⑤刮舌鉴别舌苔真假:用压舌板,从舌根往舌尖慢慢刮1~3次。⑥注重舌象与季节(时间)的关系:夏季暑湿盛,苔多厚或淡黄;秋季干燥,苔薄而干;冬季苔湿润。晨起苔厚,舌色暗滞;白天苔薄,舌色红。⑦舌象与年龄、体质的关系:老年人舌裂;小儿苔白或剥脱;肥人舌质淡白;瘦人舌质偏红。戴老归纳总结了常见舌象主病:淡白舌主虚寒或气血虚;红舌或绛舌中有苔主实热,无苔或少苔主虚热;紫苔舌干少津主热极;苔润主寒或血瘀;苔白主表证;苔黄主热证;灰(黑)苔中舌干主热极,苔润主寒极。

《黄帝内经》中提出的整体观和辨证论治是中医临床诊治疾病的理论核心。戴老崇尚中医经典,其学术思想主要源于《黄帝内经》《脾胃论》等,曾发表《<内经>时辰五行节律与脏腑转归探微》《<内经>五行胜复的思维模式新探》《试论<灵枢>对中医五行学说的发微》《试析<内经>对血病的辨证方法》《<素问>针刺探微》《李东垣"升阳十七方"之我见》《论东垣治崩漏的特色》《论东垣"升阳十七方"用药配伍特色》《试析虞抟对补中益气汤的发挥》等学习中医经典的心得体会,阐明了学习中医经典对临床病证的病因、病机、辨证用药上的指导作用。

如咳嗽的诊治中,《素问·咳论》提出:"五脏六腑皆令人咳,非独肺也。……皮毛者,肺之合也,皮毛先受邪气,邪气以从其合也。其寒饮食入胃,从肺脉上至于肺则肺寒,肺寒则外内合邪,因而客之则为肺咳。"说明了咳与肺的关系为咳不离肺,但不止于肺,同时强调外邪犯肺或脏腑功能失调,病及于肺,均能导致咳嗽。戴老在辨证时,常详细询问病史,了解痰的量、色、质的情况,辨别咳嗽的性质,结合舌诊、脉诊,对咳嗽进行分证论治。常从六淫、痰浊、气火入手辨证,结合咳声、痰性区别外感和内伤两大类,提出风寒袭肺、风热犯肺、燥热犯肺、痰热阻肺、痰浊中阻、肺肾气虚等证型,采用疏风清热、润肺止咳、燥湿化痰、泻肝清肺、益气纳肾等治法,而非见咳止咳。戴老认为,痰为咳嗽的主因,治痰不止治肺,"脾为生痰之源,肺为储痰之器",脾虚易生痰湿,痰湿阻肺而易为咳,从五行上看,肺属金,脾属土,肺脾同病,则属土不生金,故应行培土生金法,通过补益脾气断其痰源,则肺脏清肃可复,亦是治病求本,从整体观来辨病的表现。"五脏之久,咳乃移于六腑。"六腑的咳是五脏咳久的传变,且病情转重。如六腑咳中的膀胱咳则"咳而遗溺",为久咳伤肾,膀胱气化失司所致,审证求因,临证中戴老常加益智仁、沉香等药物,补肾纳气,佐以止咳之法,往往能达到病除之效,体现戴老治病必求本,是整体观和辨证论治有机结合的体现。

戴老指出整体观作为一种思维方式,它是中医的基本原则和特点,应该在临床等方面广泛指导医学实践和科学探索,同时也是我们继承和发扬祖国医学所必须恪守的准则,每一个中医者必须做到四诊细致、一丝不苟、胸有成竹、由繁化简,对每一个病人都要做出病因、病性、病位、病势的证候诊断,如此才能为治法提出正确的依据。

(二)辨证灵活,方法多样

戴老重视医疗经验的积累与更新:一是传承中医经典和博采名医经验中的学术思想结合临床自我再实践;二是把中医五行辨证作为辨证方法用于中医内科消化专科肝胆脾胃病症的诊治,并采用跨年度大样本的有效病例进行集成研究,提炼出五行辨证特点是"同病(证)异辨和异病(证)同辨";三是在中医内科疾病诊治上,强调规范化的同时,提倡多种方法优化组合进行辨病分型,推荐经方*随辨证证型进行方与方组合的处方用药规律(利于临床疗效提高,实现有效复诊中方药应用的可重复性),面对临床新疾病谱,不断吸收适合中医药的西医循证医学知识,推进自我医疗经验升华,以解决难治病症的防治。

叶天士说:"医道在乎识证、立法、用方,此为三大关键。一有草率,不堪司命,然三者之中,识证尤为紧要。"如果认证不准,其所拟方药就会离题千里,所以前人

---

* 经方:中医经典中出现的著名方剂。

有"用药容易认证难"之说。

辨证方法是医生识别证候、探求病因、分辨病位、区别病性、审察病机和病变趋势的具体手段。《黄帝内经》中就记载了丰富的辨证学内容，为后世各种辨证方法的形成奠定了理论基础。张仲景《伤寒论》创立了六经辨证，并在《金匮要略》中奠定了脏腑辨证的基础，后世由此发挥有三焦辨证、卫气营血辨证、病因辨证以及气血津液辨证等，在传统辨证方法的基础上创新发展了诸多新的辨证方法体系如微观辨证、方证辨证、汤方辨证、病机辨证、病证结合等，中医五行辨证则由戴老创建，目前广泛运用在临床各科中。这些辨证方法的产生使中医学在辨证方面的认识不断得到丰富和深化，但中医传统辨证方法在指导临床实践中仍发挥着重要作用。

戴老提出目前中医辨证方法种类多样，临床应用的各种辨证模式均有各自的特点和优势，但是由于中医本身的复杂性，辨证模式仍存在着诸多不足。尽管辨证方法众多，临床实践中医生却常有无从下手之感。那么面对如此繁杂的辨证方法，如何执简驭繁，在临床资料中迅速找准辨证的契合点？如何利用现代的技术手段，使中医辨证获取更大的发展空间？这些都是关系临床疗效的关键问题。从传统辨证方法的演变到新的辨证方法的创新，可以看出每一种辨证方法都有深远的理论渊源，而在临床中自如地应用各种辨证方法的前提是对中医经典的融会贯通。只有回归经典、追源溯流，从根源中挖掘辨证方法的内涵，掌握辨证体系的精髓，才能做到熟练运用和进一步创新。此外，辨证论治和整体观是中医的两大指导纲领，在运用中医辨证体系的过程中，强调病、证、方、药为一个完整的整体。在诊疗疾病过程中，无论选取何种辨证方法，最终的落脚点依然是从整体上治疗疾病，切不可因单纯强调辨病或辨证，而忽视整体的辨证思维。中医的脏腑经络学说以各脏为中心，气、血、津、液、精为物质基础，以经络为通路，构成统一的整体，对中医临床具有重要的指导价值，脏腑辨证也是临床医生最常用的辨证方法。戴老指出应在辨病、辨证相结合的基础上，以病机辨证思路为指导，集八纲辨证、脏腑辨证、气血津液辨证、病因辨证、五行辨证等诸多辨证方法于一体，建立个体化辨证为核心的多种辨证方法优化组合的辨证体系，灵活交叉运用，每一病机都体现病因、病位、病性3个要素，根据特异症、可见症和相关舌脉辨识病机，兼顾病机的兼夹、复合、转化，以及气、血、津、液、精的变化和脏腑间的相互影响。这种辨证方法涵盖了外感病、内伤病及内、外、妇、儿等各科疾病，体现了异病同治的思想，可执简驭繁，提高应对疑难复杂疾病的临床能力。

如在泄泻的辨证中,戴老提出从整体上要把握四点:①大便的异常是其主症,包括大便的次数、大便的质地、排便感、气味的异常;②胃肠的虚实寒热变化;③与津液输布排泄有关的脏腑功能失调的证候,共同组成泄泻的整体性;④辨证方法的优化组合,将脏腑辨证、气血津液辨证、五行辨证等多种辨证方法交叉运用。临床中将泄泻分为:脾虚湿盛证、土虚木乘证、气虚湿热证、脾阳虚证、食滞胃脘证、湿困脾土证、木旺乘土证、气虚气陷证、脾肾气虚证、肝郁脾虚证、脾胃气虚证、脾肾阳虚证、大肠湿热证、胆胃不和证、寒湿内盛证、土虚火浮证等证型。其中属脏腑辨证的是:脾阳虚证、肝郁脾虚证、脾胃气虚证、脾肾阳虚证、脾肾气虚证、大肠湿热证、胆胃不和证、食滞胃脘证;属气血津液辨证的是:气虚气陷证、气虚湿热证;属于五行辨证的是:土虚火浮证、木旺乘土证、土虚木乘证;属于多种辨证方法交叉的是:湿困脾土证、脾虚湿盛证、寒湿内盛证。

如在胃脘痛的辨证分型上,戴老提出以脏腑辨证指导的常见证型有肝胃不和证、脾胃不和证、肝脾不调证;以病因辨证指导的常见证型有食滞胃脘证、瘀血阻络证、湿困脾土证;以八纲辨证指导的常见证型有胃热证、胃寒证;以气血津液辨证指导的常见证型有气阴不足证、气虚气滞证;以中医五行辨证指导的常见证型有土虚木乘证、土虚火弱证、土不生金证、土虚水侮证、土实乘水证、土实侮木证、土燥及心火证,临床上以土虚木乘证最为常见。同理,肝、心、肺、肾四脏有病,也可循中医五行母子乘侮病机传及胃土,可有肝木及胃之木旺乘土证、木土乘侮证;肺金及胃土之子令母实证、子令母虚证;心火病及胃土之母令子实证、母令子虚证等。以多种辨证方法优化组合的复合辨证指导的常见证型有:脾虚胃实证,此为脏腑与八纲组合的辨证分型;肝胃郁热证、脾胃湿热证,此为脏腑与病因组合的辨证分型。

(三)同病异治,异病同治

病治异同是中医辨证论治的特点之一,包括同病异治和异病同治两个方面。由于中医学对疾病诊疗的着眼点主要放在"证"上,其对疾病的治疗原则可以认为是"病机中心说",既不同于辨病治疗,又不同于对症治疗,临证之时,求因、定位、审性、度势,都是求得"病机所属"。同病异治和异病同治实际上都是辨证论治的必然结果。

同病异治一词首见于《黄帝内经》。《素问·五常政大论》指出:"西北之气,散而寒之;东南之气,收而温之,所谓同病异治也。"《素问·病能论》又指出:"有病颈痛者,或石治之,或针灸治之,而皆已,其真安在? 岐伯曰:此同名异等者也。夫痈气之息者,宜以针开除去之;夫气盛血聚者,宜石而泻之,此所谓同病异治也。"同病异治在《黄帝内经》中含义有二:一是指同一种疾病采用不同的治疗工具;二是指同一种疾病运用不同治疗法则。后人所言之同病异治多采用第二种含义。

异病同治是后人根据同病异治的精神和临床治病的实际情况,提出的相对语句。异病同治法则在古代临床运用颇多,如张仲景的《伤寒论》以方类证,就是异病同治的典范。清代陈士铎的《石室秘录》有相关论述:"同治者,同是一方而同治数病也。""异治者,一病而异治也。"从此,同病异治和异病同治便常为医者所引用,并成为中医治疗学的一大特色。

同一种病可因病人的体质不同、疾病发生的时间不同、所处地理环境的不同,或由于病性的不同、病邪侵犯部位的不同、病机变化的时机不同、用药的优劣、治疗的速缓、医生的技术水平不一,而出现病情发展中的不同证候,就应择取不同的法则、不同的方药去治疗。换言之,需要同病异治的情况有二:一是相同疾病发生于不同病人,出现不同证候;二是同一病人在疾病的不同病理阶段,出现不同的证候,均须运用同病异治的法则。

不同的疾病在不同阶段的发展过程中,出现了相似的病理变化,就会出现相似的证候,即可采用同一种治疗原则和治法,用类似方剂来进行治疗。异病同治也有两层含义:一是治法相同,方剂相同;二是治法相同,方剂相类。

戴老从事过中医诊断学、中医基础理论的教学工作,中医基础功底深厚,加之临床工作50余年,在疾病诊治中,能正确地、辩证地看待病和证的关系,既重视同一种病可以包括几种不同的证,又重视不同的病在其发展过程中可以出现同一种证。因此,在临床治疗时,在辨证论治原则的指导下,戴老常在多种疾病的治疗中采取同病异治、异病同治的方法来处理,取得较好的临床效果。

如咳嗽,因起病、感邪、病程、脏腑受累及兼证的不同,要分外感咳嗽和内伤咳嗽进行治疗。外感咳嗽治疗以祛邪为主,内伤咳嗽治疗以扶正为主,当外感咳嗽久咳不愈转为内伤咳嗽时,治疗当采用以扶正为主、祛邪为辅的原则。正如《素问·咳论》所言:"五脏六腑皆令人咳,非独肺也。"提示疾病虽同,病机不一,症状相异,其治法也就不同。当分别采用宣肺、宁心、调肝、益肾、和胃、利水等方法止咳时,并不需皆用宣肺之品,其病亦能治愈。

中医学治疗不同患者的同一种疾病时,与西医学的方法不同。西医学多采取同一种方法治疗,即同病同治。如高血压,其治疗药物虽然有利尿剂、β-受体阻滞剂、钙通道阻滞剂、血管紧张素转化酶抑制剂(ACEI)、血管紧张素Ⅱ受体阻滞剂、α-受体阻滞剂等,但其治疗机理归根结底均为降低血压。中医学则不然,常常根据其脏腑、阴阳、气血之不同,分别选用不同的方法进行治疗,如同为高血压,中医辨证属眩晕范畴,因有风阳上扰、肝火上炎、痰浊上蒙、气血虚弱、肝肾阴虚、瘀血阻窍之不同病机,其治法也就相应有平肝潜阳、清泄肝火、燥湿祛痰、补益气血、滋养肝肾、活血通窍之不同治法,其治疗机理虽不为降低血压,但通过调整阴阳平衡,也可以达到降低血压的目的。

戴老对于异病同治在临床中运用也较为广泛。如以咳嗽、泄泻为主症就诊的患者,脾虚水湿内停,致肠道清浊不分,直趋而下故见泄泻;湿聚为痰,痰湿内生,上蕴于肺,肺失宣降,肺气上逆而见咳嗽,其共同病机是肺脾同病,当以肺脾同治化痰除湿;如以口疮、便秘为主症的患者,结合舌诊和脉诊,共同病机为土虚火浮证,采用补土伏火法来处方用药。如西医诊断为慢性胃炎、消化性溃疡病、慢性结肠炎、慢性迁延性肝炎、慢性支气管炎、肺源性心脏病、重症肌无力、原发性血小板减少性紫癜、粒细胞减少症等不同的疾病,在发展的某个阶段往往都表现出脾气亏虚证,则均可选用健脾益气法进行治疗。

戴老概括之:疾病同—证候异—治疗异;疾病异—证候同—治疗同。其根本都是"谨守病机,各司其属",也就是"治病必求于本",然后"有者求之……无者求之,必先五胜,疏其气血,令其调达,而致和平"。同病异治和异病同治法则的运用,均体现了生物-心理-社会-环境医学模式的思想,符合现代治疗学的需求。

二、强调中西并重,宏观微观相结合

戴老指出中西医结合,并不是简单的中药加西药的治疗方法,而是医学研究领域不同方法论的融合。其内涵应该是通过比较中医、西医两种医学体系在医疗实践中所采取的思维方式、认识手段和应对措施的异同,吸收各自的长处,逐步做到在理论体系上融会贯通,在临床实践中优势互补。现代科学可以帮助和阐明深奥复杂的中医理论,而中医药学对人体生命现象的独特认识和对疾病独到的治疗手段能丰富和充实现代生命科学的内涵。具体是宏观与微观、群体与个体、整体与局部等诸多方面的结合,使得对疾病本质的认识更趋全面。

中医偏重于功能联系,整体综合;西医偏重于结构还原,解剖分析。西医微观化的研究,代表着当今医学发展的潮流,其现代医学检测手段(影像学诊断、病理学诊断、基因诊断等)的运用,对于揭示疾病的本质发挥了巨大的作用。而中医宏观化认为,人是一个有机的整体,人与自然界有着统一性。如肝脏疾病,西医研究范围只在肝脏本身,而中医防治的范围在肝、脾、肾、气血、情志、季节、天气等诸多方面。中医是从整体上认识疾病,西医往往就病论病,其整体观不强,并缺乏中医"天人合一"的基本原则,所以二者结合在认知上具有互补性。西医是群体化研究,其化验的正常值、诊断标准、诊疗方案等具有共性,所以同病基本同治,而没有注意到种族不同、地域差异、生活习俗不同、先天禀赋优劣等诸多个体因素对疾病的影响。而中医研究重在千差万别的个体,这样,即便是同一种病,也会有迥然不同、甚至相反的治疗。

用现代医学明确诊断,再进行中医辨证论治,这一模式虽已被广大医务工作者及患者接受,但此并非是完全意义上的辨病与辨证相结合。

辨病着重于疾病病理变化全过程的认识,它强调疾病内在的生理病理变化规律;辨证则是侧重于疾病某阶段病情状态的整体认识,它重点考虑的是每个患者机体的机能状态及其所处环境的差异。单一的辨证容易掩盖疾病内在的病理变化。有时疾病经治疗,症状虽可减轻或消失,但疾病却不一定真正根除。辨病则是着眼于疾病病理变化的基本规律,这就弥补了单纯辨证施治的缺陷。如一些疾病的潜伏期、初期或无症状期,因中医无证可辨,施治也难,而通过相关检查可发现异常,通过辨病也可治疗。辨病施治与辨证施治,二者目的一致,方法相似,但辨病在辨证之前,辨病施治是辨证施治的基础,辨证施治是辨病施治的深化。辨病施治与辨证施治完美结合才能显现中医的优势。

中西医结合优势互补,中医学有数千年与疾病作斗争的历史,在当今时代依然有其存在的基础和必要性。不可否认现代中医的诊疗已经是在西医诊断平台上的中医治疗,两医联手对解释病情、避免误诊、防止延误治疗都有积极意义。西医善于对疾病诊断与鉴别,对疾病的病因、病位、病理变化研究较为具体,特别是对病因治疗,西医辨病可以弥补中医无证可辨的局限性;同时中医辨证也可以弥补西医的不足,如西医诊断无病但患者有自我不适,如亚健康状态,或西医诊断明确的疑难病但疗效欠佳,或西医诊断为"综合征"等,若按照中医辨证论治有可能获得意想不到的疗效。

辨证论治是中医临床的特色,也是中医诊治疾病的主要方法。戴老指出医学总是在不断向前发展的,我们应当不断丰富和发展辨证论治的内涵。因为中医在宏观、定性、动态方面的研究是有其独到之处的,但在微观、定量、静态方面的研究则似有不足。所以我们在辨证论治的前提下,还要注意辨证与辨病相结合,才能进一步提高疗效。目前在中医临床中,处理辨证论治与辨病论治的关系时,主要存在以下两种不当的倾向:一是过度强调辨证论治,忽视辨病,导致辨证论治随意化;二是过度强调辨病论治,忽略辨证,机械地以一方一药对应一病。过度强调辨证或辨病,均不利于发挥中医的疗效优势。

戴老强调,随着医学模式和疾病谱的变化,传统的辨证和辨病模式面临着新的挑战。辨证论治与辨病论治相结合、宏观辨证与微观辨证相结合、西医辨病与中医辨病相结合,在实践中受到越来越多的重视。

戴老指出,在一些情况下,中医四诊信息并不能准确反映疾病的本质特征,因临床表现与病情特点之间并非单纯的线性关系。在疾病的早期,"有诸内必形诸外"非所有疾病的一般规律,四诊信息不典型或未显现的时候,往往面临无症可辨的情况。而现代检测技术的进步,极大提高了对疾病的诊断和预测能力,能够帮助医生在"诸内"尚未"形诸外"之时,及早诊断,通过辨病论治或微观辨证进行干预,从而提高应对疾病的主动性。

然而,中医传统的辨证方法并不能完全适应现代疾病的诊治需要,它具有局限性和主观性。局限性表现在具体病位不准确,治疗上缺乏针对性;主观性则体现在中医的"证"缺乏客观指征的支撑。因此,戴老在辨证论治中,十分注意将中医传统宏观辨证与微观辨证、整体辨证与局部辨证有机结合,中西并重,系统把握疾病的本质以提高准确率与临床疗效。

如在胃脘痛的诊治中,戴老结合现代医学有关慢性胃炎、消化性溃疡形成的相关研究,认同胃体的三缺,即缺血、缺氧及缺营养。胃黏膜保护机制由多种因素介导,从解剖结构上可以分为 5 个层次:第一个层次,由分泌入胃腔的成分组成,包括酸、碱、黏液、免疫球蛋白和其他抗菌成分(如乳铁蛋白)、表面活性磷脂等,形成黏稠的胶冻状黏液凝胶层,可延缓 H^+ 及 HCO_3^- 弥散速率,从而形成跨黏液层 pH 梯度。第二个层次是上皮层,具有显著抗酸功能并形成紧密连接防止被动扩散,如果上皮层被连续性破坏,能够快速修复。第三个层次,由黏膜微循环与黏膜、黏膜下感觉传入神经组成,为胃黏膜提供营养物质。酸或其他损伤因子反流入黏膜引起神经介导的胃黏膜血流升高，这对限制损伤和促进修复有重要意义。第四个层次，由黏膜免疫细胞构成，包括肥大细胞、巨噬细胞，可感受进入黏膜的异体成分，形成适当的炎性反应。第五个层次即胃黏膜自身修复功能，包括胃腺的生长和重建、外来和内在神经系统的再生、微循环的重建。这些因素相互联系、相互作用，形成复杂的网络体系，并受全身和局部神经、体液及腔内物质的调节。从中医学方面看，当各种病因，如饮食失宜、情志不畅、外感邪气等可引脾胃功能受损，脾气亏虚，胃失和降，精微不生，胃体缺氧、缺血、缺乏营养，这些保护层受损，引起胃黏膜的损伤，甚至是溃疡或癌变。许多胃镜下胃黏膜的表现与中医证型相关性研究显示：脾胃虚弱（寒）证胃黏膜苍白，或溃疡浅，红肿不明显；湿热中阻证胃黏膜红肿明显，或溃疡有黄白苔；胃阴亏耗证胃黏膜粗糙，血管显露，或黏液稀少。脾胃虚弱（寒）证与胃黏膜苍白相关，同中医认为白色主虚证、寒证、失血一致；胃阴亏耗证与黏膜粗糙、黏液稀少相关，同阴虚证阴液亏少，滋润、濡养等作用减退一致。因此，戴老提出了胃体缺氧、缺血、缺乏营养当从胃腑虚证，侧重脾脏用药的观点。如胃镜提示黏膜充血、肿胀、糜烂伴胆汁反流，则加用清解方药如蒲公英、连翘、虎杖等；如胃镜提示分泌物黏稠，加用清热利湿方药如黄芩、黄连；如胃镜提示黏膜有点状苍白或分泌物少，红白相兼而血管网清晰或腺体萎缩，加用养阴益气方药如百合、乌药、黄精、天冬等；胃黏膜状如麻疹皮肤，可见树枝样血管，黏膜呈颗粒或结节样增生并有肠化，或有隆起成息肉样改变，加用化痰逐瘀通络方药如贝母、三棱、莪术、丹参、红花等；胃黏膜见出血、渗血或小血管瘀滞，加用止血化瘀方药如赤芍、三七等；胃黏膜红白相兼，胃窦膜皱襞充血，幽门舒缩不良，胆汁反流，加用疏肝和胃方药如绿萼梅、柴胡疏肝散等。

戴老结合现代医学治疗原则及中药的现代药理研究辨证用药，实现用药上的中西结合。现代医学在消化性溃疡、胃炎、反流性食管炎等有关胃脘痛的疾病治疗用药，主要可分为胃肠动力药、抑制胃酸分泌药、保护胃黏膜药、抗幽门螺杆菌（Hp）药几类。对于一些反复性胃脘痛病人的治疗，戴老从西医消化系统疾病的药物分类入手，进行中西药物对应用药：一是西药促胃肠动力药有增强胃肠道吸收和推动作用，而中医补脾益气通腑药就有补气推动作用，可提高胃肠道运化功能，如四君子汤、厚朴三物汤合方使用；二是西药胃酸分泌抑制剂，是针对没有酸就没有溃疡而设，而中医五行理论认为"酸属肝木"，凡胃病反酸乃肝（胆）乘袭脾胃所成，临床用药说明，抑木疏肝方剂或药物如乌贝散、左金丸、煅瓦楞子可制酸；三是西药胃黏膜保护剂,能促进组织修复和溃疡愈合,而中药养胃阴药物如木瓜、白及等就能保护胃阴,从而修复胃黏膜;四是杀灭 Hp 的三联疗法,是西医治疗胃炎的重要药物,从中医考虑,Hp 是热毒,而具有清热解毒的苦寒中药如蒲公英就有类似解毒的功用。所以,对于反复发作的胃脘痛患者,可将上述四个方面用药有机结合起来,每每收到较好的疗效。

第二节 中医五行辨证及临床运用

中医五行辨证,是戴永生教授 50 余年来在医疗、教学、科研工作中的感悟、实践、研究和升华。

《中医诊断学》中介绍的辨证方法有:八纲辨证,脏腑辨证,经络辨证,病因辨证,六经辨证,卫气营血辨证,三焦辨证;至今版本无"五行辨证"这一方法的介绍和运用。现将肝、心、脾、肺、肾五脏病的五行辨证阐述如下。

中医五行辨证,是根据五行生克理论,以识别脏腑病机母子乘侮传变所表现证候的思维方法。它虽以脏腑功能失调为基础,但又不局限于脏腑辨证,侧重阐明某脏病太过或不及,病传其他四脏(即母病及子、子病犯母、相乘及相侮辨证模式)的病因、病位、病性、病势的思维方法。

一、中医肝病五行辨证

中医肝病五行辨证,源于《黄帝内经》《难经》中有关以五为基数的"崇五"归类方法。如《素问·风论》记载了五脏风·肝风,"肝风之状,多汗,恶风,善悲,色微苍,嗌干善怒,时憎女子,诊在目下,其色青"。其他还有五脏疟·肝疟,五脏痿·筋痿,五脏痹·肝痹,五脏咳·肝咳等。

中医肝病是指肝脏象五行系统遭受病因破坏而失衡所产生的各种疾病和证候

的总称。中医肝病五行辨证是中医五行辨证的一部分。中医肝病五行辨证,是指肝木自病后,又不能实现自身五行制化的正常调节,病传心、脾、肺、肾所表现的母子、乘侮证候的辨证方法。

(一)肝木自病五行辨证

肝木自病五行辨证,是指肝木系统发病而病传他脏所表现证候的辨证模式。它包括以"五"为基数的肝木自病辨证,肝病虚实辨证,肝病及体、窍、华、液、志辨证,足厥阴肝经经脉病辨证,肝主时发病辨证,肝病及胆辨证等内容。

1. 以"五"为基数的肝木自病辨证

是古代先民"崇五"思想用于脏腑病证归类方法之一。始见于《黄帝内经》《难经》的肝病五行辨证:五脏痹·肝痹,五脏风·肝风,五脏胀·肝胀,五脏疟·肝疟。现分述如下。

(1)肝痹

肝痹证候:"夜卧则惊,多饮数小便,上为引如怀""积气在心下""阴缩,咳引小腹""脉微大"或"长而左右弹"。此乃时值春季,风、寒、湿侵袭人体,导致营卫失和,经脉失养,日久循经内舍于肝,肝阴血受损而耗竭,形成肝痹。即《素问·痹论》所说:"淫气乏竭,痹聚于肝。"神分属五脏,肝藏魂,今肝血虚而魂不守,故夜卧惊骇。肝失疏泄,影响水液代谢,则多饮而数小便。邪循肝脉由上而下,可致腹部肿满如妊娠状。厥阴之脉布胸胁,抵少腹,绕阴器,若寒凝气滞,则肝之经脉不利,自觉有积气停留在胁下胁部而支撑不适,或阴器收缩,咳嗽则胁肋疼痛牵引少腹不舒。肝痹日久,脉失平和,轻则见肝脉微大,重则见状若长而左右弹手指的弦紧脉象。

(2)肝风

肝风证候:"多汗恶风""色微苍,嗌干善怒,时憎女子,诊在目下,其色青""头目晕,两胁痛,行常伛,令人嗜甘"。此乃肝木通于春,风为春令,肝主风而外受风邪发为肝风。风开腠理则多汗,汗出腠理疏松则恶风;肝应东方,东方色青,故面目俱青;风胜则动,故《金匮要略》说肝中风而头目眩晕;肝经气不利,筋膜失常,故胁痛或曲身行走;肝木病证常偏嗜甘味之品以缓肝急。

(3)肝胀

肝胀证候:"肝胀胁下满而痛引少腹""胆胀胁下满痛,口中苦,善太息"。中医认为凡五脏在于营卫之气循行紊乱,又为寒邪所凑,部位在脏腑之外,向内排压脏腑,向外开张胸胁,致使皮肤发胀。因肝经布胸胁,抵少腹,故肝脉气滞则胁下胀满,痛引少腹;若肝胀及胆,胆汁上溢则口苦,胆郁不舒而情志失畅则叹息。

(4)肝疟

肝疟证候:"面色苍苍然,太息""腰痛,少腹满,小便不利,如癃状,非癃也,数便意,恐惧,气不足,腹中悒悒"。一般疟邪入侵人体,舍于营卫,伏于半表半里,内搏五脏,横陈募原,内扰于肝,形成肝疟。肝木应东方色青,故肝病面目青色;肝疟病邪致肝气郁而不伸则叹息。疟邪内扰,肝失疏泄,肝脉受病而胸脘痞满,腰痛,少腹痛;气机升降出入障碍,影响水液代谢、输布,出现小便滴下、次数增多而非癃闭。

2. 肝病虚实辨证

(1)肝病实证辨证

肝实证是指肝木之脏气太过,所表现为正邪抗争的实证。其证候:"两胁下痛引少腹,善怒,头眩,耳聋不聪,颊肿""目直视,大叫哭,项急""脐左有动气,按之牢若痛,四肢满闭,淋溲便难,转筋""其气来实而强,此谓太过,……忽忽眩冒而巅疾""左关上见脉阴阳俱实"。

由于肝开窍于目,肝脉上达巅顶,肝木太过化火,上扰头目则目赤。肝实气逆则头眩,耳聋,两颊肿大。肝脉布胸胁,抵少腹,肝脉失畅则两胁痛引少腹。所以《诸病源候论》述:"肝气盛,为血有余,则病目赤,两胁下痛引少腹,善怒,气逆则头眩,耳聋不聪,颊肿,是肝气之实也。"肝实则气机逆上,怒志失常而善怒;在小儿则性急大哭。肝主筋,肝病则筋急而项强,目直视不转。《八十一难集解》指出:脐左侧按之疼痛,自觉有气上冲是肝实气左升太过所致。肝气太过则脾气郁结,故筋急而肢满。肝失疏泄影响水液代谢和大肠传导,故小便淋漓或大便难出。肝气循经上冲头部,引起头痛眩晕,昏蒙恍惚等头目巅顶疾病,此为"诸风掉眩,皆属于肝"之说。左关为肝脏之脉,其脉弦而有力,即《素问·玉机真脏论》肝脉"实而强"。

(2)肝病虚证辨证

肝病虚证是指肝木之脏气不及,所表现为正虚不足的虚证。其证候:"目晾晾无所见,耳无所闻,恐如人将捕之""两胁拘急,不得太息,爪甲枯,面青善怒""卧而惊动不安""肝脉其气来不实而弱,此谓不及,……不及则令人胸胁引痛,下则两胠胁满"。

肝脉属肝络胆,肝开窍于目。张景岳说:"两胁、少腹、耳目,皆肝经经气所及,肝虚经气不足,耳目失注,则两目视物模糊,或耳听力减退无所闻,肝气虚则胆气不足,胆气虚则心惧如人捕之。"肝血不上荣于面则面青,两胁经脉失养故两胁隐痛。肝主筋,爪乃筋之余,爪失血荣故枯薄。肝气虚而郁结则叹气。肝虚在小儿则魂不守舍,常见夜卧警惕易醒,啼哭不安。肝病不及脉象是虚弦无力,即《素问·玉机真脏论》所谓的肝脉"实而弱"。

3.肝病及体、窍、华、液、志辨证

肝木五行系统在外之象:在体合筋,开窍于目,其华在爪,在液为泪,在志为怒。故当肝木为病时,可痛及体、窍、华、液、志并出现相应证候,当加以辨证。

(1)肝病及筋辨证

筋病证候:"手足拘挛,阴缩,兼见肢冷""筋伤则缓""筋急而挛,发为筋痿""筋绝,……唇青舌卷,卵缩"。

肝主筋,筋膜营养来自肝血,又称"淫气于筋"。肝脉上连目系,下络阴器,肝血不足或寒凝肝脉,致筋膜失养,筋力不健,肢体运动受到影响,故见"四肢寒冷,拘急卵缩,或阴缩不出"等。肝主酸味,过食酸味多伤肝筋而出现四肢弛缓不收,故《金匮要略》中说"味酸则伤筋,筋伤则缓"。感受热邪或肝木化火,热郁厥阴肝脉,燔灼肝血,血不养筋,可见四肢拘急挛缩,不能屈伸,日久成痿。所以《素问·痿论》说:"肝气热,则胆泄口苦筋膜干,筋膜干则筋急而挛,发为筋痿"。重病或久病则肝气欲绝,肝气欲绝则筋气亦欲绝,可见《灵枢·经脉》中所说"口唇青紫,舌卷而短缩,阴器收缩"等筋绝危重之症。

(2)肝病及目辨证

目病证候:"肝病虚则目肮肮无所见""热冲于目,故令赤痛""肝实则身热目痛"。肝经上连目系,肝气通于目,肝脏气血不足,目失之濡养,故见目干涩,目暗昏花,视物模糊。若肝郁化火或外感热邪,火热充斥内外则身热,肝火循经上炎则双目红肿热痛,肝风内动,则可见目睛上视等。

(3)肝病及爪辨证

爪病证候:"筋急而爪枯"。《素问·五脏生成》说:"肝之合筋也,其荣爪也。"爪乃筋之延续,又称爪为筋之余。若肝血不足,或肝热伤筋,或过食辛辣伤肝,则见爪甲脆薄,颜色枯槁,甚则变形脆裂。

(4)肝病及泪辨证

泪病证候:肝血亏虚则目干涩无泪。若风热袭肝或肝火熏蒸则双目红赤而迎

风流泪、怕光,肝经湿热,则可见目眵增多。

（5）肝病及怒志辨证

怒志病证候:肝血亏虚则目干涩无泪,善怒而多言,或悲而不乐。若肝实疏泄太过,则肝气横逆,怒志失常,所以《灵枢·本神》说"肝气实则怒"。同时肝又主语,故见善怒而多言语;若肝虚疏泄不及,肝气郁结,则见情志抑郁,悲闷不乐等。

4.足厥阴肝经经脉病辨证

肝脉是动病:腰痛不可俯仰,丈夫颓疝,妇人少腹肿痛,甚至咽干,面部脱色。经络不仅是外邪入里的途径,也是脏腑病证和体表组织相互影响的途径。若外邪侵犯足厥阴肝经本经,《灵枢》称为"是动病",可致肝经经络之气失调,循经出现腰部疼痛不能前后俯仰,男子患疝气,妇女患少腹肿痛,病重时肝火上逆,喉咙作干,面色晦暗无光。

5.肝主时发病辨证

肝主时发病证候:肝应春,春季肝病善见鼽衄,"肝咳之状,咳则两胁下痛,甚则不可以转,转则两胠下满"。

肝属木应春季,所以春季肝易受邪发病,若风木化火可见鼻塞流浊涕,流鼻血等。肝受病于春可出现肝咳,其症如《素问·咳论》中所说:咳则两胁下作痛,严重时胸胁不能转侧,转则疼痛加重。

6.肝病及胆辨证

肝病及胆所见证候:头痛,耳聋,颊肿,口苦,咳而呕胆汁,卧则惊动不安。此乃肝木自病,经气相通及胆,少阳胆经之气亦随之升而不降,循经上扰耳窍,阻于颊部,则见耳聋、颊肿。肝胆之热郁蒸,胆汁外泄,故见口苦。肝咳不已,胆腑受病,出现胆咳,呕吐胆汁。胆气虚或胆气不足,胆虚则决断不行,则见胆怯易惊,失眠多梦,小儿夜啼等症。

7.肝木自病的辨证要点

肝木之脏自病的辨证要点:病因有外感六淫,如风寒湿邪侵袭肌表,伤及肝经后,循经内传于肝。或情志内伤,谋虑过度或情志不遂郁而化火伤肝,亦有内伤浊毒、瘀血引起的肝胆病证。病位在肝胆本脏及所属的目、筋、爪、泪、怒和肝经经脉。病性多是肝木本脏自病虚实证,实证多由肝木太过所致,虚证多由肝木不及所致。审证分类是以"五"为基数的肝木之脏自病、肝病虚实证、肝木主时发病和肝木系统病证四大类。

(二)肝木太过母子辨证

当肝木脏气亢盛时称太过,可出现心火和肾水的病证,而有母病及子辨证和子病犯母辨证。

1.肝病传心,母病及子辨证

肝病传心,母病及子辨证,是指母脏肝木太过,病及子脏心火所表现的证候的辨证模式,又称木火扰心证。

(1)证候表现

易怒神躁,甚则惊狂,面目红赤,头目眩晕胀痛,耳鸣,瘿肿,胁肋胀满灼痛,有气从少腹上冲心,身热心烦,心痛或心悸怔忡,或少寐不眠而多梦,且梦中惊惕,狂躁谵语,甚至神志不清,妇女月经先期。舌边尖红绛,苔黄燥,脉弦数或浮大弦。

(2)辨证分析

肝木太过多致情志过急而易怒神躁,甚至惊狂。肝开窍于目,肝脉上达巅顶,布胁肋,抵少腹,肝木化火上冲,气血上逆则面红目赤,头目眩晕,甚至头部胀痛,胸胁灼痛。木火及胆,胆脉入耳故见耳鸣。木火伤津,炼液为痰,痰气滞于颈前,则见瘿肿。肝火燔灼,肝气左升太过,故自觉有气从少腹冲心。肝木心火母子相及,两阳相燔,火极充斥全身,故见身热心烦。木火焚心,炼津为痰,痰阻脉道,血行壅滞,气机不畅,心脉痉挛,故见心痛,或见心悸怔忡。木旺火焚,木火及心,心神被扰,神魂不守,则见少寐不眠多恶梦,且梦中惊惕。《素问》云:"心为君主之官,神明出焉。"木火扰心冲脑,则见狂躁谵语,神志不清。妇女因肝心邪火扰于冲任,下及胞宫,迫血妄行,故见月经先期。舌边尖红绛,苔黄燥,脉弦数或浮大而弦,均为肝心木火俱盛之症。

(3)辨证要点

肝病传心(太过),母病及子的辨证要点:病因多是情志不遂,肝郁化火,或火热之邪内侵,或木形之人患病化火致肝火偏盛。病位在肝及心,也涉及胞宫。病性是肝心母子皆实证。审证要点以肝木之脏太过的易怒神躁、头目眩晕胀痛、胸胁胀满灼痛和木火扰心的身心烦热、心痛、心悸怔忡、狂躁谵语等症为主。此外,心悸、心痛、不寐、癫狂、眩晕等也可用木火扰心,母病及子进行辨证。

2.肝病传肾，子病犯母辨证

肝病传肾，子病犯母辨证，是指子脏肝木太过病及母脏肾水所表现的证候的辨证模式，又称木火扰肾证。

（1）证候表现

急躁易怒，面目红赤或带青，口苦咽干，头晕头胀，胸胁灼痛，少腹有热气上冲，心烦，腰痛，胫酸，小便浑浊或排出不爽，或小便刺痛，男子阳强易举或遗精，妇女月经先期而量多。舌质红，苔黄微腻，脉弦或弦数。

（2）辨证分析

肝木太过，肝气横逆化火，怒志失常则烦躁易怒。木火燔灼肝脉，循经上扰则面红目赤或带青色，头晕头胀，甚则胸胁灼痛。肝火迫肝气上升太过故觉少腹有热气上冲。木火扰心则心烦。肝病及肾，木火挟湿热下注于肾，故见腰痛不可俯仰。壬水与癸水为表里之脏，木火湿热之邪侵入膀胱而气化不利，故小便浑浊，排出不爽或排尿刺痛。所以《景岳全书》说："肾实者多下焦壅闭。"木火太过，相火妄动，劫伤肾阴，男子阳强易举或遗精。女子以血为先天，肝为血海，肝木火热迫血妄行，故见妇女月经先期而量多。舌质红，苔黄微腻，脉弦数，此乃木火挟湿热子病犯母的舌脉之象。

（3）辨证要点

肝病传肾，子病犯母的辨证要点：病因多是郁怒伤肝，气郁化火，或邪热郁结肝经，致肝木化火下劫肾水。病位在肝及肾，涉及心与膀胱。病性属肝肾子母皆实证，病延日久，可伤及肾阴，出现虚实夹杂证。审证要点以肝木火旺的胸胁灼痛、急躁易怒、头晕头胀和木火及肾的腰痛、小便淋浊、阳强易举或遗精为主；又可及心见心悸怔忡等。此外，不寐、腰痛、遗精、眩晕等症也可用肝病传肾（太过），子病犯母进行辨证。

（三）肝木不及母子辨证

当肝木脏气不及时，可出现木不生火或木虚累水的病证，即不及的母病及子辨证和子病犯母辨证。

1.木不生火，母病及子辨证

木不生火，母病及子辨证，是指母脏肝木不及，病及子脏心火所表现的证候的辨证模式。

（1）证候表现

情志多疑或太息，胆怯，胸胁胀痛喜揉按，头晕目眩，目涩，肢麻或爪甲不荣，精神恍惚，心悸怔忡，失眠不寐，健忘多梦且梦中惊惕，气短，体瘦，面白少华，妇人月经量少色淡或闭经。舌淡白，苔薄白，脉弦细或结代。

（2）辨证分析

肝木不及，每多肝气郁而不伸，少阳胆气升发不及，故见情志抑郁而喜太息或胆怯。肝脉布胸胁，气郁其中而经脉之气不舒，故胸胁胀痛喜揉按。肝血不足，头目失养而目眩涩，头晕。肝主筋，其华在爪，故而肢麻和爪甲不荣。肝虚木不生火，不能温养心火而心动失常，则见心悸怔忡。心神失养则失眠、多梦、健忘。神魂不守则精神恍惚且梦中易惊惕。劳则气耗，故少气。久病形体失养则体瘦，面白少华。女子以血为本，肝藏血称血海，血海空虚而胞络失充，故月经量少色淡，甚则闭经。舌脉失充故见舌淡苔白脉弦细，血病及气可见结代脉象。

（3）辨证要点

肝病传心（不及），母病及子证的辨证要点：病因多是谋虑过度而暗耗肝血，外伤血溢或肝木疏泄不及。病位在肝与心，涉及胆腑。病性属肝心母子皆虚证。审证要点以肝木不及的情志抑郁、胸胁胀痛喜揉按、头目眩晕和木不生火的精神恍惚、心悸怔忡、失眠多梦、健忘等为主。此外，心悸、眩晕等也可用木不生火，母病及子进行辨证。

2. 肝病传肾，子虚犯母辨证

肝病传肾，子虚犯母辨证，是指子脏肝木不及累及母脏肾水所表现的证候的辨证模式，又称木虚及水证。

（1）证候表现

胸胁隐痛，头目眩晕，筋挛而肢节瘛疭。腰膝酸软无力，耳鸣耳聋，健忘，遗精或滑精，阳痿，夜间多尿、遗尿或小便余沥不尽；心悸怔忡，失眠多梦，盗汗，五心烦热，妇人月经量少甚则闭经。舌质红少苔，脉弦细数。

（2）辨证分析

久病或过劳，每致肝木体用受损，肝血不营肝脉故见胸胁隐痛，血虚生风上扰脑窍，故有头目眩晕，筋膜失养而筋挛拘急、肢节瘛疭。肝肾乙癸同源，子虚及母则肾水受损而腰膝失养，则酸软无力；髓海不足，耳窍不充则见健忘耳鸣。若肝血亏虚而相火扰动精室则遗精，精血两亏则滑精或阳痿。孤阴不生，独阳不长，肾阴亏虚日久,阴损及阳,命火式微,而真阳疲惫,水液不化而多尿。肾气不固,膀胱失约,则见遗尿或小便余沥不尽。肾水阴亏,导致心肾不交,心动失常则见心悸怔忡。神不守舍则失眠多梦。肝肾阴虚而虚火内生,故见盗汗,五心烦热。肝肾精血亏损而血海不足,则妇人月经量少甚则闭经。舌质红少苔,脉弦细数,此乃阴虚内热,子虚犯母的舌脉之象。

（3）辨证要点

肝病传肾（不及）,子虚犯母的辨证要点:病因多是久病、重病而肝木亏虚;或因情志内伤,虚火耗阴;或热病日久,损伤肝肾阴液。病位在肝与肾,涉及心与膀胱。病性属子虚犯母的虚证。审证要点以肝木不及的胸胁隐痛、头晕目眩、筋挛肢节掣动和肾水不足的腰膝酸软、耳鸣、遗精等症为主。

（四）肝病传心肾,母子相及辨证

肝病传心肾,母子相及辨证,可认为:一是太过母子相及辨证,二是不及母子相及辨证,均是肝病传肾子病犯母与肝病传心母病及子辨证的复合辨证,在此不再复述。

（五）肝木太过乘侮辨证

当肝木脏气亢盛太过时,可出现脾土和肺金的病证,而有木旺乘土辨证和木旺侮金辨证。

1.肝病传脾,相乘辨证

肝病传脾,相乘辨证,是指肝木脏气太过乘袭所胜脾土所表现的证候的辨证模式,又称木旺乘土证。

（1）证候表现

情志烦躁易怒,或惊或谵语,面目色青,头胀痛连巅顶,头目眩晕,甚至欲仆,胸胁胀满疼痛,或两胁痛引少腹,自觉有气从少腹上冲,口酸口苦,体重身痛而胀,鼻头色青,肌肉萎缩,肤皱唇裂,身热或腹中热痛而胀,四肢或痿或痹或转筋,饥不欲食,或食而不下,肠鸣腹泻,或大便溏结不调,或腹痛欲泻,泻后痛缓,或便解不爽,下痢脓血,黄疸,呕吐,呃逆等。舌质淡红,苔薄白或白腻或黄燥,脉弦缓或弦滑,亦可见左关弦长,右关弦紧。

（2）辨证分析

肝木太过或木郁化火，常有怒志失常，多烦躁易怒，火扰神魂则易惊或谵语。肝木外应东方，东方色青，肝开窍于目故面目俱青。肝脉上达巅顶，布胁肋，抵少腹，肝木太过，肝经经气逆上，上扰头目故见头目眩晕，甚至欲仆；经气逆乱或见胸胁胀满疼痛，或两胁痛引少腹，肝气逆上则气冲少腹。酸味入肝，肝病则口酸；肝木化火而口苦。叶天士《临证指南医案》中说："肝病必犯脾土。"脾主身之肌肉，脾华在唇，木旺乘土，每令脾气郁而不伸，故见体重身痛而胀，面部望诊鼻头属脾土，故木旺乘土则鼻头带青色；脾病不能为胃行其津液，肌肤失养则肤𤺥唇裂或肉痿。肝木乘脾，脾气内伤，气虚生热而见身热、腹中热等。木气滞于土中，脾主大腹故气滞而腹部胀痛，然气病无形，最受情绪变化影响而见走窜不定的胀痛。肝主筋而脾主肌肉，木土为病，日久四肢经筋肌肉痿或痹或全身挛掣。土伤不运则脾不主味，故见不思饮食或食而不下；脾土受制而运化无权，水谷不归正化下趋肠道故腹泻。木横乘土之余威扰及肠腑而肠鸣。肝脾相制失常则大便或溏或秘，又可见腹痛欲泻，便后气机暂通，故泻后痛减；若此时又兼有湿热则每多肝木化火，伤及肠络而下痢脓血。《金匮要略》说："黄家所得，从湿得之。"湿热内蕴日久成黄疸出现面、目、小便色黄。脾病及胃，胃失和降故见呕吐、呃逆。舌质淡苔白腻及木旺乘土而湿浊中阻；苔黄燥乃湿热困脾伤津所致，脉弦缓或弦滑或见左关弦长、右关弦紧，此为木旺乘土之脉象和分部所见脉象。

（3）辨证要点

肝病传脾（太过），相乘的辨证要点：病因多为情志不遂，郁怒伤肝，肝失条达而横乘脾土。病位在肝和脾，可及胃与肠腑。病性属木旺乘土的实证，继见肝实脾虚的虚实夹杂证。审证要点以肝木旺的烦躁易怒、胸胁胀闷、胁痛牵引少腹和肝木乘脾的腹胀、肠鸣或腹痛即泻、泻后痛减、身目发黄等为主。若肝气犯胃还可见胃痛或呕吐、嗳气，及心而见心悸、失眠等。此外，血证、胃脘痛、呕吐等也用肝火犯胃寓五行木旺乘土进行辨治。《灵枢·四时气》有"邪在胆，逆在胃，胆液泄则口苦，胃气逆则呕苦，故曰呕胆"，此为胆病及胃，木旺乘土辨证。

2. 肝病传肺，相侮辨证

肝病传肺，相侮辨证，是指肝木太过反侮所不胜肺金所表现的证候的辨证模式，又称木旺侮金或木火刑金证。

（1）证候表现

情志急躁易怒，面红目赤，头晕头胀，或头角、巅顶痛，耳鸣，胸胁灼痛，或胁痛不可转,口苦咽干欲饮水。喘促而气粗息短,胸闷气憋,咳嗽(呛咳、干咳、阵咳、暴咳等),痰黄量少,质黏难出,或痰中带血,甚咳血,咳引胸痛,咳声嘶哑,甚至暴瘖,腹胀,便秘。舌质红,苔黄或黄腻,脉弦数,或左脉独弦,右寸关俱洪,或脉浮弦。

(2)辨证分析

肝木太过化火,令怒志失常,故见急躁易怒,面红目赤。肝之经脉上达巅顶,布胸胁,木火充斥肝经而乱于胸胁,上扰头目,故见头晕头胀,或头角、巅顶痛,或胸胁灼痛,胁痛不可以转。胆脉绕耳,肝病及胆,胆气升而不降,则见耳鸣。木火伤阴,则口苦口干欲饮水。肝主升发,肺主肃降,若肝气太过冲逆肺金,则肺气不降反升,故见喘促,气粗息短,胸闷气憋。肝肺之气升降失常,络气不和而肺阴受损,可见阵咳、呛咳、干咳、暴咳等咳嗽。木火刑金,肺不布津而炼液为痰,故有痰黄量少质黏难出。火伤肺络,则痰中带血或咳血。络伤不通则痛,故咳而胸胁引痛。肺主声,肺受木火则耗气肺虚。肺阴不足则发声无力,故见声哑或暴瘖,此即医家所言"金破不鸣"。肺与大肠相表里,肺伤大肠损,传导失常见腹胀便秘。一面是气火致气机逆乱,一面是气机受情绪影响,故见咳嗽加重。舌红苔黄腻,脉弦数是肝木侮肺实热之象。脉左独弦或寸关俱洪是木火刑金的分部脉象。

(3)辨证要点

肝病传肺(太过),反侮的辨证要点:病因多为郁怒伤肝,气郁化火,或邪热蕴结于肝经,致肝木之火上犯肺金。病位在肝与肺,亦涉及大肠。病性以肝木太过,木火刑金的实证为主。审证要点以肝木化火的胸胁灼痛、急躁易怒、头晕头胀和木火刑金的咳嗽、胸胁灼痛、咳则牵引痛、咳血等为主。本病转归:一是木火刑金乘胃,又见脘胀痞满、胃痛、呕吐、恶心、食少不饥;二是木火刑金及肾,有遗精、腰酸胫软、遗尿等;三是木火刑金传心,又见不寐、心悸、心烦等。临床不可不注意。此外,张仲景《伤寒论》第109条病名曰"纵",《未刻本叶氏医案》中的"关格""噎膈"及《中医内科学》"血证肺胀""哮喘"等也可采用肝木侮肺金进行辨证。

(六)肝病太过,乘侮并见辨证

肝病太过,乘侮并见辨证,是指肝木太过,出现对所胜脾土相乘和对所不胜肺金反侮证候的辨证。可视为上述木旺乘土辨证和木旺侮金辨证的复合辨证模式,在此不再复述。

(七)肝木不及乘侮辨证

当肝木脏气不及时,可出现肺金相乘和脾土反侮的证候,分别称为木虚金乘和木虚土侮辨证。

1.肝虚肺乘,不及相乘辨证

肝虚肺乘,不及相乘辨证,是指肝木不及病变,被所不胜肺金相乘所表现的证候的辨证模式,又称木虚金乘证。

(1)证候表现

头晕眼花,两胁及少腹痛,筋骨弛缓或拘急痉挛,惊骇,妇人月经量少色淡,面色苍白,皮肤皲裂,四肢不用,痈肿疮疡,闻腥臊臭,白膜侵睛,或恶寒发热,或鼻塞流涕、咳嗽,或见睾丸时肿时冷痛,舌质淡红或舌红少津,脉弦涩,亦可见到细弱脉。

(2)辨证分析

肝开窍于目,肝脉达巅顶,布胁肋,抵少腹,肝木不及则藏血不足,不能上荣头目,故头晕眼花。肝脉失养,经气不畅,故见胠胁、少腹疼痛。肝主筋而束关节,血不养筋,骨节失束,则见筋骨弛缓或拘急痉挛。肝虚及胆,胆气不足,故发惊骇。妇人重血,肝为血海,血海不足无以化为月水,则月经量少色淡。肝病本色青,肺病本色白,青中见白,乃肝虚金乘所致。肺主皮毛,肝肺不及相乘,不能输精于皮毛,则见皮肤皲裂。木被金乘,经筋发病,风淫末疾,故四肢弛缓不用。日久肌肤经脉瘀阻,气血凝滞,可见疮疡痈肿。五臭之中,肝为臊,肺为腥,木虚金乘,故闻腥臊臭。根据眼科五轮学说,白睛为气轮属肺主气,黑睛为风轮属肝主风,肝虚肺乘,可见白膜侵睛,又称为"胬肉攀睛"。肝肺木金升降失调,复感外邪,故见恶寒发热、鼻塞流涕、咳嗽等。足厥阴肝经绕阴器,肝木疏泄不及,肝郁不伸则肺金来伐,导致肝气单薄,令睾丸失养,寒凝肝脉,故见睾丸时肿时冷痛。舌质淡红、脉细弱是肝虚之征。舌质红而少津、脉弦涩是肝虚肺乘之象。

(3)辨证要点

肝虚肺乘,不及相乘的辨证要点:病因多为情志抑郁而肝木不及,或久病重病而肝脏气血不足;其中亦可兼外邪致病。病位在肝与肺。病性虚实夹杂,初期以肝虚不足为主,后见木虚金乘,肝肺虚实夹杂证。审证要点以肝虚不及的胠胁痛、惊骇、头晕眼花、妇人月经量少色淡和木虚金乘的面色苍白、皮肤皲裂、白膜侵睛、咳嗽等为主。此外,疝气病也可用肝虚金乘进行辨证。

2.肝虚脾侮，不及相侮辨证

肝虚脾侮,不及相侮证,是指肝木不及病变,被所胜脾土反侮所表现的证候的辨证模式,又称木虚土侮证。

（1）证候表现

情志多疑或太息,胸胁胀闷,少腹隐痛,目暗不明,雀目或见目赤,食少或纳呆,食后腹胀,嗳气,恶心,呕吐,脘腹痞胀,矢气则舒,肠鸣腹泻,大便或溏或秘。舌质淡红苔白或腻,脉弦细缓。

（2）辨证分析

肝木不及每致肝气郁结,可见情志多疑或太息。厥阴肝经经气失畅,则见胸胁少腹胀闷隐痛。肝主藏血,功能不及则肝血不足,不能上养目,故见目暗不明或雀目,日久郁而化火,可见目赤。木不疏土,进而土反侮木,轻则食少纳呆,重则食后腹胀不食。进而土壅湿阻,而见肠鸣腹泻。肝脉挟胃致胃失和降,故见嗳气、恶心、呕吐。脾病及胃,故脘痞腹胀,矢气得舒,肠鸣腹泻。肝脾气机失调,故见大便时溏时秘。舌质淡红苔白或腻、脉弦细缓为肝虚木不疏土,木虚土侮之征。对此,秦伯未《谦斋医学讲稿》中指出:土反侮木证候,多是木不疏土的后果,实为临床五行辨证的经验之谈。

（3）辨证要点

肝虚脾侮,不及相侮的辨证要点:病因多为情志郁结致肝木不及,或因久病重病而肝脏气血不足。病位在肝、脾,涉及胃。病性是木不疏土,进而木虚土侮形成的虚实夹杂证。审证要点以肝木不及的精神抑郁,肝之经脉循行的目、胁、少腹见症和肝虚脾侮的脘痞腹胀、肠鸣腹泻等为主。此外,臌胀、疟疾、耳聋等,也可用木虚土侮进行辨证。

（八）肝病不及，乘侮并见辨证

肝病不及,乘侮并见辨证,是指肝木不及,出现所胜脾土反侮和所不胜肺金相乘病证的辨证。可视为上述木虚金乘辨证与木虚土侮辨证的复合辨证模式,在此不再复述。

(九)肝病胜复辨证

1.肝木太过胜复辨证

肝木太过胜复辨证,是指肝木太过病变相乘所胜脾土,同时又被脾土之子肺金来复所表现的证候的辨证模式。

(1)证候表现

胁肋胀满疼痛,头目眩晕或头痛,易怒,肠鸣飧泄,腹胀纳食减少,体重身痛,胃脘胀痛,呕吐,咳嗽,惊骇,筋急等。舌质红,苔薄白或薄黄兼腻,脉左寸关弦涩。

(2)辨证分析

六壬之岁,为岁木太过的"发生"之年。由于木运太过,风气流行而形成了生气(肝气)独治的"胜气",导致人体肝失疏泄,加之情志不遂或谋虑过度,多内伤人体脏腑。足厥阴肝脉布胸胁,连目系,达巅顶,肝脉经气不利,故胁肋胀满疼痛;经气上逆,故头目眩晕或头痛。肝主怒,怒志失常则易怒。肝木旺多横逆脾土,脾土受邪,水谷不化,故肠鸣飧泄。脾虚不主运化,故腹胀食少。脾主肌肉,其气衰则体重身痛。胃为水谷之海,主纳主降,肝脉挟胃,当肝气犯胃时,每多胃失和降而胃脘痛或呕吐。王冰说:"凌犯太过,则遏乎金。"脾土之子阳明燥金来复母仇,金行燥令,复气太过则伤肝,导致肺金肝木失调而发病,肺失宣肃,气逆咳嗽。燥金伤及肝木,肝虚而藏血不足,肝魂不守,故发惊骇。血不养筋,筋伤则四肢经脉拘急痉挛而难以屈伸。舌质红,苔薄白或薄黄兼腻,脉左关弦涩,乃肝木太过,子复母仇之征。

(3)辨证要点

肝木太过胜复的辨证要点:病因是风木之气太过与湿燥邪为患,或七情内伤,谋虑过度等。病位在肝、脾、肺三脏。病性先见肝木本脏亢盛实证,进而横乘脾土,后遭肺金来复凌乘肝木,终成虚实夹杂证。审证要点以肝木乘脾土的胁痛胀满、腹胀腹泻、呕吐、体重和肺金复母仇的咳嗽等为主。

2.肝木不及胜复辨证

肝木不及胜复辨证,是指肝木不及病变遭受所不胜肺金乘袭,而肺金又被肝木之子心火来复所表现的证候的辨证模式。

(1)证候表现

胁痛及少腹,少气咳嗽,鼻渊,流黄涕或清涕,口舌生疮,心烦失眠或谵语,皮肤肿痛或疮疡痤痛。舌质红,苔黄少津,脉浮数或弦数。

（2）辨证分析

六丁之岁，多为岁木不及的"委和"之年，木气不足而燥气大行伤肝，或情志不遂，或房劳过度而肝血暗耗，导致肝木虚而肺金乘袭。肝脉受损，故见胁痛隐隐及少腹。肺金太过，木之子心火来复，心火耗肺气，故见少气咳嗽。肺开窍于鼻，肺热则鼻流黄涕，肺寒则鼻流清涕。心火太盛而自焚，轻则口舌生疮，心烦失眠，甚则神明失常而谵语。心火复乘肺金，伤及肺之皮毛，而见皮肤肿痛，发为疮疡。伤及肺金阴液，而咽喉失润，故见咽燥或突然喑哑或失音等。舌质红，苔黄少津，脉浮数或弦数，乃肝木不及，子复母仇之征。

（3）辨证要点

肝木不及胜复的辨证要点：病因是风木之气不及而燥火为患，或情志不遂，或房劳过度，肝血暗耗。病位在肝、肺、心三脏。病性先见肝虚证候，继见肝虚金乘和心火来复，终成虚实夹杂证。审证要点以木虚金乘的胁痛及少腹，又兼心火复母仇的疮疡痤痛、失眠、咳嗽等为主。

二、中医脾病五行辨证

中医脾病五行辨证，源于《黄帝内经》《难经》中有关以"五"为基数的"崇五"归类方法。如《素问·风论》记载了五脏风·脾风："脾风之状，多汗恶风，身体怠惰，四肢不欲动，色薄微黄，不嗜食，诊在鼻上，其色黄。"其他如五脏疟·脾疟，五脏痿·肉痿，五脏痹·脾痹，五脏咳·脾咳等，也散在脾病及其他肝、心、肺、肾四脏的母子乘侮辨证内容中。

中医脾病是指脾脏象五行系统遭受病因破坏而失衡所产生的各种疾病和证候的总称。中医脾病五行辨证是中医五行辨证的一部分。中医脾病五行辨证，是指脾土自病后，又不能实现自身五行制化的正常调节，病传肝、心、肺、肾所表现的母子、乘侮证候的辨证方法。

（一）脾土自病五行辨证

脾土自病五行辨证，是指脾土系统发病而未病传他脏所表现的证候的辨证模式。它包括以"五"为基数的脾土自病辨证，脾病虚实辨证，脾病及体、窍、华、液、志辨证，足太阴脾经经脉病辨证，脾主时发病辨证，脾病及胃辨证等内容。

1. 以"五"为基数的脾土自病辨证

以"五"为基数的脾土自病辨证，是古代先民"崇五"思想用于脏腑病证归类方法之一。始见于《黄帝内经》《难经》的脾病五行辨证:五脏痹·脾痹,五脏风·脾风,五脏胀·脾胀,五脏疟·脾疟。现分述如下。

（1）脾痹

脾痹证候:"四肢解堕,发咳呕汁,上为大塞,肉不仁。"此乃时值长夏,风、寒、湿三气杂至侵犯人体,营卫失调,邪恋肌体,形成肌痹,进而入脾。即《素问·痹论》说:"淫气肌绝,痹聚在脾。"脾主肌肉,肌痹日久不愈,内传入脾形成脾痹。可见四肢倦怠无力,发作时咳嗽,呕吐清涎,上腹部痞塞不通。

（2）脾风

脾风证候:"多汗恶风;身体怠惰,四肢不动;色薄微黄,不嗜食,诊在鼻上,其色黄。"此乃脾土通于长夏,若外感风邪,称为脾风。因风性开泄,致腠理疏泄而汗出恶风。对此,张景岳注释:身体怠惰,四肢不用者,脾主肌肉四肢。色薄微黄为脾土之色。不喜饮食乃脾病不能运化所致,面部望诊分属中鼻为脾主,故色诊当见于鼻部。

（3）脾胀

脾胀证候:"善哕,四肢烦悗,体重,卧不安。胃脘痛,鼻闻焦臭,妨于食,大便难"。《灵枢》认为胀病是在脏腑之外,向内排压脏腑,向外张开胸胁,使人皮肤发胀。脾胀乃脾气不运,胃不磨谷,故见胃脘痛而胀满,气壅上逆则见呃逆。脾主四肢,脾病可见四肢闷胀不舒,身体重滞而影响睡卧。脾胃燥湿不济则大便难。

（4）脾疟

脾疟证候:"令人寒,腹中痛,热则肠中鸣,鸣已汗出"。一般疟邪入侵人体,舍于营卫,伏于半表半里,内搏五脏,横陈募原,内扰于脾形成脾疟。脾为太阴,疟邪入脾令人寒冷而腹中疼痛;疟邪发热时伴见肠中鸣响,肠鸣后多汗出。

2. 脾病虚实辨证

（1）脾病虚证辨证

脾病虚证是指脾土脏气不及,所表现为正虚不足的证候。其证候:"饥不受谷或食不化""形羸色败""四肢不用""解㑊安卧""足胻肿""淋溲""肠鸣、飧泄",大便溏泻,带下清稀。舌苔白腻,脾脉奭而散。

脾气虚弱不能运化,故虽饥饿而食不下或食后不化。脾虚日久,水谷不能化生精微充养全身,则形羸色败。且脾不能为胃行其津液,以灌四肢,故四肢不用。解㑊安卧即懈怠困倦之状,系脾虚所致。脾不运湿而湿浊下注,故足胻浮肿按之凹陷。《灵枢·口问》说:"中气不足,溲便为之变,肠为之苦鸣",即脾土不足,清气下陷,聚湿为水,下走肠间则肠鸣,大便稀溏甚则完谷不化。若脾精不守可见妇人带下色白清稀。脾虚湿浊内生,阳气受损,故舌苔白腻,脉象软弱微散。

(2)脾病实证辨证

脾土实证是指脾土脏气太过,所表现为内生湿热的证候。其证候:"色黄,身热",肢体困重,足不收行,手足厥,"腹胀痛,食不消,四肢不收,体重,节痛",黄疸,"泾溲不利",便黏不爽,肛门灼热,或大便闭结,带下量多质稠。舌苔黄腻,"脉搏坚而长"。

色黄属脾,脾病热则面色黄。土郁积热,熏蒸机体则遍体发热。脾主四肢为湿邪阻遏,则精气不布致肢体困倦,甚则双足不能收放行走。寒湿困遏脾阳,阳不外达,可见四肢厥逆。脾主大腹,脾湿困阻气机,则腹胀痛。湿性重浊,故体重、节痛。湿热熏蒸,发为黄疸。若湿浊化热下注则泾溲不利,或大便黏滞不爽而魄门灼热。湿热内结,肠腑失职,则大便闭结。湿浊不化,脾精下而为带,量多质稠。湿热困脾,可见舌苔黄腻、脉搏坚而长。

3. 脾病及体、窍、华、液、志辨证

脾土五行系统在外之象:在体合肉,开窍于口,其华在唇,在液为涎,在志为思。故当脾土为病时,可病及体、窍、华、液、志并出现相应证候,临床当加以辨证。

(1)脾病及肉辨证

肉病证候:肌肉蠕动,或肌肉疼痛。可见"肉痹""肉痿""肉消"。

脾为后天之本,气血生化之源。脾虚气血不养肌肉而蠕动。湿热困脾,肌肉受灼而见体痛。肉痹,为肌肉麻木不仁和屈伸不利之症。正如张景岳所言:"太阴者,湿土之气也,湿邪有余故为肉痹。"肉痿,乃肌肉失去充养而麻木不仁的一种痿证。《素问·痿论》指出:"脾气热,则胃干而渴,肌肉不仁,发为肉痿。"此外,肌肉失脾濡养,则出现消瘦,称为"肉消"。

(2)脾病及四肢辨证

四肢证候:四肢倦怠,掌不能握,指不能摄,或四肢不举,足痿而行善瘈。

脾虚则精微无以濡养四肢,轻则四肢倦怠,渐及四肢不能自如伸举,足不能步,掌不能握,指不能摄,此因"脾精之不行也",严重者可见肢体废痿不用。

(3)脾病及口唇辨证

口唇证候:口淡,或口甜,口腻;唇色可有青、赤、黄、白、黑的五色变化,或唇舌枯槁,或唇裂出血、溃疡,或唇焦、唇反,严重者可见"九窍不通"。

脾开窍于口,一旦脾病可见食欲改变和口味异常。一般脾虚失运,滋味失察则口淡。口甜多为肥甘厚味所致。口腻乃湿困脾土化热所致。严重口唇失养,可见干燥枯槁。湿浊化热,灼耗阴液,可见开裂出血、溃疡,焦烂,甚则口唇反卷。脾为中土,灌溉四旁,联络四脏,通于九窍。李东垣曰:"九窍者,五脏主之,五脏皆得胃气乃能通利。胃气一虚,耳、目、口、鼻俱为之病。"故脾、胃为病亦可见九窍病症。

(4)脾病及涎辨证

涎液证候:流涎,质清稀或黏稠。

《素问·宣明五气》说:"脾为涎",故有涎出于脾而溢于胃之说。若脾胃失和,可致涎液增多或减少而感口中不适,质多清稀者为气不摄津,口涎黏稠者为湿热困脾。

(5)脾病及思辨证

思志证候:气结而头目眩晕,食少纳呆,脘腹痞塞,倦怠乏力,肌肉消削,脉结。

思为脾之志,思虑太过,气机郁滞,影响脾的运化功能,导致脾胃呆滞,运化失常,消化吸收功能障碍,出现头目眩晕,食欲不振,脘腹胀闷,甚则肌肉消瘦。也可见气郁而脉结。

4. 足太阴脾经经脉病辨证

脾经是动病:舌本强或舌体痛,食则呕,身体皆重,体不能动摇,股膝肿胀厥冷,足大趾不用。经脉是运行气血通道,若脾病而气血不畅,经脉失于濡养,可见舌体强直或疼痛。脾病及胃者食则呕吐。湿困太阴脾经,以致身体不能随意转侧。经气不利,可见经脉循行部位,如股膝肿胀厥冷,足大趾疼痛。因所生病为本经病变旁及他经证候,这里暂不论述。

5. 脾主时发病辨证

脾主时发病证候:长夏善病洞泄寒中。或为脾痹,或为脾咳。人与天地相参,因而脾脏之气跟长夏之季相应。长夏即农历六月,相当于夏之三月的最后一个月。脾为太阴湿土之脏,而长夏之气以湿气为主,为土气所化,因而二者相通。若长夏之湿太过,导致湿邪入侵脾土,运化失常,每多伤、困脾形成中寒腹泻、腹痛。故说"长夏善病洞泄寒中"。五脏痹为各以其时重感于风、寒、湿之气所成。脾土于戊已主时,受邪则为脾痹。五脏各以其时感寒受病发为咳嗽,同理在脾主时受邪则发为脾咳。

6. 脾病及胃辨证

脾病及胃证候:纳呆,呕恶,嗳腐,头重颊痛,胃脘痛,脘痞腹胀,大便难,便质干结或稀溏或黏滞。

脾胃属土,脾为阴土,胃为阳土;二者生理上纳运相宜,升降相因,燥湿相济。若脾病日久及胃,土德不振,枢轴失运,以致纳运失宜,升降相悖,燥湿不济而病证发生。正如周慎斋所言:"盖胃气为中土之阳,脾气为中土之阴,脾不得胃气之阳而多下陷,胃不得脾气之阴而无以转运。"证见纳呆,恶心呕吐,甚则食入不化,化腐生热而见嗳气酸腐。脾脉经气不利则头重颊痛,乃阳明胃经循颊车,上耳前,至额颅的缘故。进而脘腹痞胀满痛,脾胃失运,无力推动肠中积滞而见大便难,质干结。若中土湿热下注肠道,则大便溏薄质黏腻。

7. 脾土自病辨证要点

脾土自病的辨证要点:病因多为湿邪伤脾而同气相感,出现湿困脾土,或情志忧思伤脾而气结,或饮食劳逸伤脾。病位在脾胃及其所属的肉、四肢、唇、口、涎、思和脾经经脉。病性多为脾土本脏自病虚实证。审证分类是以"五"为基数的脾土自病、脾病虚实证、脾土主时发病和脾土系统病证四大类。

(二)脾土太过母子辨证

当脾土脏气亢盛太过,可出现肺金和心火的病证,而有母病及子辨证和子病犯母辨证。

1. 脾病传肺,母病及子辨证

脾病传肺,母病及子辨证,是指母脏脾土太过病及子脏肺金所表现的证候的辨证模式,又称土壅金实辨证。

(1)证候表现

脘腹痞闷胀痛,纳呆呕恶,肢体困重,口淡或渴,便溏肢肿,黄疸。咳嗽痰多色白质稠,胸闷,甚则气喘痰鸣。舌淡红苔白腻或黄腻,脉濡缓或滑数。

(2)辨证分析

寒湿或湿热内侵,中阳受困,脾气被遏而运化失司,故脘腹部轻则痞闷,重则胀满疼痛。脾胃纳运失宜则纳呆呕恶,湿性重浊而肢体困重。湿困脾土而津液不升,则口淡而渴。脾不运湿,水走肠间则便溏,水溢肌肤则肢肿。湿热郁蒸于肌肤则发黄疸。脾湿生痰及肺,则咳痰胸闷,甚则气喘痰鸣。苔白腻脉濡缓为湿困脾肺,苔黄腻脉滑数为热蕴脾肺。

(3)辨证要点

脾病传肺(太过),母病及子辨证要点:病因多为饮食不节,劳力伤脾或内外合湿或久思气结,导致土壅脾湿。病位在脾及肺。病性以脾、肺二脏俱实证为主。审证要点:以脾土太过壅滞的体重肢怠、脘腹痞闷胀、咳则右胁痛、黄疸和土壅肺实的咳痰气喘、胸闷等为主。此外,臌胀、脾咳也可用此模式五行辨证。

2.脾病传心,子病及母辨证

脾病传心,子病及母辨证,是指子脏脾土太过病及母脏心火所表现的证候的辨证模式,又称土壅火晦辨证。

(1)证候表现

脘腹胀闷或痞痛,肢体困重,呕恶纳呆,口淡或渴,肢肿,便溏,黄疸。面色晦滞,神志痴呆或精神抑郁,表情淡漠,胸闷气促。舌苔白腻,脉濡或濡数。

(2)辨证分析

寒湿或湿热内侵,中阳受困,脾气被遏而运化失司,故脘腹部胀闷或痞痛。湿性重浊则肢体困重。脾与胃纳运失宜则呕恶纳呆。湿困脾土而津液不升,则口淡而渴。水溢肌肤则肢肿,水走肠间则便溏。湿热郁蒸于肌肤,则黄疸。脾土壅塞,则心火不伸,心其华在面,故面色晦滞。湿浊上泛心窍则神呆抑郁或表情淡漠。心阳受阻则胸中阳气不振,故胸闷气促。脉舌所见均是脾心阳气受遏之象。

(3)辨证要点

脾病传心(太过),子病犯母的辨证要点:病因多是内外合湿伤及脾土,湿郁而脾气不伸。病位在脾及心。病性为脾、心两脏实证。审证要点:以脾土太过壅滞的体重肢怠、腹痞闷胀、黄疸和土壅火晦的面色晦滞、神呆抑郁、胸闷气促等为主。此外"厥心痛"也可用此五行辨证。

(三)脾土不及母子辨证

当脾土脏气不及时,可出现土不生金或土虚火弱的病证,即不及的母病及子辨证和子病犯母辨证。

1.土不生金,母病及子辨证

土不生金,母病及子辨证,是指母脏脾土不及,病及子脏肺金所表现的证候的辨证模式。

（1）证候表现

面色萎黄,口淡乏味,不欲食,倦怠嗜卧,体瘦,少气懒言,体重节痛,足肿或身肿,腹胀,大便或稀或秘,咳嗽,气喘,胸膈满胀,喉间痰鸣,痰或少或多,质清稀或黏稠,甚则咳血,咽干口渴,畏寒,自汗。舌淡胖,边有齿痕,苔白滑腻,脉细无力或浮涩;分部脉可见右关独大,右寸关浮数。

（2）辨证分析

脾土为后天之本,气血化生之源,其华在面,脾病气血不上荣则面色萎黄。脾开窍于口,脾失健运则口淡乏味,食欲不振。脾主四肢与肌肉,机体失养则倦怠,体瘦,体重节痛。脾气虚则少气懒言,进而嗜卧。脾虚湿盛,湿性下趋则足肿,水湿外溢肌肤则身肿。脾虚失运,水走肠间则大便溏稀,肠液不足则便秘。脾土生气不足,致肺金宗气日减,则胸膈闷胀,肺失治节上逆作咳而气喘。脾虚生痰,脾胃经脉同属太阴,痰随经脉上升,肺为贮痰之器,故喉间痰鸣,痰或少或多,质稀或稠。痰积化热,伤及肺络则咳血,伤津则咽干口渴。脾土不生肺金,卫气不能滋于中焦,宣发于上焦,则微寒而自汗出。脾虚湿盛,可见舌淡胖边有齿痕,寒湿内盛,舌苔白滑腻,脾肺气虚而脉道失鼓动,则脉细无力或浮涩,分部脉反映脾肺之气不足之象。

（3）辨证要点

土不生金(不及),母病及子的辨证要点:病因多是饮食失节,或劳力伤脾,或素体不健,后天失调,滋湿生痰。病位在脾与肺。病性以脾肺母子皆虚证为主;兼见虚实夹杂证。审证要点:以脾土不及的少气懒言、体重怠惰、腹胀便秘和脾土及肺金的喘咳、咳痰、畏寒等为主。

2. 脾土及心火，子病犯母辨证

脾土及心火,子病犯母辨证,是指子脏脾土不及病变传及母脏心火所表现的证候的辨证模式。

（1）证候表现

体重肢冷,倦怠嗜卧,头晕,口淡乏味,脘腹胀满,大便质软或稀,小便量少,女子月经量少或皮下出血,喜苦味,鼻闻焦臭,心悸怔忡,失眠多梦,眩晕健忘。舌质淡白,苔薄白润或白腻,脉沉缓或沉细无力。

（2）辨证分析

脾属土,主四肢肌肉,脾病则清气不升而气机壅滞,故体重。阳气不达四肢则肢冷,甚则倦怠而嗜卧。精气不能上荣头目,故头晕。脾主味,脾失健运,故口淡乏味。脾主大腹,居中脘,脾气虚失运则脘腹胀满。脾湿下注则大便质软或稀。脾不布津,气化失调,可致小便量少。脾为后天之本,不能化生经血,则女子经量少;脾不统血,则皮下出血。脾病及心,心气不足,故喜食苦味而鼻闻焦臭。心血不足,心失所养,则心悸怔忡。心神不宁,故失眠多梦。头目失养,则眩晕健忘。舌脉之象为心脾气血虚弱所致。

(3)辨证要点

脾土及心火(不及),子病犯母的辨证要点:病因多为劳倦饮食伤脾,或久病失调,或思虑太过导致脾土不及,日久子病犯母影响心火之脏。病位在脾、心,并涉及胃。病性以脾心子母皆虚证为主。审证要点:以食少无味、腹胀泄泻、体重嗜卧、女子经少等脾土证候与心悸、失眠、健忘等脾土及心证候为主。

(四)脾病传肺心,母子相及辨证

脾病传肺心,母子相及辨证,可认为:一是太过母子相及辨证;二是不及母子相及辨证,是脾病及肺(母病及子)与脾病犯心(子病犯母)辨证的复合辨证,在此不再复述。

(五)脾土太过乘侮辨证

当脾土脏气太过,可出现肾水和肝木的病证,而有土旺乘水辨证和土旺侮木辨证。

1. 脾病及肾, 相乘辨证

脾病及肾,相乘辨证,是指脾土脏气太过乘袭所胜肾水所表现的证候的辨证模式,又称土旺乘水辨证。

(1)证候表现

体重身痛,或身热或烦热,饮食减少,肌肉萎瘦,肢体抽动,大便难或脓血便。面色黄灰,目光少神,发落,恐惧,胫酸骨痛,甚则骨痿,腰背疼痛,小便难出。舌苔燥,中根白厚,脉沉弦或浮大。

(2)辨证分析

脾土之脏太过,每致气机壅滞而体重身痛,气郁内壅生热,脾主肌肉,故见身热。胃络心而热扰,故见烦热。脾与胃以膜相连,脾病及胃则饮食减少,日久不营肌肉,故萎瘦,甚则抽动。脾不为胃行其津液,故胃肠津少而大便难。热伤肠络,日久可有脓血便。脾病及肾,五行称土克水,脾肾色现,故面色黄灰。脾热下汲肾水,阴伤无以上注头目,则目光少神。肾水亏而肾精少,故见发落。肾在志为恐,因土盛伤水,故见恐惧。髓不充骨,则胫酸骨痛或骨痿。腰为肾之府,膀胱经与少阴经互为表里经脉,故见腰背疼痛。肾阴亏而津液少,故小便难出。脉舌之象,皆为土燥水竭所致。

（3）辨证要点

脾病及肾(太过),相乘的辨证要点:病因多为过食肥甘或胃有燥热的阳明腑实证,传及所胜肾水。病位在脾、胃、肾三脏。病性以脾(胃)土实证为主并伤及肾水。审证要点:以体重身热、肉痿、便难等脾土证候及目光少神、胫酸骨痛、发落、小便难等土燥水竭证候为主。

2.脾病及肝,反侮辨证

脾病及肝,反侮辨证,是指脾土脏气太过,反侮所不胜肝木之脏所表现的证候的辨证模式,又称土壅木郁辨证或土旺侮木辨证。

（1）证候表现

面色黄垢或晦暗,痰饮,口渴,口臭,厌食油腻,呕恶,嗳气酸腐,头身困重,脘腹胀满疼痛,大便干结,头痛或眩晕,身目发黄,口苦,呃逆,反酸,惊衄,易怒,胸胁痞满,胁痛,筋挛,大便不实或闭,小便短赤。舌红苔黄干厚或黄厚腻,脉弦数,分部主脉可见左关脉大而缓、右寸关浮数、左寸关弦数。

（2）辨证分析

脾土色黄,湿浊困脾,郁而化热,上蒸于面,可见黄垢色,若寒湿困脾则见晦黄色。湿邪困脾,脾不布津,聚湿生痰成饮,津不上承则口渴。积腐化热上蒸则口臭,嗳气酸腐。脾病及胃,纳运失常则厌食油腻。湿浊阻胃则见呕恶。湿性重浊,困阻机体可见四肢困重,中土壅塞,气机不利,则见脘腹痞满胀痛。热结肠腑,伤津耗液则大便干结。土壅木郁,疏泄失常,循经上犯则头痛或眩晕。若湿热蕴脾,重蒸肝胆,胆汁外溢,可见身目发黄。胆汁随气上逆溢于口则口苦。胆胃不和,胃气上逆则呃逆、反酸。脾经郁热传及肝木,郁火化热则发惊骇,热灼血脉,血不循经,上溢鼻窍为衄。情志不舒,木郁化火则喜怒。厥阴肝经布胁肋,若肝郁不畅而疏泄失司,则胸胁痞满,胁痛,土湿金凝则筋脉挛急不舒。土壅木郁致肠道传导失司则大便不实或闭,湿热下注膀胱则小便短赤。脾病及肝多见湿热为患,故舌红苔黄干厚或黄厚腻,脉弦数,分部主脉为土旺侮木之象。

(3)辨证要点

脾病及肝,反侮的辨证要点:病因多是感受湿热病邪,或嗜食肥甘,脾胃纳运失常,湿浊内生,土实侮木。病位在脾、胃、肝三脏。病性一般多为实证,后期发展成虚实夹杂证。审证要点:以厌食、呕恶、头身困重、脘腹痞满胀痛等脾土证候及身目发黄、胸胁痞满、小便短赤、大便不实等土旺侮木证候为主。

(六)脾土太过乘侮并见辨证

脾土脏气太过,乘侮并见辨证,是指脾土脏气太过,出现对所胜肾水相乘和对肝木反侮的证候辨证。可视作上述土旺乘水和土旺侮木辨证复合的辨证模式,在此不再复述。

(七)脾土不及乘侮辨证

当脾土脏气不及时,可出现肝木相乘和肾水反侮的证候,分别称为土虚木乘和土虚水侮辨证。

1.脾虚肝乘,不及相乘辨证

(1)证候表现

面色萎黄或黄胖,口淡乏味,体瘦,神疲嗜卧,少气懒言,脘腹隐痛或拘急,喜温喜按,腹泻,妇人经少,眼胞青暗,露睛,唇、口、肌肉瞤动,头痛,眩晕,善太息或易怒,或惕然而惊,胸胁胀痛,小腹坠胀,臌胀,转筋,手足抽搐。舌淡胖有齿痕,舌苔白或白厚,脉濡缓或细弦,分部脉可见脾脉大而虚弱,左关弦,或左濡弦、右虚缓,或右关弦、左关弦洪等。

(2)辨证分析

脾土色黄,若脾虚散精不利,则面部失荣而萎黄;若湿困脾土则面色黄胖。脾主五味,脾虚则口淡乏味。脾主肌肉,肌肉失养则形体消瘦。脾为气血生化之源,脾虚必气血不足,气血是神的基础,故神疲嗜卧而少气懒言。脾主大腹,中虚寒凝,则大腹隐痛,经脉失温则拘急,得温得按可减轻。若食入而脾失健运,清浊不分,注入肠道则见腹泻。冲脉来于阳明,冲为血海,今脾虚血少,故月经量少。脾虚而肝木相乘,故见脾应眼胞见青暗色,甚则露睛。唇、口、肌肉属脾土所主,其应虚而肝木风动而瞤动。土虚清阳不升,肝气逆上,上扰头面则头痛而眩晕。土虚则木气不舒,善太息;郁而化火则易怒。若木旺胆怯则惕然而惊慌。肝脉布胁肋,抵少腹,脾脉布胞中,若经脉之气不利,则胸胁胀痛,少腹坠胀。日久气滞水停,则生臌胀。脾虚不能化生血液养肝木,肝筋失荣则转筋或手足抽搐。脾虚水湿不运,可见舌淡胖有齿痕,苔白,脉濡缓;土虚木乘则脉象细弦;分部主脉对应其脾、肝的功能失调。

（3）辨证要点

脾虚肝乘,不及相乘的辨证要点:病因多是饮食不节,劳倦内伤,忧郁思虑或久病伤脾土,土虚木乘。病位在脾、肝及胃三脏。病性以脾土虚证为主,兼见虚实夹杂证。审证要点:以食少腹胀、体重嗜卧、腹泻、脘腹隐痛等脾土证候及太息、眩晕、易惊、胸胁胀痛等土虚木乘证候为主。

2. 脾虚肾侮,不及相侮辨证

脾虚肾侮,不及相侮辨证,是指脾土脏气不及病变,被所胜之脏肾水反侮所表现的证候的辨证模式,又称为土不制水辨证。

（1）证候表现

面色萎黄或黄胖,神疲嗜卧,气短乏力,形寒肢冷,食少纳差,或饥不欲食,呕哕清涎或痰涎,脘腹隐痛,肠鸣,大便溏泻,面色淡黑不泽或眼眶色黑而肿,口渴不欲饮,跗肿,腹满,身重难行,小便清长或不利,甚则不通,大便完谷不化。舌质淡嫩有齿痕,苔薄白腻或灰腻,脉象细缓或沉细或沉弦或沉迟。

（2）辨证分析

脾土应黄色,土虚色外露则萎黄,若湿邪内盛则黄胖。脾虚无以化生气血,则神无所养而倦怠、气短。内湿困脾伤阳气,则形寒肢冷,脾不主味则食少纳差或饥不欲食。内湿聚痰,脾胃升降失司,则呕吐清涎或痰涎。脾不运化,胃纳失运则脘腹隐痛,肠鸣而大便溏泻,此乃"诸湿肿满,皆属于脾"所致。脾病及肾,土虚水侮,肾水应黑色,故面色淡黑或眶下黑而浮肿。脾肾阳气虚不化水,则口渴不欲饮,饮溢于肤则跗肿、腹满、身重难行。土不制水,膀胱气化无权,则小便清长或不利,甚则不通。命火不生脾土而脾肾阳虚,则大便完谷不化。脾土阳虚而寒湿内生,土不制水而寒水侮土,可见上述嫩舌和沉脉。

（3）辨证要点

脾虚肾侮,不及相侮的辨证要点:病因多是脾虚久病耗气伤阳,以致土不制水而肾水反侮。病位在脾和肾。病性以脾土虚证为主,兼及肾水虚实夹杂证。审证要点:以形寒肢冷、呕恶痰涎、脘腹隐痛、便溏等脾土证候及身肿、跗肿、小便不利等土虚水侮证候为主。

（八）脾土不及，乘侮并见辨证

脾土脏气不及，乘侮并见辨证，是指脾土脏气不及，出现被所不胜肝木相乘和所胜肾水反侮的证候辨证，可视作上述土虚木乘证与土虚木侮证复合的辨证模式，在此不再复述。

（九）脾病胜复辨证

1. 脾病太过胜复辨证

脾病太过胜复辨证，是指脾土太过病变相乘所胜肾水，同时又被肾水之子肝木来复所表现的证候的辨证模式。

（1）证候表现

腹满腹痛，体重四肢不举，食减，肢冷，意不乐，饮发中满，烦冤，肌肉痿软，足痿不行，足痛，少腹坚满，呕吐，甚则昏眩。

（2）辨证分析

土运太过，又称"敦阜之纪"，土湿流行，袭入人体而脾土自病，则见腹满腹痛，水湿壅滞经脉则体重四肢不举而冷，脾失健运则食减。同时脾土病传肾水，饮发中满，情绪抑郁不乐，心烦闷乱，脾不主肉，肾不主骨，则肌肉痿软，两足痿弱不能收或足痛。随之出现肾水之子肝木起而复之乘克脾土，脾失健运，气机不畅而见少腹痞满、里急，肝气犯胃而上逆呕吐，肝气攻冲头目，则见头昏目眩。

（3）辨证要点

脾病太过胜复的辨证要点：病因为湿土之气太过兼夹寒邪、风邪。病位在脾、肾及肝。病性以实证为主兼虚实夹杂证。审证要点：以腹满、食减、肌肉痿软等脾土太过证候和体重、饮发中满、足痿足痛等土旺乘水证候，以及呕吐、昏眩等肝木来复证候为主。

2. 脾病不及胜复辨证

脾病不及胜复辨证，是指脾土不及病变被所不胜肝木之脏乘袭，而肝木又被脾土之子肺金之脏来复所表现的证候的辨证模式。

（1）证候表现

脘腹痞满，身重，腹痛或飧泄，筋骨肌肉酸楚，呕苦或哕逆，易怒或善太息，短气心痛,胸胁疼痛,咳嗽,惊骇,筋脉挛急等。

(2)辨证分析

土运不及,又称"卑监之纪"。由于土湿之气不及而风木之气大行,可致脾土遭肝木乘袭,即脾土水湿不化,病发湿邪滞留致脘腹痞满,脾失健运,清阳不升而肢体沉重。如《素问·气交变大论》述:"土不及……其病内舍心腹,外在肌肉四支。"土虚木乘,肝气横逆则腹痛飧泄。肝木化风乘袭土位则见筋骨肌肉酸楚。气机逆乱则呕吐苦水或呃逆。肝在志为怒,肝气上逆则易怒,若肝气不舒则善太息。木气胜土气,随之而来子复母仇,阳明金气来复肝木,邪气逆乱则短气心痛,犯肺则咳嗽,及胸胁则胸胁痛。金气伤肝,发为惊惧恐骇,筋脉挛急。

(3)辨证要点

脾病不及胜复的辨证要点:病因为湿土之气不及兼夹燥,土虚木乘而肺金来复。病位在脾、肝及肺。病性以虚证为主,兼虚实夹杂证。审证要点:以脘腹痞满、身重等脾土不及证候和腹痛泻、呕苦或哕、易怒等土虚木乘证候,以及短气、咳嗽、胸胁疼痛等肺金来复证候为主。

三、中医心病五行辨证

中医心病五行辨证,源于《黄帝内经》《难经》中有关"五"为基数的"崇五"归类方法。如《素问·风论》记载了五脏风·心风:"心风之状,多汗恶风,焦绝善怒吓,赤色,病甚则言不可快,诊在口,其色赤。"其他如五脏疟·心疟,五脏痿·脉痿,五脏痹·心痹,五脏咳·心咳等,也散在心病及其他肝、脾、肺、肾四脏的母子乘侮辨证内容中。

中医心病是指心脏象五行系统遭受病因破坏而失衡所产生的各种疾病和证候的总称。中医心病五行辨证是中医五行辨证的一部分。中医心病五行辨证,是指心火自病后,又不能实现自身五行制化调节,病传肝、脾、肺、肾所表现的母子、乘侮传变证候的辨证方法。

(一)心火自病五行辨证

心火自病五行辨证,是指心火系统发病而未传及他脏所表现的证候的辨证模式。它包括以"五"为基数的心火自病辨证,心病虚实辨证,心病及体、窍、华、液、志辨证,手少阴心经经脉病辨证,心主时发病辨证,心病及小肠辨证等内容。

1. 以"五"为基数的心火自病辨证

以"五"为基数的心火自病辨证,是古代先民"崇五"思想用于脏腑病证归类的方法之一。始见于《黄帝内经》《难经》的心病五行辨证有:五脏痹·心痹,五脏风·心风,五脏胀·心胀,五脏疟·心疟,现分述如下。

(1)心痹

心痹证候:"脉不通,烦则心下鼓,暴上气而喘,嗌于善噫,厥气上则恐"。多由邪气实盛和忧虑久思所致脉道失畅而心烦,出现心下动悸不宁,或气逆上壅而喘息,火郁金伤而咽干嗳气,日久心肾失调情志恐惧。从病邪侵入途径看,是风、寒、湿邪侵入血脉,脉痹不愈,再重复感受邪气,就会出现心痹。临床可视为《金匮要略》胸痹病互参的证候。

(2)心风

心风证候:"多汗恶风,焦绝,善怒吓,赤色,病甚则言不可快"。多由风邪入侵,夏伤于风所致。风气内迫于心,邪从热化迫津则多汗,汗出则腠理疏而恶风。火盛伤津则津血枯燥,面赤,子令母实则木旺而善怒,病重时可见言语謇涩。可从口唇色赤诊之。《金匮要略》述:"心中风者,翕翕发热,不能起,心中饥,食即呕吐",可作为又一参考。

(3)心胀

《灵枢·胀论》指出:"心胀者,烦心短气,卧不安。"此乃人体营卫之气循行紊乱,又为寒邪所袭,向内排压脏腑,向外开张胸胁,致使皮肤发胀,在心则烦心短气,气血不守而夜卧不安;若及小肠则少腹胀满,引腰而痛。

(4)心疟

心疟证候:"令人烦心甚,欲得清水,反寒多,不甚热。"此乃疟邪入侵犯及心火之脏,使人心烦不安,欲饮冷水,在外表现寒多热少症状。结合《金匮要略·疟病脉证并治》其脉自弦。

2. 心病虚实辨证

(1)心病实证辨证

心火之脏实证,指心火脏气太过,所表现为正邪抗争的实证。其证候如《素问·脏气法时论》所言:"胸中痛,胁支满,胁下痛,膺背肩胛间痛,两臂内痛。"《素问·标本病传论》说:"心病先心痛,一日而咳,三日胁支痛,五日闭塞不通,身痛体重。"《素问·玉机真脏论》又说:"夏脉太过则令人身热而肤痛,为浸淫。"《灵枢·

五邪》亦说:"邪在心,则病心痛喜悲。"可见心脏实证有心胸痛,胁下满痛,或牵引肩背,或体重身痛,兼见咳嗽,身热而肤痛,脉象是来盛去衰的洪脉。

（2）心病虚证辨证

心火之脏虚证,指心火脏气不及所表现的正虚不足的虚证。其证候如《素问·脏气法时论》所言:"胸腹大,胁下与腰相引而痛。"在《景岳全书·虚实》中指出心悸属虚,即"里虚者为心怯心跳,为惊惶,为神魂之不守,……或闻人声而惊"。《素问·玉机真脏论》说,心病虚证脉象之气"来不盛去反盛",并以此测证有"令人烦心,上见咳唾,下为气泄"。《金匮要略》记载:"心伤者,其人劳倦,即头面赤而下重,心中痛而自烦,发热,当脐跳,其脉弦。"

3. 心病及体、窍、华、液、志辨证

心火之脏五行系统在外之象:在体合脉,开窍于舌,其华在面,在液为汗,在志为喜。故当心火之脏为病时,可病及体、窍、华、液、志并出现相应证候,当加以辨证。

（1）心病及脉辨证

心在体合脉,故心病时可及血脉出现病症。一般来说,血寒则脉紧或脉迟,寒则血凝而脉涩。血热则脉数,热则血滞而脉不通。脉道舒缩受心脏之气影响,当心气虚或心阳虚时,则脉道搏动无力而脉虚;当心脏受邪而相争时,则脉道搏动有力。

（2）心病及舌辨证

舌为心之苗,舌的主要功能是主司味觉和表述语言并依赖心脏气血充养才能维持。若心的阳气不足,则见舌质淡白胖嫩;心的阴血不足,则见舌质红浅瘦瘪;心火上炎则舌红,甚则生疮;若心血瘀阻,则见舌质暗紫或有瘀斑。舌主发声,而言为心声,故心神功能异常,则影响发声出现舌强、舌卷、语塞或失语等。

（3）心病及面辨证

面部色泽变化可反映心的生理功能正常与否,而心主血脉,其华在面。所以《灵枢·邪气脏腑病形》说:"十二经脉,三百六十五络,其血气皆上于面而走空窍。"因此,心火之脏气血的盛衰可以从面部的颜色与光泽上反映于外。若心脏气血虚弱则面色淡白无华,心脉瘀滞则面色青紫。

（4）心病及汗辨证

汗为津液所化,血与津液又同出一源,故有"汗血同源"之说。血为心所主,汗为血之液,气化而为汗,故有"汗为心之液"之称。临床上凡心脏之病均可影响汗出。如心气虚损,则见自汗或无汗;心阳虚脱,则见大汗淋漓,进而亡阳。

（5）心病及喜志辨证

《素问·天元纪大论》说:"人有五脏化五气,以生喜怒思忧恐",即心火之脏气化生喜志。喜乐愉悦,对人体属于良性的刺激,有益于心脏生理功能。但是,喜乐过度,则又可使心神受伤、神志涣散而不能集中或内守。故《灵枢·本神》又说:"喜乐者,神惮散而不藏",甚则出现狂证。又有《严氏济生方》说:"喜伤心者,喉中介介如梗状,甚则咽肿喉痹。"《证治要诀》说:"有盛喜致小便多,日夜无度,乃喜极伤心,心与小肠相表里（所致）。"朱丹溪说:"喜伤于心者,为癫为痫。"《医学入门》中说:"喜则伤心,脉必虚,……盖喜甚则火盛侮金,肾水复母仇而克心。"可见过喜致病有癫、痫、狂、喉痹、心咳、小便多、脉虚等。

4. 手少阴心经经脉病辨证

心脉是动病:"咽干,心痛,渴而欲饮,目黄","胁痛,臑臂内后廉痛厥,掌中热痛"。经络不仅是外邪入里的途径,也是脏腑病证和体表组织相互影响的途径。若外邪侵犯手少阴心经本经,可致心经经络之气失调,循经出现咽喉干燥、心痛、胁痛,循臑臂内侧入掌后廉痛而掌中热痛。手少阴之脉系目系,心热故目赤黄。心热耗心液,故渴而欲饮。

5. 心主时发病辨证

心主时发病辨证:心应夏,夏季心病善见胸胁部的病变,出现血脉的病变。此外,《素问·咳论》指出:"五藏各以其时受病",即心在夏季受寒则出现心咳,"咳则心痛,喉中介介如梗状,甚则咽肿喉痹"。若夏季伤暑,则心病汗出、发热或喘咳。

6. 心病及小肠辨证

心与小肠相表里,手少阴心经属心络小肠,手太阳小肠经属小肠络心。因此,心病可及小肠。心经实火,可移热于小肠,引起尿少、尿赤涩刺痛、尿血等小肠实热的症状。也可见咽痛,目黄。

7. 心火自病辨证要点

心火之脏自病的辨证要点:病因有外感六淫,如风、火、暑邪侵袭肌表,伤及心经后,循经内传于心,或情志内伤,过喜伤心,思则气结,或五味偏嗜,或过劳耗气等。病位在心、小肠及所属的脉、舌、面、汗、喜和心经经脉。病性多是心火本脏自病虚实证,实证多由心火太过所致,虚证多由心火不及所致。审证分类是以"五"为基数的心火之脏自病、心病虚实证、心火主时发病和心火系统病证四大类。

(二)心火太过母子辨证

当心火脏气亢盛太过时,可出现脾土和肝木的病证,而有母病及子辨证和子病犯母辨证。

1. 心病传脾,母病及子辨证

心病传脾,母病及子辨证,是指母脏心火太过,病及子脏脾土所表现的证候的辨证模式,又称火多土焦证。

(1)证候表现

面赤口渴,心烦不寐或狂躁,便干溲黄,口舌生疮,衄血,肤肿,腹胀身重,面黄带赤,或神疲乏力而困倦。舌尖红绛,苔薄黄,脉数或数而无力。

(2)辨证分析

心火内炽而脏气亢盛,火热上蒸则面赤,伤津则口渴、便干溲黄,热扰心神则心烦不寐,甚则狂躁。舌为心之苗,故口舌生疮。热迫血行则衄血,热盛则肤肿。脾主大腹与肌肉,热盛则腹胀身重。壮火耗气伤阴则神疲乏力而困倦,面黄带赤。脉舌之象均为心脾实热见症。即《脾胃论》所言"火胜则乘其土位"的五行病机。

(3)辨证要点

心病传脾(太过),母病及子的辨证要点:病因多为情志太过或暑热病邪内侵,或过食苦味食物令心火太盛。病位在心及脾。病性是心脾母病及子,以实证为主。审证要点:以心火之脏太过的心烦不寐或狂躁、口舌生疮、衄血和火多土焦的腹胀身重、神疲困倦为主。

2. 心病传肝,子病犯母辨证

心病传肝,子病犯母辨证,是指子脏心火太过病及母脏肝木所表现的证候的辨证模式,又称火炎木焚证。

(1)证候表现

面赤口渴,心烦不寐,甚则躁狂,口舌生疮,便干溲黄,衄血,肤肿,易怒惊狂,面红目赤,头胀眩晕,耳鸣,胁肋胀满灼痛,有气从少腹冲心。舌尖边红绛苔黄燥,脉象弦数。

(2)辨证分析

心火内炽而脏气亢盛,火热上蒸则面赤。伤津则口渴,便干溲黄。热扰心神则心烦不寐,甚则狂躁。舌为心之苗,故口舌生疮。热迫血行则衄血。热盛则肤肿。心火盛移行母脏肝木,子令母盛,肝疏泄太过,则易怒甚,甚则惊狂。肝脉达头顶,故见头胀、头晕。肝火及胆则耳鸣。肝脉布胁肋故胀满灼痛。肝脉与冲脉循腹,肝火热盛则有气从少腹冲心的感觉。脉舌之象均为心肝实火证之征。

(3)辨证要点

心病传肝(太过),子病犯母的辨证要点:病因多为情志太过或暑邪内侵心脉,或过食苦味食物令心火太过,或是本火体质之人。病位在心及肝。病性是心肝子母皆实证。审证要点:以心火之脏太过的心烦不寐或躁狂、口舌生疮、衄血和火炎木焚的易怒神躁、头目胀晕、胁肋灼痛为主。

(三)心火不及母子辨证

当心火脏气不及时,可出现火不生土或火弱木萎的病证,有母病及子辨证和子病犯母辨证。

1. 火不生土,母病及子辨证

火不生土,母病及子辨证,是指母脏心火不及,病及子脏脾土所表现的证候的辨证模式,称为火不生土证。

(1)证候表现

心悸怔忡,失眠多梦,眩晕健忘,面色萎黄,食欲不振,腹胀便溏,神疲乏力,或皮下出血,妇女月经量少色淡或淋漓不尽等。舌质淡嫩,苔薄白,脉细弱。

(2)辨证分析

心为君主之官,心火不及则神明无主,出现精神疲惫,心血不足,心失所养,则心悸怔忡;心神不宁,故失眠多梦。头目失养,则眩晕健忘。肌肤失荣,则面色萎黄少泽。心火不生脾土,则脾虚失运,故食欲不振,腹胀便溏。脾虚气不摄血,则见皮下出血,妇女经量减少、色淡质稀、淋漓不尽。舌质淡嫩,脉细弱,皆为心脾气血不足之象。

(3)辨证要点

火不生土(不及),母病及子的辨证要点:病因多为久病失调,或劳倦思虑,或慢性出血。病位在心与脾。病性属心脾母子皆虚证。审证要点:以心火不及的心悸失眠、眩晕健忘和心火不生脾土的面色萎黄、神疲食少、腹胀便溏和慢性出血为主。

2. 火弱木萎，子病犯母辨证

火弱木萎，子病犯母辨证，是指子脏心火不及累及母脏肝木所表现的证候的辨证模式，称为火弱木萎证。

（1）证候表现

心悸怔忡，失眠不寐，健忘多梦且梦中惊惕，精神恍惚或多疑，胆怯，两胁胀痛喜按压，头晕目眩，肢麻或爪甲不荣。舌淡白胖嫩，脉细弦或结代。

（2）辨证分析

心的气血不足，心动失常则心悸怔忡，血不养心则失眠不寐。血不养脑，心神失调，则健忘多梦易惊，或恍惚，或多疑，或胆怯。肝脉布两胁，火弱木萎，则两胁胀痛喜按压。肝脉达巅顶，肝开窍于目，心肝血虚则头晕目眩。肝主筋，其华在爪，故肢麻而爪甲不荣。脉舌之象为气血不足之征。

（3）辨证要点

火弱木萎（不及），子虚犯母的辨证要点：病因多是久病重病而心火亏虚，或因情志内伤，虚火耗伤阴血。病位在心与肝。病性属子虚犯母的虚证。审证要点：以心火不及的心悸失眠、眩晕健忘和肝木不及的多疑、胆怯、两胁胀痛喜按压、目眩肢麻等为主。

（四）心病传脾肝，母子相及辨证

心病传脾肝，母子相及辨证，可认为：一是太过母子相及辨证，二是不及母子相及辨证，为心病传脾母病及子与心病传肝子病犯母复合的辨证，在此不再复述。

（五）心火太过乘侮辨证

当心火脏气亢盛太过时，可出现肺金和肾水的病证，而有火旺乘金辨证和火旺侮水辨证。

1. 火旺灼金，相乘辨证

火旺灼金，相乘辨证，是指心火脏气太过乘袭所胜肺金所表现的证候的辨证模式，称为火旺灼金证。

（1）证候表现

心胸烦热，夜不能睡，或狂躁，或吐血，或肌肤疮疡，或口舌生疮，红肿热痛，面赤口渴，咳嗽气喘，痰黄质稠，胸闷少气，肤燥，溲黄便干，舌尖红绛，脉数有力。

（2）辨证分析

心位居胸中,心火甚则心胸部烦闷发热。心主神明,火热内扰心神则夜不能睡,甚则狂躁。热则血行则吐血。心气布于表,火盛则肉腐,故肌肤疮疡,红肿热痛。心开窍于舌而心火上炎生口疮。火热伤肺津则口渴。火热循心经上炎故舌尖红绛。心火旺必乘肺金,肺失宣降而上逆,则咳嗽而气喘。炼津为痰,则痰色黄质稠,肺主气失职则胸闷少气。肤燥、溲黄、便干,均为肺津受灼失润所致。脉数有力为心肺实热之象。

（3）辨证要点

火旺灼金,相乘的辨证要点:病因多是七情郁结、气郁化火,或火热之邪内侵,或嗜食肥甘及烟酒等物,久而化热生火。病位在心与肺。病性属实热证。审证要点:以心火太过的心、舌、脉实火内炽和肺热咳、喘、痰等为主。

2. 火亢侮水,反侮辨证

火亢侮水,反侮辨证,是指心火脏气太过,反侮所不胜肾水所表现的证候的辨证模式,称为火亢侮水证。

（1）证候表现

心烦不寐,甚则狂躁,或吐血,或肌肤疮疡红肿疼痛,或口舌生疮,面赤口渴,腰膝酸痛,眩晕耳鸣,男子阳强易举、遗精,妇女经少、闭经或见崩漏。舌红少津,脉细数。

（2）辨证分析

心火亢甚扰神则心烦不寐,神明失守则狂躁。热迫血行则吐血,热则肉腐而肌肤疮疡。心开窍于舌,心火循经上炎则口舌生疮、面赤。伤津则口渴。心火下劫肾阴,肾阴不足,髓减骨弱,骨骼失养,故腰膝酸痛;脑海失充,则眩晕耳鸣。肾亏而相火妄动,男子阳强易举,君火不宁而扰动精室则遗精。妇女以血为用,肾阴亏则精血不足而经量减少,甚至闭经,阴虚阳亢,虚热迫血则见崩漏。舌红少津、脉细数乃心火亢伤肾水之征。

（3）辨证要点

火亢侮水（太过）,反侮的辨证要点:病因是情志化火,或火热之邪内侵,或先天禀赋不足,或房事过度。病位在心与肾。病性属实中夹虚证。审证要点以心火亢的心、舌、脉实火内炽和肾阴虚的腰膝酸痛、眩晕耳鸣等为主。

（六）心火太过,乘侮并见辨证

心火太过,乘侮并见辨证,是指心火脏气太过,出现对所胜肺金相乘和所不胜肾水反侮的证候辨证,可以视作上述火旺灼金证和火亢侮水证复合的辨证模式,在此不再复述。

（七）心火不及乘侮辨证

当心火脏气不及时,可出现肾水相乘和肺金反侮的证候,分别称为火虚水乘和火虚金侮辨证。

1. 火虚水乘, 不及相乘辨证

火虚水乘,不及相乘辨证,是指心火脏气不及病变,被所不胜的肾水之脏相乘所表现的证候的辨证模式,称为火虚水乘证。

（1）证候表现

心悸怔忡,胸闷气短,活动后加重,面色淡白或㿠白,或有自汗,腰膝酸冷以下肢为甚,精神萎靡或恐惧,男子阳痿,妇人宫寒,或大便久泄,或肢体浮肿。舌淡苔白,脉虚。

（2）辨证分析

心位于胸中,心气不足,胸中宗气运行无力,则胸闷气短,甚则心悸怔忡,动则加剧。气虚无力运血上承,则面白或㿠白。心火不及,气不摄津则自汗出,舌淡,脉虚。心,君火,肾,相火,君相二火不及则精神萎靡或恐惧。阳虚不能温煦,则腰膝、下肢酸冷,男子阳痿,妇人宫寒。阳虚水湿下注则泄,外溢则肤肿。

（3）辨证要点

火虚水乘,不及相乘的辨证要点:病因多为久病体虚,暴病伤正,禀赋不足或年岁已高脏气亏虚。病位在心与肾。病性多为虚证或虚中夹实证。审证要点:以心气虚心悸怔忡,自汗动则加剧,后见肾虚水泛的腰膝、下肢酸冷,久泄浮肿证为主。

2. 火虚金侮, 不及相侮辨证

火虚金侮,不及相侮辨证,是指心火脏气不及,被所胜肺金脏气反侮所表现的证候的辨证模式,称为火虚金侮证。

（1）证候表现

胸闷气短,心悸怔忡,动则加剧。面色㿠白,情志悲忧,自汗出,咳喘无力,气少不足以息,痰液清稀,易于外感。舌淡苔白,脉虚。

(2)辨证分析

心位居胸中,心气不足则宗气运转无力,则胸闷气短,甚则心悸怔忡,动则加剧。气虚运血无力,心其华在面,故面色㿠白,气不摄津则自汗出。心火不及则肺金失温而饮痰留滞于肺,导致肺气被遏而宣肃失职,故咳喘无力、气不以息、痰清稀、易于感冒。心肺气虚则情志悲忧,舌淡脉虚。

(3)辨证要点

火虚金侮,不及反侮的辨证要点:病因多由久病体虚,日久伤正,或禀赋不足,或素有痰饮留肺所致。病位在心与肺。审证要点:以自汗、脉虚的心气虚证先见,继见咳喘无力、痰稀,易感冒等痰浊阻肺证为主。

(八)心火不及,乘侮并见辨证

心火脏气不及,乘侮并见辨证,是指心火脏气不及,被所不胜肾水之脏相乘和所胜肺金之脏反侮的证候辨证,可视作上述火虚水乘证与火虚金侮证复合的辨证模式,在此不再复述。

(九)心病胜复辨证

1.心火太过胜复辨证

心火太过胜复辨证,是指心火太过病变相乘所胜肺金,同时又被肺金之子肾水来复所表现的证候的辨证模式。

(1)证候表现

心烦不寐,甚则狂躁不宁,或吐血,或目赤,或疮疡,口舌生疮,咳嗽气喘,痰黄质稠,胸闷少气,身热肤燥,心悸心痛,筋急。脉沉。

(2)辨证分析

火运太过,又称"赫曦之纪"。火热流行,袭入人体而肺金自病,见热扰心神,则心烦不寐,甚则狂躁。热迫血行则吐血。心气布于表,火盛则肉腐,故身热肤燥而生疮疡,口舌生疮。心火旺必乘肺金,肺失宣肃而上逆,则咳嗽气喘,炼津为痰,色黄质稠。肺主气失职则胸闷少气。随之出现肺金之子肾水起而复之乘克心火,水气凌心,心气失畅而功能受损,出现心悸心痛、筋急、脉沉等。

（3）辨证要点

心火太过胜复的辨证要点:病因为火热之气太过兼夹燥邪、寒邪。病位在心、肺与肾。病性以实证为主,兼及虚实夹杂证。审证要点:以心火太过相乘肺金的火旺灼金证候和肾水来复、水气凌心证候为主。

2.心火不及胜复辨证

心火不及胜复辨证,是指心火不及病变被所不胜肾水之脏乘袭,而肾水又被心火之子脾土之脏来复所表现的证候的辨证模式。

（1）证候表现

心悸怔忡,自汗,动则加剧,腰膝、下肢酸冷,久泄,浮肿,男子阳痿,妇人宫寒,面色灰黑,骨痛,发落,恐惧,小便难。舌苔白厚,脉沉弦。

（2）辨证分析

火运不及,又称"伏明之纪"。火热不及则心气（心阳）不足而搏动无力,故见心悸怔忡,汗为心液,气不摄津则自汗出。君火不及影响相火肾气,腰膝为肾所主,二便由肾气治理,今心火之子脾土复其母仇,故见其病变。

（3）辨证要点

心火不及胜复的辨证要点:病因为火热之气不及兼夹寒邪、湿邪。病位在心、肾与脾。病性以虚证为主,兼及虚中夹实证。审证要点:以心火不及的火虚水乘证候和土旺来复乘水证候为主。

四、中医肺病五行辨证

中医肺病五行辨证,源于《黄帝内经》《难经》中有关以"五"为基数的"崇五"归类方法。如《素问·风论》记载了五脏风·肺风:"肺风之状,多汗恶风,色皏然白,时咳短气,昼日则差,暮则甚,诊在眉上,其色白。"其他如五脏疟·肺疟,五脏痿·痿躄,五脏痹·肺痹,五脏咳·肺咳等,也散在肺病及其他肝、心、脾、肾四脏的母子乘侮辨证内容中。

中医肺病是指肺脏象五行系统遭受病因破坏而失衡所产生的各种疾病和证候的总称。中医肺病五行辨证是中医五行辨证的一部分。中医肺病五行辨证,是指肺金自病后,又不能实现自身五行制化调节,病传肝、心、脾、肾所表现的母子、乘侮证候的辨证方法。

（一）肺金自病五行辨证

肺金自病五行辨证，是指肺金系统发病而未病传他脏所表现的证候的辨证模式。它包括以"五"为基数肺金自病辨证，肺金虚实辨证，肺金及体、窍、华、液、志辨证，手太阴肺经经脉病辨证，肺主时发病辨证，肺病及大肠辨证等内容。

1. 以"五"为基数的肺金自病辨证

以"五"为基数的肺金自病辨证，是古代先民"崇五"思想用于脏腑病证归类方法之一。始见于《黄帝内经》《难经》的肺病五行辨证有五脏痹·肺痹，五脏风·肺风，五脏胀·肺胀，五脏疟·肺疟。现分述如下。

（1）肺痹

肺痹证候："烦满喘而呕。"此乃时值金秋，风、寒、湿三气杂至侵犯人体，营卫失调，邪恋肌表，形成皮痹，进而内舍于肺所致。可见心烦胀满，咳逆气喘，呕吐。

（2）肺风

肺风证候："多汗恶风，色皏然白，时咳短气，昼日则差，暮则甚，诊在眉上，其色白。"此乃肺金通于秋季，若外感风邪，称为肺风。因风性开泄，致腠理疏泄而汗出恶风，面色惨淡而白，肺气失宣而咳嗽气短，白天减轻，傍晚加重。可从眉上色白诊察。

（3）肺胀

肺胀证候："肺胀者，虚满而喘咳。"《灵枢》认为胀病是在脏腑之外，向内排压脏腑，向外开张胸胁，使人皮肤发胀。肺胀乃肺气宣降失司而上逆，故见胀满喘咳等症。

（4）肺疟

肺疟证候："令人心寒，寒甚热，热间善惊。"一般疟邪侵入人体，舍于营卫，伏于半表半里，内搏五脏，横陈募原，内扰于肺形成肺疟。因心肺同居上焦而肺为华盖，今疟邪相袭故心寒，寒甚作热而惊。

2. 肺病虚实辨证

（1）肺病虚证辨证

肺金虚证，是指肺金脏气不及，所表现为正虚不足的证候。其证候："少气不能报吸，耳聋咽干"，肺脉"其气来，毛而微，此谓不及，病在中"，"令人喘，呼吸少气而咳"，"肺气虚则鼻塞不利少气"。此乃肺金脏气（不及）虚弱，肺不主气则少气不足以息,令人喘咳,鼻为肺窍,气不充窍则鼻塞不利。手太阴肺经络咽中,肺经与足厥阴肝经首尾相连,肝胆互为表里而经脉互为络属,故肺气不足可见耳聋咽干。脉来浮虚软弱为不及肺脉。

（2）肺病实证辨证

肺金实证,是指肺金脏气太过,所表现为邪实于里的证候。其证候:"喘咳逆气,肩背痛,汗出尻阴股膝髀腨胕足皆痛",肺脉"其气来,毛而中央坚,两旁虚,此为太过,病在外","令人逆气而背痛,愠愠然"。肺气实则"喘喝盈仰息"。此乃肺金脏实太过,肺金宣肃而逆上则喘咳,肺主皮毛与络脉相通,故有汗出与局部腰骶、下肢、前阴痛。脉来浮虚而中央坚硬,两旁虚弱,是为肺实证脉象。

3. 肺病及体、窍、华、液、志辨证

肺金五行系统在外之象:在体合皮,开窍于鼻,其华在毛,在液为涕,在志为悲。故当肺金之脏为病时,可病及体、窍、华、液、志并出现相应证候,临床上当加以辨证。

（1）肺病及皮辨证

皮病证候:皮肤枯槁,肤冷多汗,咳喘,易感冒。

肺气虚弱,不能输精于皮毛,皮肤失养则枯槁,肺卫气虚则肤冷汗出,皮肤闭塞影响肺气宣发肃降则出现咳喘。皮肤松弛则易受外邪而感冒。

（2）肺病及鼻辨证

鼻病证候:鼻塞呼吸不利,嗅觉减退,鼻赤或白或青或黑色,鼻流涕或喷嚏或鼻声重浊。

肺受外邪则肺失宣肃,出现鼻塞,流涕或喷嚏,进而呼吸不利或鼻声重浊,或嗅觉减退。随着肺脏之气的寒热虚实变化,其鼻色或赤或白或青或黑。

（3）肺病及（毫）毛辨证

（毫）毛病证候:皮毛憔悴或枯槁,触觉迟钝,或毛窍闭而无汗、喘咳。

肺气虚弱,不能输精于皮毛,则皮毛失养而憔悴或枯槁,进而触觉迟钝。外邪侵袭皮毛,则致毛窍闭塞,影响肺脏呼吸,可出现无汗、喘咳。

（4）肺病及涕辨证

涕病证候:鼻涕色白或黄,质地稀或稠,量多或少,甚则有特殊气味。

一般肺病时,多致涕的分泌、色泽和质地发生变化。若肺感风寒,则鼻流清涕,量多而色白。肺感风热,则鼻流稠涕,量中等而色黄,甚有异味。肺感燥邪,损伤津液,则鼻干少涕或无涕。若肺气虚弱不能摄津,则鼻流清涕而量多。

(5)肺病及志辨证

悲(忧)志证候:精神萎靡,少气懒言,呼吸气短,脉虚无力,易外感病邪。

过度悲忧,导致肺气抑郁及肺气耗损,气机升降失常,出现精神萎靡,少气懒言,进而呼吸气短,脉行无力。

4. 手太阴肺经经脉病辨证

肺经是动病:肺胀,咳喘,胸部满闷,缺盆中痛,肩背痛,或肩背寒,少气,洒淅寒热,自汗出等,以及臑、臂内前侧前廉痛。经脉是运行气血的通道,若肺病而气血不畅,则经脉失润,手太阴肺经上膈属肺,故病肺胀、咳喘、胸满。缺盆虽是十二经脉的通路,但与肺尤为近,故肺病则痛。手太阴肺经由中府出腋下,行肘臂间,肺的经气不利,则臑、臂内侧前廉作痛;如寒邪侵犯皮毛经络,卫阳受束,则洒淅寒热;伤风则自汗,肺虚则少气。

5. 肺主时发病辨证

肺主时发病证候:肺金之脏气应秋三月,逆之伤肺气而冬月见飧泄。或秋令干燥,燥邪犯肺见口鼻干燥,干咳少痰,痰少而黏的肺燥病。

6. 肺病及大肠辨证

肺病气壅塞,失于肃降,气不下行,津不下达,可引起腑气不通,出现肠燥便秘。肺气宣肃失常则津液不能下行濡肠,大肠主津功能受到影响,可致皮肤干燥和津亏便秘。若肺气虚,则大肠的主降活动无力,形成气虚便秘。

7. 肺金自病辨证要点

肺金自病的辨证要点:病因多为燥邪伤肺而同气相感,出现燥热灼伤肺金;或情志悲忧伤肺而气消,或形寒冷饮伤肺气。病位在肺、大肠及其所属的皮毛、鼻、涕、悲和肺经经脉。病性多为肺金本脏自病虚实证。审证分类是以"五"为基数的肺金自病、肺病虚实证、肺金主时发病和肺金系统病证四大类。

(二)肺金太过母子辨证

当肺金脏气亢盛太过时,可出现肾水和脾土的病证,而有太过的母病及子辨证和子病犯母辨证。

1. 肺病传肾,母病及子辨证

肺病传肾,母病及子辨证,是指母脏肺金太过病及子脏肾水所表现的证候的辨证模式,又称金壅水浊证。

(1)证候表现

咳喘,气逆痰壅,水肿,筋脉拘急,胸痞头眩,痰多气壅不得卧,腰膝或下腹冷痛,或小便不利,面浮肢肿,甚则腹胀。舌淡苔白,脉沉迟缓。

(2)辨证分析

肺为娇脏,喜温恶寒,喜清恶浊,喜降恶逆;一旦外邪寒热经皮毛或口鼻侵入肺金之脏,多导致上述"三喜三恶"的失调。邪聚于肺则肺实金壅,肺金病及肾水而肾水不利,此为太过母病及子而有上述证候表现。

(3)辨证要点

肺病传肾(太过),母病及子的辨证要点:病因多为外感六淫袭肺,或病理性产物痰饮聚于肺金形成肺金壅塞太过。病位在肺与肾。病性是肺、肾母子皆实证。审证要点:以肺金之脏的咳喘痰壅、肺金太过的胸痞头眩和金壅水浊的腰痛、小便不利、水肿为主。此外,风热犯肺可传为肾风,临床上表现为尿少、水肿,应予以重视。

2. 肺病传脾,子病犯母辨证

肺病传脾,子病犯母辨证,是指子脏肺金太过病及母脏脾土所表现的证候的辨证模式,又称金多土变证。

(1)证候表现

咳喘痰涌,气逆胸闷,胸痞头眩,体不能卧,脘腹痞闷胀或痛,纳呆,体重或便溏或肢肿。舌淡苔白腻,脉象濡缓。

(2)辨证分析

一旦外邪寒热侵袭肺金之脏,每致肺喜温恶寒、喜清恶浊、喜降恶逆失调,病理产物痰与气交织,致肺失清肃,出现咳喘痰涌,胸闷胸痞,清气不升则头眩,可致体不能卧。肺金病证每致脾升清功能受损而失运化,脾胃不和则脘腹痞闷胀或痛,纳呆。脾主肌肉,经气不利则体重。湿困脾土则便溏,溢于肌肤则水肿。舌脉均为痰湿滞气之征象。

(3)辨证要点

肺病传脾(太过),子病犯母的辨证要点:病因多为外感六淫袭肺,或病理性产物痰饮聚于肺金,形成肺金壅塞太过。病位在肺与脾。病性是肺、脾子母皆实证。审证要点:以肺金之脏的咳喘痰涌、胸痞胸闷、头眩的太过证和金多土变的脘腹痞闷胀或痛、体重、便溏为主。此外,肺咳病传足太阴经,出现脾咳亦为子病犯母的实例,应予以重视。

(三)肺金不及母子辨证

当肺金之脏不及时,可出现金不生水或金虚土弱的病证,而有不及的母病及子辨证和子病犯母辨证。

1.金水不生,母病及子辨证

金不生水,母病及子辨证,是指母脏肺金不及,病及子脏肾水所表现的证候的辨证模式,又称肺病传肾证。

(1)证候表现

咳嗽痰多或痰中带血,口燥咽干,或声音嘶哑,腰膝酸软,骨蒸潮热,颧红盗汗,男子遗精,女子月经不调。舌红少苔,脉象细数。

(2)辨证分析

肺喜润恶燥,若肺阴不足,每多热从内生,复加津亏燥热而肺失清肃,故咳嗽痰少,热灼肺络,络损血外溢,故痰中带血;津不上润,则口燥咽干;虚火重灼会厌,则声音嘶哑。肺金不生肾水,肾阴不足或亏损,不能濡骨,则腰膝酸软无力。相火偏旺而热从内蒸,故骨蒸潮热,虚火上炎,则两颧潮红,虚火内扰营阴为盗汗,相火扰精室故遗精,妇人肺、肾阴血不足,则月经不调。脉舌均为肺肾阴虚之征象。

(3)辨证要点

金不生水,母病及子证的辨证要点:病因多为久病伤肺,导致肺阴不足,或外邪燥热损伤肺津,或过食辛味之品,或七情悲忧损肺。病位在肺与肾。病性是肺、肾母子皆虚证。审证要点:以肺阴不足的久咳痰血、口燥咽干和肾阴不足的腰膝酸软、遗精、潮热盗汗为主。

2.金虚土弱,子病犯母辨证

金虚土弱,子病犯母辨证,是指子脏肺金不及,病及母脏脾土所出现证候的辨证模式,又称肺病传脾证。

(1)证候表现

久咳不止,气短而喘,痰多稀白,声音低弱,食欲不振,腹胀便溏,面色㿠白而足肿。舌淡苔白,脉弱。

（2）辨证分析

形寒饮冷则伤肺、脾,肺病日久多久咳不止,久咳又损肺气,故气短而喘;气虚水津不布,聚湿生痰,则痰多稀白,肺气虚则宗气不足,故声音低弱。肺、脾五行系子母之脏,肺病及脾,则脾虚失运,可见食欲不振,腹胀不舒,湿邪下注,则大便稀溏,水湿溢于肌肤而足肿,肌肤失养,则面色㿠白。舌淡苔白、脉弱,均为气虚之征。

（3）辨证要点

金虚土弱,子病犯母的辨证要点:病因多为久病伤肺或形寒饮冷,或湿寒外邪内犯,或悲则气消。病位在肺与脾。病性是肺、脾子母皆虚证。审证要点:以肺气虚痰阻的咳、喘、痰及音低,以及子令母虚的纳少、腹胀、便溏为主。

（四）肺病传肾脾,母子相及辨证

肺病传肾脾,母子相及辨证,可以认为:一是太过母子相及辨证,二是不及母子相及辨证,是肺病及肾(母病及子)与肺病犯脾(子病犯母)复合的辨证,在此不再复述。

（五）肺金太过乘侮辨证

当肺金脏气太过时,可出现肝木和心火的病证,而有金旺乘木辨证和金旺侮火辨证。

1. 强金伐木，相乘辨证

强金伐木,相乘辨证,是指肺金脏气太过乘袭所胜肝木所表现的证候的辨证模式,又称肺金乘肝木证。

（1）证候表现

干咳无痰,痰少而黏,不易咳出,唇、舌、咽、鼻干燥欠润,或胸痛咯血,胸胁灼痛,急躁易怒,头晕目赤,口苦,舌红苔薄黄,脉象弦数。

（2）辨证分析

肺受燥邪或内燥伤肺津,每致燥热灼肺,津不载气而气逆作咳,无痰,干咳或痰少难出。津伤失润,则唇、舌、咽、鼻干燥,甚则胸痛咯血。手太阴肺经与足厥阴肝经首尾相接,肺金燥热伐肝木之体,每致肝经失养而胸胁灼痛,肝失疏泄,太过则急躁易怒,肝火上逆则头晕目赤而口苦。舌脉之象为肺肝实火内炽之征。

（3）辨证要点

强金伐木,相乘的辨证要点:病因多为内外燥邪伤肺津,津不载气而肺失清肃。病位在肺与肝。病性是肺肝实热或燥热证。审证要点:以肺燥干咳、痰少而黏带血和相乘肝木的胸胁灼痛、急躁易怒、头晕、口苦为主。

2.金多火衰,相侮辨证

金多火衰,相侮辨证,是指肺金脏气太过反侮所不胜心火所表现的证候的辨证模式,又称金旺侮火证。

（1）证候表现

身热烦渴,汗出咳喘或痰涎壅滞,大便秘结,咽肿喉痹,或神昏谵语,或昏愦不语,舌謇,灼热,肢厥。苔黄,脉数。

（2）辨证分析

此乃温邪上袭,首先犯肺,故身热,苔黄而脉数。里热伤津而汗出。邪热壅肺,肺气失宣,故喘咳较甚。肺气闭则大肠腑失传导,故大便秘结。热灼肺津,灼津为痰,则痰涎壅滞。肺脏之邪热内陷,反侮心火,复加痰热阻闭包络,神志被蒙,则为神昏谵语或昏愦不语。舌为心之苗,痰热阻于心窍,故舌謇而言语不利。邪热闭于内,所以身体灼热而四肢厥冷。

（3）辨证要点

金多火衰,相侮的辨证要点:病因多为湿热病邪侵袭而心火之脏不足。病位在肺与心。病性是实中夹虚证。审证要点:以热邪壅肺的身热、咳喘、便秘和肺金反侮心火的神志症状为主。

（六）肺金太过,乘侮并见辨证

肺金脏气太过,乘侮并见辨证,是指肺金脏气太过,出现对所胜肝木相乘和对所不胜心火反侮的证候辨证,可视作上述强金伐木和金多火衰辨证复合的辨证模式,在此不再复述。

（七）肺金不及,乘侮辨证

当肺金脏气不及时可出现心火相乘和肝木反侮的证候,分别称为金虚火乘和金虚木侮辨证。

1.肺虚心乘，不及相乘辨证

肺虚心乘，不及相乘辨证，是指肺金脏气不及病变，被所不胜心火相乘所表现的证候的辨证模式，又称金虚火乘证。

（1）证候表现

久咳不止，气短而喘，痰多色白质稀，声音低怯，心悸，胸闷，头晕神疲，自汗出。舌淡苔白，脉弱或结代。

（2）辨证分析

形寒饮冷多伤肺胃，肺病日久气虚导致久咳不止，进而宗气不及而气短咳喘，声音低怯。气虚水津不布，聚湿生痰，则痰白量多质清稀。肺金之脏不足，更受心火之脏制约，一方面加重上述证候，另一方面五行克中有生，又影响心脏功能活动，而有心悸、神倦、自汗出和脉舌之象。

（3）辨证要点

金虚火乘，不及相乘的辨证要点：病因多为久病伤肺或形寒饮冷，或寒湿外邪内犯，或悲则气消。病位在肺与心。病性多为虚证或虚中夹实证。审证要点：以肺虚痰阻的咳、喘、痰和心火相乘与克中有生不能资助的心悸、神倦、汗出为主。

2.肺虚肝侮，不及相侮辨证

肺虚肝侮，不及相侮辨证，是指肺金脏气不及病变，被所胜肝木相侮所表现的证候的辨证模式，又称金虚木侮证。

（1）证候表现

久咳气短而喘，痰多色白质稀，声音低怯，易于外感，胸胁隐痛，或巅顶痛，喜太息，咽中不利，妇人乳胀或痛经。舌淡苔白，脉弦。

（2）症候分析

形寒饮冷多伤肺胃，肺病日久可见气虚，进而宗气不足，常见久咳，气短而喘，肺不布津，聚湿生痰，痰饮壅肺，故色白量多质稀。肺主皮毛而肺卫功能不足，故易于外感。由肺金不及不能制约肝木，出现金虚木乘，肝脉失畅，气郁不舒，故见足厥阴经脉症状。脉舌之象为反侮见证，多为寒证。

（3）辨证要点

肺虚肝侮，不及相侮的辨证要点：病因多为久病伤肺或形寒饮冷，或寒湿外邪内犯。病位在肺与肝。病性多为虚证、寒证。审证要点：以肺虚痰阻的咳、喘、痰和肝木相侮的木郁气滞、寒凝经脉为主。

(八)肺金不及,乘侮并见辨证

肺金脏气不及,乘侮并见辨证,是指肺金脏气不及,出现被所不胜心火相乘和所胜肝木反侮的证候的辨证,可视作上述金虚火乘证与金虚木侮证复合的辨证模式,在此不再复述。

(九)肺病胜复辨证

1.肺病太过胜复辨证

肺病太过胜复辨证,是指肺金太过病变相乘所胜肝木,同时又被肝木之子心火来复所表现的证候的辨证模式。

(1)证候表现

皮肤疮疡,气喘口渴,仰引太息,肩背痛,汗出或干咳无痰,痰少而黏,唇、舌、咽、鼻干,胸痛咯血,胸胁灼痛,急躁易怒,目赤,耳无所闻,身热,面赤。舌红,脉数。

(2)辨证分析

金运太过,又称"坚成之纪"。燥行其政,袭入人体而肺金受病,出现咳、喘、痰及燥热伤津的皮肤、黏膜症状。同时肺金太过乘其肝木之脏,木火伤肺络则胸痛咯血,并见胸胁灼痛,肝木化火疏泄失常,则急躁易怒,肝木助其子心火来复肺金,则见目赤,耳无所闻,面赤身热,舌红脉数。

(3)辨证要点

肺金太过胜复的辨证要点:病因为燥邪与风火为患。病位在肺、肝及心。病性以实证为主。审证要点:以咳、喘、痰实热肺金太过证和胸胁灼痛、急躁易怒的金旺乘木证以及目赤面热、舌红脉数的心火来复证候为主。

2.肺金不及胜复辨证

肺金不及胜复辨证,是指肺金不及病变被所不胜心火之脏乘袭,而心火又被肺金之子肾水之脏来复所表现的证候的辨证模式。

(1)证候表现

肩背有沉重感,鼻塞流涕,大便下血,咳喘,腹胀,烦心,躁动或谵妄,心痛,或胸闷,心悸,小便不利或水肿,头眩。舌淡苔白,脉沉。

(2)辨证分析

金运不及,又称"从革之纪"。火政乃宣,出现金虚火乘的肩背有沉重感,鼻塞流涕,迫肺则咳嗽喘气。热移大肠则大便下血。火甚则腹胀,心火旺则烦心,躁动而心悸,甚则谵妄。肾水来复则水气凌心,可见心悸,小便不利或水肿,头眩。脉舌之象均为水寒射肺或水气凌心之征。

(3)辨证要点

肺金不及胜复的辨证要点:病因为燥气不及而火热寒水病邪来袭。病位在肺、心与肾。病性以虚中夹实为主。审证要点:以肺金不及的肩背有沉重感、鼻塞流涕,心火相乘的咳嗽气喘、大便下血、烦心、谵妄,肾水来复、水气凌心的头晕、心悸、水肿证候为主。

五、中医肾病五行辨证

中医肾病五行辨证,源于《黄帝内经》《难经》中有关以"五"为基数的"崇五"归类方法。如《素问·风论》记载了五脏风·肾风:"肾风之状,多汗恶风,面瘟然浮肿,脊痛不能正立,其色炱,隐曲不利,诊在颐上,其色黑。"其他如五脏疟·肾疟,五脏痿·骨痿,五脏痹·肾痹,五脏咳·肾咳等,也散在肾病及其他心、肝、肺、脾四脏的母子乘侮辨证内容中。

中医肾病是指肾脏象五行系统遭受病因破坏而失衡所产生的各种疾病和证候的总称。中医肾病五行辨证是中医五行辨证的一部分。中医肾病五行辨证,是指肾水自病后,又不能实现自身五行制化调节,病传心、肝、肺、脾所表现的母子、乘侮证候的辨证方法。

(一)肾水自病五行辨证

肾水自病五行辨证,是指肾水系统发病而未病及他脏所表现的证候的辨证模式。它包括以"五"为基数的肾水自病辨证,肾病虚实辨证,肾病及体、窍、华、液、志辨证,足少阴肾经经脉病辨证,肾主时发病辨证,肾病及膀胱辨证等内容。

1. 以"五"为基数的肾水自病辨证

以"五"为基数的肾水自病辨证,是古代先民"崇五"思想用于脏腑病证归类方法之一。始见于《黄帝内经》《难经》的肾病五行辨证有五脏痹·肾痹,五脏风·肾风,五脏胀·肾胀,五脏疟·肾疟。现分述如下。

(1)肾痹

肾痹证候:"善胀,尻以代踵,脊以代头。"此乃时值冬季,风、寒、湿三气杂至而入骨犯肾形成。可见腹部胀满,肾主骨则骨痿而下肢不用,行走时尾骨着地,头不能抬起,脊柱反高于头部。

(2)肾风

肾风证候:"多汗恶风,面疣然浮肿,脊痛不能正立,其色炲,隐曲不利,诊在颐上,其色黑。"此乃冬季感受风邪,侵袭肾俞而内舍于肾,可见风开腠理而多汗,汗出肤松而恶风,风搏水气则面部浮肿,风邪留于背部经脉,故脊痛不能正立。面部带黑而小便不利。

(3)肾胀

肾胀证候:"腹满引背央央然,腰髀痛。"《灵枢》认为肾胀乃皮肤之内、肾脏之外经脉气滞所致。故见腹部胀满牵引背部,腰及大腿关节疼痛。

(4)肾疟

肾疟证候:"令人洒洒然,腰脊痛宛转,大便难,目眴眴然,手足寒。"一般疟邪入侵人体,舍于营卫,伏于半表半里,内搏五脏,横连募原,内扰于肾形成肾疟。肾为足少阴经相连,疟邪入肾使人洒洒恶寒,腰脊疼痛而转侧不安,大便不畅,两目眴动,手足发凉,脉象虚缓无力。

2. 肾病虚实辨证

(1)肾病虚证辨证

肾病虚证是指肾水脏气不及,所表现为正虚不足的证候。其证候:"胸中痛,大腹小腹痛,清厥意不乐","厥逆,骨痿",或呼多吸少而喘促,或二便失调,舌苔白质淡,脉沉细。

肾为元气之根,肾气虚,少阴经脉循腹络胸中,故腹痛与胸痛。元阳不振则四肢清冷厥逆,元阴不足则骨痿。五脏藏神而肾藏志则郁郁不乐。肾不纳气,则呼多吸少而喘促。肾不主二便为肾气失固所致。脉舌之象为阳虚阴盛之征。

(2)肾病实证辨证

肾病实证是指肾水脏气不及,所表现为内生寒水的本虚标实的证候。其证候:"腹大胫肿,喘咳身重,寝汗出憎风","肾实则胀","面黑,喜恐欠","骨痛阴痹,腹胀腰痛,大便难,肩背颈项痛,时头眩",脉沉有力。

肾中元气不足,不能主水,则寒水内盛,则有腹大胫肿,水寒射肺则喘咳,水泛肌体则身重。肾主五液,肾虚则汗出而恶风。津停气阻则胀。五色黑归肾,肾虚本色见,志不主而恐。肾主骨故有骨痛,肾精不充脑则见头眩。本虚标实故见沉而有力脉象。

3.肾病及体、窍、华、液、志辨证

肾水五行系统在外之象:在体合骨,开窍于耳及二阴,其华在发,在液为唾,在志为恐。故当肾水为病时,可病及体、窍、华、液、志并出现相应证候。临床上当加以辨证。

(1)肾病及骨辨证

骨病证候:小儿囟门迟闭,骨软无力;老人骨质脆弱,易骨折;腰膝酸软,足痿,或牙齿松动,甚者早期脱落。

骨及齿的健壮赖肾中精气充养。一旦肾病出现肾中精气亏虚,则骨与齿的生长发育不良,故见上述症状。所以《素问·痿论》说:"肾气热则腰脊不举骨枯而髓减,发为骨痿。"

(2)肾病及耳、二阴辨证

耳病证候:耳鸣、听力减退,甚则耳聋。二阴病证候:排尿困难、癃闭,尿频、遗尿、尿失禁,男子精少、遗精、阳痿,女子月事不调、不孕,大便秘结或泄泻。

肾中精气盛衰关系着耳与二阴的功能情况。若肾中精气不足,髓海空虚,不能充养于耳,则见耳鸣,听力减退,甚则耳聋。肾虚气化失常影响膀胱气化,或小便癃闭或小便失禁。肾中精亏气损则大便秘结;肾中阳气亏损则泄泻。肾的功能失常,可导致男女生殖功能障碍,出现上述症状。

(3)肾病及唾辨证

唾液证候:唾多或久唾,质清稀或黏稠。《素问·宣明五气》说"肾为唾",即指唾为肾精所化。若肾中精气不足,则唾的质量下降而有多唾或久唾,偏肾虚寒则质清稀,偏肾虚热则质黏稠。

(4)肾病及发辨证

肾精化血,血能生发,故有肾其华在发之说。肾虚小儿头发生长缓慢,老年人头发早白或脱落。

(5)肾病及恐辨证

恐志证候:恐是人们对事物惧怕的一种精神状态,俗称胆怯。每当肾虚时易受惊恐。其病理机制是"恐则气下",由肾虚易恐,导致上焦气机闭塞不畅,可使气迫于下焦,则下焦产生胀满,甚则遗尿,或二便失禁或骨酸脚软。

4.足少阴肾经经脉病辨证

肾经是动病:"饥不欲食,面如漆柴,咳唾有血,喝喝而喘……心如悬若饥状,气不足则善恐,心惕惕如人将捕之……口热,舌干咽肿,上气,嗌干及痛,烦心心痛……脊、股内后廉痛,痿厥,嗜卧,足下热而痛。"

肾阳为脾阳之根本,阳衰则脾困,故病饥不欲食;肾其色黑,肾病色见于面,故面黑如漆而消瘦如柴。肾阴虚而火妄腾,故咳唾有血。肾不纳气则喝喝而喘。肾在志为恐,肾气怯,故惕惕如人将捕之。足少阴之脉循喉咙、挟舌本,其支者从肺出络心,故病则口热,舌干咽肿及烦心、心痛等。足少阴肾经,起足小趾斜趋足心,上腨出腘,上骨内后廉,贯脊属肾,故病可见脊、股内后廉痛,痿厥及足下热而痛;嗜卧乃由多阴少阳、精神疲乏所致。

5.肾主时发病辨证

肾主时发病证候:逆冬气则肾脏不能闭藏,肾气衰而腰膝沉重,或手足痿软无力,或冬不藏肾精,春季易患温热病。肾伤于冬,可致肾痹或肾咳。

6.肾病及膀胱辨证

肾病及膀胱证候:小便频数,小便清长,遗尿或尿失禁,或小便不利,甚则癃闭。

膀胱气化根于肾阳气化。若肾气虚衰,固摄无权,则膀胱开合无度,可见遗尿或尿失禁。若肾阳虚衰,肾与膀胱气化不利,可见小便癃闭。

7.肾水自病辨证要点

肾水自病的辨证要点:病因多为寒邪伤肾而同气相感,即"寒喜中肾",或大恐情志内伤,或痰瘀积于肾。病位在肾、膀胱及所属的骨、耳及二阴、发、唾、恐和肾经经脉。病性多为肾水本脏自病虚实证。审证分类是以"五"为基数的肾水自病、肾病虚实证、肾水主时发病和肾水系统病证四大类。

(二)肾水太过母子辨证

当肾水脏气亢盛太过时,可出现肝木和肺金的病证,而有母病及子辨证和子病犯母辨证。

1.肾病传肝,母病及子辨证

肾病传肝,母病及子辨证,是指母脏肾水太过,病及子脏肝木所表现的证候的辨证模式,又称肾水移寒肝木或水多木寒证。

（1）证候表现

痈疡,肤肿,少气,胁下至少腹满,女子月经量过多,男子遗精或阳强不泄,脉来沉弦。

（2）辨证分析

肾受内外之寒传于肝,导致肝中阳气不散,易出现血聚气涩的痈疡、肤肿与少气。若肾寒滞于肝脉,因肾脉络膀胱贯肝膈,肝经布胁肋,故见胁下至少腹满。肾中相火与肝中相火互动,导致封藏与疏泄失调,则妇人月经量多,男子遗精或阳强不泄。

（3）辨证要点

肾病传肝,母病及子的辨证要点:病因多为受寒邪或内伤相火妄动。病位在肾及肝。病性是肾、肝母子皆实证。审证要点:以肾水之脏寒盛痈肿,少气或相火妄动传肝的妇人月经量多、男子遗精或阳强为主。

2. 肾病传肺,子病犯母辨证

肾病传肺,子病犯母辨证,是指子脏肾水太过病及母脏肺金所表现的证候的辨证模式,又称水多金浊证。

（1）证候表现

咳嗽,气喘,痰白清稀量多,水肿按之凹陷,或尿多清长。苔白,脉沉弦。

（2）辨证分析

肾气不足而水寒内盛,循经射肺,泛为痰迫于肺,肺气逆上则咳喘频作;寒痰贮肺,故痰色白量多质稀。肾为主水之脏,肺为水之上源,肾病及肺,水液代谢失调,故见水肿,或尿多清长。苔白、脉沉弦乃肾肺里寒证所见。

（3）辨证要点

肾病传肺（太过）,子病犯母的辨证要点:病因多为受内外寒邪而肾气不足,肾不主水而水寒内盛。病位在肾及肺。病性是肾肺阴寒内盛。审证要点:以肾脏水寒射肺的咳、喘、痰及水肿为主。

（三）肾水不及母子辨证

当肾水脏气不及时,可出现水不涵木或水虚金冷的病证,即肾水不及的母病及子辨证和子病犯母辨证。

1. 水不涵木，母病及子辨证

水不涵木，母病及子辨证，是指母脏肾水不及，病及子脏肝木所表现的证候的辨证模式，又称水不涵木证。

（1）证候表现

腰膝酸痛，眩晕耳鸣，失眠多梦，男子阳强易举，遗精，妇人月经量少甚至闭经，或胸胁少腹胀闷窜痛，胸闷太息，妇人乳胀，胁痛，两目干涩，爪甲不荣，肢麻震颤，或急躁易怒，面红目赤。脉象细弦。

（2）辨证分析

肾阴亏虚，水不涵木，肝阳上亢，则头晕目眩，耳鸣健忘。腰为肾府，肾虚腰痛。虚热内扰，心神不安，故失眠多梦。相火妄动，则阳强易举；君火不宁，扰动精室，而致精泄梦遗。妇女以血为用，阴血亏则经来不足，故量少，甚至闭经。肾水亏则致肝木失养而肝郁，可见胸胁少腹胀闷窜痛，胸闷太息，妇人乳胀。若进一步失养而肝失疏泄木旺，则急躁易怒，胁痛，面红目赤，肢麻震颤，脉象细弦。

（3）辨证要点

水不涵木（不及），母病及子的辨证要点：病因多为久病伤肾，过劳，强力举重，恐惧伤精。病位在肾与肝。病性是肾肝虚证。审证要点：以肾水不足的阴虚证为主，或导致水不涵木出现肝血虚证，或导致水亏木旺出现肝阳上亢证，或导致水虚木郁出现肝郁气滞证。

2. 水虚金冷，子病犯母辨证

水虚金冷，子病犯母辨证，是指子脏肾水不及，病及母脏肺金所表现的证候的辨证模式，又称水虚金冷证。

（1）证候表现

腰膝酸痛，眩晕耳鸣，失眠多梦，男子阳强易举、遗精，妇人月经量少，甚至闭经，或畏寒肢冷，面色黧黑，精神萎靡，男子阳痿，妇人宫寒不孕，水肿或五更泄泻，或咳嗽痰少，痰中带血，声音嘶哑，或咳喘无力，气少不足以息，动则甚，痰液清稀，自汗，畏风，易于感冒。舌淡红或淡白，苔少或苔白，脉沉细或沉迟。

（2）辨证分析

肾阴亏虚，腰膝失养则痛，髓海耳窍不充，则眩晕耳鸣。肾虚每致心肾不交而失眠多梦。肾中相火妄动，扰动精室则遗精。肾中精气亏少，妇人精血不足，故月经量少，甚至闭经。若金水不相生，则水亏金失养，则肺阴不足而虚热内生，则见咳嗽痰少而带血,津亏气损,故声音嘶哑。若肾阳(肾气)不足,则肾水上泛而面色黧黑,精神萎靡,生殖功能下降,则男子阳痿,妇女宫寒不孕。肾不主水则水肿或泄泻。肾虚水寒射肺,则咳喘无力、痰稀;肺肾气虚,卫外失职,则自汗、畏风、易于感冒。所见舌脉之象为肺肾阴虚或肺肾气虚之征。

(3)辨证要点

水虚金冷(不及),子病犯母的辨证要点:病因多为久病,过劳,强力举重,惊恐伤肾。病位在肾与肺。病性是肾肺虚证。审证要点:以肾水不足的阴虚证导致肺阴不足证,或以肾气阳虚证导致肺气不足证为主。

(四)肾病传肝肺,母子相及辨证

肾病传肝肺,母子相及辨证,可认为:一是太过母子相及辨证,二是不及母子相及辨证,是肾病传肝(母病及子)与肾病传肺(子病犯母)复合的辨证,在此不再复述。

(五)肾水太过乘侮辨证

当肾水脏气亢盛太过时,可出现心火和脾土的病证,而有水旺乘火辨证和水旺侮土辨证。

1.水旺乘火,相乘辨证

水旺乘火,相乘辨证,是指肾水脏气太过乘袭所胜心火所表现的证候的辨证模式,又称水旺乘火证。

(1)证候表现

腹胀肿满,喘息咳嗽,卧寐盗汗,恶风,肠鸣,泄泻,或身热心烦,心悸怔忡,畏寒肢厥,或朦胧欲睡。舌淡暗或青紫,苔白滑,脉沉微细。

(2)辨证分析

素体阳虚而寒邪内侵伤肾,阴盛至寒,故见腹胀肿满;寒盛伤肾阳之气,不能纳气,故喘息咳嗽。肾主五液,而有卧寐盗汗,恶风。阳虚而水湿内盛,故肠鸣,泄泻。亢盛的水气危害心火,可见身热心烦,水气凌心则见心悸怔忡。心肾阳虚则见畏寒肢厥,或神志朦胧欲睡。舌脉之象为阳虚之征。

(3)辨证要点

水旺乘火(太过),相乘的辨证要点:病因多为素体阳虚,寒邪内入,或过劳,久坐湿地。病位在肾与心。病性属本虚标实证。审证要点:以肾脏阴寒内盛袭心阳之气的腹胀、咳喘、水肿、泄泻以及心悸、肢厥、神志朦胧为主。

2.水旺侮土，反侮辨证

水旺侮土,反侮辨证,是指肾水脏气太过,反侮所不胜脾土所表现的证候的辨证模式,又称水旺侮土证。

（1）证候表现

腰膝酸软而痛,咳喘,水肿,泄泻,或面色㿠白,畏寒肢冷,口淡乏味,腹痛喜温喜按,肢体困重或周身浮肿。舌淡胖,苔白滑,脉沉迟无力。

（2）辨证分析

素体阳虚而寒邪内侵伤肾,则阴寒内盛。腰为肾之府,肾主骨,故见腰膝酸软而痛。寒盛伤肾阳,肾不纳气,故见喘咳。肾不主水,水气外溢,则见水肿,肾阳不能温养脾阳,水反侮土,故见大便稀溏。脾虚则口淡乏味,腹痛喜温喜按,脾不运化水湿,故见身重浮肿。舌脉之象均为脾肾阳虚湿盛之征。

（3）辨证要点

水旺侮土（太过）,反侮的辨证要点:病因多为素体阳虚,阴寒内盛与寒邪入侵。病位在肾与脾。病性属本虚标实证。审证要点:以肾脏阴寒内盛反侮脾土之脏的腰膝痛、咳喘、水肿、泄泻、体重、畏寒肢冷、口淡乏味、腹痛喜按为主。

（六）肾水太过,乘侮并见辨证

肾水太过,乘侮并见辨证,是指肾水脏气太过,出现对所胜心火相乘和所不胜脾土反侮的证候辨证,可视作上述水旺乘火和水旺侮土辨证复合的辨证模式,在此不再复述。

（七）肾水不及乘侮辨证

当肾水脏气不及时,可出现脾土相乘和心火反侮的证候,分别称为水虚土乘和水虚火侮辨证。

1.肾虚脾乘，不及相乘辨证

肾虚脾乘,不及相乘辨证,是指肾水脏气不及病变,被所不胜脾土相乘所表现的证候的辨证模式,又称水虚土乘证。

（1）证候表现

腹满身重,泄泻,水肿,呕吐,足痿,畏寒肢冷,或眩晕耳鸣,腰膝酸痛,失眠多梦。舌淡苔白,脉沉细。

(2)辨证分析

肾中精气不足,每遭脾土乘袭,阳虚内寒则腹满身重,泄泻,水肿;水寒不化,犯中则呕吐;阳虚不能温煦肌肤,故畏寒肢冷。若肾阴不足,则有眩晕耳鸣,腰膝酸痛,肾与脾所藏志与意失藏,则可见失眠多梦。舌脉之象为水虚土乘之征。

(3)辨证要点

肾虚脾乘,不及相乘的辨证要点:病因多为久病肾中精气亏虚,不能资助脾土被相乘所致。病位在肾与脾。病性属虚证。审证要点:以肾中精气亏损被脾土之脏相乘的腹满身重、水肿、泄泻、眩晕耳鸣、失眠多梦为主。

2. 肾虚心侮,不及反侮辨证

肾虚心侮,不及反侮辨证,是指肾水脏气不及病变,被所胜心火反侮所表现的证候的辨证模式,又称水虚火侮证。

(1)证候表现

失眠多梦,眩晕耳鸣,腰酸遗精,心烦心悸,小便频数,大便干结。舌红,脉细数。

(2)辨证分析

肾水不足,心火失济,则心阳偏亢或心火炽盛,反侮肾水,致肾阴耗伤,出现心肾不交,心神不宁,故心烦,失眠多梦,进而心悸不安。水亏阴虚,骨髓不充,脑髓失养,则头晕耳鸣,腰酸。虚火扰动精室,故遗精。肾虚热扰动膀胱,故小便频数。肾阴亏则肠道失濡,故大便干结。舌红、脉细数为水亏火旺之征。

(3)辨证要点

水虚火侮,不及相侮的辨证要点:病因多为久病伤阴,或房事不节,或思虑过度,情志郁而化火,伤及肾脏元阴。病位在肾与心。病性属虚热证。审证要点:以肾水亏虚,心火亢生,水虚火侮的失眠、头晕耳鸣、心烦心悸为主。

(八)肾水不及,乘侮并见辨证

肾水不及,乘侮并见辨证,是指肾水脏气不及,出现被所不胜脾土相乘和所胜心火反侮的证候辨证,可视作上述水虚土乘和水虚火侮复合的辨证模式,在此不再复述。

(九)肾病胜复辨证

1. 肾病太过胜复辨证

肾病太过胜复辨证,是指肾水太过病变相乘所胜心火,同时又被心火之子脾土来复所表现的证候的辨证模式。

(1)证候表现

腹胀肿满,喘咳,卧寐盗汗,恶风,身热心烦,心悸,或朦胧欲睡,腹满肠鸣,溏泄,食不化。舌淡紫苔白,脉沉细。

(2)辨证分析

水运太过,又称"流衍之纪"。寒司物化,袭入人体而肾水受病,出现腹胀肿满,喘咳,卧寐盗汗,恶风等。同时肾水太过乘其心火之脏,可见身热心烦,水气凌心则心悸或神志朦胧。水运太过,必遭心火之子脾土来复,可见腹满肠鸣、溏泄、食不化等。

(3)辨证要点

肾水太过胜复的辨证要点:病因为寒水之邪太过与火湿之邪为患。病位在肾、心及脾。病性以实证为主。审证要点:以腹胀肿满,寒水太过伤肾证和水乘火的心悸、神志朦胧以及脾土来复的肠鸣、泄泻为主。

2. 肾水不及胜复辨证

肾水不及胜复辨证,是指肾水不及病变被所不胜脾土之脏乘袭,而脾土又被肾水之子肝木之脏来复所表现的证候的辨证模式。

(1)证候表现

腹满身重,泄泻,足痿或胕肿,畏寒肢冷,腰膝酸痛,胁痛胀满,腹胀,善怒。舌红苔薄白,脉弦。

(2)辨证分析

水运不及,又称"涸流之纪"。藏令不举,湿气其政。先是肾水不足偏衰,继则水虚土乘,肾不主水而腹满身重,寒湿下注则大便泄泻,胕肿或足不用而痿,腰膝酸痛,畏寒肢冷。有胜必有复,此时肾水之子肝木来复脾土,可见胁痛胀满、腹胀、善怒等。舌脉之象表明肾、脾、肝三脏的胜复情况。

(3)辨证要点

肾水不及胜复的辨证要点:病因为寒水不及与湿邪、风邪为患。病位在肾、脾和肝。病性以虚证为主。审证要点:以肾水本脏不及和水虚土乘,肝木来复的腹满身重、泄泻或胕肿以及胁痛、善怒、腹胀为主。

第三节　脏腑病证五行治则与治法

脏腑病证是由脏腑病机所决定的,而脏腑病机变化有三大类:一是五脏六腑各自生理功能的太过或不及,以及各生理功能之间的失调不能及时实现调节;二是五脏本身的阴阳气血失调;三是应用五行学说母子、乘侮规律阐明脏腑病机的五行传变。一般来说,对此也有相应治则与治法。其一,针对脏腑功能太过与不及,重在调整脏腑的生理功能,以纠正偏胜或偏衰;或脏病治腑,腑病治脏,虚则补其脏,或实者泻其腑;或从五脏论治各脏的形体、官、窍等。其二,针对脏腑阴阳失调,重在调整各脏阴阳气血的关系,具体"损其有余,补其不足",或调气、理血、调理气血关系。其三,依据五行生克规律,对五脏发生母子、乘侮证候进行辨证后,采用五行治则与治法。现就肝、心、脾、肺、肾五脏病证的五行治则及各自的五行治法分述如下。

一、脏腑病证的五行治则

针对脏腑病机五行传变所表现的母子、乘侮证候,可以依据中医五行生克规律,提出脏腑病证的五行治则,主要有以下4类,现分述如下。

(一)控制脏腑病证的五行传变治则

由于脏腑有病,而自身不能实现五行制化调节,以及病变性质差异,而有母病及子、子病犯母、相乘、相侮等病传。因此,根据不同病变的传变规律,实施预见性防治措施,以控制脏腑病证的五行传变,预防因病传而加重病情。如肝气过盛,最常发生的病传是木旺乘土或木旺侮金,故在肝病未发生乘脾、侮肺前,在平肝疏气以消除肝气偏盛的同时,还应兼补脾土或辅助肺金。脾肺得以顾护就阻断了来自肝木乘袭之邪或反侮之邪。这一思想源于《难经·七十七难》治未病,即"见肝之病,则知肝传于脾,故先实其脾,无令得受肝之邪"。其他脏腑病证的未病先防也可仿照这个原理进行推论。

(二)依五行相生规律确定五行治则

临床上依五行之间递相资生规律所确定的脏腑病证的五行治则,一般是通过患病之脏的"生我"母脏,或"我生"子脏进行治则的确定。凡患病之脏不及(虚)的可补其母脏,称为"虚者补其母";凡患病之脏太过(实)的可泻其子脏,称为"实者泻其子"。

(三)依五行相克规律确定五行治则

临床上依五行之间递相克制规律所确定的脏腑病证的五行治则,一般是通过患病之脏的"所不胜"和"所胜"之脏进行治则的确定。凡"太过"之脏当抑强,凡"不及"之脏当扶弱,并正确区别抑强扶弱的主次。

(四)依五行胜复规律确定五行治则

凡五脏病证的太过或不及或胜复为病,当遵循《素问·至真要大论》所说"夫气之胜也,微者随之,甚者制之;气之复也,和者平之,暴者夺之,皆随胜气,安其所伏,无问其数,以平为期",确立平其所复、扶其不胜的五行治则。

二、五脏病证的五行治法

根据脏腑病证的五行治则,可知道一脏有病传及四脏所见的母病及子、子病犯母、相乘、相侮病证的五行治法的制定,从而实现人体五脏功能的整体调节。

(一)肝脏病证的五行治法

1.肝脏自病的五行治法

(1)肝木本脏病证五味五行调节治法

在治疗肝脏自病时,根据药物五味归属五行并寓生克之理来调节用药。如《素问·脏气法时论》说:"肝苦急,急食甘以缓之","肝欲散,急食辛以散之,用辛补之,酸泻之"。因甘味药物可以缓急,以柔制刚疗肝病,如甘草;肝木不宜郁,辛味散,顺肝主疏泄为补,如细辛;肝木恶收敛,故酸药则泻,如芍药。对此,张元素《医学启源》中提出:"风淫于内,治以辛凉,佐以苦辛,以甘缓之,以辛散之。"即针对肝木之脏自病,火随而炽,则药用辛凉以金制木,佐用苦辛药物,清散心火,配用甘药助脾土防肝木相乘,从而实现"甘缓辛散,酸苦泻实,辛温通补,苦润养肝"的药物五味五行作用。

隔脏补泻肝木本脏治法:凡肝木本脏实证则用泻子脏心火治法,起到子能令母虚作用,选用导赤散或黄连甘草汤。凡肝木本脏虚证则用虚者补母肾水治法,选用熟地、山茱萸或一贯煎。

(2)肝木本脏虚证的治肝补脾法

张仲景在《金匮要略·脏腑经络先后病脉证第一》中指出:"夫肝之病补用酸,助用焦苦,益用甘味之药调之。酸入肝,焦苦入心,甘入脾。脾能伤肾,肾气微弱,则水不行;水不行,则心火气盛,……则肝自愈,此治肝补脾之要妙也,肝虚则用此法。"它阐明了"虚则补其母""子能令母虚"以及五行脏腑之间生克制化调节治法。

2.肝病及心,母病及子证的五行治法

(1)补木生火法

补木生火法,又称益肝养心法。适用于木不生火的母子皆虚证。其情况有两种:一是肝阳不及而致心阳虚弱,症见胆怯、惊悌、心悸怔忡、失眠多梦等;二是肝血不足无力济心血,症见头晕目眩、肢麻拘急、惊悸失眠等。二者均当补肝木实心火,前者用养心汤,方中主药肉桂既能温肝木,又起振心阳之火的作用;后者用四物汤补肝体养心血。

(2)清木泻火法

清木泻火法,又称清肝泻心法。适用于木旺火焚的母子俱实证,症见头晕、目眩、易怒、多梦等,方用龙胆泻肝汤加味。如《齐氏医案》治肝火扰心的"头痛"案:"唯栀子泻肝木之火,且重用芍药以泻肝,加良姜引入心中,复增天花粉以逐其火热之痰,痰去而火热四散,肝郁亦伸,此急治肝以治心也,要得锅中不滚,除足釜底抽薪。"釜底抽薪之剂,还可用秦伯未《谦斋医学讲稿》中提出的"当归龙荟丸"以泻肝经实火。此外有"木郁火塞"者,亦可用丹栀逍遥散散郁开塞。

3.肝病及肾，子病犯母证的五行治法

(1)补木养水法

补木养水法，又称益肝养肾法。适用于木虚水病，肝肾子母俱虚证。其情况有两种：一是肝阴不足导致肾阴亏损，症见目眩、脑转耳鸣、虚烦不寐等；二是肝阳生化之气不能助肾中之火，症见肝寒而腰背疼痛。二者均当补肝木养肾水，前者用一贯煎加减，后者如《傅青主男科》治当助少阳木火暖肾中之水。

(2)泻木补水法

泻木补水法，又称泻肝养肾法。适用于肝火下劫肾水而形成的"木旺水衰"子实母虚夹杂证。正如《温病条辨》所说"木病热，必吸少阴肾中真阴，阴伤故骚扰不得安卧也"，方用龙胆泻肝汤与二至丸加减。

(3)泻木水中相火法

泻木水中相火法，适用于肝肾雷龙之火上腾的本虚标实证，方用知柏地黄汤加减。

4.肝病母子相及证的五行治法

肝病母子相及证的五行治法，即是上述肝病母病及子证治法与子病犯母辨证治法的复合，随证而应用。

5.肝病传脾，太过相乘证的五行治法

(1)泄肝泻木法

泄肝泻木法，适用于肝木之脏过盛的木旺乘土证。如《伤寒论》第111条"伤寒，腹满谵语，寸口脉浮而紧，此肝乘脾也，名曰纵"，实为木旺乘土证，治当取肝经募穴期门以泻肝木之实，复肝脾木土正常制约关系。此法泻肝木之太过在调脾土之先。

(2)抑木扶土法

抑木扶土法，适用于肝木之脏过盛相乘脾土之脏的虚实夹杂证。临床上据病情轻重而选方：轻者用四逆散与枳术丸合方加味；中者用逍遥散与四君子汤合方加味；重者用柴胡疏肝散与七味白术散合方加味。若肝实脾虚的腹痛腹泻，用痛泻要方，方中防风、白芍有疏肝敛肝之功，陈皮理气和脾，三药相伍共达抑木作用，白术功在扶土。若肝寒犯胃，当行温木暖土法，可用吴茱萸汤加小茴香、乌药、香附等。

6.肝病传肺，太过相侮的五行治法

（1）泻肝扶金法

泻肝扶金法，适用于肝木之脏过盛的木旺侮金证。如《伤寒论》第112条"伤寒发热，啬啬恶寒，大渴欲饮水，其腹必满，自汗出，小便利，其病欲解，此肝乘肺也，名曰横"，法当取肝经募穴期门以泻肝邪扶肺金。此法泻肝木太过在扶肺金之前。

（2）佐金平木法

佐金平木法，适用于肝火偏盛，灼伤肺金导致肺金失清肃的木火刑金证。临床可见胁痛，口苦，咳嗽咯血，或痰中带血，急躁烦闷，脉弦数等。此外，王旭高《西溪书屋夜话录》中所载的治肝第十六法"清金制木法"："凡肝火上炎，清之不已，当制肝，用沙参、麦冬、石斛、枇杷叶、天冬、玉竹、石决明"，实为以金制木法。

（3）泻南补北法

泻南补北法，指泄心火补肾水治法。适用于《难经·七十五难》所说的"肝实肺虚证"。凡肝木实证，可泻南方心火，符合"实者泻其子"的五行隔一治法。对肺金虚证，可补北方肾水制约心火，因肾水为肝木之母，心火为肝木之子，故起到"母能令子虚"的五行隔二治法。同时，因肾水制约心火，使火衰不能乘肺金，间接促使肺虚证的恢复。而肺金是肾水之母，起到"子能令母实"的五行隔三治法，最后通过上述作用达到肺金与肝木协调平衡。所以《难经·七十五难》说："东方实，西方虚，泻南方补北方。……北方水，南方火，火者木之子也……，水者木之母也，水能胜火，子能令母实，母能令子虚，故泻火补水，欲令金不能平木也。"

7.肝虚土侮，不及相侮证的五行治法

（1）助木培土法

助木培土法，又称疏肝健脾法。适用于肝木虚脾土侮初期的木不疏土证，症见精神抑郁、胸胁满闷、食少难化、腹胀、大便或溏或秘等。可选用《太平惠民和剂局方》逍遥散合四君子汤加减。胆气不舒所致的木不疏土者，可用《千金要方》温胆汤加味。

（2）扶木理土法

扶木理土法，适用于肝阳不足，寒邪客之，木不能升，寒气内迫，导致脾胃升降失和，出现恶心呕吐、手足厥冷、脉沉细等。可用当归四逆汤加吴茱萸汤治疗。方中吴茱萸、桂枝、细辛温肝散寒以扶肝木之阳，重用大枣、炙甘草补中益气以理脾土之脏。

8.肝虚金乘,不及相乘证的五行治法

临床上存在由肝木阳气不足,升发不及而致肺中寒冷出现痰浊内停阻肺,进而乘袭肝木之脏,治当暖木调金,方用甘草干姜汤加味。如程文囿在《医述》中说:"木受金戕,平肺在补肝之先",或补肾肝以治肺脏。前指不及相乘见症突出,后者不突出为辨。

9.肝病乘侮并见证的五行治法

肝病乘侮并见证的五行治法,即包括太过乘侮并见证治法与不及乘侮并见证治法两类。

10.肝病胜复辨证的五行治法

一是肝木不及胜复辨证的治法:对肝木虚损,肺金乘袭,肝之子心火来复母仇太过所致的心、肝、肺三脏同病者,因复气心火太过,所以要平心火而扶肝平心,用导赤散加味;扶肝肺可用阿胶补肺汤加减。

二是肝木太过胜复辨证的治法:对于肝木乘脾,土之子肺金来复母仇太过的肝、脾、肺三脏同病者,因复气肺金之气太过,所以要平肺而扶脾肝。平肺用泻白散或清燥救肺汤;扶肝脾可用王肯堂在《证治准绳》中所言的补肝汤或四君子汤。

(二)脾脏病证的五行治法

1.脾脏自病的五行治法

(1)脾土本脏病证五味五行调节治法

在治疗脾脏自病时,根据药物五味归属五行并寓生克之理来指导用药。如《素问·脏气法时论》说:"脾苦湿,急食苦以燥之","脾欲缓,急食甘以缓之,用苦泻之,甘补之"。对此,张元素以《医学启源》为基础结合《素问·至真要大论》细化湿淫于内治法并寓五行生克之理,归纳出湿制法:"脾土、甘、中央化成之道也,失常则病矣。湿淫于内,治以苦热,佐以咸淡,以苦燥之,以淡泻之。"即针对脾土自病,药用苦热既燥湿又助脾土功能,加强对湿的祛邪,或入淡味药物利水,以防肾水反侮脾土。

(2)脾土本脏虚实证的直接补泻法

如脾土本脏实证则直接泻脾土,可用泻黄散。正如沈金鳌认为:"务使三焦之气流转和通,则土润而升,不忧其燥。而火气不得病之,土健而运,不忧其湿,而水气亦不得病之矣。"若脾土本脏虚证则直接补脾土,如用理中丸以补中土实后天之本。

2.脾病及肺,母病及子的五行治法

(1)培土生金法

培土生金法,又称健脾补肺法。适用于土不生金的母子两虚证。症见神疲乏力,食欲减退,大便溏薄,久咳,痰多清稀色白而黏,舌淡脉弱。方用参苓白术散加味。对此,李东垣提出"肺之脾胃虚",选用人参、黄芪、橘皮、白术、白芍、桂枝、五味子、桔梗等组方,健脾生气以补益肺气。

(2)补土清金法

补土清金法,又称健脾清肺法。适用于脾虚生痰,上袭肺金,发为咳嗽,咯痰质黏,脉细滑,苔白腻的木虚子实证。方用四君子汤与二母丸加味以益气化痰清金。若为燥咳,益气清金佐养胃阴,方用《金匮要略》中的麦冬汤。方中人参、甘草、大枣、粳米养胃养气,使胃得养而气能生津,实现培土清金而燥咳自平。

3.脾病及心,子病犯母的五行治法

(1)补土生火法

补土生火法,又称补脾养心法。适用于土虚火弱,腹胀,便溏,手足无力,耳目昏愦,心悸怔忡,神疲乏力的子母皆虚证,起到"子能令母实"的作用。方用归脾汤。方解:龙眼、枣仁、当归以补心,人参、黄芪、白术、茯苓、甘草以补脾,共奏壮子健母之效;再加入木香急通脾气以上行心阴。此外,脾虚阴火暗生成子盗母气,煎熬营血致心乱而烦、失眠多梦等症,宜用酸甘化阴之剂,升阳健脾以助血生,又宜少加黄柏泻阴火。

(2)温散火土法

如《诸病源候论》说:"积冷在内,客于脾而乘心络故也……是母子也,俱为邪所乘,故痛复而不能食也",治当温散心脾积冷,可选用干姜、砂仁、草豆蔻、厚朴等。

(3)运火补土法

运火补土法,适用于脾土壅塞而心火晦暗的子母虚实夹杂证,又称土壅火晦证。方选清中汤加味。

4.脾病母子相及证的五行治法

脾病母子相及证,当健脾土益心火二者并治。如翟青云治心、脾、肺俱虚的咳嗽者,子母俱补,更重补土生金,子令母实,是为其中一法。

5.脾病传肾,太过相乘证的五行治法

常用泻土固水法,适用于脾(胃)土壅实,导致胃实土燥耗伤肾阴的土燥水竭证。治以清泻中土邪热以固护肾水阴液的方法。具体运用有三:一为《医宗金鉴》注释《伤寒论》第252条"伤寒六七日,目中不了了,睛不和,无表里证,大便难,身微热者,此为实也",为"肾水为胃阳所竭",或称"土邪干水",法当急下阳明胃土实热而存少阴肾水,投大承气汤以急下存阴。二为吴鞠通认为"温邪久羁中焦,阳明阳土,未有不克少阴癸水者",并创制增液承气汤治阳明温病,热结津亏,燥屎不行,下之不通者,以大黄、芒硝泻阳明燥屎,配玄参、生地、麦冬滋阴救肾水。三为张景岳治胃土火实克灼肾水证,方用玉女煎加减。方中用石膏以泻阳明胃热实火,配熟地补少阴受克之水。

6.脾病传肝,太过相侮证的五行治法

可用泻土疏木法。适用于湿热蕴结脾土而熏蒸肝木,形成"土重木折"证,可见胆汁外溢的黄疸,兼见脘腹胀满、厌食、胁痛、舌红苔黄、脉象弦数。治当泻土疏木法,方用茵陈汤加味。方中君药茵陈色青属木之药,用之以制土重;大黄、栀子色黄而苦寒,善泻,作为方中辅药以荡涤胃肠,而泻脾土之实,且栀子入三焦水道,使邪从水道出。诸药合用以治"土重木折"之黄疸。

7.脾虚肝乘,不及相乘证的五行治法

可用扶土抑木法。适用于脾土久病虚弱,形成"土虚木壅"证,方用痛泻要方与四君子汤合方加味;正如《医方考》所说:"泻责之脾,痛责之肝,肝责之实,脾责之虚,脾虚肝实,故令痛泻"。两方合用既补脾胜湿止泻,又柔肝理气止痛,则痛泻自止。此外,小儿慢惊风,可在补益脾土方药中,适当加入镇肝定惊之品。属气滞于中、湿阻于内的土滞木郁证,可用《景岳全书》解肝煎,方中不用柴胡而用苏叶,取其疏肝郁,亦能和脾土之义,在于解肝之困,而不是直接治肝。刘渡舟在《肝胆源流论》中解释慢性胃炎中土虚木乘的虚寒三证用方:中寒兼寒湿者,用"理中汤";中寒者,用"香砂六君子汤";中寒兼营阴弱者,用"小建中汤"。

8.脾虚肾侮,不及相侮证的五行治法

可用培土制水法。适用于脾土不及,不能制约肾水而遭其反侮,形成水肿;可见面色萎黄,形寒肢冷,面浮身肿,小便不利,舌淡苔白滑,脉沉迟无力等症。治用

培土制水法,方用《重订严氏济生方》中的实脾散加味。《丹溪心法》记载:"水肿因脾虚不能制水,水渍妄行,当以参、术补脾,使脾气得实,则自健运,自能升降运动其枢机,则水自行。"此外,张仲景用肾着汤治寒湿伤阳,水湿不运,下注为患之肾着病。方中干姜辛热,于土中泻水,以为主也,配伍白术、茯苓健脾土而伐肾湿。尤在泾称为"燠土胜水"之制也。

9. 脾病乘侮并见证的五行治法

若脾土不及乘侮并见证,宜扶土为主,兼抑木制水。如王旭高治疗土虚水侮,肝木横逆而致的腹胀水肿案,指出"欲泄水,必崇土,欲平气,必疏木",就是此意。若脾土太过乘侮并见证,如笔者治疗土实侮木乘水"胃息肉"案,治以大黄黄连泻心汤加味,佐以补水之生地、玄参而收效。

10. 脾病胜复辨证的五行治法

一是脾土不及胜复辨证的五行治法。因脾土不及为肝木所乘,肝木为胜气,其反受脾土之子肺金来复所表现的证候,当扶土抑木,佐调肺金。

二是脾土太过胜复辨证的五行治法。因脾土太过为胜气,病乘肾水,反受肾水之子肝木来复所表现的证候,当抑土固水,佐调肝木。

(三)心脏病证的五行治法

1. 心火本脏病证五行治法

(1)心脏自病的五味五行调节

在治疗心脏自病时,可根据药物五味归属五行并寓五行生克之理来指导用药。如《素问·脏气法时论》有"心苦缓,急食酸以收之","心欲耎,急食咸以耎之,用咸补之,甘泻之"。对此,张元素以《医学启源》为基础结合《素问·至真要大论》热淫于内治法中五味寓五行生克之理,归纳出暑制治法:"心、火、苦,夏长之道也,失常则病矣。热淫于内,治以咸寒,佐以甘苦,以酸收之,以苦发之。"即针对心火之脏自病,药用咸寒以水制火,佐以甘药泻子脏心火,苦入本脏而清心火,配用酸味药以收耗散心气。

(2)心火本脏虚实病证的直接补泻法

凡心火之脏的阴阳气血虚证,均直接补其本脏。如心气虚则补心气,心血虚则补心血。前者可选桂枝甘草汤,后者可选四物汤。凡心火之脏的实证,可直接泻其本脏之邪实,如心火亢盛则泻心火,方用导赤散。

2. 心病及脾,母病及子证的五行治法

(1)补火生土法

补火生土法,适用于心火不生脾土的母子两虚证。可见头晕,目眩,胸闷气短,心悸,浮肿,食少,溏泻,舌淡胖苔白滑,脉沉细等。可用桂枝甘草汤加味以补火生土。对此,秦伯未在《谦斋医学讲稿》中列举张仲景治痰饮病用苓桂术甘汤,治水气凌心证用桂苓草枣汤,方中均用桂枝,其作用取其温心阳以助脾阳健运,并引《本草疏正》论桂枝有和营、通阳、利水、下气、行瘀、补中六大作用,均与心有关系,尤其是补中即寓心火资生脾土之义。

(2)泻火补土法

泻火补土法,适用于心火亢盛伤及脾土的母实及子虚证,又称火多土焦证。可见心烦不寐,或躁狂,口舌生疮,衄血,腹胀身重,神疲乏力,舌尖红绛,脉数有力等。当用李东垣《脾胃论》中泻火补土法,一方面用黄连、生地直泻心火亢盛,另一方面用黄芪、人参、甘草甘温补中,均符合"脾虚,缘心火亢盛而乘其土"的病机传变。若脾受心火而伤其血,不能助下陷的阳气复于脾位,须用当归入脾以滋阴血,少量黄柏泻上乘阴火。

3. 心病及肝,子病犯母证的五行治法

(1)补火暖木法

补火暖木法,适用于心火不足而致肝寒木腐的"火虚木弱"证。可见心悸失眠,眩晕,健忘和胆怯多疑,两胁胀痛喜按,舌淡脉细弦等。当用桂枝甘草汤加温肝散寒药。此外,若心血亏虚导致肝血不足的子母皆虚证,可见惊悸、失眠、多梦、头晕眼花、爪甲苍白、妇人月经失调、舌淡苔白、脉细弱。治以补火助木,方用炙甘草汤加减。

(2)清泻火木法

清泻火木法,适用于心火太过令肝木化火的火旺木炽证或火炎木焚证,可见心烦不寐、躁狂、口舌生疮、衄血、急躁易怒、头目胀晕、胁肋灼痛、舌红、脉弦数等。当用导赤散、黄连甘草汤加味泻心火熄木火,亦可用龙胆泻肝汤。

4. 心、脾、肝母子相及证的五行治法

当随证而治之,可循上述心病及脾母病及子证和心病及肝子病犯母证二者复合进行五行治法用方。

5. 心病及肺，太过相乘证的五行治法

泻火凉金法，适用于心脏之火太过，导致强火熔金的肺金病证。如见心、舌、脉实火炽盛和肺热咳、喘、痰等，治以泻火凉金法，方选导赤散、清燥救肺汤加减。

6. 心病及肾，太过相侮证的五行治法

泻火救水法，适用于心脏之火太过，下及肾水的反侮证候。可见火多水灼的心肾不交证，如心烦、失眠多梦、腰膝酸痛、遗精、舌红少苔、脉细等。当用泻火救水法，方用导赤散合知柏地黄丸。若进一步阳化为风，当治标用羚角钩藤汤加减。此外，名医秦伯未认为：火反克水与水不克火往往互为因果，治法无大出入，若失眠严重亦可用黄连阿胶鸡子黄汤治疗。

7. 心虚水乘，不及相乘证的五行治法

温阳化水法，适用于心脏之火不及，被肾水之脏相乘的"水气凌心"证。可见心悸怔忡，自汗，腰膝下肢酸冷，久泄浮肿，舌淡苔白，脉沉细等。治以温心阳化水气，方用桂枝甘草汤与五皮饮合方加味。

8. 心虚肺侮，不及反侮证的五行治法

温心肃金法，适用于心脏之火不及，被肺金之脏相侮的"火虚金侮"证。可见心悸怔忡，脉虚舌淡，咳喘无力，痰稀易感冒等。治以温心肃金法，方用桂枝甘草汤与甘草干姜汤合方加味。此外，名医秦伯未认为：火不克金被肺金侮，是心阳之气不能温煦肺金之脏，当属肺寒证，可用温肺汤以温肺扶心阳，实为临床治验之谈。

9. 心、肺、肾乘侮并见证的五行治法

心、肺、肾三脏之间乘侮并见证，区别为太过与不及二类。其乘侮并见证的五行治法，可视为上述各自证的复合辨证，这里不再赘述。

10. 心病胜复辨证的五行治法

(1)心火太过胜复证的五行治法

对于心火太过乘肺金，肺金之子肾水来复母仇太过所致的心、肺、肾三脏同病者，因复气肾水之脏太过，所以要制肾水而调心肺。方药随证加减。

(2)心火不及胜复证的五行治法

对于心火不及，被肾水之脏乘袭，心火之子脏脾土来复母仇太过所致的心、肾、脾三脏同病者，因复气脾土之脏太过，所以要平脾土而调心肾。方药随证加减。

(四)肺脏病证的五行治法

1. 肺脏自病的五行治法

(1)肺金本脏病证五味五行调节法

在治疗肺脏自病时,可根据药物五味归属五行并寓生克之理来指导用药。如《素问·脏气法时论》有"肺苦,气上逆,急食苦以泄之","肺欲收,急食酸以收之,用酸补之,辛泻之"。对此,张元素以《医学启源》为基础结合《素问·至真要大论》燥淫于内治法中五味寓五行生克之理,归纳为燥制法:"肺、金、辛,秋收之道也,失常则病矣。燥淫于内,治以苦温,佐以甘辛,以辛润之,以苦下之。"即针对肺金自病,药用苦味助心火平肺金,佐用辛味药入肺,甘味药入脾,乃母能令子虚。若燥金胜己之化,当用苦味药泻之。

(2)肺金本脏虚实病证的直接补泻法

凡肺金之脏的阴阳气血虚证,均直接补其本脏。如肺气虚则补肺气,肺阴虚则补肺阴。前者可选用补肺汤,后者可选百合固金汤。凡肺金之脏实证,可直接泻其本脏之邪实,如肺燥的燥邪犯肺证,又可分为凉燥犯肺和温燥犯肺,则在润燥下佐以辛凉解表或辛温解表。孙一奎在《医旨绪余》中记载了肺病虚实用药:"虚,则五味子补之,如无他证,钱氏阿胶散补之……实,则桑白皮泻之,如无他证,以泻白散泻之。"

2. 肺病及肾,母病及子的五行治法

(1)固金生水法

固金生水法,适用于肺阴不足致肾水亏虚的"金不生水"证。可见久咳痰血,口燥咽干,腰膝酸软,遗精,潮热,盗汗,舌红少苔,脉象细数等。治以固金生水法,方用琼玉膏,方中白蜜滋养肺阴,生地滋补肾水,二药金水相生而灭内火,人参、茯苓健脾益气,脾旺则土能生金而肺虚复。若肺气不足导致肾气亏虚的"金不生水"证,可见久病咳喘,呼多吸少,动则尤甚,治当金水相生法,方用生脉散与都气丸合方进治,起到"金能生水,水能润金"之妙。

(2)清金疏水法

清金疏水法,适用于肺金宣肃失常,病及肾不主水的"金多水浊"证。可见咳喘痰壅,胸痞头眩,腰痛,小便不利,水肿,苔腻脉滑。治以清金疏水法,方用三仁汤加减。

3.肺病及脾，子病犯母证的五行治法

（1）补益金土法

补益金土法,适用于肺金之脏不及病及母脏脾土的"子夺母气"证。可见气短少气,音低,咳痰,纳少乏味,腹胀,便溏,舌淡苔白,脉虚等。治以补益金土法,常用六君子汤或参苓白术散或生脉散。

（2）清金泻土法

清金泻土法,适用于肺金之脏太过病及母脏脾土的"金实及土"证。可见咳喘痰壅,胸中痞闷,头眩,脘腹痞胀或痛,体重,便溏,舌淡苔白腻,脉象濡缓等。治以泻肺调脾法,方用二母丸、枳术丸加味,或用茵陈平胃散。

4.肺、肾、脾母子相及证的五行治法

当随证而治之。可循上述肺病及肾母病及子证和肺病及脾子病犯母证二者复合进行五行治法应用。

5.肺病及肝，太过相乘证的五行治法

清金柔木法,适用于肺金之脏太过乘及肝木之脏的"强金伐木"证。可见肝咳,痰少而黏,痰中带血,胸胁灼痛,急躁易怒,头晕,口苦,舌红苔黄,脉数等。方用泻白散、芍药甘草汤加味以清金柔木。有的称为"佐金平木法"。若引动肝风出现抽搐,可用羚角钩藤汤加减。

6.肺病及心，太过相侮证的五行治法

清火开窍法,适用于肺金燥火逆传心(包)的温病。可见咳、喘、痰,神昏谵语或昏愦不语,舌謇,肢厥等。方用清营汤泻火热,安宫牛黄丸开心窍。

7.肺虚心乘，不及相乘证的五行治法

护金泻火法,适用于肺脏之金不及,被心火之脏相乘的"金虚火旺"证。可见咳喘少痰,口舌生疮,小便短赤,肩背重痛,鼻血便血,舌淡苔白,脉细等。治以护金泻火法,方用增液汤合导赤散加味。

8.肺虚肝侮，不及相侮证的五行治法

（1）护金调木法

护金调木法,适用于肺金之脏不及,被肝木之脏反侮的"金虚木旺"证。可见久咳气喘,痰多色白质稀,易于感冒,胸胁隐痛或巅顶痛,喜太息,妇人乳胀或痛经,舌淡苔白,脉弦等。治以护金调木法,方用增液汤、逍遥散加减。

（2）泻南补北法

对于《难经·七十五难》言及的"东方实，西方虚"即肝实肺虚证或称肺虚肝实证，可采用泻南方心火、补北方肾水的五行隔一或五行隔二治法选方用药治疗。

9. 肺、肝、心乘侮并见证的五行治法

肺、肝、心三脏之间乘侮并见证，区别为太过与不及两类，其乘侮并见证的五行治法，可视为上述各自证的复合辨治，这里不再赘述。

10. 肺病胜复辨证的五行治法

（1）肺金太过胜复证的五行治法

对于肺金太过乘肝木，肝木之子心火来复母仇太过所致的肺、肝、心三脏同病者，因复气心火之脏太过，所以要制心火而调肝肺。方药随证加减。

（2）肺金不及胜复证的五行治法

对于肺金不及，被心火之脏乘袭，肺金之子脏肾水来复母仇太过所致的肺、心、肾三脏同病者，因复气肾水之脏太过，所以要平肾水而调肺心。方药随证加减。

（五）肾脏病证的五行治法

1. 肾脏自病的五行治法

（1）肾水本脏病证五味五行调节法

在治疗肾脏自病时，根据药物五味归属五行并寓生克之理来指导用药。如《素问·脏气法时论》有"肾若燥，急食辛以润之"，"肾欲坚，急食苦以坚之，用苦补之，咸泻之"。对此，张元素以《医学启源》为基础，结合《素问·至真要大论》寒淫于内治法中五味寓五行之理，归纳为寒制法："肾、水、咸，冬藏之道也，失常则病矣。寒淫于内，治以甘热，佐以苦辛，以咸泻之，以辛润之，以苦坚之"。正如高士宗阐释："寒淫于内，水气胜也，土能平之，火能温之，故治以甘热。甘热太过，水气不足，则佐以苦辛，盖苦性寒而助水，辛属金而生水，甘热不及，水气犹胜，则以咸泻之。申明佐以苦辛，辛为金味以生水，乃以辛润之，苦为寒性以助水，乃以苦坚之"。

（2）肾水本脏虚实病证的直接补泻法

凡肾水之脏的阴阳气血虚证，均直接补其本脏。如肾阴虚则补肾阴，肾阳虚则补肾阳。前者用知柏地黄丸，后者用金匮肾气丸。一般肾脏不言实证，证之于临肾水之脏有实证。如肾脏肿瘤当活血化瘀消症，肾脏水肿当急则治标以逐水救肾等。

2. **肾病及肝,母病及子证的五行治法**

(1)滋水涵木法

滋水涵木法,适用于肾水之脏不足致肝木之脏失养的"水不涵木"证。可见头目眩晕,眼干目涩,耳鸣颧红,口干,五心烦热,腰膝酸软,男子遗精,女子月经不调,舌红少苔,脉弦细数等。治以滋水涵木法,方用一贯煎或二至丸加味。

(2)滋水疏木法

滋水疏木法,适用于肾水之脏不足致肝阳上亢的"水亏木旺"证,其见症同水不涵木证外,多一组肝阳上亢的目赤、眩晕、肢麻震颤或急躁易怒,方用一贯煎或二至丸加味,再酌加龙胆泻肝丸。

(3)泻水温木法

泻水温木法,适用于肾脏之水太过致肝木受寒的"水多木塞"证,可见肾寒痛肿,以及肝寒木腐见症。治以泻水温木法,方用真武汤、五皮饮或吴茱萸汤。

3. **肾病及肺,子病犯母证的五行治法**

补水生金法,一是适用于肾水之阴不足致肺金之脏阴不足的"水虚金燥"证。可见腰膝酸软,耳鸣,遗精,咳嗽少痰或痰中带血,舌红少津,脉细数等。治以补水生金法,方用六味地黄汤与清燥救肺汤合方加减。二是适用于肾水之气不足致肺金之脏气不足的"水虚金冷"证,可见面色㿠白,畏寒肢冷,腰膝酸软而痛,久咳不止,气短而喘,痰多稀白,舌淡苔白,脉细弱等。治以补水生金法,方用金匮肾气丸、甘草干姜汤合方加减。

4. **肾、肝、肺母子相及证的五行治法**

当随证而治之。可循上述肾病及肝母病及子证和肾病及肺子病犯母证二者复合进行五行治法应用。

5. **肾病及心,太过相乘证的五行治法**

温阳化水法,适用于肾水之脏阳气衰弱而寒水太过乘袭心火之脏的"水气凌心"证,可见腹胀,水肿,泄泻,心悸,肢厥,神志朦胧,舌胖大苔白,脉沉细等。治以温阳化水法,方用真武汤加味。秦伯未认为:水旺克火,即肾阴郁遏心阳,表现为水气上逆的脐下悸、胸闷、心悸的奔豚证,方用桂枝加桂汤。

6. **肾病及脾,太过反侮证的五行治法**

益火补土法,适用于肾中命火衰,水饮上泛侮脾土之脏的"水多土疏"证。可见畏寒肢冷,水肿,腹胀,纳少,舌淡苔白,脉象沉细等。治以益火补土法,由于脾土寄少阳相火而生,阳明胃土随少阴君火而旺,故补火生土时,前者用金匮肾气丸,后者用桂枝甘草汤或炙甘草汤加减,均可达到异途同归效果。

7.肾虚脾乘,不及相乘证的五行治法

泻土救水法,适用于肾水之脏阴不足致胃土之脏相乘的"水温土燥"证。可见《伤寒论》少阴之急下证,可用大承气汤急下阳明胃土之实,救少阴肾水之竭,称为泻土救水法。

8.肾虚心侮,不及相侮证的五行治法

补水泻火法,适用于肾水之脏阴不足致心火偏旺的"心肾水火不交"证。可见腰膝酸软,耳鸣,遗精,心胸烦热,夜不能眠,舌红少苔,脉细数等。治以补水泻火法,可用黄连阿胶鸡子黄汤。若偏于肾阳虚的水火不交证,用交泰丸加味。

9.肾、脾、心乘侮并见证的五行治法

肾、脾、心三脏之间乘侮并见证的五行治法,区别为太过与不及二类,其乘侮并见证的五行治法,可视为上述各自证的复合辨证,这里不再赘述。

10.肾病胜复辨证的五行治法

(1)肾水太过胜复证的五行治法

对于肾水太过乘心火,心火之子脾土来复母仇太过所致的心、肾、脾三脏同病者,因复气脾土之脏太过,所以要制脾土而调心肾。方药随证加减。

(2)肾水不及胜复证的五行治法

对于肾水不及,被脾土之脏乘袭,肾水之子肝木来复母仇太过所致的肾、脾、肝三脏同病者,因复气肝木之脏太过,所以要平肝木而调肾脾。方药随证加减。

第三章

中医辨证临床运用

第一节　有关名医五行辨治医案选

一、叶天士所著《临证指南医案》中的五行辨治案例

清代名医叶天士在《温热论》中创立了卫气营血辨证纲领,并用于温病的辨证论治,这是人所共知的,但对于内伤杂病采用中医五行生克理论指导辨证论治,却人多不知。这一内容在行文简约、案义深刻的《临证指南医案》相关医案中得到体现。

1. 五行案例分布

《临证指南医案》中约载 88 个病证的相关医案,其中有 26 个病证(占29.55%)的 77 个医案,涉及内、外、妇、儿、五官等科,都不同程度地、自觉或不自觉地采用了中医五行辨证论治。具体是内科病证 72 例:肝风 5 例,中风 2 例,眩晕 1例,头风 1 例,吐蛔 1 例,吐血 13 例,咳嗽 7 例,失音 2 例,肺痿 1 例,脾病 23 例,胃脘痛 5 例,泄泻 3 例,脾瘅 2 例,遗精 2 例,淋浊 1 例,癫痫 3 例;外科颈项结合 1 例;妇科症瘕 2 例;儿科慢惊风 1 例;五官科耳病 1 例。

2. 五行辨治案例选

●案 1. 某,二四,晕厥,烦劳即发。此水亏不能涵木,厥阳化风鼓动,烦劳阳升,病斯发矣。据述幼年既然。药饵恐难杜绝,阴虚阳升。药用熟地 4 两,龟板 3两,天冬 1 两 5 钱,萸肉 2 两,五味 1 两,茯神 2 两,牛膝 1 两 5 钱,远志 7 钱,灵磁石1 两。

按:此乃肾水不涵肝木,母病及子形成本虚标实案例。正如“中风门”指出:“今叶氏发明内风,乃身中阳气之变动,肝为风脏,因精血耗衰,水不涵木,木少滋

荣,故肝阳偏亢,内风时起"。诸药重在滋养肾水肝阴基础上,启用牛膝下行,磁石重坠潜阳而收功。

●案2. 钱,胃少纳,土不生金,音低气馁,当与清补。麦冬,生扁豆,玉竹,生甘草,桑叶,大沙参。

按:此乃土虚不生金,母病及子脾肺两虚案例。药用肝寒生津的沙参麦冬汤,以养胃阴资生肺金,达到金充气生。

●案3. 某,内经分上下失血,……又,每下午戌亥,少阴厥阴龙相上越,络中之血随气火上升,考五行之中,无形有声,莫如风火,此皆情志之变动,必须阳潜阴固,方免反复也。人参,河车胶,大熟地,五味,炒栀子,茯苓,炒牛膝。

按:少阴虚在肾则龙火出,厥阴亏在肝则雷火腾,此属五行母子相及迫血妄行的吐血案例。药用河车胶、五味、炒栀子滋补肝肾之阴而阳潜火平;人参、茯苓补脾土而摄血,牛膝引血下行,诸药合用而血能平之。

●案4. 王,五五,哕逆举发,汤食皆吐,病在胃之上脘,但不知起病之因由,据云左胁内结症瘕,肝木侮胃,明系情怀忧劳,以致气郁结聚,久病至颇能安谷,非纯补可知,泄厥阴以舒其用,和阳明利其腑,药取苦味之降,辛气宣通矣。药用川楝子皮、半夏、川连、姜汁、左牡蛎、淡吴茱萸。

按:此乃肝木乘胃土,太过相乘哕逆案例。方用左金丸加川楝子泄厥阴肝经气郁,以复肝主疏泄之职;小半夏汤加牡蛎和胃止哕,共达木土相合,肝胃得调而愈。

●案5. 范,一三,气燥,喉痒失音,少阳木火犯上,胆火烁喉。生鸡子白,冬桑叶,丹皮,麦冬,生白扁豆壳。

按:此乃胆木之火反侮肺金,太过相侮失音案例。方药中冬桑叶、丹皮可泄少阳胆木之邪;麦冬、生鸡子白有润肺之效,生白扁豆补土生金,共达清泄胆火、滋养肺阴之功。

●案6. 某,五十,脉数咯血,曾咯腥痰,若作肺痈,体质木火,因烦劳阳升逼肺,肺热不能生水,阴愈专而阳愈炽,故血由阳而出也,当金水同治为主。药用熟地4两,生地2两,天冬2两,麦冬2两,茯神2两,龟板3两,海参胶2两,淡菜胶2两,川斛膏4两,女贞1两5钱,北沙参2两,旱莲草1两5线,胶膏丸。

按:此乃肺金不生肾水,母病及子虚实夹杂咯血案例。缘由素体阳盛,烦劳阳热迫肺,致肺热盛病及肾水亏虚,血因热出,治以二地补肾水,二冬润肺阴,佐以茯神宁心神,二至与二胶合用能金生水、水润金,共达阴能敛阳而血自止。

●案7. 吴,惊狂,乃木火扰动,虽得平静,仍心悸怔忡,夜卧不寐,诊脉虚细如丝,已非痰火有余,议补心丹,以理心之用。人参、茯神、枣仁、玄参、丹参、天冬、麦冬、生地、川连、柏子仁、菖蒲、桔梗、远志。

按:此乃肝木化火扰心,母实令子虚狂病案例。重在补子脏心,用天王补心丹加减,则心养而悸宁,神归位而狂病平。

●案8. 许,十九,善嗔食减无味,大便溏泻,三年久病,内伤可疑,但清内热,润肺理嗽,总是妨碍脾胃,思人身病损,必先阴阳致偏,是太阴脾土日削,自然少阳胆木来侮,宗内经补脏通腑法。四君子加桑叶、炒丹皮。

按:此乃胆木乘脾土即阳木乘阴土,太过相乘所致大便溏泻案例。方用四君子汤扶助脾土,酌加桑叶、炒丹皮,此二药可和少阳木火,使土少侵,从而实现扶土抑木疗法。

●案9. 张,十九,壮年面色萎黄,脉濡小无力,胃脘常痛,情志不适即发,或饮暖酒暂解,食物不易消化,脾胃之土受克,却在肝木来乘,怡情放怀,可愈此病。人参、广皮、半夏、茯苓、苡仁、桑叶、丹皮、桔梗、山栀(姜汁炒),水泛丸。

按:此乃肝木太过同时乘脾胃阴阳土所致胃脘痛案例。其治有三:一是饮酒性热可缓解;二是调畅情志以缓肝郁不再乘土;三是治以扶土抑木法,即用二陈汤去甘草,加人参、薏苡仁共燥湿健脾土,桑叶、丹皮、山栀解肝木瘀滞,桔梗利于气机升宣,该病例论治实为经验之谈。

●案10. 王,淋属肝胆,浊属心肾,心火下陷,阴失上承,故溺浊不禁。人参、川连、生地、茯神、柏子仁、远志。

按:此乃心火下陷损及肾水阴精,太过相侮溺浊案例。药用茯神、柏子仁、远志重在调神,川连清心火,人参大补肾中元气,生地滋养肾阴,相互合用则心神安,肾精固而尿浊止。

二、丁甘仁所著《丁甘仁医案》中的五行辨治案例

丁甘仁先生,为近代"孟河医派"名医,所著《丁甘仁医案》共8卷,不仅对伤寒温病辨治力主"寒温统一论",而且善于将中医五行理论融于脏腑辨证中,指导诊断与记载医案。

1. 五行案例分布

《丁甘仁医案》共收载病证 67 个,医案 374 例。其中有 18 个病证(占

26.87%）、36 例医案（占 9.63%）都不同程度地、自觉或不自觉地应用中医五行脏象理论贯串到临证辨治和医案记载中，笔者将此称为"五行辨证"。具体是咳嗽 8 例，吐血 5 例，泄泻、肿胀各 3 例，呃逆、风温、神志失常各 2 例，肺痈、脘胁痛、霍乱、痢疾、黄疸、消渴、便血、眩晕、经闭、慢惊风、肺脾两虚证各 1 例。

2.五行辨治案例选

●案 1. 竺左，咳嗽延今半载，纳少便溏，形肉渐削，肺病及脾，伤损及中之象。肺痨根前已著，清肺无益，专培中土。炒潞党参、云茯苓、炒淮山药、北秫米各 3 钱，米炒于术、诃子、御米壳各 2 钱，清炙草 4 分，炮姜炭 4 分，橘白、水炙远志各 1 钱，干荷叶 1 角。

按：此乃久咳伤肺金而病传脾土，子病犯母咳嗽案例。方用四君理中汤"专培中土"，以实肺金，属五行母令子实的相生辨治法。

●案 2. 黄左，肝为风木之脏，赖肾水以滋养，水亏不能涵木，肝阳上扰清空，头痛眩晕，心悸少寐，筋惕肉瞤，恙久根深，非易速痊。当宜滋肾水以柔肝木，潜浮阳而安心神。阿胶珠、生白芍、青龙齿、朱茯神、酸枣仁、豆衣、潼蒺藜、北秫米、嫩钩藤、黑芝麻各 3 钱，左牡蛎 6 钱，炒杭菊 1 钱 5 分，琥珀多寐丸 1 钱吞服。

按：此乃肾水亏虚不能涵养肝木，母病及子眩晕案例。水亏为本，木火上扰为标，五行滋水涵木而标本兼治。

●案 3. 文右，旧有脘痛，继则腹满作胀，食入难化，面黄溺少，此肝气怫郁，木乘土位，湿热浊气，凝聚于募原之间，三焦气机流行窒塞，书所谓浊气在上则生䐜胀也。两关脉弦，寸部脉涩。急拟疏肝解郁，运脾逐湿。银柴胡、枳实炭、陈广皮各 1 钱，冬瓜皮、炒谷麦芽各 3 钱，生白术、大腹皮各 2 钱，连皮茯苓 4 钱，黑山栀、鸡金炭各 1 钱 5 分，带壳砂仁 8 分，小温中丸 3 钱。每早吞服。

按：本例肿胀源于木旺乘土，属太过相乘辨证。拟用抑木扶土法，汤丸并用，以收缓急之功。

●案 4. 冯幼，先天不足，后天又弱，吐泻已久，神倦内热，口干不多饮，舌质红，指纹红紫带青，已过气关。呕吐伤胃，泄泻伤脾，脾阳胃阴两伤，肝木来乘，所谓阴虚生内热，阳陷则飧泄也。渐入慢惊一途。勉拟连理汤加味，温养脾胃，抑木和中，以望转机。炒潞党参、炒于术各 1 钱 5 分，炙甘草 4 分，炮姜炭、川雅连各 3 分，焦谷芽 3 钱，云茯苓、陈木瓜各 2 钱，陈广皮 1 钱，灶心黄土 1 两。

按：此乃吐泻日久中土已虚，肝木来乘，不及相乘慢惊风案例。方用连理汤加味扶土为主以制肝木法。

● 案5. 赵左，春令木旺，肝胆之火升腾，风燥之邪外袭，肺金受制，阳络损伤，咳呛出血，胁肋牵痛，燥化火，火刑金，肺炎叶举，脉数苔黄，虑其血涌狂吐，亟拟凉肝清燥、润肺去痰。粉丹皮、茜草根、川贝、象贝各2钱，生石决明8钱，马勃8分，侧柏叶1钱5分，冬瓜子、甜杏、竹茹各3钱，白茅花1钱，活芦根1尺(去节)，蚕豆花霜、枇杷叶霜各4两冲服。

按：此乃肝木火腾挟燥邪化火，反克肺金伤及血络，太过反侮吐血案例。方中重用石决明以镇肝泻火，佐服露汁之品护肺金，共复肝肺五行制化关系。

三、杜少辉等主编《内科医案》中的五行辨治案例

1. 母病及子案例

● 案1. 土不生金·咳嗽案。黄某某，女，3岁半，1974年4月12日诊。因人工喂养，从小体弱多病，此次病咳嗽已历月余，咳吐少量清稀白痰，咳甚时有喘呕，神疲食少，声低气短，大便时溏，形体瘦弱，腹部膨大，面色萎黄，四肢欠温，脉虚而缓，舌淡嫩，苔花剥。此病位在肺是标，源于脾亏是本。治病必求其本，今为脾虚及肺，"土不生金"之病。故治以补脾益气，培土生金。以参苓白术散加减：党参6 g，扁豆5 g，白术5 g，连肉5 g，淮山药6 g，桔梗、砂仁、神曲各3 g，服5剂后复诊，病情好转，咳嗽减轻，食纳增加，精神略振，原方再服5剂，并以此方配药1 kg，研末，炼蜜为丸，嘱早晚各服5 g，以培补其体质。

● 案2. 土不生金·肺痿案。病已半年有余，咳嗽而见臭痰，咯血，夜不能眠，或卧难着枕，舌白苔满布，大便干结，所谓热在上焦者，因咳为肺痿也。诊得左寸脉数小，又与脉数者为肺痿之旨相合。而右关一部不但见数且独大而又兼弦滑，是阳明胃经复有湿热浊痰熏蒸于肺，母病及子，土衰而金亦败，然肺之病属虚，胃之病属实，一身之病，虚实兼之，施治颇棘手。姑拟一方列后：薏苡仁9 g，忍冬藤、炙甘草、蛤壳各1.5 g，紫菀、阿胶、橘红、川贝母各3 g，白茯苓9 g，麦冬6 g，桑白皮、地骨皮各4.5 g。

● 案3. 土不生金·黄疸案。余友常伯石令正，患湿热发黄病，某医误以经病发黄，服调经气之热药数剂不验，迎余诊断。诊得脾脉滑数，肺脉亦数，此母令子实之证。经曰：治病必求其本。余用茵陈15 g，黄柏10 g，黄芩10 g，槟榔、枳实、厚朴、木通、甘草各6 g，神曲10 g，水煎服，2剂见效，5剂痊愈。

2. 相乘案例

●案 1. 木旺乘土·噫气案。张,当春脉弦,肝木乘土,噫气,大便艰少,常欲如厕,皆肝气忽升忽降所致。青皮、旋覆花、降香、白芍、牡蛎、炙草、当归、姜半夏。二服噫气平,大便不结,唯睾丸注痛,加橘核(酒炒),服全瘳。

●案 2. 木旺乘土·腹痛案。肝木乘土,小腹作痛,渐至胁楚腹胀,按之颇坚,神疲顿,脉细数,近鼓之候也,不易愈,拟健土泄木法。炒川连、生于术、宣木瓜、焦神曲、新会皮、泽泻、淡吴茱萸、炒川朴、郁金、制香附、茯苓、大腹皮。

●案 3. 木旺乘土·腹胀案。沈涛祖母年七十余,自上年患腹胀满,医以臌胀治之,服沉香、郁金、香附等数十剂,病转剧,脾滞食减。诊之,左关弦洪,右关弦软,此肝木乘脾之象也。先用逍遥散加川楝、吴茱萸连服 3 剂,胀减泻止,饮食顿加,复用归芍六味调理而愈。

●案 4. 木旺乘土·胃痛案。客秋脘痛,心中愧愧不能自主,服黄连 2 剂稍好;现在大痛不止,痛时胸中气郁如焚,贯膈冲咽,痰塞咽喉,咯咀不止,午后尤甚,头眩形神不振,欲食少进,脉来弦数,五志不伸,肝火犯中,土为木侮,以苦泄辛开法调之。左金戊己本好,先以泻心法服后再议。川连、黄芩、半夏、甘草、炮姜、人参、大枣。

●案 5. 木旺乘土·泄泻案。清气在下,则生飧泄,浊气在上,则生膪胀。肝脉循于两胁,脾脉布于胸中,肝实胁胀,脾虚腹满,木乘土位,食少迟运,营卫不和,寒热往来,补中益气,是其法程,更兼以涩固胃关之品,冀效。西洋参、茯苓、冬术、炙甘草、川连、升麻、柴胡、归身、木香、陈皮、山药、补骨脂、肉豆蔻。

●案 6. 木旺乘土·呕血下痢案。潘,少腹本厥阴部分,疼痛不已,痢下黏腻如鱼脑,又呕紫血甚多,继以鲜红,夜烦不寐,足厥冷,在脉虚弦,右虚小,此土受木侮,必饮啖后郁勃动肝,厥阴凌犯中下焦,清浊互伤,呕利并剧,节交雨水,风阳猝乘,药忌刚燥,但柔肝息风缓痛为宜。阿胶(水煨)、白芍、木香、小茴香(盐水炒)、香附(醋炒)、延胡(酒炒)、茯神。一服血止,痛利大减,足亦和,再加炮姜、焦楂肉服,症悉平。改用潞党参、茯苓、白芍、山药、炙甘草、砂仁、诃子肉、粳米、枣肉,调脾而进食。但呕利伤阴,精神未复,因事枨触,寒热烦痛,按捱略爽,是营卫流行之机,未免钝窒矣。且咳喘痰灰,肾虚气少摄纳,必补中则营卫自和,摄肾则咳喘可定。潞党参、炙芪、归身、炙甘草、茯神、五味、山药、核桃肉、沙苑子。渐次调理向安。

●案 7. 木旺乘土·肠鸣案。人有肠中自鸣,终日不已,嗳气吞酸无有休歇,人以为脾气之虚也,谁知是肝气之旺乎? 夫肝木不郁,则脾气得舒,肠亦安然输挽,顺流而下,何至动不乎之鸣耶? 唯肝木克脾土,则土气不能伸,而肠乃鸣矣;盖坤道主安宁者也,唯地中有风震动之,声出如霆如雷,非明乎? 故治肠鸣之病,不必治肠,治脾土而已。亦不必专治脾土治肝木而已。肝木之风静,脾土之气自静也。方用安土汤:白芍30 g,白术30 g,柴胡、甘草、炮姜各3 g,苍术6 g,神曲6 g,水煎服1 剂少止,2 剂全止,不必3 剂。此方脾肝同治之法,肝平而脾气得养矣,脾安而肠气得通矣。

●案8. 木旺乘土·痰饮案。土为木克,中伤积饮,清水上泛,呕吐胀痛,已历多年。病起于肝传之于脾,淫之于肺,下连于肾。治病求本,金匮肾气丸加减主之。大熟地、云茯苓、泽泻、淮山药、山萸肉、制附子、肉桂、车前子。

3. 不及相乘案例

●案1. 土虚木乘·呕吐案。杜,肝木横逆,化火生风,挟痰瘀,蒙扰神明,刻下大势已平,而胃气被其冲逆,不得不降。纳谷扰呕,脉象虚软而数,是土虚木乘之证。据述左胁块拘痛,肝络不通,气瘀交阻,拟煎方以疏木降胃为主,另拟膏方,以疏化气瘀,降呕止后服之。细川连(吴茱萸煎汁,拌炒)、姜半夏、广陈皮(盐水炒)、太子参、白芍(土炒)、青皮(醋炒)、黑山栀(姜汁炒)、川贝母、干姜(盐水炒)、枳实、竹茹(姜汁炒)。

●案2. 土虚木乘·泄泻案。张,气虚则脾弱,肝强侮其所胜,食即饱胀,腹中气冲作泄也,扶土泄木,一定法程。炙甘草、陈皮根、砂仁、陈皮、冬术(川朴五分,煎汁拌炒)、焦神曲、茯苓、炮姜、白芍(吴茱萸三分,煎汁拌炒)。

●案3. 土虚木乘·胃痛案。徐道夫母,病胃脘当心剧痛,右寸关俱无,左虽有,微而似绝,手足厥冷,痛甚而伏者,手足冷者,未用尽为虚证,病势危笃,察其色,眼胞上下青暗(眼胞色青,乃肝木乘脾)。此脾虚,肝木所胜,用人参、白术、茯苓、陈皮、甘草补其中气,木香和胃气,以行肝气,吴茱萸散脾胃之寒,止心腹之痛。急予1 剂,俟滚先服,煎熟再进,诸病悉愈。

●案4. 土虚木乘·腹痛案。荣右,沪南,腹痛拒按,暮热,脉左弦搏右濡,苔厚,血虚肝旺,土衰木乘,先清郁陷之肝火。桑叶、丹皮、银柴胡、青蛤、旋覆花、橘叶、黑山栀、蒺藜、金铃子、香附、淮麦,共5 剂。夜热退,腹痛有形,用老苏梗、乌药、白芍、香附、橘叶、金铃子、玄胡、苏噜子、黑山栀、鸡内金、木香,痛定腹舒。

●案5. 土虚木乘·呃逆案。朱氏子未第时,患腹胀食少,倦怠,自汗,呃逆,口干,脉之左得弦急,右见虚微,此中虚肝盛,得之烦劳且怒也,烦劳则气分驰而脾胃损,郁怒则肝木横肆而脾胃伤,由是汗出不止脾虚而腠理不固也。口中干燥者,脾虚而精液不升也;腹胀者,气虚而传化失常也;食少者,胃阳不化,健运失职也;呃逆者,五阳不布,阴气用事也。当用桂附理中汤,大培中土,土旺则不受别于木,且能生肺以制木也。服4剂,脉渐起,胀渐平。固停药数日,胀如故,与大剂桂附理中汤,少加沉香以和胃气而行肝气,调理一月而安。

4.土虚水侮案例

● 案1. 土虚水侮·淋病案。沈朗仲治王雨泉,溺后精水淋漓不断,服六味丸不应,易八味丸反加涩痛,两天脉数而气口虚大。此土虚不能堤水也。治宜补中益气加麦冬、五味,10剂而愈。

● 案2. 土虚水侮·抽搐案。一小儿发抽啼叫,手足指冷,左腮青黑,此脾土虚弱,肾水反侮也。用六君子汤、干姜、桂枝,1剂安,又以四君子汤、川芎、当归及补肝散而愈。

四、《蒲辅周医案》中的五行辨治案例

1.母病及子·麻疹案

史某,症见麻疹出而不顺,出迟没速,疹后持续低热不退,咳嗽伴喘,颧红下利。辨为疹后损伤胃阳,致肺中虚冷,属土不生金。先投甘草干姜汤急复胃阳,次用四君子汤加干姜温中益气,终用理中加半夏人参厚朴甘草生姜汤共健脾胃之阳,以复肺气而治愈。

2.子病犯母·眩晕案与口疮案

刘某,因情志过急,肝胆火旺致肾水不足,复感风邪致风火相煽,症见头痛、目眩、心烦、尿黄、脉弦细无力,辨为肝火旺实致肾水不足,先以汤折火,后用滋阴养肾的丸药缓平。

周某,症见口腔黏膜、舌、牙龈多处出现溃疡,时发时止,平素喜热饮,大便稀溏,脉象两寸弱,关弦大,尺沉细,舌质红苔黄腻,此乃关脉弦大,大便稀为脾土虚;口疮,寸尺次弱为虚火上浮,证属土虚火犯,子病犯母的口疮。投补土伏火的封髓丹加味(炙甘草3.6 g,黄柏、砂仁、白术、党参各6 g,大枣4个),服用数剂而愈。

3.相乘·肺痈案

肺痈是痰壅血瘀,金实而受心火克之太过相乘病,脓未成用涤痰法,脓已成用

千金苇茎汤。

4.相侮·腺病毒肺炎案

某患儿,患腺病毒肺炎日久,肺气已虚而津液被劫,右寸脉急有力,左关脉反弦数有力,辨为金虚木侮,肝风欲动,投生脉剂益气生津,以达养肺金以平肝木。

五、黄煌编著《医案助读》中的五行辨治案例

1."厚土敛火"法治口舌痛与齿衄案

左寸关搏指,心肝之阳亢,右脉小紧,脾胃之虚寒。是以腹中常痛,而大便不实也。病延四月,身虽微热,是属虚阳外越,近增口舌碎痛,亦属虚火上炎,津液消灼,劳损何疑?今商治法,当以温中为主,稍佐清上,脾土厚则火敛,金旺则水生。古人有是论,幸勿为世俗拘也。党参、于术、茯苓、甘草、炮姜、五味子、麦冬、灯心草。

又案:中气虚寒,得冷则泻,而又火升齿衄。古人所谓胸中聚焦之残火,腹内积久之沉寒也。此当温补中气,脾土厚则火自敛。四君子汤加益智仁、干姜。

2."安土清木"法治风痰案

痛呕之余,脉当和缓,而反搏大,头晕欲吐,胸满不食,神倦欲卧,虑其土颓木张,渐致痉厥,法当安胃清肝,亦古人先事预防之意。半夏、茯苓、广皮、钩藤、竹茹、枇杷叶、鲜佛手。

3."补中泄木"法治肝脾不调证案

病将一载,肝气横逆而不平,中气久虚而不振。唯肝逆,故胸脘阻塞而攻冲;唯中虚,故营卫不和而寒热。凡大便溏,饮食少,右脉细,左脉弦,是其证也;四君子和逍遥,加左金是其治也。党参、冬术、陈皮、茯苓、归身、神曲、白芍、柴胡(盐水炒)、香附(盐水炒)、川连(吴茱萸炒)、谷芽、玫瑰花。再诊:阳虚恶寒,阴虚发热,脾虚则便溏而乏力,木旺则脘痞而气塞。前方补中泄木,肝气已平,合以盖火生土,气血双补。党参、冬术、苁蓉、鹿角霜、杞子、木香、菟丝子、归身、白芍、陈皮、茯苓、杜仲、砂仁、玫瑰花。

六、《中医心理学》中的五行辨治案例

1.火胜金·喜胜忧案

陈状元之弟,因忧愁过度,病咳唾吐血,面色黧黑,丹溪药之,十日不见效,乃谓

其兄曰:此病得之失志比用喜解。应求一足衣食之地处之,病始可愈。兄如其言,弟大喜,即时色退,不药而愈。(《丹溪医案》)

2. 木胜土·怒胜思案

张子和治一富家妇人,因伤思虑过甚,二年不寐,无药可疗。其夫求戴人治之。戴人曰:两手脉俱缓,时脾受之也,脾主思故也,及与其夫约,以怒而激之,多取其材,饮酒数日,不处法而去。其人大怒汗出,是夜困眠如时者,八九日不寐,自是而进食,脉得其平。(张子和《儒门事亲》)

3. 土胜水·思胜恐案

郴为汲令,以夏至日诸见主簿杜宣,赐酒。时北壁,有悬赤弩煦于杯,形如蛇,宣畏恶之,然不敢不饮。其日便得胸腹痛切,妨损饮食,大用羸露,攻治万端不为愈。后郴因事过至宣家窥视,向其变故,云畏此蛇,蛇入腹中。郴还听事,思维良久,顾见悬弩,必是也。则使门下史将铃下徐扶辇载宣,于故处设酒,杯中故复有蛇,因谓宣,此壁上弩影耳,非有他怪。宣遂解,由是瘳平。(应劭《风俗通》)

4. 水胜火·恐胜喜案

一病人世为农家,癸卯获隽于乡,伊父以喜故,失声大笑,第春举进士,其小弥甚,历十年住住擢谏垣,遂成痼疾,初犹间发,后霄旦不能休,谏垣甚扰之,从客太医某相商,因得所授,命家人绐乃父云:“谏垣已殁”,乃父痛绝几殒,如是其十日,病渐瘳,伴而为邮语曰:“某大夫治谏垣绝而复苏,病者遂不可悲,而症永不作矣。”(《王氏医案》)

七、《中医各家学说》中的名医五行辨治案例

1. 木胜土衰·飧泄案

一锦衣,夏月饮酒达旦,病水泻,数日不止,水谷直出,服分消、利导、升提诸药则反剧。时珍诊之,脉浮而缓,大肠下弩,复发痔血。此因内食生冷,荣水过杂,抑遏阳气在下,木胜土衰,《素问》所谓久风成飧泄也。遂以小续命汤投之,一服而愈。(《本草纲目·麻黄条》)

2. 金不生水·癃闭案

郡守王镜如,痰火喘嗽正甚时,忽然小便不通,自服车前子、木通、茯苓、泽泻等药,少腹胀满,点滴不通。余曰:右寸数大,是金燥不能生水之故,唯用紫菀 5 钱,麦

冬 3 钱,北五味 1 粒,人参 1 钱,1 剂而小便涌如泉。若淡渗之药,则反致燥急之苦,不可不察也。(《医宗必读·小便癃闭》)

3.土不生金·咳嗽案

司厅陈国华,素阴虚,患咳嗽。以自知医,用发表化痰之剂,不应,用清凉化痰等药,其症益甚。余曰:"此脾肺虚也。"不信,用牛黄清心丸,更加胸腹作胀,欲食少思,足三阴虚证悉见,朝用六君、桔梗、升麻、麦冬、五味,补脾土以生肺金;夕用八味丸,补命火以生脾土,诸症渐愈。经曰:"不能治其虚,安问其余?"此脾土虚不能生肺金而金病,复用前药而反泻其火,吾不得而知也。(《内科摘要·脾肺亏损咳嗽痰喘等证》)

4.木乘土·温热案

陈某,诊脉左带微数,右关微弦,胸脘痞闷,右眼角赤,皆是肝木乘脾土。《经》旨有"肾藏志""脾藏意",今梦寐惊惕,是见不藏之象,倘调养失宜,内有七情之忧,外有六淫之侮,再经反复,药饵无过草根树皮,焉能有济,故重言以申其说。人参、半夏、枳实、茯苓、干姜、小川连。(《叶案存真》)

第二节 戴永生临证五行辨治案例

一、土实侮木乘水"胃息肉"案

路某某,男,59 岁。1999 年 11 月 25 日,初诊:自诉在体检做胃镜时报告为胃大弯处有一个 2 cm×1.5 cm 胃息肉,遂来医院要求中医药治疗。现症:神健体胖,声音洪亮,面赤,胃脘灼热胀满并有压痛牵掣胁部,口干口苦,吞酸嘈杂,小便黄少,大便不爽,日行 2~3 次,舌质红苔黄腻,脉象弦数。平素喜进辛辣,如火锅与热茶。中医五行辨证为胃土实热侮木乘水所致胃息肉。治宜泻土疏木,佐以补水。首用大黄黄连甘草汤加味。药用柴胡、木香、乌贼骨、浙贝母、丹参各 9 g,大黄、甘草各 6 g,黄连 4 g,佛手 12 g,薏苡仁 18 g,茜草 5 g,蒲公英 20 g。5 剂,水煎冷服,分 3 次。二诊:服药后自觉胃中灼热稍减,前方加玄参 6 g,启肾水上承制胃火,丹皮 9 g、白芍 12 g 凉血清热,进服 5 剂。三诊:药后吞酸减除,去乌贼骨加生扁豆 15 g,以消脾胃暑热,再服 5 剂。四诊:胃脘灼热大减,大便已畅,在三诊方中去大黄加益 智仁 12 g,益少火复胃气;加六一散清除湿热,继服 5 剂。五诊:面赤消退,口干口 苦与吞酸嘈杂已除,为防余热复生,复入生地 15 g,增阴液泻胃火以化血稠,木通 9 g 令热从小便出,续服 5 剂。六诊:胃脘灼热胀满解除,二便正常,舌平脉缓和,守 方加减如下,玄参、柴胡、丹皮各 9 g,薏苡仁、蒲公英各 20 g,茜草、甘草、木香各 6 g, 浙贝母 12 g,生地 15 g。坚持服 5 剂以巩固疗效。并嘱胃镜复查,停药至 2000 年 8 月 28 日复查胃镜示胃体未见异常。

二、土虚木乘与子病犯母"胃心病"案

李某,女,24 岁。2001 年 8 月 5 日,初诊:两年前患胃病去某医院做胃镜检查 为慢性浅表性胃炎,经西药治疗好转。但常因工作劳累或饮食不慎而复发,近月来 每至夜间 11 点胃脘胀闷连胁,拘急作痛伴见自发性心动不安,心跳加快持续近 20 s,且有胸胁闷、气短,曾做心电图,除心率达 100 次/min 外,未见异常报告。平 时口淡乏味,食欲不振,面白少华,嗳气,时有上腹部轻度压痛感,大便日行 1 次,量 少且不畅,舌尖微红苔薄黄,脉弦缓。此乃胃病及脾而纳运失常,气血生化不足进 而影响心脉;同时脾胃功能不足可致土虚木乘,乘胃则胃脘胀闷连胁作痛,嗳气,大 便不畅,脉弦缓;乘脾则口淡乏味,食欲不振,且足太阴脾经支者,从胃别上膈注心 中,加上血不养心而出现每晚 11 点发作的心悸;舌尖微红,苔薄黄,说明上焦有微 热。中医辨为胃心病。治宜理脾定悸,疏肝和胃。方用枳术丸、四逆散、芍药甘草 汤合方加味。药用柴胡 9 g,白芍、扁豆各 15 g,枳壳、炙甘草各 6 g,白术、香附、延 胡索各 12 g,蒲公英 20 g,黄连 3 g,薏苡仁 18 g,莲心 3 g。共 6 剂,每日 1 剂,水煎 取汁 500 mL,分 2 次温服。二诊:服药后每晚 11 点胃脘胀闷连胁作痛略减,心悸发 作变短为 10 s,舌质转淡红苔薄黄,关脉弦。前方加炙远志 9 g 以定心气而安心神, 进服 8 剂。三诊:服药后脘腹胀闷连胁再减,每晚 11 点胃痛伴心悸转为偶发,舌平 脉缓,前方去延胡索再服 4 剂。四诊:事隔 4 个月,服完三诊药后,夜间胃痛伴心悸 消除,已做 3 次心电图心率正常。为治疗慢性浅表性胃炎,嘱常用香砂养胃丸、穿

心莲片以善其后。

三、土虚木乘"呃逆"案

赵某,女,64 岁。1995 年 3 月 2 日,初诊:因呃逆反复发作 2 年余,加重 3 日前来就诊。现症:喉间呃声频频,声音低长而不能自主,气出无力,多与情绪低有关,伴见胸胁胃脘满闷,食少便溏,口腻,舌苔白厚,脉右关弦缓,左关弦。五行辨证为土虚木乘,胃气动膈所致呃逆。治以扶土抑木,和中降逆,佐纳肾气。方用理中汤与百合汤加味。药用太子参 15 g,炮姜 9 g,白术 12 g,甘草 4 g,百合 15 g,乌药 9 g,佛手 9 g,香附 9 g,益智仁 9 g,葛根 6 g,莱菔子 12 g。共 5 剂,水煎服,每日 1 剂,分 3 次温服。二诊:服后呃逆发作次数减少,胸胁胃脘满闷减,余症同前,于前方加白芍 15 g,柔肝,继服 5 剂。三诊:药后呃逆大减,饮食渐进,大便正常,脉舌转正,守二诊方去葛根、莱菔子,加沉香 2 g 暖土纳气,继服 5 剂以善其后。

四、心肝母子相及"舌痛"案

曹某某,女,42 岁。1998 年 1 月 5 日,初诊:素体阳盛而急,偏食辛辣海味。近来突感舌部不适,急去某医院检查发现舌左边有 0.1 cm × 0.2 cm 红色肿块,建议手术切除。病人因多虑而求于中医。症见:舌左边有红色肿块如豆大,肿胀有阻塞感,用压舌板触之较坚硬,自觉舌短难伸,妨碍言语和进食,口苦,夜间少寐,小便黄赤,大便偏干,舌边尖红,苔黄少津,脉弦数。中医五行辨为心肝火炽,母子相及致舌络受煎,津伤血稠,瘀血阻络的舌痛。治宜清心凉肝、活血通络,方用导赤散、龙胆泻肝汤加减。药用生地、牡蛎、蒲公英各 20 g,木通、丹皮各 12 g,龙胆草、甘草各 6 g,丝瓜络、夏枯草各 15 g,龙胆草 10 g,滑石 30 g,薄荷 3 g,赤芍 4 g。共 5 剂,每日 1 剂,水煎服,每日 3 次,每次 200 mL 凉服。二诊:服药后,舌边肿块硬度变软变小,口不苦,妨碍言语、进食情况改善;但痰多,舌质红中根苔黄,加莲心 3 g 清心,甲珠 2 g 散结化块,进服 6 剂。三诊:夜间睡眠改善,二便正常,痰少而舌边肿块消失,舌脉平,守清热凉血、通络散结以善其后。药用生地、蒲公英各 20 g,木通 12 g,淡竹叶、甘草各 6 g,丝瓜络、夏枯草、浙贝母、芦根各 15 g。再服 6 剂。服完后再去医院口腔科复查,舌上无肿块,告愈。

五、金实乘木侮火"肺咳"案

蒋某,女,28 岁。2004 年 8 月 11 日,初诊:因反复咳嗽,每至秋则发,已 10 余日。现症:面白少华,咳嗽阵作,声微短促,痰黄量少质稠,甚则干咳无痰,牵引两胁腹部胀痛,伴见胸闷、咽痒、唇燥,少寐多梦,饮食欠佳,大便干结或数日 1 行,舌尖边红绛,苔中根黄厚,脉象弦数。五行辨证为金实乘木侮火所致肺咳。治以清金泻热、润燥降逆。首用黄芩清肺饮、泻白散合方加味。药用桑白皮、地骨皮、夏枯草、浙贝母、黄芩各 12 g,知母、射干、山栀、车前草、瓜蒌壳各 9 g,淡竹叶 6 g,黄连 3 g,甘草 4 g。共 5 剂,水煎服,每日 1 剂,分 3 次饭后温服。二诊:服药后反复咳嗽有所缓解,余症同前,守方加丹皮 12 g,莲心 6 g,以清热凉血;莱菔子 9 g,以降气通腑,继服 5 剂。三诊:服药后已能入睡,咳嗽再减。舌红苔中根微黄,脉象细数,余症同前。于二诊方中加减如下:桑白皮、地骨皮、夏枯草、浙贝母、丹皮、茯苓各 12 g,知母、射干、莱菔子、法夏、陈皮各 9 g,甘草 4 g,继服 5 剂。四诊:大便已通,胸闷、胁腹胀痛解除,饮食转佳,仍有咽痒,舌尖红苔薄白,脉细。拟用泻白散、二陈汤、四君子汤加味,共达肺脾两治。药用桑白皮、地骨皮、白术、茯苓、丹皮、法夏各 12 g,南沙参、山药各 15 g,枳实、陈皮各 9 g,甘草 5 g,共 5 剂。四诊共服方药 20 多剂,上述诸症解除,脉舌平。考虑肺为娇脏,喜润恶燥,治以金水相生法。药用石斛、山药、旱莲草、女贞子、黄芩、百合、芦根、浙贝母、南沙参各 12 g,桑叶 15 g,知母 9 g,甘草 3 g,继服 5 剂以善其后。

六、木火下劫肾水"病毒性角膜炎"案

漆某,女,44 岁。2001 年 1 月 21 日,初诊:因患目疾到某市级医院诊断为"病毒性角膜炎"。现症:角膜混浊,视物有重影而不清,时觉体内阵阵火热上冲,头晕胀痛、口苦,耳鸣如潮,小便黄少,大便难解但日行 1 次,兼见腰痛,舌质淡红,苔中黄,脉象左细右弦。五行辨证为肝木火盛下劫肾水所致目疾。治以平肝木之火,佐滋肾水。方用龙胆泻肝汤、二至丸加减。药用生地、白芍、珍珠母各 30 g,山栀、黄芩、刺蒺藜、旱莲草、当归、丹皮各 12 g,桑叶 20 g,天麻 15 g,龙胆草、女贞子各 9 g,甘草 3 g。共 5 剂,水煎服,每日 1 剂,分 3 次温服。二诊:服药后已觉内热下降,而头晕胀痛、耳鸣口苦减轻,余症同前,守方加淡竹叶 6 g 导心火下行,丝瓜络 10 g、地龙 6 g 通络化瘀,再进 5 剂。三诊:视力改善视物渐清,头胀痛和耳鸣口苦已除,小便转正常,大便仍干燥,脉舌同前。方用导赤散、二至丸、龙胆泻肝汤合方加减,即旱莲草、夏枯草、当归各 12 g,女贞子、木通、天麻各 9 g,生地、白芍、刺蒺藜各 15 g,淡竹叶 6 g,甘草 4 g,橘络 5 g。继服 5 剂。四诊:前三诊服方 15 剂后角膜混

浊消失,视力恢复,腰痛已除,大便正常,舌脉平和。为加强疗效,嘱用清热明目的菊花与滋阴的玄参及清肝热的夏枯草泡水代茶,半月而愈。

七、土虚火浮"口疮"案

封某某,女,23岁。2009年12月10日,初诊:自述口腔热感而两侧黏膜有3~5个基底色红疱疹伴烧灼痛感,唇红口干,继之3日出现凹陷性溃疡,表面有黄白色渗出物覆盖,近因进食辛辣而加重。素有脾胃不足而食欲差,口淡纳差,面色淡黄少泽,神疲乏力,时有微热,不出汗,大便质软偏稀,每日2次,舌尖红苔中根微黄少津,脉细数。四诊合参,当属脾失健运,土虚火浮致口疮。治以补土伏火,解毒疗疮。方用四君子汤、封髓丹、导赤散合方加味。药用南沙参18 g,炒白术、生地各15 g,茯苓、山药、连翘各12 g,砂仁(后下)、炒黄柏、木通各9 g,淡竹叶、甘草各5 g。共6剂,水煎服,每日1剂,分3次凉服。二诊:服药后口腔热感消除,疼痛减轻,无新增溃疡点,食欲有所改善,余症及脉舌同前。守方加夏枯草12 g清肝防木化火,续服6剂。三诊:服方神疲改善,已无微热,口腔溃疡渗出物消失,大便质软每日1次,舌质淡红苔中微黄,脉细缓。守二诊方加枳实9 g、薏苡仁18 g分利脾虚湿浊,再服6剂。四诊:查看口内两侧黏膜3~5个溃疡点已愈合,面色转黄润,脉舌平而收效。

八、木实金虚"咳嗽"案

卢某某,男,58岁。2014年2月1日,初诊:咳嗽持续已半年,曾辗转求医多次,虽有减轻但总不能告愈,心情十分苦闷;曾作血常规、胸部X线检查、心肺功能测定均报告正常,今求治于中医。现症:每天凌晨2—4点干咳发作,无痰气促,白天遇冷气或烟气多致咽痒而咳,也无痰。舌尖红苔中黄,脉弦迟弱。四诊合参,中医从时辰医学与五脏经脉循行思考,属肝实肺虚证的咳嗽。治以泻南方心火、补北方肾水,方用导赤散、泻白散、人参胡桃汤、二母丸、生脉散合方加味。药用桑白皮、地骨皮、生地、青果、浙贝母、麦冬、夏枯草各12 g,南沙参15 g,木通、知母、五味各9 g,胡桃肉3个。共5剂,水煎服,每日1剂,分3次服。二诊:服方咳嗽大减,偶咽痒或思想上怕咳则又有阵咳情况,时有饮食不节发生大便质稀情况。守上方加枳术丸健脾扶土,加防风9 g以祛风止痒,继服5剂。三诊:咳嗽有所反复,因受凉所致,脉浮弦,舌淡红苔薄黄,仍从肝实肺虚标本兼治咳嗽。药用桑白皮15 g,地骨皮、黄芩、茯苓、法夏、陈皮、浙贝母各 12 g,山栀、五味子、炒莱菔子、杏仁各 9 g,干姜、桔梗、甘草各 6 g,续服 5 剂。四诊:服药后咳嗽止,偶有咽痛,夜尿 1 次,下肢冷感,脉左关浮弦,舌淡红苔灰(染苔),守三诊方去泻白散加赤芍 5 g,射干 9 g,青果 12 g 以利咽防咳嗽再发,共 5 剂。五诊:病人停药半个月又见咳嗽,咽中痰白,咽部微热,咳则肠鸣,目赤,脉浮弦,苔薄黄,仍辨肝实肺虚咳嗽。用一诊方加葶苈子 4 g 直泻肺金。药用桑白皮、地骨皮、射干、青果、浙贝母、南沙参各 12 g,核桃肉 3 g,葶苈子 4 g(包煎),木通、桔梗、知母、五味各 9 g,淡竹叶、甘草各 5 g,共 10 剂。六诊:服药后咳止咽痒平,随诊 3 个月未见复发。

九、肝木传脾土"肝积"案

孙某某,女,60 岁,吉林省某市退休工人,随子女来贵阳。2012 年 2 月 25 日,初诊:患者持丙肝化验单前来就诊。其中:丙型病毒性肝炎病毒 4.531×10^5 IU/mL,肝硬度 16 kPa,谷丙转氨酶(ALT)87.6 μg/L。现症:右胁胀压痛数年,加重 1 个月,食欲减退,稍多进饮食则脘胁作胀不舒,持续数小时,口苦,口虽干但不欲饮水,晨起眼睑微肿,四肢微胀,大便日行 2 次,色黄质稀软,排出欠畅,小便正常,齿痕舌,薄黄苔,脉象细缓。四诊合参,辨病中医肝积,五行辨证肝木旺乘脾土证。古医籍中说:见肝之病,治肝传脾,当先实脾,用扶土抑木法。方用参苓白术散、四逆散加减:南沙参、炒扁豆、山药各 15 g,白芍 18 g,炒白术、茯苓、陈皮各 12 g,砂仁(后下)、柴胡、枳实、鸡内金各 9 g,荷叶 5 g。共 20 剂,每日 1 剂,水煎 2 次,去渣取汁再煎成 300 mL,分早、中、晚每次 100 mL 温服(以下同)。2012 年 3 月 24 日,二诊:药后饮食未继续减退,四肢微胀渐改善,ALT 下降至 78.3 μg/L,余脉、舌、症同前。守方加白花蛇舌草 15 g,五味子 9 g,生山楂 9 g 以解毒降酶,茵陈 12 g 清利湿热,继服 12 剂。2012 年 4 月 7 日,三诊:服药后右胁胀压痛有所缓解,口苦情况改善,仍口干而不欲饮,饮食略增,但食后脘胁作胀,大便仍不正常,舌边红苔微黄腻,脉细弦。从木郁土中,湿、热、毒互蕴辨治,方用茵陈四逆散、四君子汤、枳术丸加苏梗、香附达木,五味子柔肝,白花蛇舌草解毒。药用茵陈、白花蛇舌草、炒白术、茯苓、生山楂各 12 g,南沙参、山药、白芍各 15 g,五味子、香附、枳壳各 9 g,苏梗 6 g,赤芍 5 g,生甘草 4 g,共 7 剂。2012 年 4 月 14 日,四诊:服药后右胁胀痛继之减轻,偶有夜间微热,或脐下痛,但大便后减轻,大便偏稀日行 2 次,色黄质软,排出不畅,小便偏黄,饮食尚可。肝功能见 ALT 与谷草转氨酶(AST)略有升高,肝硬度

16 kPa,仍守肝病实脾、清利湿热毒。药用茵陈、白芍、南沙参各 15 g,炒白术、生山楂各 12 g,白花蛇舌草、茯苓、五味子、枳实、柴胡、青蒿、丹皮各 9 g,甘草 4 g,共 12 剂。2012 年 4 月 20 日,五诊:服方夜间微热略减,脐下痛改善,近来神疲,口苦口干思水能解渴,目干涩,腰骶痛,大便日行 2 次,偏稀,色黄质软,但排出已畅,守四诊方加苏梗 6 g 宽中理气,桑葚 12 g 除热养阴治渴,共 12 剂。2012 年 5 月 7 日,六诊:近来病情稳定,目干涩及腰骶痛改善,已无微热,大便仍不正常,苔微黄略厚,舌尖边红,脉弦迟弱。方用参苓白术散加活血化瘀之品。药用南沙参 15 g,茯苓 12 g,炒白术 12 g,甘草 5 g,桔梗 9 g,炒扁豆 15 g,陈皮 12 g,山药 15 g,薏苡仁 18 g,柴胡 9 g,白芍 15 g,枳壳 9 g,鳖甲 15 g(先煎),赤芍 5 g,生山楂 12 g,五味子 9 g,共 12 剂。2012 年 6 月 11 日,七诊:右胁胀压痛继续减轻,但进食稍多则脘胀,时有眼花,舌尖边红,苔薄黄,脉弦。肝功能见 ALT 109.2 μg/L,AST 69.4 μg/L,总蛋白 81.8 g/L。结合病人主观症状与微观指标认为:转氨酶升高中医解读为肝木热毒下伤肾水,治以滋水涵木,佐调肝脾,方用二至丸、柴平汤加降酶药进服。药用旱莲草、白芍各 15 g,陈皮 12 g,女贞子、五味子、生山楂、白蔻仁(另包)、柴胡、丹参、鸡内金各 9 g,赤芍 5 g,甘草 4 g,共 18 剂。2012 年 6 月 29 日,八诊:服方后右胁胀压痛轻微,眼花改善,头晕,舌脉同前。肝功能见 ALT 89.1 μg/L,AST 65.9 μg/L,可知转氨酶明显下降,此属肝积(肝木体虚而不能涵肝用),治以养血柔肝,方用四物汤、黑逍遥散加减。药用白花蛇舌草、茯苓、当归各 12 g,银柴胡、五味子、丹皮、枳实、川芎各 9 g,炒白术、生地、白芍各 15 g,共 10 剂。2012 年 7 月 6 日,九诊:服方后头晕减轻改善,目睛正常,舌淡红苔薄黄,右脉细缓,左脉细弦,治以调脾肾、清肝毒,方用二至丸、枳术丸、四妙散加味。药用旱莲草、薏苡仁各 15 g,黄芪、黄柏、木瓜、白花蛇舌草各 12 g,女贞子、苍术、怀牛膝、五味子、炒白术、枳实各 9 g,共 10 剂。2012 年 7 月 21 日,十诊:服方 100 余剂,肝硬度为 10.4 kPa,肝功能见 ALT 46 μg/L,AST 42 μg/L,可知肝硬度下降而转氨酶已基本正常。大便每日 1 次,软成形,体重略增加,舌质淡红苔中微黄,脉象细缓。治以调肝脾、解余毒,方用柴平汤、二至丸、四妙散加减。药用旱莲草、薏苡仁、南沙参、白花蛇舌草各 15 g,女贞子、苍术、怀牛膝、柴胡各 9 g,炒黄柏、黄芩、茯苓、法夏各 12 g,共 10 剂。2012 年 8 月 3 日,十一诊:病人回吉林查肝功能及丙型病毒性肝炎病毒和肝硬度均下降至正常,平时坚持服用健脾、清解余毒中药:旱莲草 15 g,女贞子 9 g,炒白术 15 g,枳实 9 g,苍术 9 g,炒黄柏 9 g,白花蛇舌草 15 g,柴胡 9 g,白芍 15 g,法夏 12 g,茯苓 12 g,甘草 5 g,每周 3

剂,至今丙型肝炎未见复发。

十、1881 例中医五脏病证五行辨证分析

为深化《世界传统医学诊断学》论及的脏病生克乘侮辨证模式和"中医五行系列研究"成果的推广应用,作者就 1990—2011 年共 21 年间在贵阳中医学院第一附属医院门诊治疗中,运用中医五行母子乘侮等思维模式,对其中肝、脾、肺、肾、心五脏病证进行五行辨证共 1881 例,今总结分析进行探讨,旨在临床中实践这一独特辨证模式于临床医疗中。

(一)肝脏病证 1000 例五行辨证

1. 基本情况

1000 例肝脏病证中,男性 489 例,女性 511 例。其中年龄 9 岁以下 20 例,10 岁至 19 岁 27 例,20 岁至 29 岁 111 例,30 岁至 39 岁 196 例,40 岁至 49 岁 225 例,50 岁至 59 岁的 174 例,60 岁以上 247 例。各年龄段中 40 岁以上病例有 646 例,占五行辨证总例数的 64.6%。

2. 辨证分类 (见表 3 - 1)

表 3 - 1　1000 例肝脏病证五行辨证分类表

病证	肝病及脾相乘辨证		肝病及肺反侮辨证		肝脾乘侮并见辨证		肝病及心母病及子辨证		肝病及肾子病犯母辨证		肝肾母子相及辨证		例数
	辨病	辨证	辨病	辨证	辨病	辨证	辨病	辨证	辨病	辨证	辨病	辨证	
病毒性肝炎 (肝郁脾虚)	39						2						41
肝硬化 (肝脾血瘀)	11				2				5				18
乙肝病毒性肾炎 (肝病及肾)									2				2
反流性食道炎 (胆胃郁热)	2												2

续表

病证	肝病及脾相乘辨证		肝病及肺反侮辨证		肝脾乘侮并见辨证		肝病及心母病及子辨证		肝病及肾子病犯母辨证		肝肾母子相及辨证		例数
	辨病	辨证	辨病	辨证	辨病	辨证	辨病	辨证	辨病	辨证	辨病	辨证	
胆囊结石 （胆郁脾虚）	2												2
慢性胆囊炎 （胆郁脾虚）	10												10
胆汁反流性胃炎 （胆胃不和）	13												13
慢性胃炎 （肝胃不和）	13												13
胃脘痛 （肝胃不和）	126				12								138
呃逆 （木旺乘土）	45												45
胁痛 （木郁胃滞）	10												10
腹痛 （肝旺脾虚）	13												13
泄泻 （木旺乘土）	3												3
低热 （木郁土湿）	2												2
咳嗽 （木火刑金）			41										41
失眠 （肝火及心）							5						5
眩晕 （肝火劫肾水）							2	6					8

续表

病证	肝病及脾相乘辨证		肝病及肺反侮辨证		肝脾乘侮并见辨证		肝病及心母病及子辨证		肝病及肾子病犯母辨证		肝肾母子相及辨证		例数
	辨病	辨证	辨病	辨证	辨病	辨证	辨病	辨证	辨病	辨证	辨病	辨证	
脏躁（肝火伤心阴）							1						1
头痛（肝病及肾）									1				1
闭经（肝肾两虚）									1				1
便秘（肝肾阴虚）											2		2
水肿（肝肾阳虚）									1				1
肝胃不和证	306												306
肝脾不调证	100				17								117
肝郁脾虚证	26												26
肝郁湿热证	7												7
肝热脾湿证	21												21
肝胃实热证	4												4
胆胃不和证	43												43
肝实肺虚证			13										13
肝肺气滞证			1										1
肝火及肺证			2										2
肝胃郁热证					24								24
肝火及心证							9						9
肝郁肾虚证									3				3
肝虚及肾证									11				11
肝热及肾证									22				22
胆热及肾证									1				1
肝肾两虚证												18	18
总计	289	507	41	16	14	41	10	9	16	37	2	18	1000

3.肝脏病证五行辨证6种模式规范

从表 3－1 可知,肝脏病证五行辨证可规范为 6 种思维模式,其既可辨病又可辨证。第一是肝病及脾·相乘辨证796 例,其中辨病 13 种 289 例和辨证 7 种 507 例。第二是肝病及肺·反侮辨证57 例,其中辨病 1 种 41 例和辨证 3 种 16 例。第三是肝脾乘侮并见辨证55 例,其中辨病 2 种 14 例和辨证 2 种 41 例。第四是肝病及心·母病及子辨证19 例,其中辨病 4 种 10 例和辨证 1 种 9 例。第五是肝病及肾·子病犯母辨证53 例,其中辨病 6 种 16 例和辨证 4 种 37 例。第六是肝肾母子相及辨证20 例,其中辨病 1 种 2 例和辨证 1 种 18 例。

4.同病（证）异辨和异病（证）同辨是肝脏病证五行辨证特点

横看表 3－1,存在着肝脏病证的同病(证)异辨的五行特点;纵看表 3－1,又存在着异病(证)同辨的五行特点。

所谓同病(证)异辨,是指同一病证在其发展变化中出现不同的五行病机,可选用多个五行辨证模式辨证。如辨肝硬化,在不同阶段可出现木乘土或木土乘侮或肝木及肾水等病机,因而可分选相乘、相侮并见、子病犯母 3 种五行模式辨证。同理,胃脘痛病可分选相乘或乘侮并见 2 种模式辨证。对于肝脾不调证也可用相乘或乘侮并见 2 种模式辨证。

所谓异病(证)同辨,是指几种不同病证在其发展变化中出现大致相同的五行病机,可选用同一五行辨证模式辨证。如辨病的病毒性肝炎、慢性胆囊炎、慢性胃炎以及胃脘痛、呃逆、胁痛、腹痛、泄泻等均可见木旺乘土病机而选同一相乘五行辨证。同理,辨肝胃不和、肝脾不调、肝郁脾虚、肝脾湿热、肝热脾湿、肝胃实热、胆胃不和等证,均可从木旺乘土进行五行辨证。

（二）脾脏病证319 例五行辨证

1.基本情况

319 例脾脏病证中,男性135 例,女性184 例。其中年龄9 岁以下15 例,10 岁至 19 岁13 例,20 岁至 29 岁45 例,30 岁至 39 岁54 例,40 岁至 49 岁50 例,50 岁至 59 岁57 例,60 岁以上85 例。各年龄段中 40 岁以上病例有 192 例,占五行辨证总例数的60％。

2. 辨证分类（见表 3-2）

表 3-2 319 例脾脏病证五行辨证分类表

病证	脾病及肾乘侮辨证		脾病及肝乘侮辨证		脾病及肺母病及子辨证		脾病及心子病犯母辨证		脾胃同病乘侮并见辨证	肺脾同病母子相及辨证	例数
	土虚水侮	土旺乘水	土虚木乘	土旺侮木	土不生金	土旺及金	土虚水浮	土旺及火			
慢性胃炎			22	3							25
胃肠炎			5								5
慢性胰腺炎			2								2
甲状腺功能减退			1								1
慢性支气管炎										6	6
胆囊炎			2								2
便秘		1									1
感冒					2						2
眩晕	2		4								6
呃逆			20								20
水肿	2										2
咳嗽					6						6
黄疸			5								5
耳鸣				2							2
失眠								2			2
呕吐			2								2
腹痛				12							12
胃脘痛			48					5			53
泄泻			10								10
小儿厌食症					5						5
口疮							21				21
湿温病					1						1
胃肾阴虚证	10										10
胃肺阴虚证					1						1
胃病及肝证				6							6
脾肾阴虚证	1										1

续表

病证	脾病及肾乘侮辨证		脾病及肝乘侮辨证		脾病及肺母病及子辨证		脾病及心子病犯母辨证		脾胃同病乘侮并见辨证	肺脾同病母子相及辨证	例数
	土虚水侮	土旺乘水	土虚木乘	土旺侮木	土不生金	土旺及金	土虚水浮	土旺及火			
脾肾气虚证	29								11		40
脾虚肝旺证			38								38
脾心实热证							2	4			6
脾肝湿热证				6							6
脾病及肺证					17	3					20
总计	44	1	156	32	32	3	23	11	11	6	319

3. 脾脏病证五行辨证 6 种模式规范

从表 3 - 2 可知,在 319 例脾脏病证中以脾土虚证为主的五行辨证有 255 例,占 79.9%;以脾土实证为主的五行辨证有 64 例,占 20.1%。它们分别体现在以下 6 种思维模式的五行辨证中。这些模式既可辨病又可辨证。第一是脾病及肾·乘侮辨证 45 例,其中土虚水侮辨病 2 种 4 例和辨证 3 种 40 例;土旺乘水辨病 1 种 1 例。第二是脾病及肝·乘侮辨证 188 例,其中土虚木乘辨病 9 种 118 例和辨证 1 种 38 例;土旺侮木辨病 5 种 20 例和辨证 2 种 12 例。第三是脾病及肺·母病及子辨证 35 例,其中土不生金辨证 4 种 14 例和辨证 1 种 18 例;土旺及金辨证 1 种 3 例。第四是脾病及心·子病犯母辨证 34 例,其中土虚火浮辨病 1 种 21 例和辨证 1 种 2 例;土旺及火辨病 2 种 7 例和辨证 1 种 4 例。第五是脾肾同病·乘侮并见辨证 1 种 11 例。第六是脾肺同病·母子相及辨病 1 种 6 例。

4. 同病(证)异辨和异病(证)同辨是脾脏病证五行辨证特点

横看表 3 - 2,脾脏病证五行辨证存在着同病(证)异辨特点;纵看表 3 - 2,又存在着异病(证)同辨特点。

所谓同病(证)异辨,是指同一病证在其发展变化中出现不同的五行病机,可选用多个五行辨证模式进行辨证。如辨慢性胃炎可因人据证不同阶段的土虚木乘或土旺侮木病机,而分选相乘或相侮 2 种模式五行辨证。同理,眩晕可选土虚水侮或土虚木乘2种模式五行辨证。当出现脾病及肺证,可选土不生金或土旺及金2种五行辨证。

所谓异病(证)同辨,是指几种不同病证,在其发展变化中出现大致相同的五行病机,可选用同一五行模式进行辨证。如慢性胃炎、胃肠炎、呃逆、泄泻等均可见土虚木乘病机,而选用同一相乘模式五行辨证。同理,胃肾阴虚证、脾肾气虚证、脾肾阴虚证等,均可从土虚水侮进行五行辨证。

(三)心脏病证264例五行辨证

1.基本情况

264例心脏病证中,男性112例,女性152例。其中年龄9岁以下3例,10岁至19岁3例,20岁至29岁以下50例,30岁至39岁51例,40岁至49岁62例,50岁至59岁35例,60岁以上60例。各年龄段中40岁以上病例有157例,占总例数的59.5%。

2.辨证分类(见表3-3)

表3-3　264例心脏病证五行辨证分类表

病证	心病及脾 母病及子 辨证		心病及肝 子病犯母 辨证		肝、心、脾、母子相及 辨证		相乘辨证		相侮辨证		乘侮并见 辨证		例数
	火旺 及土	火不 生土	火旺 及木	火不 暖木	火旺 及木 土	火虚 不牛 木土	火旺 乘金	火虚 水乘	火旺 侮水	火虚 金侮	火旺 乘金 侮水	火虚 水乘 金侮	
失眠		2	7		21					2	17		49
心悸	2	2											4
胸痹									1				1
健忘											1		1
眩晕											1	1	2
唇风		4											4
舌疮			3		2								5
支架介入术后		4											4
肤疹								1					1

续表

病证	心病及脾 母病及子辨证		心病及肝 子病犯母辨证		肝、心、脾 母子相及辨证		相乘辨证		相侮辨证		乘侮并见辨证		例数
	火旺及土	火不生土	火旺及木	火不暖木	火旺及木土	火虚不生木土	火旺乘金	火虚水乘	火旺侮水	火虚金侮	火旺乘金侮水	火虚水乘金侮	
心脾两虚证		25			22								46
心脾实热证	11				15								26
心病及胃证		2			1								3
心肺气虚证										5			5
心肺痰热证							1						1
心肝血虚证				2	13								15
心肝火旺证			40		31								71
心肾不交证									4		16		20
心肾两虚证									2			1	3
心肾气虚证												1	1
心肾阳虚证												1	1
心脾肺夹痰证													0
总计	13	39	50	2	70	35	2	0	8	6	35	4	264

3. 心脏病证五行辨证6种模式规范

从表3-3可知,心脏病证五行辨证可规范为6种思维模式,既可辨病又可辨证。第一是心病及脾·母病及子辨证52例,其中火旺及土辨病1种2例和辨证1种11例;火不生土辨病4种12例和辨证2种27例。第二是心病及肝·子病犯母辨证52例,其中火旺及木辨病2种10例和辨证1种40例;火不暖木辨证1种2例。第三是肝、心、脾三脏母子相及辨证105例,其中火旺及木土辨病2种23例和辨证3种47例;火虚不生木土辨证2种35例。第四是相乘辨证只有心火旺乘肺金辨病、辨证各1例。第五是相侮辨证14例,其中火旺侮水辨病1种2例和辨证2种6例,火虚金侮辨病1种1例和辨证1种5例。第六是乘侮并见辨证39例,其中火旺乘金侮水辨病3种19例和辨证1种16例;火虚水乘金侮辨病1例和辨证3种

3例。

4.同病(证)异辨和异病(证)同辨是心脏病证五行辨证特点

横看表3-3,心脏病证五行辨证存在着同病(证)异辨特点。如失眠可在不同阶段,或火不生土,或火旺及木,或火不暖木,或火虚水乘,或火旺乘金侮水等,因而可选母病及子、子病犯母、相侮、乘侮并见等4种五行辨证模式。

纵看表3-3,心脏病证五行辨证存在着异病(证)同辨特点。如失眠、心悸、唇风等均可见火不生土五行病机,而选用同一母病及子五行辨证模式;同理,心脾实热证、心火及胃证、心肝火旺证等均可从火旺及木及土同一母子相及五行辨证模式辨证。

(四)肺脏病证206例五行辨证

1.基本情况

206例肺脏病证中,男性102例,女性104例。其中,9岁以下8例,10岁至19岁8例,20岁至29岁14例,30岁至39岁33例,40岁至49岁34例,50岁至59岁27例,60岁以上82例。各年龄段中40岁以上病例有143例,占总例数的69.4%。

2.辨证分类(见表3-4)

表3-4　206例肺脏病证五行辨证分类表

病证	母病及子辨证		子病犯母辨证		母子相及辨证		相乘辨证		相侮辨证		乘侮并见辨证		例数
	金旺及水	金虚及水	金旺及土	金虚及土	金旺及土水	金虚不生土水	金旺乘木	金虚火乘	金旺侮火	金虚木侮	金旺乘木侮火	金虚火乘木侮	
感冒			1										1
咳嗽		1	3							1			5
咽炎			1										1
汗证			2										2
便秘	2												2
肺脾气虚证				32		44							76
肺脾同病			18	6									24
肺胃气虚证				2		5							7

续表

病证	母病及子辨证		子病犯母辨证		母子相及辨证		相乘辨证		相侮辨证		乘侮并见辨证		例数
	金旺及水	金虚及水	金旺及土	金虚及土	金旺及土水	金虚不生土水	金旺乘木	金虚火乘	金旺侮火	金虚木侮	金旺乘木侮火	金虚火乘木侮	
肺肾气虚证		21				23							44
肺肾阴虚证		2											2
肺肾两虚证		2				6							8
肺肝热证							9	1		1			11
肺虚肝旺证										2			2
肺病及心									4				4
肺胃郁热证			13		4								17
总计	2	26	38	40	4	78	9	1	4	3	1	0	206

3. 肺脏病证五行辨证 6 种模式规范

从表 3-4 可知,肺脏病证五行辨证可规范为 6 种思维模式,既可辨病又可辨证,区分为太过与不及两大类。第一是母病及子辨证分为金旺及水 2 例与金虚及水 26 例。第二是子病犯母辨证分为金旺及土 38 例与金虚及土 40 例。第三是母子相及辨证分为金旺及土水 4 例与金虚不生土水 78 例。第四是相乘辨证分为金旺乘木 9 例与金虚火乘 1 例。第五是相侮辨证分为金旺侮火 4 例与金虚木侮 3 例。第六是乘侮并见辨证,只有金旺乘木侮火 1 例。

4. 同病(证)异辨和异病(证)同辨是肺脏病证五行辨证特点

横看表 3-4,肺脏病证五行辨证存在着同病(证)异辨特点。如咳嗽可在不同阶段,或金虚及水,或金旺及土,或金虚木侮等,因而可选母病及子、子病犯母、不及相侮等 3 种五行辨证模式。

纵看表 3-4,肺脏病证五行辨证存在着异病(证)同辨特点。如感冒、咳嗽、咽炎、汗证等均可见金旺及土五行病机,而选用同一子病犯母五行辨证模式。

（五）肾脏病证92例五行辨证

1. 基本情况

92例肾脏病证中，男性44例，女性48例。其中年龄9岁以下无，10岁至19岁1例，20岁至29岁6例，30岁至39岁6例，40岁至49岁8例，50岁至59岁18例，60岁以上53例。各年龄段中40岁以上病例有79例，占总例数的85.9%。

2. 辨证分类（见表3-5）

表3-5　92例肾脏病证五行辨证分类表

病证	母病及子辨证		子病犯母辨证		母子相及辨证		相乘辨证		相侮辨证		乘侮并见辨证		例数
	水旺及木	水虚及木	水旺及金	水虚及金	水旺及木金	水虚不生木金	水旺乘火	水虚土乘	水旺侮土	水虚火侮	水旺侮土乘火	水虚土乘火侮	
非典型膜性肾炎									1				1
肾病综合征	1												1
高血压	7												7
咳喘				1								2	3
眩晕	43												43
失眠												4	4
耳鸣	3								1				4
腰痛	2												2
偏头痛	1												1
呃逆	1												1
肾虚及心证										2			2
肾虚及肺证				2									2
肾虚及肝证	6					1							7
肾肝两虚证	9					2							11
肾脾气虚证								3					3
总计	0	73	0	3	0	3	0	3	2	2	0	6	92

3. 肾脏病证五行辨证 6 种模式规范

从表 3 – 5 可知,肾脏病证五行辨证可规范为 6 种思维模式,既可辨病又可辨证。即母病及子、子病犯母、母子相及、相乘、相侮、乘侮并见 6 种并区分为太过与不及的情况。

由于病例偏少不再做同病(证)异辨和异病(证)同辨特点分析。

第三节　用药规律解析

一、辨证施治,方证相合

中医学的本质核心是辨证论治和整体观,论治是根据诊断、研讨来确定治疗方案、治法、主方或基础方、药味组成、剂量、煎法、服法及调养宜忌等过程,其关键是治法,中医治法上承辨证,下联方药,研究涉及证、方、药。中医治法特点是重视疾病过程中正、邪矛盾,故常常是补泻兼施,几法并用;重视诊病过程中运动变化的特点,把疾病看作是一个不断运动变化的过程,既有一定的规律可循,又无时无刻在变化,强调治法要注意疾病性质的变化。如汗法只能用于表证,表里同病时应表里双解,当邪已入里则不能使用汗法等;重视整体联系局部的特点,从整体分析病变的阴阳、寒热、虚实、表里属性。

戴老指出论治要据证立法,以法选方,按方遣药,灵活变通,达到理、法、药一致,故临证中必辨证施治,随证治之,讲求方证相应。提倡辨病、辨证、辨症及病证结合的中医诊疗模式,在病证关系中提出中医宏观辨证和西医微观辨证、中医辨病辨证、专病专方结合。中医病证关系表现:首先是证同病异,临床表现同中有异;再者是同病异证,主症及次症不同,甚至发生转化;最后是同证异病,因主症、次症及特征性表现不同,治疗大法相同,具体应用及方药有异,即所谓同证异治。

证候与方剂是中医两个重要的概念,证候是一定阶段患者机体状态的综合反应,方剂是中医治病的主要手段,方剂包含了理、法。将方剂与证候相结合进行研究,可架起理法与方药的桥梁,以探求方剂与证候间的内在联系与规律。

方证相应首见于张仲景《伤寒论》:"病皆与方相应者,乃服之。"并有桂枝证、柴胡证等提法,如"病如桂枝证""若柴胡证不罢者,复与柴胡汤"等。方证相应,是指方与证的吻合性应用,即有是证则用是方。方证即是用方的指征,可以是西医所说的病,也可以是某种综合征;可以是中医所说的证,也可以仅仅是某个症状,并不局限于阴阳表里、寒热虚实,也不是与辨病治疗相对立的一个完美的疾病单位,而是一种与诊断用药浑然一体的辨证模式。

戴老指出以方测证是方证相应的应用。以方测证与其他辨证方法有明显的思维差异,是一种从方证到理法的逆向辨证方式,而其他辨证方法都是以理法分析为前提,进而达到遣方用药的临床实践目的。方证相应是辨证论治的必然要求,方证相应体现了直接对应与间接对应关系,直接对应是方剂主治证候与患者病症表现的对应,间接对应是方剂的理法与证候的理法(病机治法)相统一。方证相应的关键是主要的、关键的病机层面上的对应,实质强调了理法方药的统一。犹如《素问·阴阳应象大论》言"治病必求于本"。本,疾病之根本也,是反映患者病机的一个根本的属性,治疗的时候就应该抓住这个"本"。

方证相应的原则之一要求方剂必须随证的变化而变化,证不变方亦不变,证变则方变,因此方剂的加减不可缺少。如《伤寒论》"太阳病,头痛发热,汗出恶风者,桂枝汤主之";"太阳病,项背强几几,反汗出恶风者,桂枝加葛根汤主之";"太阳病,下之后,脉促胸满者,属桂枝去芍药汤";"若微寒者,桂枝去芍药加附子汤主之"。随着桂枝汤证的变化,张仲景通过加葛根、麻黄,去芍药及去芍药加附子等加减药物的方法,使方与证始终相符,保证了临床疗效。随证治之为戴老临证常用方法。

在脾胃病的辨治中,戴老提出首先对脾、胃、肝的生理病理要有认识,指出:①脾胃与肝脏关系最为密切,二者生克相牵,乘侮相因,肝属木,主疏泄而藏血;脾属土,主运化而生血,木赖土以滋养,土得木则疏通。两者生理上相互协调,相互为用。脾为阴土,其功能主运化水谷、升清,其性阴滞,肝为阳脏,体阴而用阳,其功主疏泄,性喜条达,土得木而达之,脾土运化赖以肝木之疏泄有度,而肝木之疏泄有赖于脾土之濡养。依据五行学说,木能克土,而土能通过生金制木,两者相辅相成,互相制约。脾胃升降相合,全赖肝之疏泄有常,若二脏中任何一脏有偏盛或偏衰,均可出现乘侮异常,形成肝脾失调之证,如肝旺乘脾证、肝气犯胃证、肝郁脾虚证、土壅木郁证等。故逍遥散、痛泻要方、平胃散、四君子汤为脾胃病常用方。②脾与胃同居中焦,"以膜相连",互为表里,五行中亦同属土,脾为阴土,胃为阳土,脾胃功能相互协调,共同完成食物的代谢过程,脾湿的健运有赖于胃燥的温煦,胃燥的受纳有赖于脾湿的滋润,脾胃受病,多缘于脾胃之气本虚或受邪所致。脾胃三大关系:纳运相宜、升降相同、燥湿相济。若脾胃三大关系失调,如纳运失宜,则虚则太阴,实则阳明;升降失司则太阴陷下,阳明逆上,脾气下流,阴火乘之;燥湿不济则出现太阴湿困,阳明燥热,土壅木郁等。③脾胃之病起,肝、脾、胃常兼病,在脾胃病的病程演变、转归与预后中,肝、脾、胃的协调能力及病理影响起着关键的作用,三者的关系在脾胃病中,多表现为脾常虚、肝常郁、胃常滞,故虚、郁、滞之证常并现于脾胃病中,病性多属虚实夹杂。

辨证中戴老将脏腑辨证、气血津液辨证、经络辨证、五行辨证、卫气营血辨证等多种辨证方法结合,交叉运用。治则治法上,主张肝、脾、胃脏腑合治,疏肝、健脾、和胃诸法并施,认为治疗脾胃疾病,并非只从脾胃着手,而应根据脏腑相关理论,从他脏调治。如脾胃病时常佐以疏肝理气之品,治疗肝脏病证时常注意健脾和胃,治胃病时需用健脾之品,治脾病宜伍和胃之品。脾胃病不可单治一方,须依其病机之重点而随证用药。脾以健运为常,胃腑以通为贵,对于脾胃虚证,以行补、通补为主,不可峻补、壅补,在补药中,酌加理气醒脾之品,以调畅气机,使补而不壅,通而不耗,达到补不滞邪、通不伤正的目的。用药时同时兼顾脏腑的生理特点,如肝为刚脏,体阴而用阳,在疏肝时常加养血柔肝之品,如白芍、当归、生地等,胃为阳腑,多气多血,喜润而恶燥,和胃时常加养胃阴之药,如山药、麦冬、南沙参、北沙参等。对胃气阴两虚者,亦用二至丸补肾阴、滋胃阴之意,是以"肾者胃之关",肾阴为全身阴液之本,也是胃阴之本。

戴老在胃脘痛肝胃不和证的辨治中,治疗上均以疏肝理气、和胃止痛为法,但治疗上根据病情的轻重,选用不同的方剂。病情偏轻者,症见胃脘轻微胀痛,时作时止,可引痛两胁,疼痛能耐受,可坚持工作,偶有呃逆,偶有口干口苦,饮食尚可,二便尚调,舌质淡红,苔薄白,脉弦。方用四逆散合枳术丸加味。病情偏中者,症见胃脘胀痛,牵及两胁,疼痛按之不减,时有呃逆、嗳气,胃中嘈杂,反酸,饮食减少,晨起口干口苦,大便质软,排出不畅,小便尚调,舌质淡红,苔薄白,脉弦细。方用越鞠丸、金铃子散、大黄甘草汤合四君子汤加味。病情偏重者,表现为胃脘胀痛难忍,牵及两胁或腹部,发作频繁,痛处拒按,得矢气或便后胀减,呃逆频作,口干口苦明显,纳食少,大便干结,数日一行,排出不畅,舌红或夹瘀,苔白,脉弦紧。方用柴胡疏肝散、金铃子散、厚朴三物汤合七味白术散加减。

就本证型疏肝依轻、中、重有三用方:一是四逆散,为《伤寒论》用方,原用于治"少阴病",即阳郁厥逆之证,因方中柴胡性微寒,味苦、辛,归肝、胆经,可疏肝解郁;白芍性微寒,味苦、酸,归肝、脾经,可敛阴养血,与甘草相配可柔肝止痛;枳实性温,味苦、辛、酸,归脾、胃经,可理气解郁,与柴胡相配,一升一降,以恢复气机升降,故戴老加减各药用量(柴胡9 g,白芍12 g,枳实9 g,甘草5 g,此用量不同于《伤寒论》原方),扩大该方治病范围,将其作为疏肝理气之轻剂。二是越鞠丸,此为《丹溪心法》之方,虽然用于治疗六郁证,但因"气滞则郁结,气行则郁行",故本方仍以行气解郁为主,戴老承朱丹溪"六郁"之说,将其作为疏肝理气之平剂。三是柴胡疏肝散,其系《景岳全书》方,其中以柴胡为君药,配以香附、陈皮、枳壳、川芎理气之品,疏肝解郁力强,再以白芍、甘草养血柔肝,缓急止痛,戴老承"肝体阴用阳"之说,推崇该方为疏肝理气之重剂。同理,健脾和胃分枳术丸、四君子汤、七味白术散三种情况。体现了戴老辨证施治,方证相应,扩大了张仲景"随证治之"经旨的运用。

异病同治、同病异治为戴老临证辨治用药的指导,相同的疾病因病证不同或处于不同的病理阶段,临床表现各不相同,其治法各有不同。戴老将胁痛分为脾胃不和证、肝热肺虚证、肝胃郁热证、血虚肝郁证、血不荣经证、湿热阻络证、胆气郁结证、气滞血瘀证、瘀阻脉络证等证型,采取健脾和胃、清肝补肺、疏肝解郁、补血解郁、清热利湿等治法。将失眠分为心肾不交证、痰蒙阻窍证、肝郁血虚证、心脾两虚证、心肝火旺证等证型,采取交通心肾、清肝泻火、除湿开窍、补益气血、清火化痰等治法。根据咳嗽的性质、病因等将其分为外感和内伤辨治,针对风寒咳嗽,治以疏风散寒、宣肺化痰,方用止嗽散加减;风热咳嗽,治以疏风清热、宣肺止咳,方用桑杏石甘汤或麻杏石甘汤、二母丸加减;燥热咳嗽,治以润肺止咳,方用百合固金汤加味;痰浊中阻咳嗽,治以燥湿化痰、降气止咳,方用二陈汤合三子养亲汤加味;痰热阻肺咳嗽,治以清热化痰、肃肺止咳,方用黄芩清肺饮、甘桔汤、温胆汤、二母丸加味;木火刑金之咳嗽,治以泻肝清肺,佐以止咳,方用泻白散合黛蛤散、甘桔汤、二母丸加味;针对久咳之肺肾气虚证,治以益气纳肾、佐以止咳,方用生脉散、人参胡桃汤、二陈汤加味。戴老以"脾为生痰之源,肺为储痰之器"为旨,指出临证中需顾护脾胃,断其痰源,则肺脏清肃可复。

当不同的疾病出现相同的病机时,戴老常采取异病同治法进行治疗。如患者,男,48 岁,因难以入睡,睡眠时间短,伴胃脘隐痛不适 1⁺ 年就诊。现症:入睡困难,睡眠时间减少,每日约 4 h,易醒,醒后难以入睡,头部沉重如裹,带有麻木感,胃脘隐痛,纳差,体重下降,大便不成形,每日 1~2 次,夜尿 1~2 次,神倦乏力,气短、气促,咽中有痰,口气重。脉弦缓无力,舌胖大,有齿痕,舌质淡红,苔黄厚腻。戴老认为患者虽有失眠与胃脘痛二病并存,但其病机均为(脾)气虚湿热所致,病性属虚实夹杂,其生理基础是"胃脉络心"与"五脏藏神"(脾藏意、心藏神、肾藏志),采用异病同治法,治以健脾益气、祛湿安神、调和脾胃为法,兼以养肾,方用四君子汤、七味白术散、平胃散健脾和胃祛湿,十味温胆汤益气化痰、宁心安神,和中汤芳香化浊、健脾和中,佐以二至丸养肾。因证立法,以法理方,方证相合,故投方 24 剂,见效迅验。

四君子汤为戴老临证常用方,本方源于《太平惠民和剂局方》,是由人参、白术、茯苓、炙甘草 4 味药等量组成,是治疗脾胃气虚证的基础方剂,原方是散剂,近代改为汤剂,并将人参改为党参。而戴老在使用本方时,将党参换成南沙参,一是以求养阴益气之效,二是防补气壅阻气机,为方中君药;白术苦温,健脾燥湿,扶助运化,为臣药;茯苓甘淡,助白术健脾利湿,为佐药;炙甘草甘温,补中和胃,为使药,合用以奏甘温益气、健脾养胃之效。戴老使用时并不拘泥一方一证,可以是一方多证,但求方证相合,灵活辨治,倡仲景"随证治之"之意。如脾气虚气滞兼胆胃不和之胃脘痛,立扶土抑木通腑为法,予四君子汤、四逆散、厚朴三物汤加味;针对脾气虚,气不摄血之便血,立健脾补气、摄血止血,予四君子汤、补中益气汤加止血药进治;针对反复感冒,属肺脾气虚证者,常用四君子汤加小柴胡汤,以求广义之和解;针对老年人气虚气滞之便秘,治以健脾益气、行气通便,方用四君子汤加四逆散、杏仁、火麻仁,且重用白术;针对脾胃不和、升降失司之泄泻,治以健脾益气、燥湿止泻,方用四君子汤、平胃散加味。

在辨证施治中,因人而异,如小儿疾病,戴老提出不同治法,结合小儿稚阴未充、稚阳未长的稚阴稚阳之体,阴阳二气均稚嫩而又不足,物质基础和功能活动生而未全,全而未健,如草木方萌,幼嫩脆弱,阳常易损,阴常易伤,发病容易,变化迅速,易虚易实、易寒易热的生理病理特点,总结出小儿疾病"肝常有余,脾虚肺不足"的病机特点。小儿易出现高热、咳嗽、体虚感冒、呕吐、腹泻、厌食等,提出小儿用药,忌大寒大热,要辨证与辨质相结合,清肝泻热、健脾补肺为常用方法。如小儿咳嗽分为寒痰阻肺证、木火刑金证两个证型,寒痰阻肺予温肺散寒、化痰止咳,方用止嗽散、三子养亲汤、枳术丸加减,根据患儿年龄调整剂量;木火刑金之咳嗽,治以清肝泻火、涤痰止咳,方用泻白散、二母丸、二陈汤加味,治疗后期注意顾护脾胃,常用二陈汤、枳术丸、四君子汤调养,与其病机特点紧扣相合。反复感冒患儿则常以肺脾气虚证、脾虚肝热证、脾胃气虚证为多见,以健脾补肺益气、清肝泻热为法,方用四君子汤、二陈汤、泻白散加味,因木易生火乘金,加淡竹叶清心泻火以保肺。对于小儿厌食症戴老从健脾益气、芳香醒脾调治,方用七味白术散、四君子汤、二陈汤加味。

二、擅用经方,方方组合

经方为经典著作之药方,主要是张仲景方,是在临床实践中总结出来,又在实践中证明有效的方剂,具有组方严谨、药味少、辨证切要而准确、疗效可靠的特点。

戴老擅用经方,提出灵活使用经方:首先要熟读原文,明确方义。张仲景制方,严谨科学,每每依证立法,随法制方,证变则法变,法变方亦变。所以,在应用经方时,应重视对原著的医学理论进行探讨,知其然,亦知其所以然。这样,才能使医理与方药密切结合,如陈修园言"愈读愈有味,愈用愈神奇"。其次谨守病机,是遣方用药的根本依据。张仲景在《伤寒论》自序中说"见病知源",在通脉四逆汤方后注告诫人们:"病皆与方相应者,乃服之",提示处方选药必须审证求因,符合病机。在辨证过程中,既要于同中求异,也要于异中求同,既要脉证合参,有时也舍证从脉或舍脉从证,总以抓住病机为首要。最后随证加减,不失法度,使用经方,不能一成不变,生搬硬套,应根据不同情况进行加减。明代李中梓说:"世有古今,时有寒暑,地有南北,药有良莠,人有强弱,唯明达者,随在变通为得耳。"经方药少而精,主次分明,加减使用,固然不易。如加什么,减什么,加多少,减多少,什么时候加,什么时候减等。但若辨证精细,且掌握了原方配伍和剂量比例的精巧之处,就能根据不同证候进行不同加减。张仲景很多方剂都是在另一方剂的基础上加减而成,一些方后又附有加减法。

得益于"观其脉证,随证治之",戴老针对治疗较为复杂或病程较久之病症,经方有时尚显力道不够专宏,或难顾周全时,常将经方与时方合用。时方多在经方的基础上演变而来,其特点是药物繁多,功效脏腑化,方剂配伍关系没有经方精当,但疗效却有其独到之处。方方组合,扩大了原有临床经方的运用范围,更能体现中医辨证用药的特点,又避免了经方因药味少而带来主治病证的局限性的缺陷,是辨治错综复杂病症的最佳用方,是提高治病效果的重要举措。方方组合是指由两首或两首以上的经方或时方组合后进行应用,是中药方剂应用的一种特殊形式。

戴老指出,合方使用依据有 4 个:一为病机相合,二为证候相合(指临床表现),三为辨病辨证相合,四为辨质相合。所谓病机相合,是指通过对临床证候的分析,辨明其证候的病机所在,选择针对该证病机的方剂相合,正所谓谨守病机,各司其属;证候相合,即通过比较临床证候特征与方证的相同程度进行合方,此种方法不必拘泥于症状表现的完全相同,但求其主症的一致即可;辨病辨证相合,即在辨病的基础上使用基本处方,也就是专病专方,然后结合临床见症辨证论治,以"伏其所主";辨质相合,即对"质"用方与对"主证"用方结合起来,选方遣药。

戴老认为,疾病实际上是脏腑功能失常后反映出来阴阳偏盛偏衰的状态,而药物治病的基本作用是利用药物的四气五味、升降沉浮、归经、有无毒性等,以纠正或恢复或重建脏腑功能的协调,消除阴阳偏胜偏衰的病理现象。因此,戴老使用方方组合,其中药学的基础为各种药物之间味同气不同、气同味不同、气味相同而归经不同,因此所组成的方剂,除方书所说的各方功能外,还可扩大方剂主治范围。

(一)左金丸合白虎汤

病案:患者,男,47 岁,反复胃脘痛 1$^+$ 年。胃镜检查提示急性胃黏膜病变,经中西医治疗症状反复。现症:胃脘灼痛或胀痛,两胁胀满,烧心反酸,口干口苦欲饮,大便干结,小便黄。舌质红,苔薄黄,脉弦数或滑数。本证由肝气郁结,气郁化火,胃为大腑,郁结之热不复传所致,治以疏肝清热、和胃止痛。方用左金丸合白虎汤加味,共 7 剂,上症明显缓解,随后加用枳术丸健脾益气,共投 24 剂,胃痛消失。

按:张仲景创白虎汤,用于伤寒化热内传阳明经病,清阳明独盛之热,患者属胃热炽盛,戴老用以清胃泻热;左金丸源于《丹溪心法》有清肝泻火、降逆止呕之功,二方合用以疏肝清热、行气止痛;治疗后期加枳术丸,源于《脾胃论》有健脾益气之效,能顾护脾胃。三方相合共奏疏肝清热、和胃止痛之功。此为依据证候特征与病机进行合方的典范,疗效明显。

(二)白头翁汤合补中益气汤

病案:患者,男,40 岁,因大便次数增多、便质稀溏夹黏液脓血 3$^+$ 月就诊,有长期饮酒史,平素工作繁忙。曾于他院肠镜检查提示肠息肉、溃疡性结肠炎。现症:大便次数增多,日行 5~6 次,便质稀溏,或为黏液脓血便,血色或为鲜红色,或为褐色,无腹痛,口干,体重减轻,面色萎黄,形体消瘦,气短乏力,精神萎靡,小便偏黄,舌质淡红,苔黄腻,脉弦缓。辨为泄泻之气陷湿热证,治以补中益气汤合白头翁汤加味,共 7 剂,泄泻减轻,便血减少,后期随症加入平胃散,投 40 剂,大便成形,便血止,余症均减,精神好转,体重增加。

　　按:白头翁汤源于《伤寒论》"热利下重者,白头翁汤主之",证属湿热郁滞,损伤脉络所致滞下均可用,具有清热燥湿、凉肝解毒之效;补中益气汤源于《脾胃论》,具有补中益气、升阳举陷之功,近年来功效有所扩大,凡属脾气虚弱、下陷所产生的各种病症均可用;平胃散源于《太平惠民和剂局方》,有健脾燥湿之功效。本病例体现戴老治病必求于本,不盲目治标止泻,以补中益气汤、白头翁汤、平胃散清热燥湿,标本兼顾,遣方用药注重脾胃的运纳、升降、燥湿三大关系。

　　此外,戴老常将五苓散、理中汤合平胃散治疗脾肾气虚之泄泻;小柴胡汤合四君子汤治疗气虚感冒;旋覆代赭汤合四逆散治疗胆胃不和之呃逆;小承气汤合四君子汤治疗气虚气滞之便秘。

　　戴老指出张仲景为医方之祖,所创经方效彰功著,历经千年而不衰。但我们师其法、用其方却不必拘泥执一,而必须根据具体情况有所发展,不断使其更加切合临床。如果把经方看成是一个单位,在此基础上方方相合治病,较为便捷,疗效亦佳,不失为创新经方运用的另一途径。

(三)量效合理,量少味多

　　药物的效应,在一定的范围内随着剂量的增加(变化)而加强(变化),这种剂量与效应的关系称为量效关系。《仲景医话》指出:"用药分量之轻重,鄙意当视其病以为准,初不能执定某药必重用,某药必轻用。即古方流传,其分量固已酌定,仍必赖用之者增损其间,乃合病机,不独药品之宜加减也。"戴老指出中药量效关系必须结合临床,以病证为前提。

　　戴老还特别注重处方中的量效构成比,寒温药物的搭配,避免过寒过温。《脾胃论》用药量轻,方中单味药物使用不足 3 g,总量多在 9~30 g 之间,究其原因,当与李东垣"脾胃内伤,百病由生"的思想密不可分。脾胃内伤日久,诸邪久留,脾胃运化功能低下,若以大剂量药物服之,既会加重脾胃负担,甚至会格拒药物,不利于疾病的治疗。与《脾胃论》理论相符,戴老的处方药量偏小,一般以 3 ~ 18 g 为多见,结合现代就诊患者以虚实夹杂病证为多见,常用方方相合,弥补单方带来的不足,药味多,每方以 9 ~ 12 味为多见。

在组方配伍上戴老严格君、臣、佐、使的配伍原则,认为君、臣、佐、使药不一定是单味中药,可以由一味到几味药组成,临床可以灵活掌握。戴老主张君臣有序,相与宣摄,君药用量要最大,臣药次之,使药又次之,臣、使药物使用不能超过君药的用量,处方一定要体现出用药的核心和目的,讲求方证相合。如对于升提药物的使用,一般根据症状的轻重程度,依次选择桔梗、升麻、葛根、柴胡等。

以胃脘痛气虚气滞证为例,本证多因情绪不畅,饮食失宜,导致肝失调达,气机不畅,脾气亏虚,脾失健运。故以健脾和胃,佐以止痛为法,主方用四君子汤合四逆散,药用:南沙参 18 g,炒白术 15 g,茯苓 12 g,柴胡 9 g,白芍 15 g,枳实 9 g,甘草 5 g。方中南沙参与柴胡共为君药,南沙参甘温益气,健脾养胃,柴胡入肝胆经,疏肝理气;炒白术与白芍共为臣药,炒白术健脾益气,白芍养血柔肝,以顾肝体;佐以茯苓与枳实,以甘淡健脾,理气解郁;使以甘草,调和诸药,健脾和中。本证用药条理清晰,配合周密,药物分量均有次序,与原方用量不同,是为戴老处方用药量效关系的代表。

(四)四气五味,面面俱到

中药理论的核心是药性理论。"四气五味"是中药药性理论的核心内容之一。气与味从不同层面描述了中药的基本性质和特征,对于认识中药的共性和个性,以及指导临床运用都有实际意义。"四气"即是指药物的寒、热、温、凉 4 种药性;"五味"是指药物具有辛、甘、酸、苦、咸 5 种不同的味道。"四气五味"之说始见于《神农本草经》:"药有酸、咸、甘、苦、辛五味,又有寒、热、温、凉四气。"

戴老重视药物的四气五味,升降纳化,力求面面俱到。如脾胃病的用药上,戴老以脾胃病"虚则太阴,实则阳明"为据,补脾胃者多以甘味药为主,酸味药次之;泻脾胃者多以苦味药为主,辛味药次之,而补泻之中药性又有寒温之分,故应随证选用。常补以酸甘,权衡寒温,选四君子汤、理中汤、香砂六君子汤、七味白术散、沙参麦冬汤、二至丸等。泻以苦辛,详审机宜,常选平胃散、黄连解毒汤、茵陈平胃散、藿朴夏苓汤、四苓散、三仁汤、二陈汤等,常用药物有泡参、太子参、黄芪、白术、炮姜等。用药的升降纳化,在调治脾胃升降失常诸证时,如气虚气陷证,常以升阳益气为主,常用药物有泡参、黄芪、升麻、柴胡、桔梗等。对于脾胃内伤,升降失司等,当选和胃之品如陈皮、砂仁、厚朴、柿蒂、焦麦芽等。脾以健运为常,胃腑以通为贵,对于脾胃虚证,以行补、通补为主,不可峻补、壅补,在补药中,酌加理气醒脾之品,以调畅气机,使补而不壅,通而不耗,达到补不滞邪、通不伤正的目的。

在治疗泄泻中,药物的性味以温寒、甘苦辛药为主,《素问·阴阳应象大论》中言"辛甘发散为阳,酸苦涌泄为阴",无论是淡渗健脾利湿、芳香化浊燥湿、益气温中化湿,以及大辛大温之药温化寒湿,无不在助脾气或脾阳。正如《素问·至真要大论》曰:"夫五味入胃,各归所喜,攻……甘先入脾。"《素问·脏气法时论》又云:"脾欲缓,急食甘以缓之……甘补之。"《名医方论》亦云:"气虚者,补之以甘。"说明甘味药入脾经,有益气健中、补养脾胃的功效,如南沙参、黄芪、白术、山药、白扁豆等。脾为阴土,喜燥恶湿,胃为阳土,喜润恶燥,《黄帝内经》谓:"湿淫于内,治以苦热,佐以酸淡,以苦燥之,以淡泄之""脾苦湿,急食苦以燥之"。故戴老泻脾胃者多以苦味药为主,辛味药次之,对于脾胃湿困者,宜用苦燥祛湿之品,但苦味药亦有偏温偏寒之异,味苦性温者,多以燥湿为主,如用苍术、砂仁、厚朴等,适用于脾湿偏盛者;味苦性寒者多以清热泻火为主,兼有燥湿作用,用于脾胃湿热郁结之证,常用黄芩、黄连、大黄、茵陈等。同时,戴老指出,清热不可纯用苦寒,苦寒太过则伤脾气。临床上应各有所选,随证调整,如湿热阻滞中焦者,常选微辛之芳香化湿药,如竹茹、佩兰、佛手等;对湿困脾胃证者,在苦燥药中配伍淡渗利湿之品,如薏苡仁、猪苓、茯苓、泽泻等利水渗湿,盖湿性下趋,宜因势利导,犹如《金匮要略》中言:治湿不利小便非其治也。

以上用药更全面地反映了戴老治疗泄泻的思路,以健脾渗湿利水为主,并根据不同病因、体质配以益脾气、护阴液、抑肝木、消积滞、调寒热等,以达标本同治、虚实兼顾之意,且慎用苦寒、收涩药物。

第四节　基于中医传承辅助系统软件 分析组方用药规律

一、戴老治疗胃脘痛的组方用药规律

（一）研究目的

使用中医传承辅助系统软件进行数据挖掘，统计出戴老辨治胃脘痛798首处方中所用药物的使用频率；统计出高频次药物的归类、四气、五味、归经等信息，从而得到该病用药总的主导趋势；中医的特点在于辨证论治，故将戴老辨治胃脘痛的10个临床常见证型分别进行用药频率、高频次药物相互间的用药相关度进行分析，从而得到戴老在各证型中的用药与组方规律，以及新方组合。

（二）病例处方来源及筛选

1. 处方来源

收集戴老2012年8月至2015年8月期间在贵阳中医学院第一附属医院门诊病人胃脘痛病例处方进行筛选，共筛选出处方798首。

2. 筛选标准

用《中医内科学》中胃脘痛的诊断标准对本病处方进行筛选。

3. 排除标准

排除不以胃脘痛为主症的处方。

排除消化道恶性肿瘤的处方。

排除四诊合参资料记录不全的处方。

排除理、法、方、药其中一项及以上记录不全的处方。

(三)研究方法

1. 分析软件

中医传承辅助系统软件是由中国中医科学院中药研究所与中国科学院自动化研究所联合开发的,该软件采用规则分析、改进的互信息法、复杂系统熵聚类、无监督的熵层次聚类等数据挖掘方法,集数据录入、数据管理、数据查询、数据分析、网络可视化展示为一体,可有效实现病案、疾病、证候、中药、方剂、四诊合参等信息的管理、查询、综合分析等功能,可用于方剂组方规律分析及新处方发现等领域,为现代科学及技术传承模式的代表。为了深入探讨戴老治疗胃脘痛的用方、用药经验,总结组方特色及规律,故使用这一软件进行数据挖掘。软件登录界面如图 3 – 1。

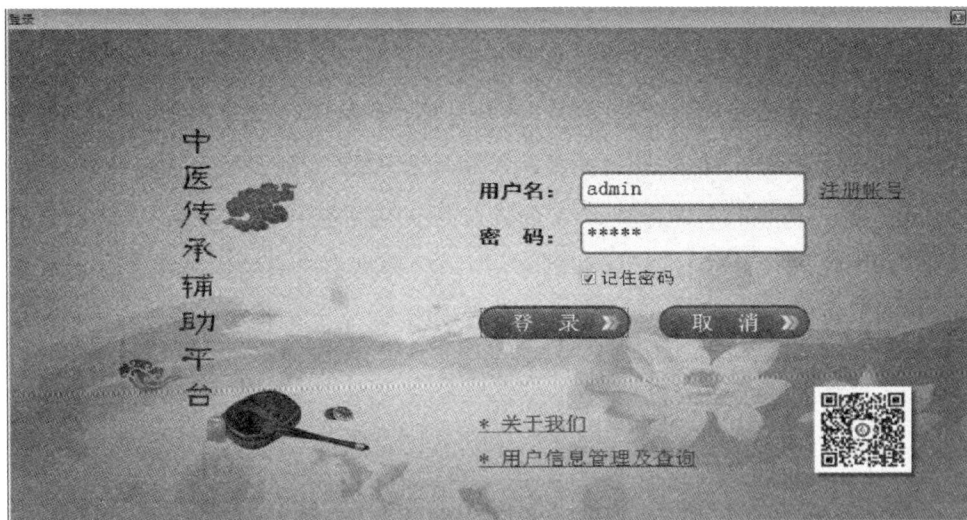

图 3 – 1　中医传承辅助系统登录界面

2. 数据的录入与核对

按照筛选与排除标准,将上述筛选后的处方按照中医传承辅助系统的操作规范录入到软件中的"临床采集系统"模块中(图 3 – 2)。为确保输入数据的准确性,由双人分别单独对输入的数据进行审核,从而为数据分析、挖掘所得结果的可靠性提供保障。

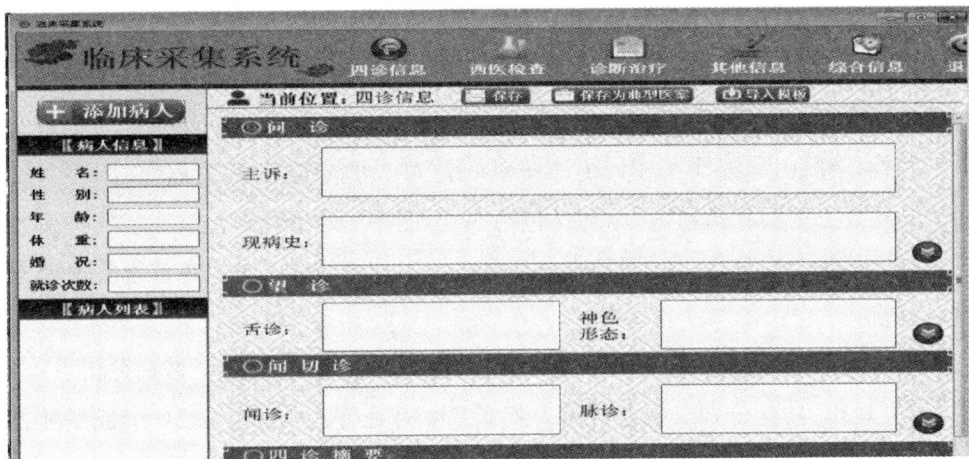

图 3-2 临床采集系统

3. 数据挖掘与分析

提取数据源:从"数据分析系统"的"中医疾病"中输入"胃痛",提取出治疗胃脘痛的全部方剂,共 798 首,见图 3-3。

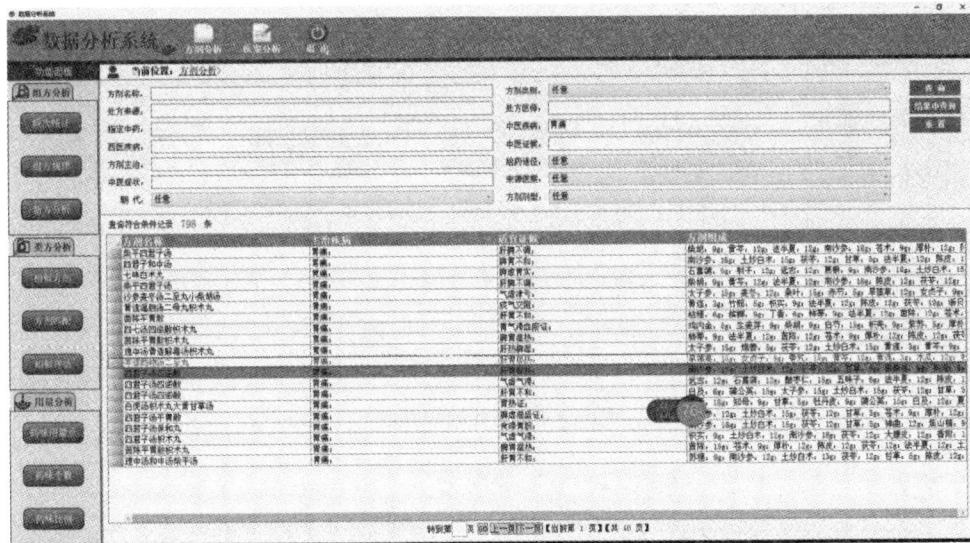

图 3-3 数据分析系统

药物频次分析:应用"频次统计"程序,按照从大到小顺序对所有方剂中每味药物的出现频次进行排序,并将"频次统计"结果导出至 EXCEL 表格中。

药物分类统计:将798首处方中出现的167味中药按种类进行人工分类,如"南沙参"为"补虚药"类,即归为此类,并计数为1,以此类推。分类完成后按出现频次由高到低进行排序。

药物药性、归经统计:应用"统计报表系统"中"方剂统计"相关程序(图3-4),对798首处方中所有药物进行药性(包括四气、五味)及归经统计。

处方药味个数分析:利用"数据分析系统"中"药味个数"对798首胃脘痛处方进行分析。

组方规律分析:主要基于关联规则分析,进行数据挖掘。应用"数据分析系统"中"组方规律"功能分别对戴老辨治胃脘痛798首处方及临床常见10个证型处方进行核心药物、组方规律分析。"支持度个数""置信度"根据实际情况调节。

基于"熵聚类"和"改进的互信息法"进行新方分析:利用"数据分析系统"中"新方分析"分别对临床常见10个证型处方进行新方分析。相关度设定为"8",惩罚度设定为"2"。

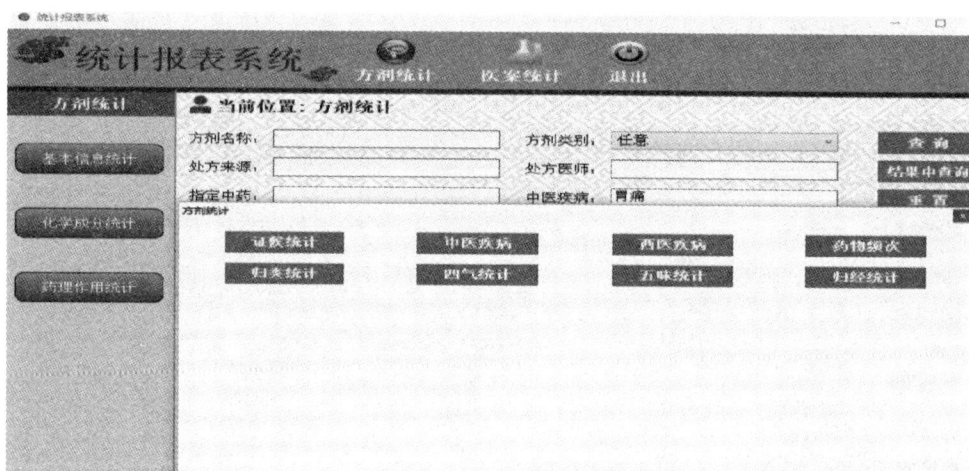

图3-4 统计报表系统

(四)数据分析结果

1.药物使用频次及常用剂量

对戴老治疗胃脘痛的798首方剂进行"频次统计",得出798首方剂中共使用中药167味,将使用频次由高到低进行排序,使用频次大于等于30的药物共有53

味(表 3 - 6),其中前 10 位分别是土炒白术、茯苓、甘草、南沙参、陈皮、蒲公英、柴胡、枳壳、赤芍、白芍,如图 3 - 5 所示;利用"数据分析系统"中"药味用量点"分别对前 10 位药物的常用剂量进行分析,结果详见表 3 - 7。

表 3 - 6　使用频次大于等于 30 的药物

序号	药物	频次	序号	药物	频次	序号	药物	频次
1	土炒白术	746	19	黄芩	151	37	木瓜	55
2	茯苓	713	20	生麦芽	130	38	神曲	51
3	甘草	705	21	浙贝母	121	39	牡丹皮	49
4	南沙参	644	22	枳实	116	40	麦冬	45
5	陈皮	586	23	炒莱菔子	114	41	太子参	43
6	蒲公英	499	24	乌贼骨	108	42	薏苡仁	42
7	柴胡	436	25	砂仁	103	43	旱莲草	40
8	枳壳	426	26	茵陈	101	44	郁金	40
9	赤芍	399	27	百合	78	45	淡竹叶	40
10	白芍	377	28	白及	78	46	女贞子	39
11	厚朴	321	29	苏梗	76	47	连翘	39
12	黄连	255	30	竹茹	70	48	桔梗	39
13	法夏	245	31	柿蒂	70	49	知母	36
14	苍术	229	32	香附	63	50	藿香	36
15	熟大黄	179	33	佛手	62	51	延胡索	35
16	鸡内金	177	34	荷叶	60	52	炮姜	34
17	吴茱萸	167	35	川楝子	58	53	石膏	31
18	夏枯草	158	36	炒扁豆	56			

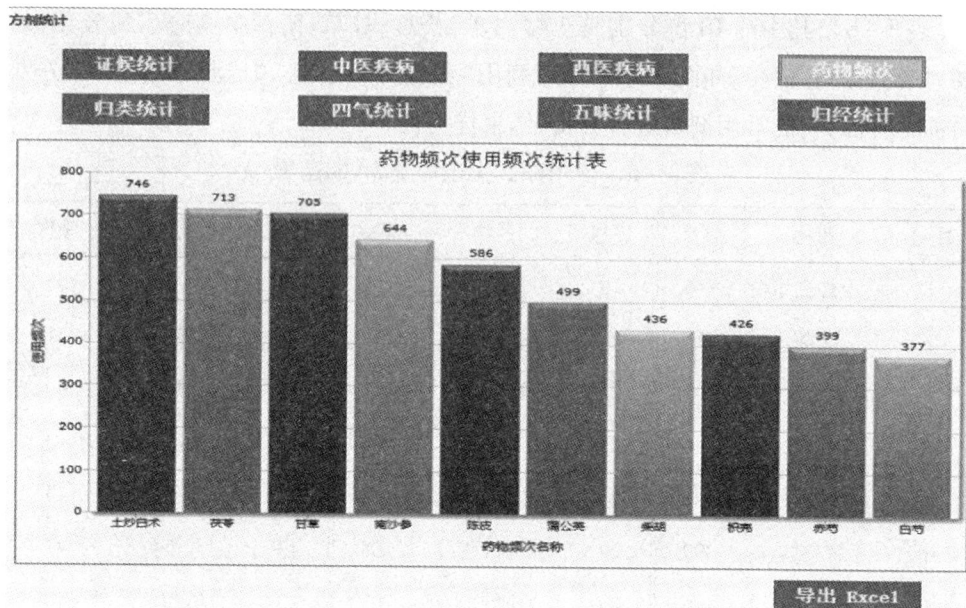

图 3-5 使用频次前 10 位的药物

表 3-7 使用频次前 10 味药常用剂量统计

序号	药物	用量	序号	药物	用量
1	土炒白术	15 g	6	蒲公英	15 g
2	茯苓	12 g	7	柴胡	9 g
3	甘草	5 g	8	枳壳	9 g
4	南沙参	18 g	9	赤芍	5 g
5	陈皮	12 g	10	白芍	15 g

2.处方药味个数分析

利用"数据分析系统"中"药味个数"对 798 首胃脘痛处方进行分析,其结果显示,戴老处方药味个数较集中在 12~14 味,详见图 3-6。

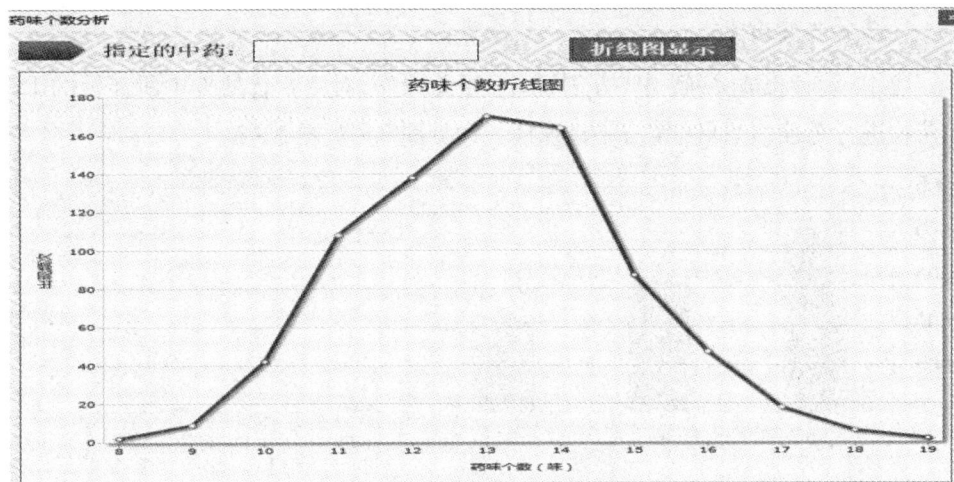

图 3 - 6 处方药味个数分析结果

上述常用药物使用剂量及处方药味个数的分析,均佐证了戴老处方药味多而量轻的用方特点。

3. 药物药类分析

将 798 首处方中出现的用药频次大于等于 10 的中药,共 78 味按药物药类进行人工分类,分类完成后按出现频次由高到低进行排序,详见表 3 - 8。

表 3 - 8 频次大于等于 10 的药物分类统计

序号	分类	积分	序号	分类	积分
1	补虚类	15	10	解表类	3
2	理气类	13	11	安神类	2
3	清热类	10	12	泻下类	2
4	消食类	5	13	祛风湿类	2
5	利湿类	5	14	活血化瘀类	2
6	化痰止咳类	5	15	止血类	2
7	利水类	4	16	驱虫类	1
8	温里类	3	17	开窍类	1
9	收涩类	3			

由此可看出,戴老在治疗胃脘痛时常用的药物主要为补虚类、理气类、清热类,显示出用药的集中性。

4.药物性味分析

应用"统计报表系统"中"方剂统计"相关程序,对 798 首处方中所涉及的 167 味药物进行药性(包括四气、五味)统计。详见图 3-7、图 3-8。

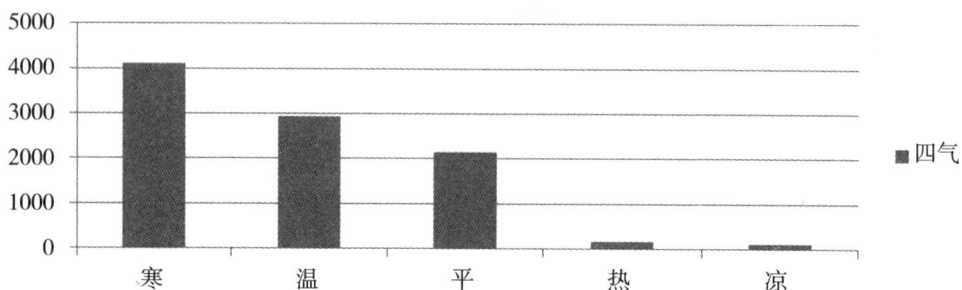

图 3-7　167 味中药在四气中所占比重

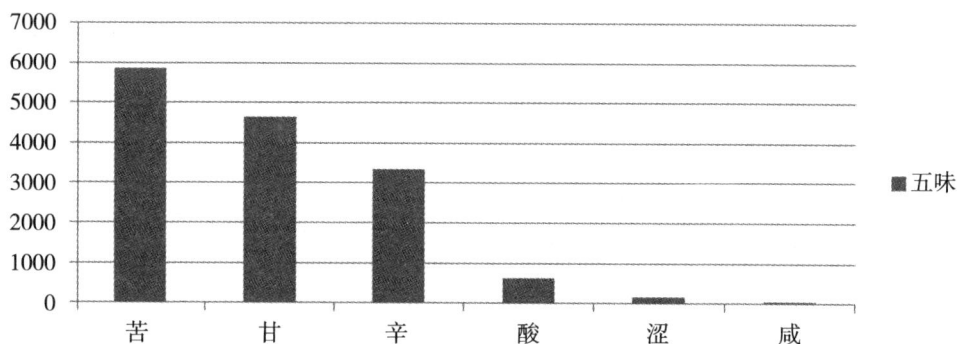

图 3-8　167 味中药在五味中所占比重

四气,又称四性,具体指药物的寒、热、温、凉四种不同的药性,它反映了药物对人体阴阳盛衰、寒热变化的作用倾向,是说明药物作用的主要理论依据之一。寒凉与温热是相对立的两种药性,而寒与凉、热与温之间仅程度上的不同,即"凉次于寒""温次于热"。药性的寒、热、温、凉是根据药物作用于人体所产生的不同反应和所获得的不同疗效而总结出来的。一般来讲,寒、凉药分别具有清热泻火、凉血解毒、滋阴除蒸、泻热通便、清热利尿、清化热痰、清心开窍、凉肝息风等作用;温、热药则分别具有温里散寒、暖肝散结、补火助阳、温阳利水、温经通络、引火归元、回阳救逆等作用。此外,四性以外还有一类平性药,其寒热界限不很明显、药性平和、作用较缓,有平补、补益之功。

五味,是指药物有酸、苦、甘、辛、咸五种不同的味道,因而具有不同的治疗作用。《素问·脏气法时论》曰:"辛散,酸收,甘缓,苦坚,咸耎。"《本草备要》记载:"凡药酸者能涩能收,苦者能泄能燥能坚,甘者能补能和能缓,辛者能散能润能横行,咸者能下能软坚,淡者能利窍能渗泄,此五味之用也。"此外,五味以外还有一种涩味,主要作用为收涩。戴老用药以苦、甘、辛为主。

5. 药物归经分析

应用"统计报表系统"中"方剂统计"相关程序,对 798 首处方中所涉及的 167 味药物进行归经统计,详见图 3 - 9。

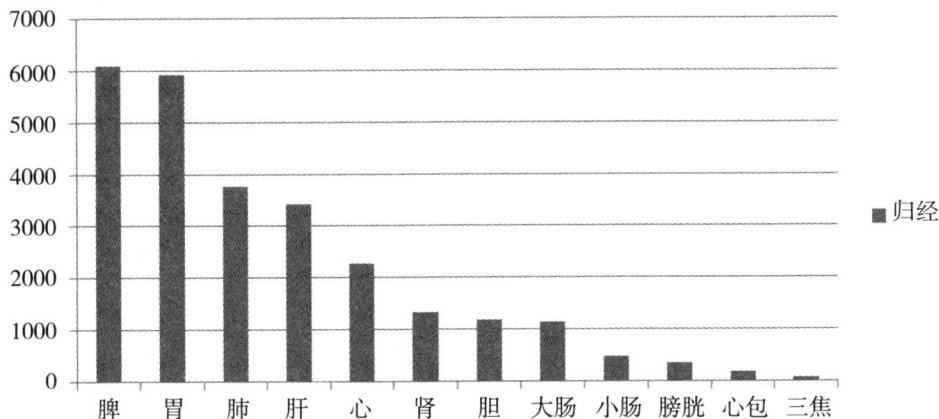

图 3 - 9　167 味药物归经使用频次统计

归经是指药物对于机体某部分的选择性作用,即某药对某些脏腑经络有特殊的亲和作用,因而对这些部位的病变起着主要或特殊的治疗作用,药物的归经不同,其治疗作用也不同。归经说明了药效所在,包含了药物定性、定位的概念,指明了药物治病的适用范围。从该统计可见,戴老在治疗胃脘痛时,除针对主病脏腑脾胃用药外,还涉及肺、肝、心、肾四脏及其他六腑。

6. 基于关联规则分析的常用药对

将 798 首方剂,在"数据分析系统"的"组方规律"中,"支持度个数"设置为 319（支持度 40%),"置信度"设置为 0.97,按照药物组合出现频次由高到低排列(表 3 - 9),得到药物组合的关联规则(表 3 - 10)。

表3-9 药物组合频次表(频次位于前50位)

序号	药对及组合	频次	序号	药对及组合	频次
1	茯苓-土炒白术	674	26	陈皮-甘草-南沙参-土炒白术	454
2	甘草-土炒白术	669	27	蒲公英-茯苓	450
3	甘草-茯苓	654	28	蒲公英-甘草-土炒白术	448
4	南沙参-土炒白术	624	29	陈皮-甘草-南沙参-茯苓-土炒白术	446
5	甘草-茯苓-土炒白术	622	30	蒲公英-南沙参	435
6	南沙参-茯苓	606	31	蒲公英-茯苓-土炒白术	433
7	甘草-南沙参	594	32	蒲公英-南沙参-土炒白术	427
8	南沙参-茯苓-土炒白术	590	33	蒲公英-甘草-茯苓	422
9	甘草-南沙参-土炒白术	580	34	甘草-柴胡	421
10	陈皮-茯苓	570	35	柴胡-茯苓	416
11	甘草-南沙参-茯苓	561	36	柴胡-土炒白术	411
12	陈皮-土炒白术	551	37	蒲公英-甘草-南沙参	411
13	甘草-南沙参-茯苓-土炒白术	548	38	甘草-柴胡-茯苓	408
14	陈皮-茯苓-土炒白术	540	39	蒲公英-甘草-茯苓-土炒白术	406
15	陈皮-甘草	532	40	蒲公英-甘草-南沙参-土炒白术	405
16	陈皮-甘草-茯苓	522	41	蒲公英-南沙参-茯苓	402
17	陈皮-南沙参	505	42	枳壳-土炒白术	401
18	陈皮-甘草-土炒白术	505	43	甘草-柴胡-土炒白术	400
19	陈皮-甘草-茯苓-土炒白术	496	44	蒲公英-南沙参-茯苓-土炒白术	397
20	陈皮-南沙参-茯苓	490	45	柴胡-茯苓-土炒白术	395
21	陈皮-南沙参-茯苓-土炒白术	482	46	甘草-柴胡-茯苓-土炒白术	388
22	蒲公英-土炒白术	477	47	甘草-枳壳	386
23	蒲公英-甘草	466	48	赤芍-土炒白术	385
24	陈皮-甘草-南沙参	463	49	陈皮-蒲公英	382
25	陈皮-甘草-南沙参-茯苓	454	50	蒲公英-甘草-南沙参-茯苓	380

前10个组合分别是茯苓-土炒白术、甘草-土炒白术、甘草-茯苓、南沙参-土炒白术、甘草-茯苓-土炒白术、南沙参-茯苓、甘草-南沙参、南沙参-茯苓-土炒白术、甘草-南沙参-土炒白术、陈皮-茯苓,均起到健脾益气的功效,其中以甘草为主的组合最为多见。甘草分别与南沙参、土炒白术、茯苓配伍,其主要目的

均为增强上述药物健脾益气、顾护脾胃的作用。第 11 位至第 50 位的药物组合中，可见除健脾组合外，还有分别以柴胡、陈皮为主的组合。此外，蒲公英为主的组合，主要是根据蒲公英现代药理学研究认为该药具有清热解毒、抗 Hp 的作用。

表 3 - 10　药物组合的关联规则

序号	关联规则	置信度
1	陈皮,甘草,柴胡 - > 茯苓	0.990 769
2	陈皮,蒲公英,南沙参,茯苓 - > 土炒白术	0.988 131
3	蒲公英,南沙参,茯苓 - > 土炒白术	0.987 562
4	蒲公英,甘草,南沙参,茯苓 - > 土炒白术	0.986 842
5	甘草,南沙参,柴胡 - > 茯苓	0.986 226
6	南沙参,柴胡,土炒白术 - > 茯苓	0.986 111
7	甘草,南沙参,柴胡,土炒白术 - > 茯苓	0.985 876
8	蒲公英,甘草,南沙参 - > 土炒白术	0.985 401
9	陈皮,柴胡,茯苓 - > 甘草	0.984 709
10	白芍,南沙参 - > 茯苓	0.984 615
11	陈皮,蒲公英,甘草,南沙参 - > 土炒白术	0.984 568
12	陈皮,南沙参,土炒白术 - > 茯苓	0.983 673
13	南沙参,柴胡,茯苓 - > 甘草	0.983 516
14	南沙参,柴胡,土炒白术 - > 甘草	0.983 333
15	南沙参,柴胡,茯苓,土炒白术 - > 甘草	0.983 099
16	陈皮,甘草,南沙参,土炒白术 - > 茯苓	0.982 379
17	陈皮,甘草,南沙参,茯苓 - > 土炒白术	0.982 379
18	陈皮,蒲公英,甘草,土炒白术 - > 茯苓	0.982 301
19	陈皮,蒲公英,南沙参,土炒白术 - > 茯苓	0.982 301
20	柴胡,茯苓,土炒白术 - > 甘草	0.982 278
21	陈皮,甘草,土炒白术 - > 茯苓	0.982 178
22	蒲公英,南沙参 - > 土炒白术	0.981 609
23	陈皮,甘草 - > 茯苓	0.981 203
24	南沙参,柴胡 - > 茯苓	0.981 132
25	柴胡,茯苓 - > 甘草	0.980 769
26	陈皮,蒲公英,土炒白术 - > 茯苓	0.980 716
27	陈皮,甘草,南沙参 - > 茯苓	0.980 562

续表

序号	关联规则	置信度
28	陈皮,甘草,南沙参 – > 土炒白术	0.980 562
29	陈皮,蒲公英,甘草 – > 茯苓	0.980 282
30	陈皮,土炒白术 – > 茯苓	0.980 036
31	陈皮,蒲公英,南沙参 – > 土炒白术	0.979 769
32	赤芍,南沙参 – > 土炒白术	0.979 228
33	陈皮,柴胡 – > 茯苓	0.979 042
34	南沙参,柴胡 – > 甘草	0.978 437
35	陈皮,南沙参,茯苓 – > 土炒白术	0.977 688
36	甘草,南沙参,茯苓 – > 土炒白术	0.976 827
37	甘草,南沙参 – > 土炒白术	0.976 431
38	陈皮,南沙参 – > 茯苓	0.976 238
39	南沙参,柴胡,茯苓 – > 土炒白术	0.975 275
40	甘草,南沙参,柴胡 – > 土炒白术	0.975 207
41	甘草,南沙参,柴胡,茯苓 – > 土炒白术	0.974 860
42	陈皮,蒲公英,南沙参 – > 茯苓	0.973 988
43	南沙参,茯苓 – > 土炒白术	0.973 597
44	柴胡,土炒白术 – > 甘草	0.973 236
45	陈皮,柴胡 – > 甘草	0.973 054
46	陈皮 – > 茯苓	0.972 696
47	陈皮,蒲公英 – > 茯苓	0.971 204
48	赤芍,甘草 – > 土炒白术	0.970 930
49	茯苓,枳壳,土炒白术 – > 甘草	0.970 845
50	南沙参,柴胡 – > 土炒白术	0.970 350

注:关联规则"置信度"含义是当出现" – >"左侧的药物时,出现右侧药物的概率。

7. 基于关联规则分析的临床常见证型方剂组方规律分析

将所采集到的戴老辨治胃脘痛处方798首进行对应证型分类,其中常见10个证型处方分布为肝胃不和证处方152首、脾虚胃实证处方119首、肝胃郁热证处方115首、脾胃不和证处方58首、肝脾不调证处方52首、气虚气滞证处方46首、脾胃湿热证处方37首、土虚木乘证处方35首、食滞胃脘证处方34首、气阴不足证处方

32 首,详见图 3 - 10。

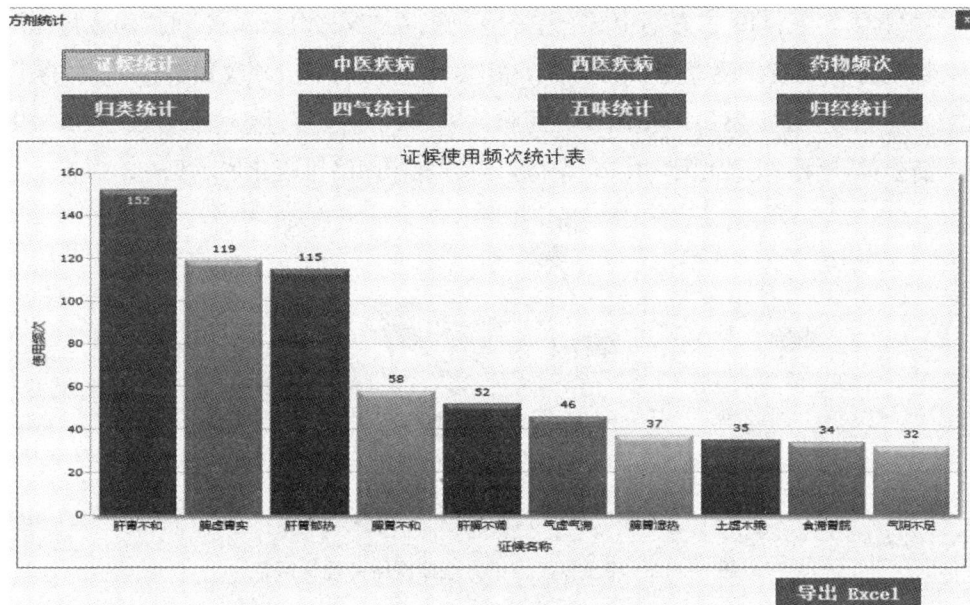

图 3 - 10 前 10 个证候出现频次及所对应处方数

将上述 10 个常见证型处方分别进行关联规则分析,分别得到各证型核心药物、组方规律,并进行网络可视化展示。

肝胃不和证:152 首方剂中共有中药 110 味,在"数据分析系统"的"组方规律"中,将"支持度个数"设置为 91(即表示在这 152 首方剂中出现次数超过 91 次的药物),"置信度"设置为 0.9,提出核心药物共 9 味(蒲公英、柴胡、陈皮、土炒白术、甘草、枳壳、南沙参、茯苓、白术),组方规律网络可视化展示见图 3 - 11。

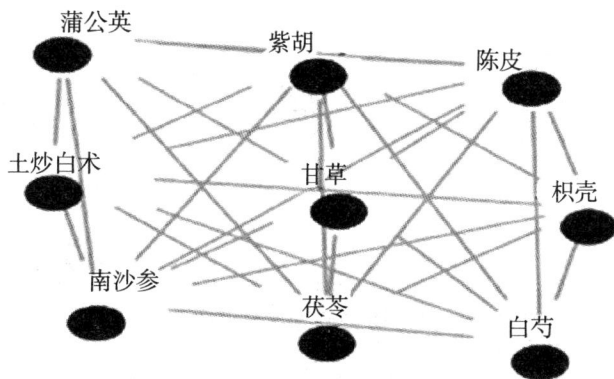

图 3 - 11 肝胃不和证组方规律网络可视化展示

由图可见 9 味药物为经方四逆散合四君子汤加味所得。

脾虚胃实证:119 首方剂中共有中药 96 味,在"数据分析系统"的"组方规律"中,将"支持度个数"设置为 71(即表示在这 119 首方剂中出现次数超过 71 次的药物),"置信度"设置为 0.9,提出核心药物共 10 味(南沙参、熟大黄、陈皮、茯苓、枳实、蒲公英、厚朴、土炒白术、甘草、赤芍),组方规律网络可视化展示见图 3 - 12。

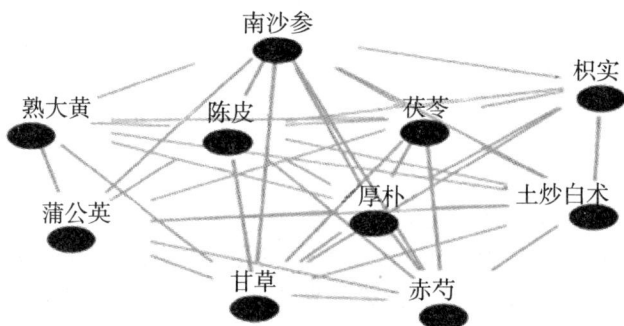

图 3 - 12　脾虚胃实证组方规律网络可视化展示

由图可见 10 味药物为经方四君子汤合厚朴三物汤加味所得。

肝胃郁热证:115 首方剂中共有中药 91 味,在"数据分析系统"的"组方规律"中,将"支持度个数"设置为 69(即表示在这 115 首方剂中出现次数超过 69 次的药物),"置信度"设置为 0.9,提出核心药物共 8 味(黄连、吴茱萸、南沙参、茯苓、土炒白术、甘草、蒲公英、夏枯草),组方规律网络可视化展示见图 3 - 13。

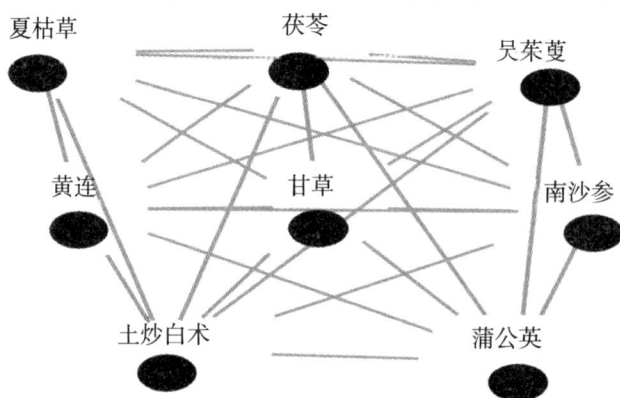

图 3 - 13　肝胃郁热证组方规律网络可视化展示

由图可见 8 味药物为经方四君子汤合左金丸加味所得。

脾胃不和证:58 首方剂中共有中药 84 味,在"数据分析系统"的"组方规律"中,将"支持度个数"设置为 29(即表示在这 58 首方剂中出现次数超过 29 次的药物),"置信度"设置为 0.9,提出核心药物共 10 味(柴胡、蒲公英、茯苓、甘草、赤芍、南沙参、陈皮、苍术、白芍、土炒白术),组方规律网络可视化展示见图 3 - 14。

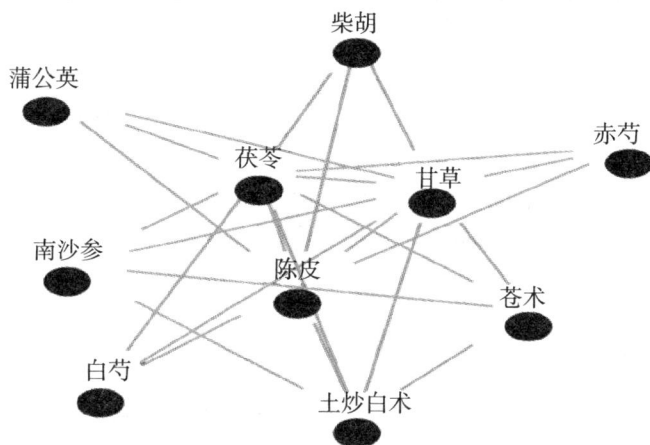

图 3 - 14 脾胃不和证组方规律网络可视化展示

由图可见 10 味药物为经方四君子汤、四逆散、平胃散加减所得。

肝脾不调证:52 首方剂中共有中药 83 味,在"数据分析系统"的"组方规律"中,将"支持度个数"设置为 31(即表示在这 52 首方剂中出现次数超过 31 次的药物),"置信度"设置为 0.9,提出核心药物共 10 味(南沙参、茯苓、蒲公英、苍术、甘草、陈皮、法夏、土炒白术、柴胡、黄芩),组方规律网络可视化展示见图 3 - 15。

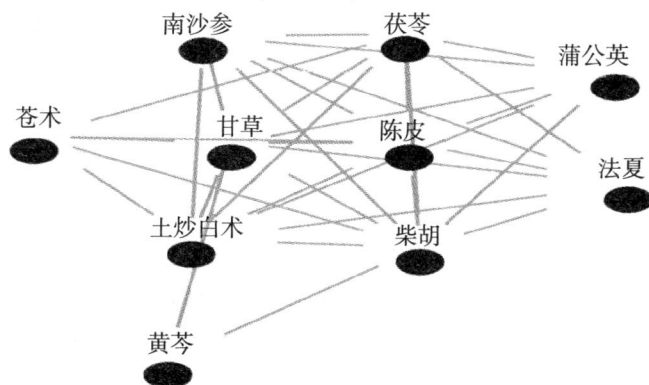

图 3 - 15 肝脾不调证组方规律网络可视化展示

由图可见 10 味药物为经方柴平汤合四君子汤加减所得。

气虚气滞证:46 首方剂中共有中药 84 味,在"数据分析系统"的"组方规律"中,将"支持度个数"设置为 28(即表示在这 46 首方剂中出现次数超过 28 次的药物),"置信度"设置为 0.9,提出核心药物共 10 味(土炒白术、赤芍、白芍、陈皮、茯苓、柴胡、蒲公英、甘草、枳壳、南沙参),组方规律网络可视化展示见图 3-16。

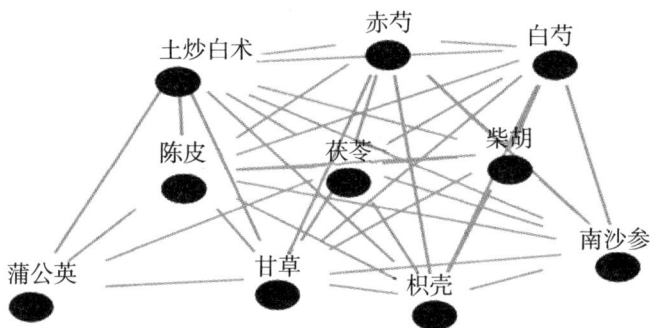

图 3-16　气虚气滞证组方规律网络可视化展示

由图可见 10 味药物为经方四君子汤合四逆散加味所得。

脾胃湿热证:37 首方剂中共有中药 74 味,在"数据分析系统"的"组方规律"中,将"支持度个数"设置为 22(即表示在这 37 首方剂中出现次数超过 22 次的药物),"置信度"设置为 0.9,提出核心药物共 9 味(茵陈、苍术、陈皮、法夏、厚朴、土炒白术、南沙参、茯苓、蒲公英),组方规律网络可视化展示见图 3-17。

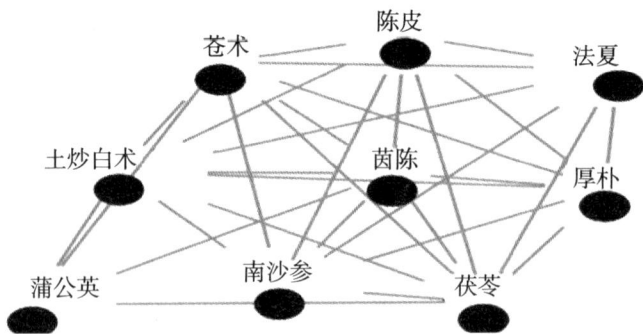

图 3-17　脾胃湿热证组方规律网络可视化展示

由图可见 9 味药物为经方茵陈平胃散合四君子汤加味所得。

土虚木乘证:35 首方剂中共有中药 60 味,在"数据分析系统"的"组方规律"中,将"支持度个数"设置为 21(即表示在这 35 首方剂中出现次数超过 21 次的药物），"置信度"设置为 0.9，提出核心药物共 10 味（茯苓、陈皮、柴胡、甘草、赤芍、土炒白术、南沙参、白芍、枳壳、蒲公英），组方规律网络可视化展示见图 3－18。

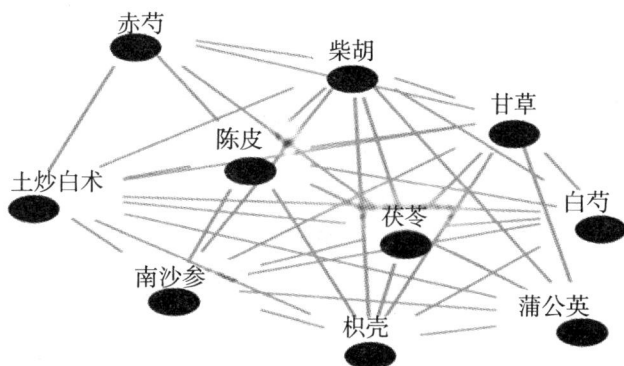

图 3－18　土虚木乘证组方规律网络可视化展示

由图可见 10 味药物为经方四君子汤合四逆散加味所得。

食滞胃脘证:34 首方剂中共有中药 49 味，在"数据分析系统"的"组方规律"中，将"支持度个数"设置为 20（即表示在这 34 首方剂中出现次数超过 20 次的药物），"置信度"设置为 0.9，提出核心药物共 10 味（枳壳、茯苓、土炒白术、连翘、甘草、炒莱菔子、厚朴、神曲、熟大黄、陈皮），组方规律网络可视化展示见图 3－19。

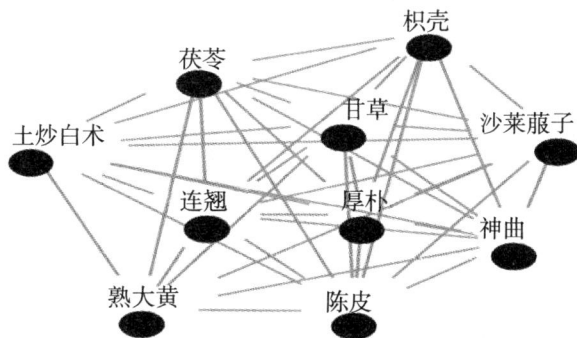

图 3－19　食滞胃脘证组方规律网络可视化展示

由图可见 10 味药物为经方保和丸和厚朴三物汤加减所得。

气阴不足证:32 首方剂中共有中药 60 味，在"数据分析系统"的"组方规律"中，将"支持度个数"设置为 21（即表示在这 32 首方剂中出现次数超过 21 次的药物），"置信度"设置为 0.9，提出核心药物共 9 味（南沙参、甘草、白及、白芍、桔梗、土炒白术、炒扁豆、茯苓、麦冬），组方规律网络可视化展示见图 3－20。

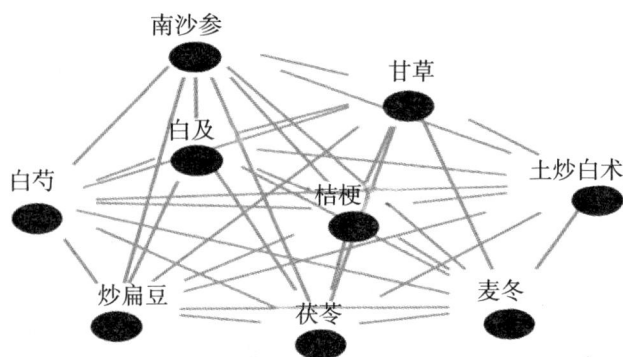

图 3-20 气阴不足证组方规律网络可视化展示

由图可见 9 味药物为经方沙参麦冬汤、四君子汤合芍药甘草汤加减所得。

综上,上述 10 个常见证型其核心药物的组方规律均佐证了戴老喜用经方,随证方方组合的用方特点。通过科学、客观的数据挖掘,总结出了戴老在胃脘痛各证型的常用方药。

8. 基于"熵聚类"和"改进的互信息法"进行层次聚类分析

将戴老辨治胃脘痛常见 10 个临床证型的处方进行基于"熵聚类"和"改进的互信息法"的层次聚类分析,得到这 10 个证型的新方组合。

肝胃不和证新方组合:蒲公英-藿香-炮姜-炒扁豆、佛手-川楝子-夏枯草-百合-郁金、南沙参-柿蒂-土炒白术-茯苓、白芍-柴胡-枳壳-厚朴-法夏-苍术-黄芩。

脾虚胃实证新方组合:枳壳-枳实-柴胡 白芍-生姜、吴茱萸-白芍-木瓜-柴胡-生姜、浙贝母-石膏-乌贼骨-延胡索-淡竹叶-茯苓-甘草-淡豆豉、淡竹叶-茯苓-甘草-淡豆豉、淡竹叶-陈皮-南沙参-淡豆豉、蒲公英-白及-黄连-生姜、砂仁-大枣-陈皮-淡豆豉、太子参-佛手-玄参-百合-夏枯草、枳实-柴胡-熟大黄-法夏-赤芍-苍术、知母-陈皮-厚朴-炒莱菔子、砂仁-藿香-甘草-淡豆豉-瓜蒌皮。

肝胃郁热证新方组合:吴茱萸-厚朴-黄连-夏枯草-法夏-苍术-甘草-茵陈、枳壳-浙贝母-黄芩-赤芍-柴胡-陈皮-远志。

脾胃不和证新方组合:鸡内金-生麦芽-焦栀子-赤芍、竹茹-柿蒂-炒莱菔子-土炒白术-生姜、浙贝母-木瓜-乌贼骨-荷叶、生麦芽-砂仁-木香-鸡内金-益智仁、生麦芽-焦栀子-芦根-芥子、法夏-白芍-盐炒黄柏-苍术-南沙

参 – 厚朴、蒲公英 – 延胡索 – 薏苡仁 – 赤芍、苏梗 – 香附 – 熟大黄 – 郁金。

肝脾不调证新方组合:荷叶 – 蒲公英 – 佩兰 – 砂仁 – 太子参、鸡内金 – 砂仁 – 太子参 – 莲米、淡竹叶 – 苍术 – 厚朴 – 赤芍 – 熟大黄、淡竹叶 – 南沙参 – 柿蒂 – 生姜。

气虚气滞证新方组合:青皮 – 桑叶 – 女贞子 – 旱莲草、青皮 – 甘草 – 女贞子 – 旱莲草、青皮 – 佛手 – 女贞子 – 旱莲草、鸡内金 – 生麦芽 – 升麻 – 黄芩、鸡内金 – 生麦芽 – 黄连 – 苏梗、生麦芽 – 法夏 – 黄芩 – 香附、赤芍 – 白芍 – 藿香 – 石菖蒲、柴胡、赤芍 – 蒲公英 – 苍术 – 柴胡、白芍 – 甘草 – 柴胡 – 大腹皮、砂仁 – 黄连 – 炒莱菔子 – 炮姜、炮姜 – 炒莱菔子 – 白术 – 小茴香、苏梗 – 香附 – 百合 – 陈皮 – 小茴香、太子参 – 百合 – 陈皮 – 南沙参 – 小茴香。

脾胃湿热证新方组合:浙贝母 – 柴胡 – 陈皮 – 葛根、黄芩 – 赤芍 – 泽泻 – 夏枯草、黄芩 – 蒲公英 – 夏枯草 – 甘草、法夏 – 甘草 – 夏枯草 – 黄连 – 炒扁豆、蒲公英 – 藿香 – 黄连 – 砂仁 – 草果、赤芍 – 砂仁 – 炮姜 – 槟榔 – 茵陈。

土虚木乘证新方组合:陈皮 – 南沙参 – 白及 – 太子参、陈皮 – 苍术 – 砂仁 – 厚朴、蒲公英 – 赤芍 – 竹茹 – 厚朴 – 法夏、鸡内金 – 吴茱萸 – 黄连 – 竹茹、吴茱萸 – 浙贝母 – 延胡索 – 胡黄连。

食滞胃脘证新方组合:白术 – 甘草 – 熟大黄 – 苍术、枳壳 – 莱菔子 – 桑叶 – 炒莱菔子、枳壳 – 法夏 – 炒莱菔子 – 南沙参 – 桑叶、陈皮 – 焦山楂 – 淡竹叶 – 鸡内金 – 生麦芽 – 黄连、陈皮 – 土炒白术 – 淡竹叶 – 白术 – 炒莱菔子、土炒白术 – 熟大黄 – 苍术 – 白术 – 陈皮、熟大黄 – 苍术 – 砂仁 – 炒莱菔子。

气阴不足证新方组合:柴胡 – 南沙参 – 桑叶 – 莲米、炒扁豆 – 蒲公英 – 莲米 – 赤芍、茵陈 – 吴茱萸 – 茯苓 – 枳实、蒲公英 – 白及 – 莲米 – 赤芍、炒扁豆 – 白芍 – 桔梗 – 赤芍 – 蒲公英 – 吴茱萸、茯苓 – 白芍 – 桔梗 – 赤芍 – 蒲公英 – 吴茱萸。

中医传承辅助系统通过客观指标和网络可视化展示可增强理论探讨方剂配伍规律,有利于加深方剂配伍规律及名老中医经验的挖掘,使名老中医用药经验具有直观性,同时也可以挖掘隐性知识,对老中医临证经验的总结有着快速、高效的明显优势。但在上述戴老辨治胃脘痛临床常见 10 个证型的新方挖掘中,此种单纯的数据挖掘方法所得结果与跟师临床实践存在一定的差距。因此,我们认为上述每个证型所得到的新方组合,为基础及临床研究提供了有益的线索,但其临床价值还有赖于临床医师的判读、临床试验的研究、临床实践运用等进一步评判。

二、戴老治疗泄泻的组方用药规律

(一)病案处方来源与筛选

1. 处方来源

收集 2012 年 9 月至 2015 年 5 月戴老在贵阳中医学院第一附属医院门诊泄泻患者的处方,经过筛选,共收集处方 180 首。

2. 排除标准

在诊疗中出现侵袭性细菌感染,水、电解质紊乱,合并心、脑、肝、肾及造血系统疾病等严重疾病。

排除不以泄泻为主症的病例。

处方记录不完整的。

(二)研究方法

1. 分析软件

中医传承辅助系统软件由中国中医科学院中药研究所提供,软件集关联规则、聚类算法、频次统计等算法功能于一身,用于名老中医处方的储存、分析、挖掘。复杂系统熵聚类方法具有两个方面的优势:一方面是可以定性、定量地把"药物—药物"之间以及"病—证—症—方—药"之间潜在的相关性挖掘出来;另一方面,则是它不仅可以对比较明显的名医名方中的核心组合进行挖掘分析,还可以将比较隐匿或者容易被人忽略的用药组方规律等挖掘出来。

2. 数据的录入与核对

将上述筛选后患者的姓名、性别、年龄,以及主诉、症状、舌脉、病名、病证、治则治法、药物名称、药物剂量等内容,录入中医传承辅助系统。考虑录入过程中可能出现的人为失误,在完成录入后,由 2 人负责数据的审核,以确保数据的准确性,从而为数据挖掘结果的可靠性提供保障。

3. 数据挖掘与分析

通过中医传承辅助系统软件中"数据分析"模块中的"证候分析""方剂分析"功能,对病人症状及所选处方的用药规律进行分析。其中包括了对数据源的提取、药物使用的"频次统计"及排序、方剂"组方规律"分析、"新方分析",并可以将所得结果进行网络可视化展示。

(三)研究结果

系统整理戴老泄泻临床医案180例,全部输入计算机形成电子资料档案,再将所用数据转换成EXCEL格式,进行归类、统计分析,将资料转换为WORD文件存档,建立病史档案,存入数据库。

通过中医传承辅助系统中"数据分析系统"模块中的"病案分析"功能,进行病案规律分析。在中医疾病查询项中查询"泄泻",将治疗泄泻的病案提取出来。其中男性99例,占55%,女性81例,占45%,年龄在20~85岁之间。

1. 主治证型频次统计

使用软件对所选180例泄泻患者的主治证候进行"频次统计",得到泄泻分布于21种临床证候,频次6次以上的证候是脾虚湿盛证、土虚木乘证、气虚湿热证、气虚气陷证、湿困脾土证、肠道湿热证、木旺乘土证、脾胃气滞证、肝胃气虚证、脾阳虚证等,如表3-11所示。

表3-11 泄泻方主治证候分布

序号	证候	频次	序号	证候	频次
1	脾虚湿盛证	48	12	脾肾气虚证	4
2	土虚木乘证	32	13	土虚火浮证	4
3	气虚湿热证	22	14	寒湿内盛证	4
4	气虚气陷证	15	15	胆胃不和证	3
5	湿困脾土证	8	16	食滞胃脘证	3
7	肠道湿热证	6	17	气虚寒湿证	2
8	木旺乘土证	6	18	肝旺脾虚证	2
9	脾胃气虚证	6	19	肝脾不调证	1
10	肝胃气滞证	6	20	脾虚胃实证	1
11	脾阳虚证	6	21	脾肾阳虚证	1

2. 药物使用频次:

对戴老治疗泄泻病的180首方剂进行"频次统计",得到这180首方剂中包含的132味中药的使用频次。将使用频次由高到低进行排序(表3-12),使用频次在10以上的药物共有49味,茯苓、甘草、白术、南沙参出现的频次较高。

表3-12   泄泻方剂中使用频次10次以上的药物表

序号	药物	频次	序号	药物	频次	序号	药物	频次
1	茯苓	150	18	枳壳	37	35	鸡内金	17
2	甘草	146	19	黄柏	35	36	黄芩	16
3	白术	112	20	柴胡	34	37	白茅根	16
4	南沙参	104	21	白芍	33	38	莱菔子	15
5	陈皮	91	22	藿香	27	39	赤芍	14
6	泽泻	78	23	白扁豆	26	40	防风	13
7	薏苡仁	63	24	马齿苋	26	41	益智仁	13
8	苍术	62	25	荷叶	26	42	芡实	12
9	厚朴	58	26	白头翁	23	43	当归	12
10	猪苓	58	27	苏梗	23	44	沉香	12
11	葛根	55	28	桔梗	21	45	生地	12
12	炮姜	53	29	枳实	21	46	神曲	10
13	太子参	50	30	秦皮	21	47	升麻	10
14	炒白术	49	31	山药	19	48	茵陈	10
15	黄连	48	32	淡竹叶	18	49	连翘	10
16	法夏	48	33	莲心	17			
17	砂仁	43	34	通草	17			

3. 高频次药物归类统计分析

对180首方剂中出现的132味中药进行分类统计分析,结果体现出戴老治疗泄泻用药的集中性,共有18类药物,以补气类、化湿类、利尿消肿类药物出现的频次较高,如表3-13所示。

表3-13   泄泻方剂中药物分类及数量统计

类别	频次	类别	频次
补气类	21	利尿消肿类	14
化湿类	18	清热泻火类	10

续表

类别	频次	类别	频次
温里类	9	清热解毒类	5
消食类	8	清热化痰类	3
行气类	8	发散风热类	3
燥湿化痰类	8	解表类	3
理气类	7	凉血止血类	2
祛暑类	5	补阴类	2
清热泻火类	5	补血类	

4. 基于关联分析常用药对

按照药对及组合出现频次由高到低排序,前3个药对及组合分别是甘草－茯苓、白术－茯苓、白术－甘草;使用频次55次以上的药对及组合见表3－14。

表3－14 泄泻方剂中常用药对及组合

序号	药对及组合	频次	序号	药对及组合	频次
1	甘草－茯苓	122	11	茯苓－泽泻	71
2	白术－茯苓	99	12	白术－南沙参－茯苓	70
3	白术－甘草	96	13	白术－甘草－南沙参	67
4	南沙参－茯苓	94	14	甘草－泽泻	63
5	甘草－南沙参	92	15	白术－甘草－南沙参－茯苓	63
6	白术－甘草－茯苓	83	16	猪苓－泽泻	58
7	甘草－南沙参－茯苓	82	17	陈皮－甘草－茯苓	57
8	白术－南沙参	74	18	茯苓－薏苡仁	56
9	陈皮－甘草	72	19	陈皮－南沙参	56
10	陈皮－茯苓	72	20	甘草－茯苓－泽泻	56

5. 基于关联规则的处方中药物组合及药物关联情况分析

利用软件中"组方规律"功能分析所选180首方剂的组方规律。软件设置"支持度个数"为87(即表示在这180首方剂中出现次数超过87次的药物),共可分析出40条数据,见表3－15。

表 3 - 15   泄泻方剂中用药规则置信度

序号	规则	置信度	序号	规则	置信度
1	猪苓 - > 泽泻	1.000 000	21	白术,南沙参,茯苓 - > 甘草	0.900 000
2	白术,猪苓 - > 泽泻	1.000 000	22	白术,泽泻 - > 茯苓	0.897 959
3	甘草,猪苓 - > 泽泻	1.000 000	23	猪苓 - > 茯苓	0.896 552
4	茯苓,猪苓 - > 泽泻	1.000 000	24	猪苓,泽泻 - > 茯苓	0.896 552
5	白术,茯苓,猪苓 - > 泽泻	1.000 000	25	猪苓 - > 茯苓,泽泻	0.896 552
6	甘草,茯苓,猪苓 - > 泽泻	1.000 000	26	甘草,南沙参 - > 茯苓	0.891 304
7	南沙参,泽泻 - > 茯苓	0.974 359	27	葛根 - > 甘草	0.890 909
8	甘草,南沙参,泽泻 - > 茯苓	0.972 222	28	薏苡仁 - > 茯苓	0.888 889
9	南沙参,薏苡仁 - > 茯苓	0.948 718	29	甘草,泽泻 - > 茯苓	0.888 889
10	白术,南沙参 - > 茯苓	0.945 946	30	陈皮,苍术 - > 厚朴	0.888 889
11	白术,甘草,南沙参 - > 茯苓	0.940 299	31	炮姜 - > 茯苓	0.886 792
12	南沙参,泽泻 - > 甘草	0.923 077	32	南沙参 - > 甘草	0.884 615
13	南沙参,茯苓,泽泻 - > 甘草	0.921 053	33	陈皮,白术 - > 茯苓	0.884 615
14	白术,薏苡仁 - > 茯苓	0.916 667	34	白术 - > 茯苓	0.883 929
15	泽泻 - > 茯苓	0.910 256	35	甘草,猪苓 - > 茯苓	0.880 000
16	白术,南沙参 - > 甘草	0.905 405	36	甘草,猪苓,泽泻 - > 茯苓	0.880 000
17	南沙参 - > 茯苓	0.903 846	37	甘草,猪苓 - > 茯苓,泽泻	0.880 000
18	白术,猪苓 - > 茯苓	0.902 439	38	白术,甘草,泽泻 - > 茯苓	0.878 049
19	白术,猪苓,泽泻 - > 茯苓	0.902 439	39	炒白术 - > 甘草	0.877 551
20	白术,猪苓 - > 茯苓,泽泻	0.902 439	40	甘草,薏苡仁 - > 茯苓	0.877 551

6. 泄泻方剂中药物的四气、五味分布

对泄泻方剂中药物的四气、五味进行分析,甘、温药物出现的频次最高,如图 3 - 21、图 3 - 22 中所示。

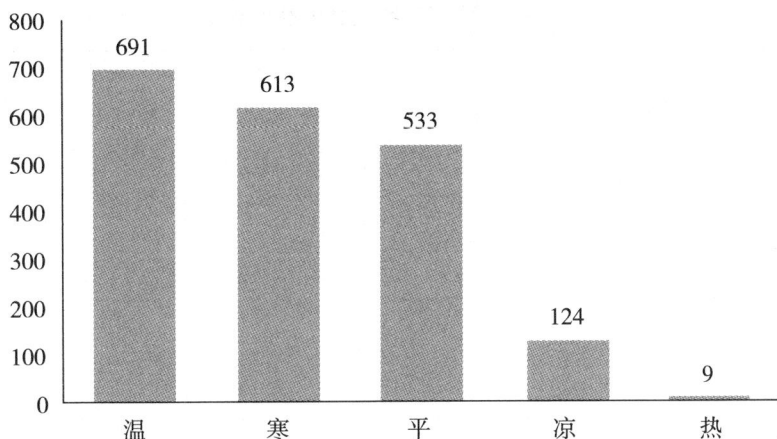

图 3 − 21　泄泻方剂中药物的四气分布

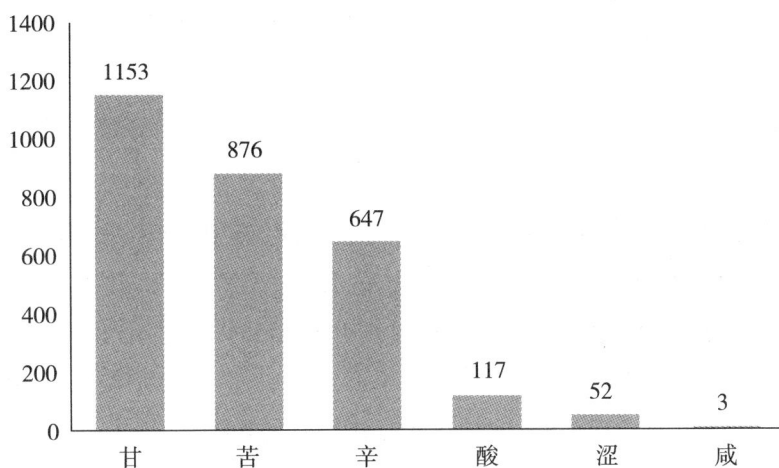

图 3 − 24　泄泻方剂中药物的五味分布

7. 基于复杂系统熵聚类的核心组合分析

以上面所述改进的互信息法的分析结果为基础,按照预设的相关系数及惩罚系数的约束,基于复杂系统熵聚类分析,演化出 3 ~ 5 味药的核心组合,共计 10 个,如表 3 − 16 所示。基于层次聚类的治疗泄泻的新方 5 个,由 4 ~ 5 味药组成,如表 3 − 17 所示。

表 3 – 16　用于新方聚类的药物组合

序号	潜在组合	序号	潜在组合
1	秦皮 – 法夏 – 黄柏	6	法夏 – 白头翁 – 黄柏
2	浙贝母 – 神曲 – 泽泻	7	浙贝母 – 神曲 – 连翘 – 莱菔子
3	莲心 – 炒白术 – 白术	8	荷叶 – 炒白术 – 白术
4	益智仁 – 沉香 – 陈皮	9	益智仁 – 陈皮 – 厚朴
5	炮姜 – 太子参 – 南沙参	10	神曲 – 连翘 – 南沙参

表 3 – 17　基于层次聚类的治疗泄泻的新方

序号	新方组合
1	秦皮 – 法夏 – 黄柏 – 白头翁
2	浙贝母 – 神曲 – 泽泻 – 连翘 – 莱菔子
3	莲心 – 炒白术 – 白术 – 荷叶
4	益智仁 – 沉香 – 陈皮 – 厚朴
5	炮姜 – 太子参 – 南沙参 – 神曲 – 连翘

通过数据挖掘,总结出戴老治疗泄泻常用的药物,有茯苓、白术、南沙参、甘草、苍术、防风、厚朴、陈皮、薏苡仁、白扁豆、山药、莲米、芡实、泽泻、猪苓、茵陈、葛根、黄芩、藿香、白头翁、秦皮等,这些药具有健脾益气、清热燥湿、芳香化湿、利尿消肿、升阳益气等作用,是四君子汤、平胃散、四苓散、参苓白术散、升阳益胃汤、七味白术散等剂的核心组成部分,显示出泄泻治疗中药物的集中性,以方测证,与泄泻的病机(本虚标湿)是相吻合的。泄泻常用药物"药对"与组合,如:甘草 – 茯苓,白术 – 茯苓,白术 – 甘草,南沙参 – 茯苓,甘草 – 南沙参,白术 – 南沙参,陈皮 – 甘草,陈皮 – 茯苓,茯苓 – 泽泻,白术 – 甘草 – 南沙参,茯苓 – 薏苡仁,陈皮 – 南沙参,甘草 – 茯苓 – 泽泻,茯苓 – 泽泻,白术 – 南沙参 – 茯苓,甘草 – 泽泻,白术 – 甘草 – 南沙参 – 茯苓等。大部分常见的配伍药物为益气健脾、行气化湿之品,核心药物的分析认为:茯苓为治疗泄泻的核心药物,味甘而淡,甘则能补,淡则能渗,归入脾经,渗湿利水,健脾补中,药性平和,既可祛邪,又可扶正,利水而不伤正,实为利水之要药。白术甘温补虚,苦温燥湿,归脾、胃二经,既能补气以健脾,又能燥湿利尿,对于脾虚湿盛有标本兼顾、攻补兼收之效,为补气健脾第一要药。南沙参始载于《神农本草经》:"味苦微寒,主血积惊气,除寒热,补中益肺气,久服利人。"味甘,微寒,归

胃、肺经,有健脾益气、益胃生津、养阴清肺之功,无滋腻滑润之弊。甘草于《本草汇言》中记载:"和中益气,补虚解毒之药也",具有补脾益气,缓急止痛,调和诸药之功。山药甘平,补脾益气;莲子甘平而涩,善补脾而厚肠胃,涩肠止泻,又能健脾开胃,增进食欲,二药助南沙参、白术以健脾益气,兼以厚肠止泻。白扁豆甘平补中,健脾化湿;薏苡仁甘淡微寒,健脾利湿,二药助白术、茯苓以健脾助运,渗湿止泻。泽泻、猪苓助茯苓利水渗湿,"利小便而实大便"。脾失健运,易成积滞,故常加陈皮、砂仁等理气化湿,消食导滞。

在主治泄泻的方剂中,从药物关联的置信度分析,茯苓、甘草、白术、南沙参、猪苓、泽泻等药对出现的频次较高,反映出泄泻治法健脾利湿、利水消肿的重要性,药方主要围绕四君子汤、四苓散、平胃散展开。

数据挖掘显示的新方核心组合有5种,如秦皮－法夏－黄柏－白头翁、浙贝母－神曲－泽泻－连翘－莱菔子、莲心－炒白术－白术－荷叶、益智仁－沉香－陈皮－厚朴、炮姜－太子参－南沙参－神曲－连翘。涉及清热利湿、健脾益气、温阳补肾、消食导滞等类药物,其临床价值有待进一步验证。

药物的四气五味分析显示,药物的性味以温寒、甘苦辛药为主,《素问·阴阳应象大论》中言"辛甘发散为阳,酸苦涌泄为阴",无论是淡渗健脾利湿、芳香化浊燥湿、益气温中化湿,以及大辛大温之药温化寒湿,无不在助脾气或脾阳。正如《素问·至真要大论》曰:"夫五味入胃,各归所喜,攻……甘先入脾。"《素问·脏气法时论》又云:"脾欲缓,急食甘以缓之……甘补之。"《名医方论》亦云:"气虚者,补之以甘。"说明甘味药入脾经,有益气健中、补养脾胃的功效,如南沙参、黄芪、白术、山药、白扁豆等。脾为阴土,喜燥恶湿,胃为阳土,喜润恶燥,《黄帝内经》谓:"湿淫于内,治以苦热,佐以酸淡,以苦燥之,以淡泄之""脾苦湿,急食苦以燥之"。故戴老泻脾胃者多以苦味药为主,辛味药次之,对于脾为湿困者,宜用苦燥祛湿之品,但苦味药亦有偏温偏寒之异,味苦性温者,多以燥湿为主,如用苍术、砂仁、厚朴等,适用于脾湿偏盛者,味苦性寒者多以清热泻火为主,兼有燥湿作用,用于脾胃湿热郁结之证,常用黄芩、黄连、大黄、茵陈等。同时,戴老指出,清热不可纯用苦寒,苦寒太过则伤脾气。临床上应各有所选,随证调整,如湿热阻滞中焦者,常选微辛之芳香化湿药如竹茹、佩兰、佛手等,对湿困脾胃证者,在苦燥药中配伍淡渗利湿之品,如薏苡仁、猪苓、茯苓、泽泻等利水渗湿,盖湿性下趋,宜因势利导,犹如《金匮要略》中言:治湿不利小便非其治也。以上用药更全面地反映了戴老治疗泄泻的思路,以健脾渗湿利水法为主,并根据不同病因、体质配以益脾气、护阴液、抑肝木、消积滞、调寒热等法,以达标本同治、虚实兼顾之意,且慎用苦寒、收涩药物。

第五节　治未病理论贯穿临床

《素问·四气调神大论》云:"圣人不治已病治未病,不治已乱治未乱,此之谓也。夫病已成而后药之,乱已成而后治之,譬犹渴而穿井,斗而铸锥,不亦晚乎。"治未病的内容有3方面的意思:未病先防、已病防变、瘥后防复。从这个角度看,中医学体系的"治未病",部分等同于现代医学体系的预防医学,即防患于未然。但戴老指出"治未病"的中医内涵远不止此。如果从中医学体系来认识"治未病",尤其是作为一种思维方法来认识,它不仅仅是对疾病的先防和后养,还是一种具有很高实用价值的临床思维方法,是一种高度体现中医治疗特色的临床思维模式,是中医整体观的具体应用。

戴老认为治未病,是以整体观为指导,根据传变规律,实施预见性治疗,以控制其病理传变。人体是一个有机的整体,一脏有病可以影响相关的脏腑,体表有病可以内传脏腑,一种疾病可按其发展规律变生他病。犹如《素问·玉机真脏论》所言:"五脏受气于其所生,传之于其所胜,气舍于其所生,死于其所不胜。"在临床辨治中,戴老常贯穿使用治未病理论。以下是戴老在肝、胆、脾、胃病中治未病的运用。

一、脾病调肝,肝病防脾

《金匮要略·脏腑经络先后病脉证》说:"上工治未病,何也? ……夫治未病者,见肝之病,知肝传脾,当先实脾。"又说:"中工不晓相传,见肝之病,不解实脾,唯治肝也。"张仲景根据祖国医学五行生克理论,肝属木,脾属土,木克土,故肝木之病,必将影响到脾土,治疗当在脾土受邪之前予以疏肝健脾,使脾不受邪,切断疾病的传变途径,为未病先防、既病防变的体现。

戴老擅治肝、胆、脾、胃病,指出脾胃与肝胆关系最为密切,将二者关系总结为肝、脾、胃之常,承制为休用:生克相牵,乘侮相因,肝属木,主疏泄而藏血;脾属土,主运化而生血,木赖土以滋养,土得木则疏通,两者生理上相互协调,相互为用,"肝病治脾""调和肝脾"为戴老常用治法,肝实证必须泻肝顾脾。尤在泾言:"脏邪唯实则能传,而虚则不传。"实脾是在脾虚的情况下才运用。对于肝虚证,尤须顾脾,因培土可以荣木。补脾往往是肝脾同治,不是单纯治肝,顾脾并非一味用补,健脾与运脾同时兼顾。

戴老提出脾病久病不愈要从肝论治,因肝病必犯土,是侮其所胜。

从肝论治的常见病种如情志不遂:恼怒忧郁,其脏在肝胆,伤在脾胃,怒则气逆,甚则呕血、飧泄、呕吐、呃逆、吞酸、膜胀、胃脘痛等,多属脾虚木旺,肝木乘脾;膜胀:初由怒气伤肝,渐蚀其脾,继则脾虚之故,土败木贼;泄泻:遇怒便作泄泻者,为"肝木克土脾气受伤","风木之邪,内乘脾土";黄疸:风木之邪传土湿土,则见黄色;萎黄:肝木横肆,脾气伤残,土败而色外越之黄萎;痢疾:风邪入里,木郁不舒,则下克脾土,变为热利下重。

戴老常用脾病治肝方药,如胃脘痛用温胆汤、四逆散、柴胡疏肝散、逍遥散、柴平汤、吴茱萸汤等;呃逆用柴胡疏肝散、温胆汤、青黛散等;泄泻用丹栀逍遥散、痛泻要方、四逆散等;痢疾用四逆散、白头翁汤、黄芩汤等。

戴老指出肝病论治的要点:①从肝论治,要注意本脏所居,本经所循,本脏所主器官的症状,加上脉弦,是为辨证关键。②肝病久治不愈要注意从脾论治机理,脾病传肝谓之反侮,如王叔和言:"脾之乘肝,土之凌木,为微邪,虽病即瘥",同时戴老强调脾土未病,为防止肝实(邪实)也可调补脾,以防肝病传脾,属未病先防,对于脾病治肝要注意区分脾土的寒热虚实等情况,在治脾方药中配用调肝方药,以实现"土得木而达之"的学术思想指导。

二、既病防变,病后防复

胃癌的发生发展,是由饮食不节、精神失调、遗传等多因素作用形成的,经过慢性胃炎—肠上皮化生—不典型增生—癌前病变—胃癌,通过较长时间逐步演变发展而成。戴老提出医生不但要善于治病,更要善于治未病,见微知著,既病防变,结合胃镜微观辨证,将胃癌癌前病变归于"胃脘痛"进行辨治,指出本病病位在胃,而病变脏腑关键在脾胃,病机多以脾胃气虚为本,痰湿、血瘀、瘀热及瘀毒为标,虚实夹杂。辨证方法上,交叉使用包括脏腑辨证、八纲辨证、气血辨证及五行辨证等多种辨证方法,根据症状、舌、脉的变化,证型也相应改变,治法、方药亦随之而变,治疗过程中,注重各脏腑之间的联系,标本兼顾,在和胃止痛的同时不忘健脾、调肝、益肾,常以四君子汤、理中汤、香砂六君子汤、参苓白术散、枳术丸健脾顾本,平胃散、白扁豆、薏苡仁祛湿,黄连解毒汤解毒,针对瘀血、瘀热及瘀毒三个胃脘痛主要病理因素用药,常用制三棱、制莪术、夏枯草、蒲公英、延胡索、赤芍等。每诊用方均用四君子汤,体现戴老"治病必求于本""正气存内,邪不可干"的学术思想,在胃癌癌前病变期,发挥了中医药综合防治的特色和优势,运用中医辨证论治,灵活掌握脏腑病机及生克制化之理,防治疾病传变,取得了较好的临床效果。

戴老指出脾胃病的一个重要特点是常随生活、饮食、情志失常而反复发作,故病愈或病情稳定之后,应嘱病人注意病后调摄,调畅情志,正确认识和对待疾病,结合饮食、运动等方法,远离致病因素,并可根据病情需要选用益气健脾、疏肝和胃、养心安神等药物,帮助机体恢复或维持平衡,以防疾病复发或复感新邪。如宜食暖热、质软、富有营养、易于消化吸收的食物,按时进食或少食多餐;忌食生冷刺激、辛辣之品及黏腻、油炸、粗纤维等伤胃不易消化吸收之物。

第六节　辨体养生观

戴老虽73岁高龄,却依然耳聪目明,看书不需要戴眼镜,反应灵敏,条理清晰,爱好广泛,每天晨起打太极拳、健步走,他的养生之道,归纳为三十二字诀:"要多走路,无须吃素;心胸开阔,勿火勿恼;远离陋习,爱好良好;坚持不懈,长寿可保。"戴老提倡饮食清淡,但无须素食,食物宜多元化,四时食养,应克服饮食偏嗜,合理搭配三餐营养,规律进餐。

一、辨体养生观

中医养生属于预防医学的范畴,其历史悠久,具有系统的理论、丰富的养生方法和简便廉验的特色,相对于其他预防医学,具有较大的优势。中医养生有三个基本特点,即整体养生、辨体养生、尽终天年。戴老提倡辨体养生,是中医养生的重要原则。所谓辨体养生,就是通过望、闻、问、切等多种诊察手段,收集关于人体在形态、心理和生理功能上的既往和现况资料,经过分析、综合,判别人体在脏腑、气血阴阳等方面的体质状态,在此基础上,再辨别综合多方面与人体体质相关的实际生活状况,制定并实施具有针对性的养生方案。因人制宜是中医学的防治原则之一,辨体养生正是因人制宜,以人为本。辨体养生具有全面、综合和个性化特点,突出了各环节的辨别性和针对性,既以体质为核心,又综合了与人体相关的多方面因素,思路与方法更加全面、精细、清晰,以此原则为核心来实施养生更具有可操作性和实用性,更易于掌握和推广运用。在辨体养生中,辨体是养生的前提,养生是辨体的目的。辨体养生的理论基础是中医体质学说和中医养生学的理论。

针对辨体养生,戴老提到,这里所说的体质,即机体素质,是指人体生命过程中,在先天禀赋和后天获得的基础上,所形成的与自然及社会环境相适应的功能和形态上相对稳定的固有特性。它能够反映机体内阴阳运动形式的特殊性,这种特殊性是由脏腑盛衰所决定的,并以气血为基础。

《景岳全书》云:“人之自生至老,凡先天之有不足者,但得后天培养之力,则补天之功,亦可居其强半”,说明了体质养生的重要性。《素问·至真要大论》提出一系列养生治法治则,诸如“正治”“反治”“治病求本”“调理阴阳”“扶正祛邪”“标本缓急”“同病异治”“异病同治”及“寒者热之,热者寒之,实者泻之,虚者补之”等原则。中医体质学将体质分为9种,除平和质外,其余8种阴虚质、湿热质、血瘀质、气虚质、阳虚质、气郁质、痰湿质及特禀质均为偏颇体质。从总体上来说,体质养生的方法有食物养生、药物养生、精神养生及自然养生等。戴老强调针对不同体质的人,养生方法应各有不同,不能一概而论,即要辨体养生,如痰湿体质之人,养生原则为化痰除湿,而痰湿之生,与肺、脾、肾三脏关系最为密切,故应调补肺、脾、肾三脏,以达化痰除湿的目的。在饮食调养上,勿过饱,少食肥甘厚味以防生痰助湿,可多吃容易消化的软食如白萝卜、白果、紫菜、洋葱、薏苡仁等,注意限制食盐的摄入,不宜饮酒;药物调养上,因湿为阴邪,其性黏滞,当用温药调理,但防温热太过,水液受灼,常用中药如杏仁、贝母、橘红、厚朴、薏苡仁、苍术、茯苓等。痰湿体质之人性格多温和,善于忍耐,可适当增加社会活动,培养兴趣爱好,开阔眼界,合理安排休闲活动。湿性重浊,易阻滞气机,伤及阳气,住地避免潮湿,增加运动,适宜长期中小强度较长时间的全身运动,如散步、慢跑、球类、哑铃、武术、八段锦等,锻炼时间选择在下午2:00—4:00阳气盛极之时。如血瘀质之人在饮食调养上则可多吃活血养血之品,如桃仁、慈姑、黑大豆、山楂等,少量饮酒;药物调养上,选活血养血之品,如丹参、川芎、当归、红花、益母草等。血虚质之人,养生原则是养血补血,兼以补气。因心主血,肝藏血,脾统血,肾精可化生为气血,故心、肝、脾、肾皆当补之。气为阳,血为阴,"气为血之帅",既能生血,又能行血,故可兼补气以补血。在饮食调养上,中医学认为:"中焦受气取汁,变化而赤,是谓血。"说明血源于水谷精气。可常食用桑葚、桂圆、荔枝、黄精、黑米、黑木耳、动物肝脏等;药物常选熟地、当归、白芍、阿胶、何首乌、龙眼肉、枸杞等;但需注意,补血之品易妨碍消化,故对湿滞中焦、脘腹胀满、食少便溏者慎用,如必须应用,则应与健脾和胃药同用,以免助湿碍脾,影响脾胃之健运。

二、老年人体质养生

戴老指出,老年人的体质特点和年轻人有所不同,老年人机体生理功能衰退,随着阴阳气血、津液代谢和情志活动的变化,老年性疾病逐渐增多,平和体质较少,偏颇体质较多。中医学认为人的衰老一般在50岁左右开始。在中医典籍《灵枢·天年》中记载:"五十岁,肝气始衰,肝叶始薄,胆汁始减,目始不明。六十岁,心气始衰,苦忧悲,血气懈惰,故好卧。七十岁,脾气虚,皮肤枯。八十岁,肺气衰,魄离,故言善误。九十岁,肾气焦,四脏经脉空虚。百岁五脏皆虚,神气皆去,形骸独居而终矣。"《素问病机气宜保命集》说:"五十岁至七十岁者,和气如秋,精耗血衰,血气凝泣,形体伤惫……百骸疏漏,风邪易乘。"

大凡知养生保健者,必先明白自我衰老的过程,即从中医学来看是从50岁开始的,每隔10年就重点衰退某个系统,如在60~69岁表现在心脑血管系统,出现心脏气血功能不足,心脏自我调节能力下降而情绪不稳定多有悲忧,化解能力差等;若从西医学看,在体检时心脏冠状动脉的最大血流量是青年时期的50%而易出现心脏缺血,功能不足,而发生冠心病,且血的黏稠度增高而发生动脉硬化,人的大脑重量减少20%~25%等。

所以,要学会在年老体衰动态过程中,保持人体脏腑气血的相对平衡,并学习实践一套自我的康养方法,才能实现增龄长寿,做到"健康的老龄化"。戴老指出应从以下几个方面来调养。

1. 调神御形

《素问·上古天真论》论及人的精神状态时说:"恬淡虚无,真气从之,精神内守,病安从来?"人在60岁从岗位退下来以后,就要安下心来过好晚年生活。《老子》说:"归根日静,是谓复命",就是说人的心神安静是恢复生命活力的最有效方法,只要做到心广、心正、心平、心安、心静,就能实现神安而益体延寿。

2. 调理饮食

一般进食原则:食品不宜过酸、过甜、过咸、过油腻、过刺激。食品以清淡爽口,少渣半流质,细软食物为主,少食多餐(每日4~6餐),定时定量。讲究烹调方法,食物制作要细、碎、软、烂,多用蒸、煮、炖、煨、烩,以保护胃肠黏膜。

老年人胃肠黏膜变薄,胃肠动力下降,各种胃肠消化功能减弱,加上口中味蕾萎缩,常对热、辣、酸、苦、咸等味道产生过敏,因此,一些食品要少吃或不吃,如辛辣、煎炸、粗糙及生冷凉拌食品,土豆食后的饱腹指数最高,因此有胃病的老年人应禁食土豆。对于食后易产酸者,食用稀饭、浓肉汤、浓咖啡等也要注意。

3. 保证睡眠

保证充足睡眠,能减少脑细胞耗能,提高机体免疫能力。一般睡眠时间因人而异,老年人最多每天9 h。建议睡好子午觉,根据中医时辰与脏腑相合的睡眠理论,子时指夜晚11点至凌晨1点,对应人体肾脏;午时指中午11点至下午1点,对应人体心脏。睡好子午觉就能养心、养肾,求得人体心肾阴阳平衡。睡的方向顺应地球磁场方向,即头北足南。睡的姿势右侧卧位。

4. 定时排便

人体肠道毒素可通过大便排出,所以养成定时排便习惯就能推陈致新。一般有便必排,不能强忍或强挣排便,强忍可致肠胀气而腹痛,强排可使直肠脱出。此外,排便后可作呼吸提肛动作,也可平时按摩腹部天枢穴或足部足三里穴,以加强胃肠蠕动而利于排便。有条件者也可实施灌肠以排出肠道毒素。

5. 适当锻炼

适当锻炼身体可使气血畅行不受阻,利于养生保健。一般可先测知自我的体温、脉搏、呼吸、血压的最大忍受值,以确定运动锻炼的合适度,太低达不到目的,太高又易伤身,常可坚持每天慢走与快走相结合,达到微微呼吸与少许汗出,但不影响说话,运动后又不感疲劳为目的。在运动中可适当补充淡盐水或购口服补液盐散冲开水 500 mL 分次口服,以防汗多伤心耗血;或口服西洋参含片以抗疲劳增强机体免疫能力。只要持之以恒适当运动就能增强人体生命活力。此外,还可常练"四梢"健身:一练"筋梢"的关节,双手拍拍以柔筋利关节;二练"肉梢",将舌抵口中上腭,沟通人体任脉与督脉,实现阴阳经脉的"小周天";三练"骨梢"的牙齿,每天勤叩上下牙齿,可实现固牙护肾;四练"血梢"而勤梳头,改善头皮血液循环以美发护脑。

6.保护面容

年老体衰而面容光华减退,这是自然规律,但也可延缓面部衰老。一是要做面部按摩操或揉其穴位;二是可用芦荟汁或鸡蛋清稀释涂脸;三是用牛角梳梳头,改善头部血液循环。

第七节　居安思危的预防观

《周易·系辞下》指出:"君子安而不忘危,存而不忘亡,治而不忘乱,是以身安而国家可保也。"在卦辞中指出:君子思患而预防之。明确提出了未病先防,居安思危的预防为先的思想。

在这一思想的影响下,后世医家和养生家都非常强调预防为主的防病健身原则。《易经》奠定了中医养生原则的理论基础,其哲学思想直接影响着中医养生学理论。除上面所提到的"居安思危",还有很多中医养生学理论、原则亦源于《易经》万物本源的天道。"道"是中国古代哲学思想中最为博大精深的哲学概念,它体现了自然万物的本源和运动变化法则。易学是研究天地万物法则、揭示事物发展变化规律的,揭示的目的就是让人们认识、运用并发挥其作用。

简言之,易学旨在论一阴一阳之道。《周易》云:"乾,阳物也;坤,阴物也。阴阳合德,而刚柔有体。"说明了"道"正是万物发展变化过程中的法则。也就是说宇宙万物都得遵循自然法则,万物变化、生灭、治病保健都要服从这个根本。应用《周易》升降、损益、刚柔和阴阳消长的原则,进行各种养生实践活动,可以达到养生防病、健康长寿的目的。

一、天人相应的整体观

天人相应是《周易》的重要命题之一。这个思想具体体现了天地—人—社会的三维观。《周易》认为宇宙万物是一个整体,而且周而复始地运动变化着。《周易》曰:"往来不穷,谓之通","日往则月来,月往则日来,日月相推而明生焉;寒往则暑来,暑往则寒来,寒暑相推而岁成焉"。自然是人类生命的源泉。人类生活在这一整体的动态循环的运动中,必定受自然法则的支配和制约,自然界有什么样的规律,人类社会也当有类似的规律。实践证明,随着人类的繁衍、社会的进化,心理因素和社会因素对人体生理及病理的影响越来越大。《周易》天人相应的整体观思想更能体现中医养生的整体调节的优势,在当今医学模式演变过程中将会发挥更突出的作用。

二、动静互涵的运动观

乾卦和坤卦,一主阳动,一主阴静,成了中国养生学的两大原则。动静和刚柔都是对立统一体,乾卦虽主动,但也有静的一面,坤卦虽主静,也有动的一面。道家和儒家都很推崇《周易》的运动观,并以之作为养生宗旨。两家都极为重视导引健身。医学家华佗的"五禽戏",孙思邈提倡的按摩导引等,其思想皆源于《周易》。这种动静统一的运动观是符合生命机体运动的客观规律的,这也正是中国传统养生防病的重要原则。后世养生家在养生方法上虽然各有侧重,有重在养神和重在养形的不同,但在本质上都提倡动静兼修、刚柔相济。

三、阴阳和调的平衡观

中医养生的阴阳平衡理论主要根源于《周易》的阴阳平衡观。阴阳对立是《周易》的核心。《周易》平衡观还反映在卦的结构上,无论八卦,还是六十四卦对于阴爻和阳爻的数量、位置的分布都是平衡的,体现出了平衡是动态的、相对的原理,亦即是在发展中、变化中的平衡。平衡是为了维持整体的统一性。一切养生防病的措施和方法必须顺应阴阳消长规律。

在治疗、康复保健方面,亦以恢复阴阳的平衡为宗旨,"阴平阳秘"是人体生命活动的正常标志之一,只有养生者善于调和阴阳以维持体内的阴阳相对平衡,才能确保健康无病,生命长久。

四、居安思危的预防观

养生虽然不能使人长生不老,也不能使人返老还童,然而只要健身防病,防止未老先衰,却病延年,尽终其天年是完全可以实现的。《周易》从不同角度阐明了预防保健的哲理和方法。《周易》明确提出了未病先防、居安思危的预防为先和德体共养的可贵思想,在这一思想的影响下,后世医家和养生家都非常强调预防为主的健身防病原则。《周易》养生,主要可概括为两个方面:一方面是养生必须内外结合,相辅相成。《无妄卦·象辞》谓:"刚自外来而为主于内,动而健……大亨以正,天之命也。"天地自然是养生的外在环境,而人体素质则是养生的根本。养生应遵循自然法则,自强不息,方可达到目的。另一方面是实行道德修养和精神调节。"颐贞吉"就是要求养而正,养生尚须养德。《蛊卦·象辞》谓"君子以振民育德",《赛卦·象辞》谓"君子以反身修德"等,都一致强调道德修养和精神调养是养生的重要内容。

五、顺应天时的达生观

《周易》中的六十四卦,反映出了阴阳盛衰的规律。自然界阴阳消长存在着一定规律,故人的养生也必须顺应自然界的天地四时、阴阳盛衰的变化规律。即应用《周易》升降、损益、刚柔、阴阳消长的原理,才能获得摄生养性的效果。可见,人体只有根据自然界的阴阳四时、日月盈亏、昼夜交替的规律,采取相应的方法和措施,加以调节,才能颐养天年。《黄帝内经》的"春夏养阳,秋冬养阴"观点正是以此确立的因时制宜的摄生法则。

六、柔静顺缓的静养观

"生命在于运动"是养生学的一大宗旨,但是,《周易》在强调动的同时,又很重视静养在养生中的重要性。儒家、道家及佛家都重视静养,包括"心静"和"体静"两个方面的内容,尤其对"心静"至为推崇,由此创立了很多静养功法。《周易》坤卦主柔静顺缓,对中医养生产生了深刻的影响,道家是以坤卦为首的,奉"少思寡欲""清净虚无""自然无为";中医顺应四时养生防病的观点与道家"自然无为"是一致的,其"修真之道",主张"恬淡虚无,真气从之,精神内守,病安从来"等;儒家在精神修养方面,主张"修心养性",尤其主张积德行善而养生;佛家更以静坐为宗,如"坐禅""定""慧"等,所有这些都说明静养在中国养生学中占有重要地位。静养的宗旨是通过清静、无欲产生一种心理、生理效应,让生命体获得休整;静养的目的在于"节能",静坐、静养都能降低人体代谢,减少消耗,以维持细胞持久的活性。

七、抑阳益阴的调养观

阳主动,阴主静,天为刚阳,地为柔阴,天地道,阳常盈,阴常亏。故阳常应抑,阴常宜益,这个观点清清楚楚反映在《周易》中。《黄帝内经》吸取了《周易》损益的观点,十分重视阴精保养的重要意义。后世在养阴观点的指导下,创立了不少防治疾病、养生保健的原则和方法,如气功的吞津养生法、房事保精法等,都体现了保养阴精的思想。从人体的生命活动来看,保养阴气,减少消耗,是长寿秘诀之一,因为阳气是源于阴精的。

综上所述,《周易》指导中医养生的哲学思想是极为丰富的,它不仅提出了一些重要的养生原则,而且还有精辟的论述。

第四章

临床经验及体会

第一节　慢性胃炎

慢性胃炎是胃黏膜在各种致病因素作用下所发生的慢性炎症性病变或萎缩性病变。胃镜下将慢性胃炎分为慢性非萎缩性胃炎和慢性萎缩性胃炎两大基本类型。其中萎缩性胃炎包括自身免疫性胃炎（A型胃炎、胃萎缩）和多灶萎缩性胃炎（B型胃炎、胃窦萎缩）。临床常见者为非萎缩性胃炎和胃窦灶性萎缩性胃炎，均与Hp感染关系密切。另有特殊型胃炎，如化学性、放射性、淋巴细胞性、肉芽肿性、嗜酸细胞性及其他感染性疾病等所致的胃炎。

慢性胃炎无典型及特异的临床症状，大多数病人表现为消化不良的症状，如进食后觉上腹部饱胀或疼痛、嗳气、反酸等，尤其是慢性萎缩性胃炎患者，主要表现为胃部似有物堵塞感，但按之虚软。本病发病率极高，在各种胃病中居于首位，无法精确统计，占接受胃镜检查病人的90%以上，且其发病率有随年龄增长而有所升高的趋势。

本病属于中医学"胃痞""胃痛"的范畴。

一、病因病机

（一）中医

中医学认为，本病发生主要与饮食、情志因素、感受邪气、脾胃虚弱等有关。

1. 饮食因素

饮食不节，饮烈酒，食用辛辣之品等损伤脾胃，运化失司，湿浊内生，阻滞气机，或日久化热、热伤胃膜，气机不畅，胃失和降致痞满、疼痛。

2.情志因素

恼怒伤肝,肝木横逆,胃气受扰,或忧思伤脾,脾失健运,气机不畅,胃失和降,乃作胃痞、胃痛。

3.感受邪气

饮食不节,邪(主要是湿邪、热邪)随口入,侵犯脾胃,运化失司,纳降受碍,气机不畅,胃失和降致痞满、疼痛。

4.脾胃虚弱

脾胃禀赋不足,或长期饮食不节,或年高体衰,脾胃虚弱,运化失司,无以运转气机、水湿,致气滞、湿阻、血瘀,胃失和降,故作痞满、疼痛。

本病病位在胃,与肝、脾两脏关系密切。病变初起以湿热阻滞、气郁不畅为主,久则脾胃气阴受损,或脾气虚弱或胃阴损伤,进一步发展可因气不行血,或阴不荣络致胃络血瘀。可见吐血、黑便,亦可产生积聚等病症。

(二)西医

西医学认为:慢性胃炎的病因迄今尚未完全阐明。一般认为物理性、化学性及生物性有害因素持续反复作用于易感人体,即可引起胃黏膜慢性炎症,已明确的病因包括以下几方面。

1.胃黏膜损伤因子

长期服用非甾体类抗炎药物(如水杨酸盐和保泰松),食物过冷、过热、过酸、过辣、过咸,或经常暴饮暴食,长期饮用浓茶,长期酗酒、吸烟等均可引起慢性胃炎。烟草酸可直接作用于胃黏膜,也可通过胆汁反流而致病。酒精饮料可使胃黏膜产生红斑和糜烂损伤。酒精不仅增加氢离了反弥散,破坏黏膜内和黏膜下的正常组织结构,亦可损伤正常的能量代谢,从而破坏细胞功能。此外,酒精可刺激胃酸分泌而加重胃黏膜损伤。但亦有学者认为辣椒刺激能促使胃黏膜合成和释放前列腺素,继而具有细胞保护功能。

2.Hp 感染

Hp 感染是慢性胃炎的一个重要病因。胃炎的病理组织学改变与 Hp 感染的轻重程度有关,尤其在活动性胃炎中,胃黏膜的炎症越重,Hp 的数量越多。Hp 作为慢性胃炎的病原菌,其致病因素可能包括:Hp 产生的尿素酶、黏蛋白酶、脂多糖、细胞毒素等。Hp 感染后通过上述致病因素的作用,使黏液屏障受损,黏膜细胞变性坏死,大量中性粒细胞炎症浸润可形成腺窝脓肿,从而使腺体的再生受到极大影响。

3. 免疫因素

免疫因素与慢性萎缩性胃炎的关系较密切。胃体黏膜萎缩为主(A 型)患者血清中常能检测出壁细胞抗体和内因子抗体,两者均为自身抗体,在伴有恶性贫血的胃黏膜萎缩者中检出率相当高。恶性贫血属自身免疫性疾病,其胃黏膜萎缩变薄,壁细胞数显著减少或消失,黏膜固有层可见淋巴细胞浸润,而胃窦部黏膜病变较轻或基本正常。

4. 十二指肠液反流

幽门括约肌功能失调可使十二指肠液反流,而十二指肠液中含有胆汁、肠液和胰液。胆盐可减低胃黏膜屏障对抗氢离子的通透功能,胆盐在胃窦部刺激 G 细胞释放胃泌素,增加胃酸分泌。氢离子通过损伤的黏膜反弥散进入胃黏膜引起炎症变化,亦能刺激肥大细胞使组胺分泌增加,引起胃壁血管扩张及瘀血,炎症渗出增多,使得慢性炎症持续存在并形成恶性循环,这也是慢性胃炎难治的原因之一。目前认为,幽门括约肌的正常功能与促胰液素、胆囊收缩素及胃泌素之间的平衡密切相关。当胃泌素分泌增加,而促胰液素、胆囊收缩素分泌绝对或相对减少时,产生平衡失调,导致幽门括约肌功能不全,从而使十二指肠液反流入胃。

5. 胃窦内容物潴留

任何原因引起的胃内容物不能及时排空或长期潴留在胃内,可通过释放过多胃泌素而引起胃窦部的浅表性胃炎。

6. 细菌、病毒和（或）其毒素

急性胃炎之后胃黏膜损伤可经久不愈,如反复发作可发展为慢性浅表性胃炎。牙及牙龈、扁桃体、鼻窦等处慢性感染灶的细菌或毒素吞入胃内,对胃黏膜长期刺激也可引发慢性胃炎。慢性肝病患者亦常有慢性胃炎的临床表现。

7. 年龄因素

慢性胃炎与年龄关系密切。随着年龄的增长,萎缩性胃炎和肠化生发生率逐渐升高,病变程度不断加重,病变范围亦越广,但炎症细胞浸润的程度似与年龄关系不大。这可能与老年人胃黏膜血管硬化、胃黏膜营养因子缺乏有关。

8.遗传现象

恶性贫血家庭成员中严重胃体萎缩性胃炎发生的危险性是随机人群的 20 倍，提示有遗传因素的影响，有学者认为其中起作用的是一常染色体显性遗传基因。胃窦为主的萎缩性胃炎亦有家庭聚集现象，但是否与遗传有关尚需进一步研究。

二、临床表现

（一）症状

慢性胃炎无典型与特异性的临床症状，临床症状与病变部位炎症的程度也会不相一致，表现为反复或持续性上腹不适、饱胀、钝痛、烧灼痛、无明显节律性，一般进食后较重，其次为食欲下降、嗳气、反酸、恶心等消化不良症状。这些症状用抗酸剂及解痉剂不能缓解。有部分患者无临床症状。有胃黏膜糜烂者可出现少量出血而排黑便，长期者尤其是萎缩性胃炎则有贫血症状。此外，不同类型的慢性胃炎其临床表现各有侧重。

慢性浅表性胃炎尤以胃窦部炎症为主者，大多表现为上腹部胀痛、隐痛、钝痛或灼痛，疼痛多数在餐后出现，因情绪波动、劳累过度、气候变化及饮食不慎等因素而加重。上腹痛增剧时可引起恶心、呕吐、大便不正常等胃肠道激惹症状。也有部分病例可表现为溃疡病样症状、胃癌样症状、幽门梗阻样症状，亦可合并出血而引起一系列症状。

慢性萎缩性胃炎主要表现为上腹部饱胀感，终日觉胃部饱胀而与是否进食关系不大，胃口不好，食量减少，对含蛋白质、脂肪较多的食物很难消化，且容易引起腹泻，大便内常有未消化的脂肪粒、肌纤维与菜渣等。多伴有面色苍白、身体消瘦、体倦、乏力、头晕、失眠等症状。

（二）体征

慢性胃炎病人一般无明显体征，仅在发作期上腹部可有弥漫性压痛，轻重不一。萎缩性胃炎伴有贫血者，可见面唇、齿龈、球结膜与指甲苍白。胃体胃炎（A 型萎缩性胃炎）可见急性舌炎，即"鲜牛肉样舌"，或呈镜面舌。

（三）常见并发症

慢性胃体炎可出现明显厌食和体重减轻，可伴有贫血，在有典型恶性贫血时，可出现舌炎、舌体萎缩和周围神经病变(如四肢感觉异常,特别是双足)。慢性萎缩性胃炎可因胃黏膜的肠上皮化生或异型增生而导致癌变。

三、实验室和其他辅助检查

(一)胃镜

1.浅表性胃炎的胃镜表现

充血:黏膜色泽较红,常为局限的斑片状或线状,有时呈弥漫性,充血的边缘模糊渐与邻近的黏膜融合。

水肿:黏膜水肿,反光强,有肿胀感。潮红的充血区与苍白的水肿区相互交叉存在,显示出红白相间,以充血的红相为主,或呈花斑状。

黏液斑:因黏液分泌增多,附着在黏膜上呈白色或灰白色黏液斑,且不易剥脱。黏液斑一旦脱落可见黏膜表面充血发红,或伴有糜烂改变。

糜烂点:可见黏膜浅小的缺损的糜烂区,边缘轻度充血,底部覆盖灰黄色薄苔。糜烂区域可大可小,形态不规则。

2.萎缩性胃炎的内镜表现

萎缩性胃炎可由浅表性胃炎长期迁延不愈转变而来,因而在胃镜检查中可见两者同时并存。

黏膜色泽改变:多呈灰色、灰黄色或灰绿色,严重时才呈灰白色。可呈弥漫性或局限性斑块分布,如果黏膜颜色改变不均匀,残留有一些橘红色黏膜,则表现出红白相间,但以灰白色为主。

血管显露:黏膜皱襞变细变薄,黏膜下可见有红色或蓝色血管显露,轻者见血管网,重者可见树枝状血管分支。当胃内充气时黏膜变薄及血管显露更加明显。

增生颗粒:在萎缩的黏膜上有时可见上皮细胞增生或严重肠化生形成的细小增生颗粒,偶尔可形成较大的结节。

出血及糜烂:胃镜触碰萎缩性黏膜也易出血,亦可出现黏膜糜烂。

(二)病理学检查

病理检查对慢性胃炎的诊断,尤其是判别慢性炎症的程度、炎症的活动性、有无腺体萎缩、有无肠上皮化生与异型增生、有无 Hp 感染和排除早期恶性病变有重要意义。活检要多点取样,胃镜下主要观察浆细胞、淋巴细胞为主的炎症细胞浸润黏膜固有膜的程度,分轻、中、重度判定炎症程度,以中性粒细胞的出现判定其活动性。还要观察有无固有腺体减少(萎缩)、肠化生及异型增生,后者分为轻、中、重度3级,轻度者可逆转,但中、重度者属胃癌癌前病变,尤以重度者为拟癌变。

(三)Hp 检测

目前已有多种 Hp 检测方法,包括胃黏膜组织切片染色、胃黏膜培养、尿素酶检测、血清 Hp 抗体检测及尿素呼气试验,其中以尿素酶检测最简便快速,而尿素呼气试验为一结果准确的非侵入性诊断方法。慢性胃炎患者胃黏膜中 Hp 阳性率的高低与胃炎活动与否有关,且不同部位的胃黏膜其 Hp 的检出率亦不相同。Hp的检测对慢性胃炎患者的临床治疗有指导意义。

(四)血清学检测

胃体为主的慢性胃炎或萎缩性胃炎患者中血清胃泌素水平升高,这是因胃酸缺乏不能抑制 G 细胞分泌之故。若病变严重,不但胃酸和胃蛋白酶原分泌减少,内因子分泌也减少,因而影响维生素 B_{12} 吸收;慢性胃窦胃炎时血清胃泌素下降,下降程度随 G 细胞被破坏程度而定;免疫因素引起的慢性胃炎血清中可出现壁细胞抗体、内因子抗体或胃泌素抗体。

检测胃体萎缩者血清胃泌素 C17 及胃蛋白酶原Ⅰ和Ⅱ有助于判断有无胃黏膜萎缩和萎缩部位。胃体萎缩者血清胃泌素 C17 水平显著升高,胃蛋白酶原Ⅰ和胃蛋白酶原Ⅰ/Ⅱ比值降低;胃窦萎缩者血清胃泌素 C17 水平降低,胃蛋白酶原Ⅰ或胃蛋白酶原Ⅰ/Ⅱ比值正常;全胃萎缩者则两者均减低。

(五)胃肠 X 线钡餐检查

用气钡双重造影显示胃黏膜细微结构时,萎缩性胃炎可出现胃黏膜皱襞相对平坦,减少。胃窦胃炎 X 线征象表现为胃窦黏膜呈钝锯齿状及胃窦部痉挛,或幽门前段持续性向心性狭窄,黏膜粗乱等。X 线钡餐检查诊断慢性胃炎常常是不准确也不全面的,但在排除某些恶性病灶(如浸润型胃癌)、了解胃肠动力等方面是胃镜无法取代的。

四、诊断要点

以反复或持续性上腹不适、饱胀、钝痛、烧灼痛,进食后加重;伴嗳气、反酸、恶心、纳差等为临床表现。

上腹压痛不明显。

胃镜检查及胃黏膜活检提示慢性炎症征象。

B超及其他检查排除胆囊病与慢性肝病、胰病。

慢性胃炎的诊断应包括病因、病变部位、组织学形态(包括炎症、活动性、萎缩、肠上皮化生或异型增生以及有无 Hp 感染),并对病变程度进行分级(无、轻、中、重),对胃镜所见也进行分类诊断及分级。

五、辨证治疗

戴老提倡以"辨证方法统分型,分型确立治法,治法指导方方组合处方并加减"的辨治模式。戴老总结了本病常见的 10 个证型,首次提出脾虚胃实证及土虚木乘证分型证治。

(一)肝胃不和证(以脏腑辨证方法分型)

临床表现:胃脘胀痛,痛及两胁,胸胁胀满,呃逆、嗳气,矢气后痛减,情志不遂则诸症发作或加重,甚则嘈杂反酸,不思饮食,大便不爽。舌质淡,苔薄白,脉弦。

辨证分析:本证多因情志不畅,肝气郁结,横逆犯胃所致。肝经布两胁,肝气郁结,则两胁痛,肝失疏泄,横逆犯胃,胃失和降,则见胃脘、胸胁胀满疼痛;胃气上逆,则见呃逆、嗳气;气郁化火,气火内郁犯胃,可见嘈杂反酸;肝气犯胃,胃纳失司,则不思饮食;肝气横逆犯脾,脾失健运,气滞湿阻,则大便不爽;气滞于腹,得矢气则气机顺畅,故得矢气后痛减;舌质淡,苔薄白,脉弦为肝气郁结之象。

治法:疏肝理气,和胃止痛。

方剂:四逆散合四君子汤加味。

常用药物:柴胡 9 g,白芍 15 g,枳壳 9 g,甘草 5 g,南沙参 18 g,土炒白术 15 g,茯苓 12 g,佛手 9 g,柿蒂 9 g。

方中南沙参味甘淡,性微寒,健脾养胃;柴胡入肝、胆经,疏肝理气;土炒白术健脾益气;白芍养血柔肝,以顾肝体;佐以茯苓与枳实,以甘淡健脾,理气解郁;甘草,调和诸药,健脾和中;加用佛手疏肝理脾,柿蒂降逆胃气。

(二)脾虚胃实证(脏腑与八纲组合的复合辨证分型)

本证源于《素问·太阴阳明论》:"黄帝问曰:太阴阳明为表里,脾胃脉也,生病而异者何也? 岐伯对曰:阴阳异位,更虚更实,更逆更从……故病各异也",说明脾脏与胃腑通过经脉相合,在病变时表现出阴阳、虚实、逆从的互异位。医家柯韵伯在研究《伤寒论》中太阴病和阳明病提纲后,提出"实则阳明,虚则太阴"。正如前述,戴老认为脾胃的生理属性决定了脾胃受病性质,胃多出现实证,脾易见虚证的病理特点。《伤寒论》太阴病提纲"太阴之为病,腹满而吐,食不下,自利益甚,时腹自痛",予以温中健脾;《伤寒论》阳明病提纲"阳明之为病,胃家实是也",且阳明居中土而邪至阳明不复传,而有痞、满、燥、实、坚的腑实证,予以通腑泻下。本证多因胃先病而及脾,其辨证关键在于分清脾胃虚实和是否兼他脏他腑见症。

临床表现:脾虚证表现为精神萎靡,肢软乏力,倦怠思睡,口淡无味,少气懒言,体痛身重,食后腹胀,大便稀溏,排便增多,舌淡脉细。胃实证表现为胃脘饱胀,或伴热痛,口苦,呃逆嗳气,反酸,大便秘结,排便不畅,舌红苔黄,脉实有力。

辨证分析:脾主运化,脾气虚弱,健运失司,则腹胀纳少;食后脾气更虚,故腹胀尤盛,食入不消,清浊不分,注入肠道,则大便薄稀;水湿不运,泛溢肌肤,则身重体重;脾虚化源不足,四肢失养,则神倦乏力;舌淡脉细为脾气虚弱之征。胃主受纳、腐熟水谷,其气以和降为顺。胃失和降,气机不畅,则胃脘饱胀;气郁化火,可见热痛,舌红苔黄;气火内郁,胃气上逆,则见呃逆、反酸;气机阻塞,胃肠之气不降,可见大便秘结或排出不畅;脉实有力为实证之象。

治法:补脾虚,泻胃实。

方药:以枳术丸(轻)、四君子汤(中)、七味白术散(重)补脾虚;以大黄甘草汤(轻)、厚朴三物汤(中)、承气汤(重)泻胃实。酌情考虑脾升喜燥之药,如葛根、柴胡、升麻、荷叶、苍术、砂仁;胃喜降喜润之药,如莱菔子、枳实、大黄、沙参、麦冬、桑叶、玄参。因久病入络,可在遣方用药时酌加化瘀之品,如赤芍、茜草、制三棱、制莪术等。

(三)肝胃郁热证(脏腑与病因组合的复合辨证分型)

临床表现:胃脘灼痛或胀痛,两胁胀满,烧心、反酸,口干口苦欲饮,大便干结,小便黄。舌质红,苔薄黄,脉弦数或滑数。

辨证分析:本证由肝胃不和,气机郁滞,久而化热所致;或因"阳明居中土,万物所归,无所复传"而出现胃热。热积中土,故胃脘灼痛;肝经布胁肋,肝气不疏,则两胁胀满;肝经挟胃而行,肝热犯胃,可见烧心、反酸;热伤津液,则口干口苦欲饮,便干尿黄。舌红,苔黄,脉弦数或滑数,为肝胃郁热之象。

治法:疏肝清热,和胃止痛。

方剂:左金丸、金铃子散、乌贝散、枳术丸加味。

常用药物:吴茱萸 3 g,黄连 3 g,川楝子 9 g,延胡索 9 g,乌贼骨 12 g,浙贝母 12 g,土炒白术 15 g,枳壳 9 g,甘草 5 g。

方中用黄连"实则泻其子",清心火以泻肝火,肝火得清,自不横逆犯胃;吴茱萸辛热疏利,取其下气之用,可助黄连和胃降逆,与黄连组成左金丸,一寒一热,泻火而不凉遏,温通而不助热,使肝火得清,胃气得降。川楝子味苦,性寒,直接入肝、胃经,疏肝行气,清泄肝火;延胡索味苦辛,性温,理气止痛,与川楝子合用既可行气止痛,又能疏肝泄热,使气血畅、肝热清,则胃痛自愈。乌贼骨味咸,性微温,可入肝经,有抑制胃酸分泌、止痛之效;浙贝母味大苦,性寒,入脾、肝、胆、胃、肺经,有清热化痰、散结解毒之功,戴老认为两药相配有抑制胃酸分泌、止痛之功。土炒白术健脾益气,助脾之运化,枳壳理气消痞,两药相配,以补为主,寓消于补中,健脾和胃。甘草调和诸药。

(四)肝脾不调证(以脏腑辨证方法分型)

临床表现:胃脘胀满疼痛,可牵及两胁,呃逆,嗳气,腹胀,纳呆,多矢气,肠鸣,便溏不爽,腹痛则泻,泻后痛减,或大便溏结不调。舌苔白,脉弦缓。

辨证分析:本证多因情绪不畅,肝失调达,脾失健运所致。肝气横逆犯脾,脾失健运,则纳呆、腹胀;气滞湿阻,则便溏不爽,肠鸣矢气;气滞于腹则痛,便则气机通畅,故泻后痛减;脾病及胃,复加肝气郁结,疏泄失职,横逆犯胃,胃失和降,则见胃脘、胸胁胀满疼痛;肝失调达,胃气上逆,则见呃逆、嗳气;舌苔白,脉弦缓为肝脾不调之象。

治法:疏肝理气,健脾和胃。

方剂:柴平汤合四君子汤加味。

常用药物:柴胡 18 g,黄芩 12 g,法夏 12 g,茯苓 12 g,甘草 5 g,南沙参 18 g,苍术 9 g,厚朴 12 g,陈皮 12 g,土炒白术 15 g,鸡内金 5 g,生麦芽 9 g。

戴老临证用方均紧扣病机,所用方药不拘泥君臣佐使,而是用方扣病机施治。如本证多因情绪不畅,肝失调达,脾失健运所致,故以柴平汤调和肝脾,四君子汤健脾养胃,加味鸡内金、生麦芽升降相配助气机升降。

(五)食滞胃脘证(以病因辨证方法分型辨治)

临床表现:胃脘疼痛,脘腹胀满,按之痛甚,嗳腐酸臭,恶心欲吐,吐后痛减,不思饮食,大便不爽,便后则舒,便臭如败卵。舌苔厚腻,脉弦滑。

辨证分析:本证因饮食不节,过饱或进食生硬油腻之品所致。暴饮暴食,过食生硬油腻,饮食停滞胃脘,胃失和降,气机不畅,故胃脘胀满而痛;内有实邪积聚故拒按;食积于内,拒于受纳,故食少;胃气上逆,故呕吐;吐后、便后胃气暂舒,则吐后、便后痛减;胃中腐败谷物挟腐浊之气随胃气上逆,则见嗳腐酸臭;食滞不化,浊气下排则矢气酸臭,腑气不降则大便不畅;舌苔厚腻,脉弦滑,为食滞之征。

治法:消食导滞,和胃止痛。

方剂:保和丸合厚朴三物汤加减。

常用药物:神曲 12 g,焦山楂 12 g,炒莱菔子 9 g,茯苓 12 g,法夏 12 g,陈皮 12 g,连翘 9 g,砂仁 9 g,熟大黄 4 g,厚朴 12 g,枳壳 9 g,土炒白术 15 g。

本证因食停中脘所致,其发病部位,非吐、下相宜,应选用消食导滞、理气和胃的治法。方中焦山楂能消各种饮食积滞,神曲既能消食又能健脾;莱菔子下气消食;法夏和胃降逆,陈皮理气健脾,使气机通畅;茯苓健脾渗湿;因食积易生湿化热,故以连翘清热散结;厚朴下气宽肠,消积导滞;枳壳行气开胸,宽中除胀;熟大黄通腑泻下,推陈致新;土炒白术健脾和胃。

(六)脾胃不和证(以脏腑辨证方法分型)

临床表现:胃脘隐痛,喜按喜温,食少纳呆,乏力倦怠,面色萎黄,大便稀溏。舌质淡,苔薄白,脉细弱。

辨证分析:本证可因感受外邪、饮食失宜、内伤劳倦诱发,反复发作,久病体虚所致,故病性以偏虚为主。素体气虚、阳虚,或过劳、饮凉、受寒日久,损伤中阳,脾胃失于温养,胃络不通,故胃脘隐痛;得温、按则络脉得通而痛减;脾失健运,胃失摄纳,则食少纳呆;脾虚不运,气血生化乏源,肢体失养,则面色萎黄、倦怠无力;脾虚湿盛,则大便稀溏;舌淡,苔薄白,脉细弱为脾胃虚弱之象。

治法:健脾和胃。

方剂:四君子汤合平胃散加味。

常用药物:南沙参18 g,土炒白术15 g,茯苓12 g,甘草5 g,苍术9 g,厚朴12 g,陈皮15 g。

方中南沙参养胃生津,顾护胃喜润恶燥,土炒白术健脾燥湿、扶助运化,茯苓甘淡,合白术以健脾渗湿,甘草调和诸药,苍术燥湿健脾,厚朴除满宽肠,陈皮理气化湿。四君子汤、平胃散两方相合,共奏健脾和胃之功。若脾虚生痰,可加二陈汤。

(七)脾胃湿热证(脏腑与病因组合的辨证分型)

临床表现:胃脘疼痛,有灼热感,脘痞,心烦,口干口苦不欲饮,恶心、嘈杂、纳呆,小便黄,大便不爽。舌红,舌苔黄腻,脉滑数。

辨证分析:本证多因感受湿热之邪,或因过食辛热肥甘,或嗜酒无度,酿成湿热,或内外合湿,内蕴脾胃,湿郁化热所致。湿热蕴结中焦,纳运失职,升降失常,不通则痛,故见胃脘热痛、脘痞;湿热扰神,则心烦;湿热熏蒸肝胆,肝失疏泄,故口干口苦而不欲饮;脾为湿困,清浊不分,留注肠道,则大便不爽,小便色黄;舌红,舌苔黄腻,脉滑数,为湿热内蕴之征。

治法:清化湿热,理气止痛。

方剂:茵陈平胃散、四君子汤合方加味。

常用药物:茵陈12 g,苍术9 g,厚朴12 g,陈皮12 g,茯苓12 g,甘草5 g,南沙参18 g,土炒白术15 g,炒黄柏9 g,法夏12 g。

方中茵陈除湿清热;苍术味苦,性温,最善燥湿,兼以健脾,能使湿去而脾运有权,脾健则湿邪得化;气化则湿化,故予厚朴行气消满;陈皮理气和胃,芳香醒脾;黄柏清中下焦湿热;脾胃健运,则水湿自化,故予南沙参、土炒白术、茯苓健脾和胃;甘草调和诸药,甘缓和中。

(八)气虚气滞证(以气血津液辨证方法分型)

临床表现:胃脘隐痛,走窜或痞满嘈杂,喜按喜揉,食少纳呆,腹胀,乏力倦怠,大便不爽。舌胖有齿痕,舌质淡,苔薄白,脉细弦。

辨证分析:本证多因情绪不畅,饮食失宜,胃腑气机失畅,日久及脾而脾虚失运所致。气虚气滞致脾胃升降失司,则见胃脘隐痛、走窜,喜揉喜按;纳运失常,则纳呆腹胀;中土湿盛,则便溏不爽;舌胖有齿痕,舌质淡,苔薄白,脉细弦为气虚气滞之象。

治法:补气理气,和胃止痛。

方剂:四君子汤合四逆散加味。

常用药物有:南沙参 18 g,土炒白术 15 g,茯苓 12 g,甘草 5 g,柴胡 9 g,白芍 15 g,枳壳 9 g,佛手 9 g,柿蒂 9 g。

方中南沙参与柴胡共为君药,南沙参味甘淡,性微寒,健脾养胃,柴胡入肝、胆经,疏肝理气;土炒白术与白芍共为臣药,土炒白术健脾益气,白芍养血柔肝,以顾肝体;佐以茯苓与枳实,以甘淡健脾,理气解郁;使以甘草,调和诸药,健脾和中,佛手疏肝理脾,柿蒂降逆胃气。

(九)土虚木乘证(以五行辨证方法分型辨治)

临床表现:先见土虚的胃脘隐痛或绵绵冷痛,餐后胃胀,纳谷不香,口淡不渴或口涎出,大便质软或稀薄,神疲色淡(黄)、目胞微肿、体瘦肢冷。继见木乘的胸胁闷胀,喜太息,嗳气或呃逆,舌胖或有齿痕,舌淡红,苔薄白,脉弦缓或沉迟。

辨证分析:本证多因饮食失宜、劳倦内伤、久病缠绵致脾胃受损,土气不足,难以承受木的克制,而使木乘虚侵袭,使土更虚。中土虚弱,胃失和降,脾失健运,则胃脘隐痛,餐后饱胀;脾开窍于口,主肌肉,《灵枢·脉度》曰:"脾气通于口,脾和则口能知五谷矣",脾虚则口淡乏味;脾失健运,食入不消,清浊不分,则见大便稀软;脾气虚弱,肝气横逆乘脾,则见面色淡(黄);脾土虚木气郁,则善太息;肝气郁结,疏泄失职,横逆犯胃,胃失和降,则见胃脘、胸胁胀满疼痛;肝失调达,胃气上逆,则见呃逆、嗳气;舌胖或有齿痕,舌淡红,苔薄白,脉弦缓或沉迟,为土虚木乘之征。

治法:扶土抑木。

方剂:四君子汤合四逆散加味。

常用药物:南沙参 18 g,土炒白术 15 g,茯苓 12 g,甘草 5 g,柴胡 9 g,白芍 15 g,枳壳 9 g,郁金 12 g,川楝子 9 g。

本证病机关键为脾胃受损,土气不足,难以承受木的克制,而使木乘虚侵袭,使土更虚。故予四君子汤健脾扶土,四逆散疏肝抑木。方中南沙参、土炒白术健脾养胃;茯苓渗湿健脾;甘草益气和中,四药相配,温而不燥,补而不峻,戴老将其作为补气健脾的基本方。柴胡疏肝解郁;白芍敛阴养血,柔肝止痛;枳壳与柴胡相配,一降一升,加强舒畅气机之功;三药加甘草构成四逆散,戴老将其作为疏肝理气的基本方剂。予郁金、川楝子加强四逆散理气止痛之功。

(十)气阴不足证(以气血津液辨证方法分型)

临床表现:胃脘隐隐灼痛,嘈杂痞满,饥则不欲食,食少纳呆,手足心热,形瘦乏力,大便干燥或稀溏。舌胖有齿痕,舌质红,少苔或无苔,脉细数。

辨证分析:本证患者素体气虚阴虚,因饮食偏于辛燥,或热病耗气伤津,胃络失养而致。脾气亏虚、胃阴不足,胃络失养,故见胃脘隐痛;胃为阳明燥土,喜润而恶燥,阴虚不能濡润,则胃失和降,故见饥不欲食,食少纳呆;阴虚液耗,肠道失润,而见大便干结;或因气虚,脾失健运,水湿内生,则舌胖有齿痕,大便稀溏;口燥咽干,手足心热,潮热颧红,舌红少津,脉细数为阴虚内热之征。

治法:益气养阴,健脾和胃。

方剂:沙参麦冬汤、四君子汤、芍药甘草汤合方加减。

常用药物:南沙参18 g,北沙参12 g,石斛12 g,桑叶15 g,炒扁豆15 g,土炒白术15 g,茯苓12 g,白芍15 g,甘草5 g。

方中南沙参、北沙参清养肺胃;炒扁豆、土炒白术、甘草益气培中,甘缓和胃;石斛、桑叶、白芍养阴缓急。

肝胃不和证、气虚气滞证、土虚木乘证均使用四君子汤合四逆散作为主方,是因三证病机均有相同之处,其证型是从不同辨证方法角度提出,故为胃脘痛同病异证同治。

六、戴永生教授中医药治疗慢性胃炎的临床经验及体会

(一)病因、病机

在本病的病因方面,戴老认为:①首要承袭《黄帝内经》"饮食自倍,肠胃乃伤"和李东垣"饮食不节则胃痛"的理念,重视"内伤饮食"致病,并认为饮食的太过、不及或饥饱不定,或五味偏嗜,一方面可作为直接病因,另一方面在体质虚弱,正气亏虚时,又可作为复发的诱发因素。②强调情志失度既是导致本病的直接病因,也是引起胃脘痛复发的重要诱因,既可单一情志伤人,又可多种情志交织而伤人,可伤

一脏,也可伤心、肝、脾等,致使本病有多脏兼证出现,因而其辨证具有复杂性。③注意外邪犯胃,戴老结合临床实际,认为外感邪气中以寒邪、湿邪、热邪最易犯胃,特点是多与内生五邪相合为病。④从体质的病理倾向及生理特点出发,强调体质差异对本病发病的影响。⑤认为饮食、药物、劳损等引起的反复发作是导致慢性胃炎久治不愈的主要原因。

在病机方面,戴老强调:脾胃之间三大关系失调(即纳运失宜、升降相悖、燥湿不济)是慢性胃炎发生发展的关键。纳运、升降、燥湿既可单独失调,也可复合失调致胃脘痛。同时,脾胃的生理属性决定了脾胃受病的病理特点:脾易见虚证,胃多出现实证。脾虚指脾失健运、脾气不升、脾虚生湿;胃实指胃纳失常、胃气不降、燥热伤胃。脾虚胃实是脾胃三大关系失调的高度概括,是本病独特临床证型提出的基础。戴老在研究国内医家治疗经验过程中,认可并深化其病理因素为"三瘀",即瘀血、瘀热、瘀毒。三者间互为因果,相互影响,甚至可相互转化,即疾病早期及中期以瘀热、瘀毒为主,后期三瘀并见。

(二)首次提出了慢性胃炎病位传变层次

1. 胃本腑自病,胃病及脾

本病的病位在胃,无论外邪、饮食、情志均可导致胃气受损,轻则气机壅滞,重则和降失司,可致胃脘作痛,其病性多属实。同属中土的脾胃为后天之本,胃病日久及脾,脾病亦往往累及于胃,以致脾胃脏腑合病,其病性多属虚,或本虚标实之证。如食滞胃脘证、血瘀胃脘证、胃寒证、胃热证、胃气虚证、胃阴虚证、胃阳虚证、脾虚胃实证、脾胃不和证。

2. 胃(脾)病及他脏

依中医五行生克乘侮规律,一脏有病,可影响其余四脏,进而出现不同的传变。如胃(脾)及心,为子病犯母;胃(脾)及肾,为相乘;胃(脾)及肺,为母病及子;胃病及肝,为反侮。胃(脾)病及他脏,多以虚证为多见,但也可见实证。在辨证中体现胃(脾)病及他脏的证型主要有:土虚木乘证、土虚火浮证、土虚火弱证、土虚水侮证、土不生金证、土实侮木证、土实乘水证、土旺及火证。

3. 他脏及胃(脾)

同样的,根据五行生克乘侮传变规律,他脏有病,可传及胃(脾),具体有:心火及胃证、肺金及胃证、木土乘侮证、肝木及胃证等。

（三）辨证过程重视慢性胃炎胃病及脾证候的系统性

人体是一个有机整体，脏腑有病可以反映到体表，并在相应的部位出现色泽、声音、形态、舌脉等方面发生异常变化，即所谓"有诸内者，必形于外"。戴老认为，由于五行学说构建了天、地、人一体的五脏系统，因而运用中医望、闻、问、切四诊资料进行归类，分析其中脏腑五行相互关系，以确定五脏病变部位进行五行辨证，并推断病情进退和预后，达到《灵枢·本脏》所说"视其外应，以知其内脏"的目的。一般来说凡本病多为胃病及脾，除导致脾胃纳运、升降、燥湿三大功能的关系失调外，还可影响脾胃在外之象的"体、窍、华、液、志"失调。脾在体合肉，主四肢，临床上胃脘痛伴有体重下降患者不在少数。"脾气通于口，脾和则口能知五谷矣"，若胃病及脾，脾失健运，湿浊内生，则可见口淡乏味，或口甜，或口中黏腻。"涎出于脾而溢于胃"，若脾胃不和，脾虚不摄津液，可致胃脘痛伴多涎；"脾为胃行其津液"，脾虚，津液不足，不能上承口舌，则可见口干舌燥。因此，戴老在临证问诊中十分重视脾胃"体、窍、华、液、志"的变化，从整体把握疾病的发展。

第二节　病毒性肝炎

病毒性肝炎是由多种肝炎病毒引起的，以肝脏炎症和坏死病变为主的一组传染病，一般以乏力、肝区疼痛、食欲减退、恶心、厌油腻、肝大、肝功能异常为主要临床表现，部分病例可出现发热、黄疸。根据病原学诊断，常见的肝炎病毒至少有5种，即甲、乙、丙、丁、戊型肝炎病毒，分别引起甲、乙、丙、丁、戊型病毒性肝炎。

病毒性肝炎，特别是乙型病毒性肝炎（乙肝），仍然是世界范围内的一个严重的公众健康问题。全世界每年超过100万人死于乙肝。世界卫生组织（WHO）将乙型肝炎病毒(HBV)感染列为世界第九大死亡原因。本病传染性强、传播途径复杂,如甲型肝炎(甲肝)为粪口传播;乙肝通过输血、日常密切接触及母婴间传播;丙型肝炎(丙肝)通过输血、静脉嗜毒传播;戊型肝炎(戊肝)则通过水型传播,且有明显的季节性,多侵犯成人,男性多于女性。

病毒性肝炎归属于中医学的"黄疸""胁痛""疫毒""郁症""臌胀""积聚"等范畴。

一、病因病机

(一)中医

中医学认为,病毒性肝炎的病因有内因和外因两个方面,外因多为感受湿热疫毒之邪,内因则与禀赋薄弱、素体亏虚、正气不足有关,二者相互关联,互为因果。

急性病毒性肝炎多以实证为主,其病机为外感湿热疫毒之邪,蕴积中焦,侵犯脾胃,熏蒸肝胆,使肝脏失于疏泄,胆汁不循常道,外溢肌肤,下流膀胱,而致急性黄疸型肝炎,黄色鲜明而为阳黄;若素体阳虚,湿从寒化,寒湿凝滞,胆汁排泄失常,溢于肌肤,黄色晦暗而为阴黄;临床可见胁痛、纳差、恶心、黄疸等。若湿热疫毒入侵,中阻脾胃,肝郁气滞,肝脾失和,可发展为无黄疸型肝炎,临床可见两胁胀痛、纳差腹胀、恶心,呕吐、全身乏力。

慢性病毒性肝炎的病机错综复杂,尤其以慢性乙肝为著。首先由于湿热疫毒之邪所独具的致病特点,如湿性重着、缠绵难愈以及急性肝炎的失治、误治,患病日久正气的耗伤、机体脏腑功能失调等诸多因素,均使得一部分患者的病情向慢性化发展,其病机为湿热疫毒之邪蕴积中焦,胶结不解,加之情志不舒、饮食不节、劳倦内伤等诱因,日久则导致脾胃失和,肝失条达,可致肝郁气滞,木横乘土则见肝郁脾虚、肝胃不和证。若湿热化燥则耗伤肝阴,或长期过量使用苦寒、燥湿之品则使肝阴被耗。因肝肾同源,病久则及肾致肾阴虚。若肝郁脾虚而脾阳不足,亦可成脾肾阳虚。脾为气血生化之源,脾虚日久则气血两虚,气虚不能行血,加之肝郁气滞,而致瘀血。血瘀日久,瘀结凝聚而成积聚。若气滞血瘀,痰湿内生,水停腹中形成臌胀。临床表现出正虚邪恶、虚实夹杂、迁延难愈的慢性病程。当湿热较盛时,临床可见胃脘痞闷,舌苔黄腻,脉象弦滑;肝郁脾虚时,临床可见右胁不适,乏力纳差,嗳气腹胀,大便溏薄或不爽;久病而致肝肾不足时,可见神疲乏力,腰膝酸软,手足心热等;瘀血阻络时,可见右胁疼痛,齿鼻衄血,赤缕红丝等。

(二)西医

西医学对病毒性肝炎发病机制的认识随着医学科学的发展也在不断深入。目前发现病毒性肝炎的致病病毒至少有 5 种,即甲、乙、丙、丁、戊型。

甲型肝炎病毒(HAV)是一种微小的核糖核酸(RNA)病毒,为粪口途径传播。经口进入消化道黏膜后,先在肠道中增殖,然后在肝细胞和库普弗细胞内增殖,经胆管由肠道排出。HAV 在肝细胞内的复制过程有可能导致肝细胞损伤,所以有直接的杀伤作用。另外,甲肝的肝细胞损伤与肝细胞内的病毒的消除、与患者的细胞免疫反应有关,在一系列的过程中可以引起免疫损伤。

HBV 为脱氧核糖核酸(DNA)病毒,HBV 感染人体后,乙肝表面抗原(HBsAg)阳性者中 70% ~90% 成为 HBV 携带者,这些被感染的患者长期或终生带毒。母婴垂直传播大部分发生在围生期,宫内感染占 5% ~15% 。经密切接触传播,如唾液、汗液、乳汁、泪液、尿等,此传播途径必须在皮肤、黏膜有破损的基础上才能实现。粪便中不含 HBV。经性接触传播,国际上已将 HBV 感染列入性传播疾病之一,观察一组精液 HBV 阳性者其配偶 66.7% 感染了 HBV。经医源性传播,通过污染的针头、牙钻、内窥镜等传播给他人。HBV 所引起的发病机制和病理变化相当复杂,至今也未完全搞清楚。HBV 在正常免疫功能的感染者引起急性病变;在异常免疫功能者则发生慢性肝炎和慢性肝病。HBV 不是致细胞病变型病毒,HBV 感染后须经宿主的免疫应答才引起病变,并使疾病进展。主要是免疫因素,对在肝细胞表面的病毒抗原所引起宿主的细胞免疫应答,一般认为是肝细胞损伤的决定因素。T 淋巴细胞功能正常、病毒感染所波及肝细胞数目不多时,引起急性肝炎;当病毒感染所波及肝细胞数目多时,则细胞免疫反应强烈,可引起重型肝炎。T 淋巴细胞功能不足时,免疫反应仅能清除部分病毒和损伤部分感染的肝细胞,未清除的病毒可在体内反复复制,而不断感染肝细胞,表现为慢性肝炎;当 T 淋巴细胞呈免疫耐受状态或机体免疫功能缺陷时,病毒与宿主共生,病毒虽然在肝细胞内持续复制,但感染的肝细胞却不受免疫损害,临床上表现为无症状携带状态。有学者总结出 6 种可能的发病机制:①HBsAg 和乙肝表面抗体形成免疫复合物,可沉积在肝内外各组织上而引起炎症反应;②致敏 T 淋巴细胞与肝细胞膜抗原结合,释放淋巴毒素等淋巴因子,杀伤肝细胞;③通过 K 细胞介导的抗体依赖性细胞毒性作用,杀伤肝细胞;④HBV 改变肝细胞膜的抗原性,诱导机体产生相应抗体,与肝细胞膜抗原或肝细胞膜脂蛋白结合,在补体参与下破坏相应细胞;⑤重型肝炎患者由于辅助性 T 淋巴细胞功能增强,抑制性 T 淋巴细胞功能减弱,导致 B 细胞功能失常、亢进而出现强烈的自身免疫反应,导致肝脏严重病变;⑥非免疫性因素,如各种病毒、内毒素血症及继发感染等,而出现的机体免疫功能、凝血功能等一系列内环境平衡失调,以及肝脏的微循环障碍等,促使肝脏病变发展、病情加重。

丙型肝炎病毒(HCV)为单股正链 RNA 病毒,主要经血液或血液制品传播。静脉毒瘾者也是 HCV 感染的高危人群,据对云南 441 名毒瘾者分析,丙肝抗体阳性率为60.54%。性接触感染也不能忽视。丙肝的母婴垂直传播有所争议,但一般较低,家庭内传播概率也较低。但仍有 15% ~30% 的患者无经血或肠道外暴露史。目前对丙肝肝细胞损害的机制多倾向为细胞毒性 T 细胞介导的细胞免疫反应,集体依赖性细胞毒效应也可能参与其中。

丁型肝炎病毒(HDV)是一种缺陷的 RNA 病毒,依赖于 HBV 的存在,丁型肝炎常与乙型肝炎混合感染,传播途径与乙肝相似,通过输入带有 HDV 的血制品或使用病毒污染的注射器而发生感染。其致病可能与 HDV 对肝细胞的直接损害作用有关。另外免疫系统也参与其中。

戊型肝炎病毒(HEV)为正链单股 RNA 病毒,传播途径基本同甲肝,主要为粪口传播,也可经输血途径传播。戊肝所致的肝细胞损害可能由细胞免疫反应所介导,可能不是 HDV 本身引起。

在 5 种肝炎中,除甲、戊两型不转为慢性外,其余 3 种均可转为慢性。

二、临床表现

(一)症状

1. 急性肝炎

急性黄疸型肝炎:以甲肝、戊肝多见。黄疸前期:起病急,有畏寒,发热,全身乏力,食欲不振,厌油,恶心,呕吐,腹痛,肝区痛,腹泻,尿色逐渐加深,甚至呈浓茶样。少数病例以发热,头痛,上呼吸道症状等为主要表现。本期持续 1 ~21 日,平均 5 ~7 日。若为乙肝还可见皮疹、关节痛。黄疸期:发热减退,尿色继续加深,大便颜色变浅,皮肤瘙痒,本期持续 2 周。恢复期:黄疸渐退,症状减轻或消失。本期持续 2

周至 4 个月,平均 1 个月。

急性无黄疸型肝炎:多见于乙肝、丙肝,是一种轻型肝炎。大多缓慢起病,主要表现为乏力,食欲不振,腹胀,肝区疼痛,部分病人恶心呕吐,头昏头痛,可有发热和上呼吸道症状。本病病程长短不一,大多为 3 ~ 6 个月,部分可迁延为慢性肝炎。

2. 慢性肝炎

多见于乙肝、丙肝。病程超过 6 个月,反复出现疲乏,肝区疼痛,纳差,腹胀,或恶心呕吐,腹泻,头晕,精神萎靡,失眠。

3. 重型肝炎

主要见于乙肝、乙肝和丙肝或乙肝和丁肝合并感染的肝炎。

急性重型肝炎:急性黄疸型肝炎起病 10 日内迅速出现精神、神经症状(肝性脑病),早期表现为嗜睡、性格改变、烦躁和谵妄,后期可表现为不同程度的昏迷、抽搐,黄疸迅速加深,高度乏力,严重食欲不振,频繁恶心,呕吐不止,腹胀,皮肤出现瘀斑和瘀点,晚期可出现消化道出血,少尿或无尿等。病程多不超过 3 周。

亚急性重型肝炎:急性黄疸型肝炎起病 10 日以上出现急性重型肝炎症状者,以黄疸加深、高度腹胀和乏力为主,发生肝性脑病多见于晚期。病程较长,可达数月,易发展成坏死性肝硬化。

慢性重型肝炎:临床表现同亚急性重型肝炎,但有慢性肝炎和肝硬化病史。

4. 淤胆型肝炎

主要表现为肝内阻塞性黄疸,阻塞时间至少 3 周,有时可达 3 周以上,甚至 1 年以上。自觉症状较轻,黄疸明显,皮肤瘙痒,常在夜间为甚,严重者常难以入眠。粪便颜色变浅或为灰白色等。

(二)体征

急性肝炎:肝大并有压痛,肝区叩击痛,部分患者可有轻度脾大,有黄疸者可见巩膜及全身皮肤黄染。

慢性肝炎:肝病面容,肝掌、蜘蛛痣,或肝、脾大,肝脏质硬,杵状指等。

急性重型肝炎:肝脏绝对浊音界缩小或进行性缩小,肝臭,扑翼样震颤,黄疸迅速加深,锥体束损害(踝痉挛和巴宾斯基征阳性),高热,严重者可出现脑水肿和脑疝。亚急性和慢性重型肝炎以重度黄疸和腹水为主。

淤胆型肝炎:巩膜及全身皮肤黄染明显,肝大。

三、实验室和其他辅助检查

(一)肝功能检测

1.血清酶学检测

ALT 在肝细胞中的浓度比血清高 104 倍,只要有 1%肝细胞坏死可使血清浓度升高 1 倍,急性肝炎阳性率达 80% ~ 100% 。AST 在心肌中浓度最高,故在判定对肝功能的影响时,首先应排除心脏疾病的影响。AST 80%在肝细胞线粒体内,一般情况下,肝损伤以 ALT 升高为主,若血清 AST 明显增高,常表示肝细胞严重坏死。线粒体中 AST 释放入血,血清转氨酶增高的程度大致与病变严重程度相一致,但重型肝炎时,可出现胆红素不断增高,而转氨酶反而下降,即胆酶分离,提示肝细胞坏死严重。

2.血清蛋白检测

临床上常把血清蛋白作为肝脏蛋白代谢的生化指标,慢性肝炎肝硬化时,常有血清白蛋白水平下降,球蛋白水平升高,且以 γ – 球蛋白水平升高为主。

3.血清胆红素检测

肝脏在胆红素代谢中有摄取转运、结合排泄的功能,肝功能损伤致胆红素水平升高,除淤胆型肝炎外,胆红素水平与肝损伤严重程度成正比。

4.凝血酶原时间

能敏感反映肝脏合成凝血因子 Ⅱ、Ⅶ、Ⅸ、Ⅹ 的情况,肝病时凝血酶原时间长短与肝损伤程度呈正相关。

(二)肝炎病毒标志检测

1.甲肝

急性肝炎患者,血清甲肝表面抗体 IgM 阳性可确诊为 HAV 近期感染,甲肝表面抗体 IgG 阳性提示既往感染且已有免疫力。

2.乙肝

HBsAg 与乙肝表面抗体:HBsAg 阳性示 HBV 目前处于感染阶段,乙肝表面抗体(为免疫保护性抗体)阳性示已产生对 HBV 的免疫力。慢性 HBsAg 携带者的诊断依据为无任何临床症状和体征、肝功能正常,HBsAg 持续阳性 6 个月以上者。

乙肝表面 e 抗原与乙肝表面 e 抗体:乙肝表面 e 抗原阳性为 HBV 活跃复制及传染性强的指标,被检血清从乙肝表面 e 抗原阳性转变为乙肝表面 e 抗体阳性表示疾病有缓解,感染性减弱。

乙肝表面 c 抗原与乙肝表面 c 抗体:乙肝表面 c 抗原阳性提示存在完整的 HBV 颗粒直接反应,HBV 复制活跃,由于检测方法复杂临床少用。乙肝表面 c 抗体为 HBV 感染的标志,乙肝表面 c 抗体阳性提示处于感染早期,体内有病毒复制。在慢性轻度乙肝和 HBsAg 携带者中 HBsAg、乙肝表面 e 抗原和乙肝表面 c 抗体三项均阳性则表示具有高度传染性且难以阴转。

分子生物学标记:用分子杂交或聚合酶链反应检测,血清中 HBV-DNA 阳性,直接反映 HBV 复制活跃,具有传染性。

3. 丙肝

由于血中抗原量太少无法测出,故只能检测丙肝表面抗体为 HCV 感染标记,不是保护性抗体。用套式反转录聚合酶链反应检测,血清 HCV-RNA 阳性示病毒复制活跃,具有传染性。

4. 丁肝

HDV 为缺陷病毒,依赖 HBsAg 才能复制,可表现为 HDV 与 HBV 同时感染,丁肝表面抗原仅在血中出现数日,随之出现 IgM 型丁肝表面抗体、慢性 HDV 感染 IgG 型丁肝表面抗体持续升高。自血清中检出 HDV-RNA 则是更直接、更特异的诊断方法。

5. 戊肝

急性肝炎患者,血清中检出戊肝表面抗体 IgM,恢复期血清中戊肝表面抗体 IgG 滴度很低,戊肝表面抗体 IgG 在血清中持续时间短于 1 年,故戊肝表面抗体 IgM、戊肝表面抗体 IgG 均可作为 HEV 近期感染指标。

(三)肝穿刺活检

肝穿刺活检是诊断各型病毒性肝炎的主要指标,亦是诊断早期肝硬化的确切证据,但因为此检查为创伤性检查尚不能普及亦不作为首选。

（四）超声检查及电子计算机断层扫描（CT）

超声检查应用非常广泛，慢性肝炎、肝炎肝硬化的诊断指标，已明确并可帮助肝硬化、肝癌及黄疸的鉴别。CT 检查亦对慢性肝炎、肝硬化、肝癌等诊断有重要价值。

四、诊断要点

（一）流行病学

密切接触史：与病毒性肝炎患者（特别是急性期）同吃、同住、同生活，或经常接触肝炎病毒污染物，或进食被污染的未煮熟的海产品等。

输血、注射史：接受过输血（血浆、血制品），使用被污染的注射器、针头、医疗器械及针刺治疗、接种等。

家族史：家族内有多个患病史亲属，特别是出生于 HBsAg 阳性母亲的婴幼儿，对乙肝的诊断有重要的参考意义。

（二）临床表现

1. 急性肝炎

急性黄疸型肝炎：起病较急，可有畏寒，发热，乏力，纳差，厌油，恶心，呕吐，尿色加深，巩膜、皮肤黄疸明显，肝大伴压痛。

急性无黄疸型肝炎：起病较缓，主要表现为乏力，纳差，恶心，厌油，上腹不适，腹胀，便溏，肝区胀痛，常有肝大伴压痛。

2. 慢性肝炎

急性肝炎病程超过半年未愈，乏力、纳差、腹胀、便溏，可伴有蜘蛛痣、肝病面容或肝大及脾大。

3. 肝衰竭

肝衰竭是各种肝病中发展最快、病情危重、病死率很高的疾病类型。按发病缓急，又可分为急性肝衰竭、亚急性肝衰竭、慢加急性（亚急性）肝衰竭和慢性肝衰竭。急性肝衰竭的特点是起病急，发病 2 周内出现 Ⅱ 度以上肝性脑病为特征的肝衰竭症候群(严重的消化道症状,极度乏力,黄疸加深,凝血功能障碍等);亚急性肝衰竭起病较急,发病 15 日至 26 周内出现肝衰竭症候群;慢加急性(亚急性)肝衰竭是在慢性肝病基础上出现的急性肝功能失代偿;慢性肝衰竭是指在肝硬化基础上,肝功能进行性减退导致的以腹水或门静脉高压、凝血功能障碍和肝性脑病等为主要表现的慢性肝功能失代偿。

4. 淤胆型肝炎

淤胆型肝炎是急性或慢性病毒性肝炎的一种临床类型,分为急性和慢性两种,根本原因是胆汁排泄障碍。淤胆型肝炎除具有病毒性肝炎等临床表现外,瘙痒是其常见症状,严重瘙痒可显著影响患者的生活质量。

(三)实验室检查

1. 肝功能检查

病毒性肝炎 ALT、AST、碱性磷酸酶(ALP)、γ-谷氨酰胺转肽酶(γ-GT)等测定可有不同程度的改变。血清胆红素可有升高,慢性肝炎或肝硬化可出现白蛋白与球蛋白比值(A/C)倒置,可出现凝血酶原时间延长,凝血酶原活动度下降。

2. 病原学诊断

甲肝:具备急性肝炎表现,并在血清中检出甲肝表面抗体 IgM,可确诊为甲肝。

乙肝:既往有乙肝病史或 HBsAg 阳性超过 6 个月,现 HBsAg 和(或)HBV-DNA 仍为阳性者,可诊断为慢性 HBV 感染。

丙肝:具备急性或慢性肝炎的临床表现,同时丙肝表面抗体和 HCV-RNA 阳性时,可诊断为丙肝。

丁肝:具备急性或慢性肝炎的临床表现,血清 HBsAg 阳性,同时血清丁肝表面抗原、丁肝表面抗体 IgM 或 HDV-RNA 阳性者可诊断为丁肝。

戊肝:具备急性肝炎的临床表现,同时戊肝表面抗体 IgM 阳性或戊肝表面抗体 IgG 由阴性转为阳性或 HEV-RNA 阳性,可诊断为戊肝。

五、辨证论治

由于病毒性肝炎感染的病毒类型不同以及感染后机体免疫状态的不同,决定了临床表现复杂多样,病程长短不一,治疗方面各有侧重。中医治疗本病须重视辨证与辨病相结合:急性黄疸型肝炎,重在辨湿、热的孰轻孰重;急性无黄疸型肝炎,重在辨湿阻与气滞;慢性肝炎,重在辨气血阴阳的虚实。治疗上可遵循以下几个原则:①本病的病因病机为湿热疫毒之邪入侵,蕴积体内,故以清热、利湿、解毒为基本原则,且"祛邪务尽"。②分清虚实,调节脏腑功能,肝宜疏,胆宜利,脾宜运,胃宜和。③肝以阴血为养,肝肾同源,久病之体更宜注重滋养肝肾,以达到扶正祛邪的目的。

病毒性肝炎的治疗,急性以治标为主,慢性宜标本同治。急性黄疸型以清热、利湿、退黄为主;无黄疸型以健脾、利湿、行气为宜;慢性肝炎多以清热利湿、健脾疏肝、滋养肝肾、活血化瘀、温补脾肾为原则。

(一)急性黄疸型肝炎

1. 阳黄

(1)热重于湿

临床表现:身目俱黄,黄色鲜明如橘色,口干口苦,恶心厌油,脘腹胀满,大便秘结,小便黄赤。舌红,苔黄腻,脉弦数或滑数。

治法:清热利湿,解毒退黄。

代表方剂:茵陈蒿汤加味。

常用药物:利胆泻热可用茵陈、栀子、大黄、黄芩、金钱草等,清热解毒可用蒲公英、板蓝根、虎杖等。

(2)湿重于热

临床表现:身目俱黄,面色晦暗不鲜明,头重身困,倦怠乏力,胸脘痞闷,纳呆便溏。舌苔厚腻微黄,脉弦缓或濡缓。

治法:利湿清热,健脾和中。

代表方剂:茵陈五苓散加减。

常用药物:清热、利湿、退黄可用茵陈、黄芩、车前子,健脾利湿可用白术、薏苡仁、猪苓、泽泻等,行气除满、芳香化浊可用厚朴、藿香、佩兰等。

2. 阴黄

临床表现:身目发黄,色泽晦暗,形寒肢冷,大便溏薄。舌质淡,舌体胖,苔白滑,脉沉缓无力。

治法:温阳散寒,健脾利湿。

代表方剂:茵陈术附汤加味。

常用药物:温阳可用熟附片、干姜,退黄用茵陈,健脾益气可用白术、茯苓、猪苓、薏苡仁、泽泻。

(二)急性无黄疸型肝炎

1.湿阻脾胃

临床表现:脘闷不饥,肢体困重,倦怠嗜卧,或见浮肿,口中黏腻,大便溏泻。苔腻,脉濡缓。

治法:健脾利湿。

代表方剂:藿朴夏苓汤加味。

常用药物:芳香化浊可用藿香,畅中渗湿可用厚朴、法夏、薏苡仁,健脾益气、化湿行气可用茯苓、砂仁、白蔻仁,燥湿化痰、行气健胃可用陈皮、木香。

2.肝郁气滞

临床表现:胁肋胀痛,胸闷不舒,善太息,情志抑郁,不欲饮食,或口苦喜呕,头晕目眩,妇女月经不调,痛经或经期乳房作胀。苔白滑,脉弦。

治法:疏肝解郁,行气活血,解毒祛邪。

代表方剂:逍遥散加减。

常用药物:疏肝、解郁、行气可用柴胡、香附、陈皮、郁金,养血、活血、补肝可用当归、白芍、丹参,清火解毒可用夏枯草、板蓝根、虎杖。

(三)慢性病毒性肝炎

1.湿热中阻

临床表现:胁胀脘闷,恶心厌油,纳呆,身目发黄而色泽鲜明,尿黄,口黏口苦,大便黏滞臭秽或先干后溏,口渴欲饮或饮而不多,肢体困重,倦怠乏力。舌苔黄腻,脉象弦数或弦滑数。

治法:清热,利湿,解毒。

代表方剂:茵陈蒿汤加味。

常用药物:清热利湿可用茵陈、栀子、大黄、车前子、黄芩、金钱草,清热解毒可用板蓝根、蒲公英、虎杖、银花。

2. 肝郁脾虚

临床表现:胁肋胀满疼痛,胸闷太息,精神抑郁,性情急躁,纳食减少,口淡乏味,脘痞腹胀,午后为甚,少气懒言,四肢倦怠,面色萎黄,大便溏泄或食谷不化,每因进食生冷、油腻及不易消化的食物而加重。舌淡苔白,脉沉弦。

治法:疏肝理气活血,健脾和中解毒。

代表方剂:逍遥散合四君子汤加减。

常用药物:疏肝理气、养血柔肝可用柴胡、当归、白芍,健脾益气、和中解毒可用茯苓、白术、甘草,行气、化瘀、止痛可用丹参、枳壳,保肝、降酶、抗病毒可用虎杖、金银花。

3. 肝肾阴虚

临床表现:右胁隐痛,劳累尤甚,或有灼热感,头晕耳鸣,两目干涩,口燥咽干,失眠多梦,潮热或五心烦热,腰膝酸软,鼻衄或齿衄,女子经少经闭。舌体瘦质红少津,或有裂纹,苔少,脉细数无力。

治法:养血柔肝,滋阴补肾。

代表方剂:一贯煎加味。

常用药物:滋阴、养血、益肾可用生地、枸杞、五味子、女贞子、沙参、麦冬、当归,清热、凉血、活血可用牡丹皮,安神可用酸枣仁,清热解毒可用虎杖,凉血生津可用白茅根。

4. 瘀血阻络

临床表现:面色晦暗,或见赤缕红丝,肝、脾大,肝质地较硬,蜘蛛痣,肝掌,女子行经腹痛,经水色暗有块。舌暗或有瘀斑,脉沉细涩。

治法:活血化瘀,散结通络。

代表方剂:膈下逐瘀汤加减。

常用药物:活血行瘀可用川芎、当归、生地、白芍、桃仁、红花、牡丹皮、丹参,行气、止痛、调经可用乌药、香附等。

5. 脾肾阳虚

临床表现:畏寒喜暖,精神疲惫,四肢不温,面色不华或晦黄,少腹腰膝冷痛,食少脘痞,腹胀便溏,甚则滑泄失禁,下肢水肿,甚则水臌。舌淡胖,有齿痕,苔白或腻,脉沉细或弱。

治法:温补脾肾。

代表方剂:附子理中丸合五苓散加减。

常用药物:温阳祛寒、益气健脾可用熟附子、党参、白术、干姜、炙甘草、茯苓、猪苓、山药、泽泻,活血行气用丹参,补益肝肾可用桑寄生等。

第三节　肝炎后肝硬化

肝炎后肝硬化是一种主要因肝炎病毒所致的肝脏慢性、进行性、弥漫性病变,是在肝细胞广泛变性和坏死的基础上产生肝脏纤维组织弥漫性增生,并形成肝硬化再生结节和假小叶,导致正常肝小叶结构和血管解剖结构被破坏。中医学无此肝病名的记载,该病以黄疸、胁部胀痛、胁下积块等为主要临床表现,可归属于中医"黄疸""胁痛""症瘕""积聚""臌胀"等的范畴。单纯的西医治疗肝炎后肝硬化只是以对症治疗为主,暂时缓解症状,但远期疗效不佳,而中医药在本病的治疗中具有良好的临床疗效。戴老中医辨治肝炎后肝硬化取得显著疗效,将其经验初步整理如下。

一、病因病机

戴老认为,本病的形成多是由于机体正气不足,感染肝炎湿热疫毒,不能及时清除,湿热瘀血阻络日久,肝失濡养,渐至肝体硬化缩小而成肝硬化;肝体失养,则脏精不藏,肝精外泄,在西医检验指标中表现为转氨酶、LDH、γ-GT 等酶学指标升高;肝体失柔,血量分配失常,无以藏血而致出血;瘀血阻络,水液运行受阻,水湿停滞而致腹水、水肿;木壅土滞,湿邪困脾而致脾失健运,气血生化乏源,气血更虚;水湿瘀血日久,伤阴耗血,加上脾虚生化乏源,阴液生成不足,又致肝肾阴虚;湿为阴邪,损伤阳气,日久又致脾肾阳虚及阴阳两虚。总之,本病的主要病机是气滞血瘀及瘀毒结积。正如《医门法律·胀病论》所言:"凡有癥瘕积块痞块,即是胀病之根。"气为血之帅,血为气之母,血瘀不畅又反过来影响气之运行,二者互为因果,日久则肝体渐硬,瘀而成积。病性为本虚标实,虚实夹杂;主要病位在肝,可通过五行传变,而病及于脾、肾、心。

二、辨证与辨病相结合,不拘泥一型一证

在肝病过程中有多种突出症状与典型体征,这些症状与体征往往成为肝病某一阶段的主要矛盾,特别是那些病程长、肝功能损害明显的患者。本病证型复杂,变证、并证较多,在辨证时,戴老根据本病不同阶段的表现,灵活使用各种辨证方法,将脏腑辨证、五行辨证、气血辨证优化组合,最终形成肝脾不调(乘侮并见)证、木旺乘土证、肝郁脾虚证、肝脾血瘀证、肝病及肾等证型。

三、辨治特色

强调运用中医五行母子乘侮的思维模式进行辨证。李东垣《脾胃论》云:"所胜妄行者……母者,肝木也,肝木旺则挟火势,无所畏惧而妄行也,故脾胃先受之。"戴老将肝脏病证五行辨证规范为6种思维模式:肝病及脾·相乘辨证,肝病及肺·反侮辨证、肝脾乘侮并见辨证、肝病及心·母病及子辨证、肝病及肾·子病犯母辨证、肝肾母子相及辨证。以这种思维模式对常见症状的全面辨证,掌握其各自的病理实质,可使治疗不带有盲目性。

治疗始终强调"肝病守脾",其理论基础来源于张仲景"见肝之病,知肝传脾,当先实脾",其目的是使脾脏正气充实,防止肝病蔓延,从而达到"正气存内,邪不可干"。因此,戴老常用四君子汤、枳术丸顾护脾胃。这一诊治思路尤其适用于疾病诊断明确、客观指标异常但无任何症状和体征、无证可辨者。

在治疗时应做到明辨标本、权衡缓急、平调阴阳、扶正祛邪、整体论治。要正确处理清热与利湿、活血与解毒、扶正与祛邪、调肝与理脾的辨证关系。湿热邪毒是本病的病因,可选用既能清热祛湿,又能解毒之品,如黄芩、黄连、黄柏、白花蛇舌草等治肝专药,但病至肝硬化,需强调扶正祛邪,以不伤脾胃为上。在使用这类清热解毒药物时,一定要防止久用苦燥伤阴和伤气碍脾的不良反应,还需据病人体质强弱、耐受力高低的不同而施以不同剂量和配伍。

顺应肝脏体阴用阳的生理特点,合理用药。肝气易郁是肝脏的一个重要的病

理特点,在疏肝解郁之时,要以调畅气机为主,以轻宣透达之味,顺肝疏达之性,意在恢复其生理特性,治疗中依病情轻、中、重选用四逆散、小柴胡汤、柴胡疏肝散以调肝用。同时,适当加入滋柔甘缓之品,以防伤肝体,故用四物汤、二至丸护肝体。

第四节 脂肪肝

脂肪肝是一种遗传－环境－代谢应激相关性疾病,因肝组织脂肪积蓄过多所致。一般来说肝脏中脂肪含量占肝湿重的 2%～4%。在某种病因下,如果肝内脂肪含量超过肝湿重 5% 或 1/3 以上的肝细胞有脂肪变性时,即为脂肪肝。在临床上,轻度病者,可无症状或仅觉肝区闷胀感;中、重度病者,则有肝区闷胀,甚至疼痛,疲乏无力,消化不良等,并有肝大、腹部饱满、肝功能异常、高脂血症等。

随着生活水平的不断提高以及人们不健康的生活饮食习惯的盛行,脂肪肝的发病率急剧上升,且呈年轻化趋势。目前我国 60%～90% 脂肪肝是由于营养过剩所致,多伴腹型肥胖。临床约半数以上肥胖者合并脂肪肝。部分脂肪肝系酒精性肝损害、肝炎后所引起。脂肪肝既是多种病因的结果,同时也作为病因使单纯性脂肪肝向脂肪性肝炎、脂肪性肝纤维化、脂肪性肝硬化发展,有 6%～8% 的患者可转化为肝纤维化、肝硬化。故早治对于预防脂肪性肝病的发展极为重要。

中医学中并无脂肪肝所对应的病名,根据患者不同的发病特点及临床表现将之归入中医"积聚""肝胀""痰证""胁痛""肥气"等范畴。

一、病因病机

(一)中医

中医学认为,脂肪肝属于中医"积证",正如《黄帝内经》所说:肝之积曰肥气,系指体内肥脂之气过多地蓄积于肝脏。也因《诸病源候论·癖病诸候》说："癖者,谓僻侧在于两胁之间,有时而痛是也",其临床表现与脂肪肝相似,故有医家将其称为"肝癖",指因体内肥脂之气过多蓄积于肝脏所引起的以胁肋胀痛为主要表现的病症。

主要病因有以下几种。

饮食不节:暴饮暴食,嗜食肥甘厚味,肥能生热,甘能壅中,损伤脾胃,脾胃气机失常,升降失司,中焦阻滞,水湿停聚,湿蕴化热,炼津成痰,痰湿内蕴而变生本病。或长期饮酒,酒毒湿热蕴结中焦,损伤脾胃,脾失健运,不能为胃行其津液,致痰饮、水湿内生,停积于肝而变生本病。

情志所伤:暴怒伤阴,暴喜伤阳,情志失调与情志过极均可影响肝脏功能,肝气郁结,气机不畅,或外感湿浊或湿邪内蕴,气滞湿阻,正常肥脂之气转运欠畅,遂积成形而发病。

劳逸失度:《素问·上古天真论》云:"起居有常,不妄作劳,故能形与神俱。"过劳少逸或过逸少劳,均可损伤人体而致病。《温热经纬》云:"过逸则脾滞,脾气困滞而少健运,则饮停湿聚矣。"过逸少劳,脾失健运,痰湿内生而变生本病。

脏腑虚衰:不论外感风、寒、湿邪,抑或内伤饮食,房事不节,都可损伤正气,引起脏腑功能失调。尤其是脾肾亏虚,脾虚则水湿运化乏力,聚湿成痰,肾虚气化失司,水湿蓄积,气机不畅,痰湿瘀血诸物均可内停于肝而发病。

可见,脂肪肝是由于过食油腻,饮食不节,过度饮酒,劳逸失度,外感湿浊,或脏腑虚损等,以致脂膏肥气(脂肥)过多地积蓄于肝而致。本病病位在肝,以脾虚、肾虚为本,以气郁、食滞、痰、瘀、湿、热、寒为标,其中尤以痰、瘀最为关键。临床多呈本虚标实,虚实兼夹,寒热错杂。

（二）西医

现代医学认为,脂肪肝是因为肝内过多脂肪(尤其是甘油三酯)积蓄。主要原因有以下几种。

营养过剩性脂肪肝:常伴有内脏性肥胖,本类型脂肪肝占我国脂肪肝患者60%~90%。最常见于城镇人口、白领阶层。超重或肥胖(尤其是腹型肥胖),是导致脂肪肝最为直接的原因。

酒精性脂肪肝:本类型脂肪肝,占我国脂肪肝患者的第二位。长期慢性酗酒,可导致肝细胞的脂肪样变性。肝穿刺结果显示:慢性嗜酒者肝穿刺活检标本中70%～90%有不同程度的脂肪浸润。

长期大量使用激素,也是导致脂肪肝的一种病因。如使用垂体后叶素、促肾上腺激素和皮质激素等,都会引起肝脏的脂肪浸润,尤其是皮质激素的长期大量使用。

药物、化学毒品以及某些内源性毒性物质,均可引起脂肪肝。如某些抗精神病药物,可引起脂肪肝。化学物质如四氯化碳、氯仿、磷、砷以及铅等均可导致脂肪肝。

营养不良性脂肪肝:本类型脂肪肝目前我国极为少见。蛋白质缺乏性营养不良,是此类脂肪肝的主要原因。

内分泌代谢因素:如糖尿病、高脂血症(Ⅳ型、Ⅴ型)、甲状腺功能亢进(甲亢)、甲状腺功能减退等,都会引起肝细胞脂肪变性。

遗传因素(先天性代谢性疾病):如半乳糖血症、糖原贮积症、遗传性果糖不耐受症等。

脑病脂肪肝综合征:本病是伴有脑病的急性脂肪肝,属重症脂肪肝。发病机制尚不明确,有认为与病毒感染有关,亦有怀疑与阿司匹林、醇类等化学药品有关,并提出病儿有易患性的可能。

妊娠急性脂肪肝:又称产科急性黄色肝萎缩,是妊娠严重并发症。临床较为少见,预后恶劣。

精神、心理和社会因素:随着医学模式的转变,精神心理和社会因素引起的疾病越来越受到重视。行为、生活方式与健康的关系已得到证实。现代化的工作环境、多坐少动的生活方式、高脂肪高热量的膳食结构以及生活懒散等因素与肥胖及脂肪肝的发生有关。

总之,能引起脂肪肝的病因很多。在脂肪肝的发病中由一种病因引起,也可由多种病因同时作用或先后参与。

二、临床表现

脂肪肝多为隐匿性起病,因缺乏特异性临床表现,故常在体检或其他疾病进行腹部影像学检查时发现。

（一）症状

轻度患者大多无临床症状，部分偶有疲乏感觉，或仅觉近期腹部胀满感。根据文献记载，25%以上脂肪肝患者临床多无症状。

典型症状一般来说，中、重度病者绝大多数有一定的临床症状，主要表现为疲乏、消化不良、恶心、厌食、腹胀、肝区胀闷甚或疼痛。

典型脂肪肝的症状由肝功能异常及肝内脂肪积蓄所引起，症状类似于肝炎。肝区疼痛常在安静休息或重体力劳动之后，或大量酗酒之后加重。症状轻重与脂肪肝病变程度不相一致，常因人而异。只有重度中毒性肝炎、妊娠急性脂肪肝、脑病脂肪肝综合征，多呈急性经过，临床表现及预后与急性重型肝炎相似。

（二）体征

肝大：肝脏贮积脂肪占肝湿重的40%以上时，可有明显肿大。75%脂肪肝有肝大体征，4%病例脾大。由于脂肪肝多伴肥胖，腹壁脂肪较厚，触诊多不满意，较难以发现。早期肝大体征，须借助于B超检查而确诊。

黄疸、门静脉高压：肝细胞由于脂肪堆积肿大，压迫肝窦或小胆管时，门静脉血流及胆汁受阻，可出现门静脉高压及淤胆。虽无肝硬化改变，也可有食管和腹壁静脉曲张，甚至发生上消化道出血和腹水，脂肪肝恢复后，静脉曲张消失。15%脂肪肝患者有轻度黄疸，多为阻塞性黄疸，结合胆红素增多，持续数周，可随肝中脂肪减少而消退，胆囊造影正常。

蜘蛛痣：8%脂肪肝病例有蜘蛛痣，这一体征是暂时性改变，脂肪肝治愈后，可完全恢复。

维生素缺乏症：有半数以上病例有各种维生素缺乏的表现，包括末梢神经炎（舌炎，口角炎），角膜干燥症，皮肤过度角化及皮下瘀斑等。

（三）常见并发症

高脂血症：高脂血症是脂肪肝最为主要的并发症，也可以说是直接致病原因。尤其是高甘油三酯或伴高胆固醇血症者，最为常见。实验发现，任何原因引起高甘油三酯血症都可以导致肝脂肪。其主要表现为头晕、头痛、胸闷不适等症状。

高黏血症：血液中纤维蛋白原成分含量升高，各种纤维因子浓度过高，从而导致血液黏度升高。其主要表现为肢体麻木，头晕胸闷，易并发动脉、静脉血栓等。

肝纤维化与肝硬化：因为长期脂肪肝失于治疗，且各种致病因子持久或反复地作用于肝脏组织，引起肝细胞变性、坏死、再生和纤维组织异常增生等一系列病理变化，其结果扰乱了肝组织的正常结构，导致假小叶形成和肝脏形体异常、质地变硬。临床表现为肝功能不断衰退和门静脉高压等所引起的一系列症状，如消化不良、疲乏、出血、色素沉着、腹水、精神症状等。实验室检查可见肝功能异常、肝纤维化指标升高，甚至出现凝血机制异常等。

三、实验室和其他辅助检查

（一）肝功能

轻度脂肪肝，肝功能基本正常；中、重度脂肪肝，表现为 ALT、AST、ALP、总胆汁酸等肝功能指标的轻、中度异常，罕见高度升高。一般肥胖性脂肪肝 ALT 高于 AST。反之，酒精性脂肪肝 AST 高于 ALT。80% 以上脂肪肝患者血清胆碱酯酶升高，并可能与其肝内脂肪浸润程度相关，而其他原因的脂肪肝多无明显改变。可有轻度胆红素异常。

（二）血糖、血脂、胰岛素抵抗的检测

空腹血糖、餐后 2 h 血糖测定，可发现空腹血糖异常，糖耐量损害、糖尿病，而对于糖尿病患者近期血糖控制情况可通过检测糖化血红蛋白（2~3 个月内）、果糖胺（4~6 周）来反映，微量尿白蛋白检测则可反映糖尿病肾病的有无及其程度。

血脂检测可发现中性脂肪、总胆固醇、游离脂肪酸等均可升高，尤其是中性脂肪（甘油三酯）升高，最有诊断价值。约 54% 脂肪肝病例胆固醇升高，但血清胆固醇浓度与肝活检肝内脂肪量有关。

评估胰岛素稳态可以通过口服葡萄糖耐量试验、C 肽/胰岛素比值、胰岛素稳态模型评估法、定量胰岛素敏感性检测指数等。临床上最常用胰岛素稳态模型评估法，用以评估胰岛素抵抗指数、胰岛素敏感指数等。

（三）肝纤维化指标

透明质酸、层粘连蛋白、Ⅲ型胶原蛋白等血清纤维化指标的检查有助于反映脂

肪肝是否已合并肝纤维化和肝硬化。

(四)肝活检

肝活检是诊断脂肪肝的金标准。提倡在 B 超的引导下进行肝穿刺,以提高穿刺准确性,最大限度地减少肝脏损伤。但因其有创伤性,有一定的危险性,较难为患者接受。目前多做鉴别诊断之用。脂肪肝活检标本可见:镜下可见肝细胞脂肪浸润,脂肪球大者可将细胞核推向一边,整个肝细胞破裂可形成脂肪囊肿。肝细胞坏死及炎症反应轻微或无。虽然肝穿刺危险性不大,但肝脏毕竟是一种重要器官,必须严格掌握适应证与禁忌证。尤其是下列情况作为肝活检的禁忌证:重度黄疸,大量腹水和有凝血功能障碍,充血性肝大,右侧胸腔及膈下有急性炎症,疑有肝包虫病或肝血管瘤者。

(五)肝脏 B 超

肝脏 B 超检查,具有经济、迅速、准确、无创伤等优点,目前列为脂肪肝首选检查方法。

弥漫性脂肪肝 B 超表现:肝实质呈弥漫细密的点状高回声,且肝回声强度高于脾肾回声,称为"亮肝";肝远场回声衰减;肝内血管显示不清或纤细。

局限性脂肪肝 B 超表现:肝内强回声实质性,出现边缘清晰的弱回声区,呈类圆形或斑片状,但无肿块效应,无血管绕行或中断,甚至可见门静脉正常延伸入该区。局限性脂肪肝易误诊为肝内肿瘤。

(六)CT 和 MRI

CT 对诊断脂肪肝的准确性高于 B 超,对脂肪肝有诊断、分型、量化及鉴别诊断的意义。尤其对局限性脂肪肝,能更清楚地与肝癌、肝血管瘤、肝脓肿等相鉴别。但其价格较高,临床使用较少。MRI 价格较 CT 更昂贵,对脂肪肝的诊断优势不明显。

脂肪肝 CT 和 MRI 表现:在 CT 上脂肪肝所累及部位的密度变低,密度常接近于水或低于水的密度。正常人肝脏 CT 密度一般高于脾脏,一旦肝脏密度低于脾脏,则可认定肝脏密度较低。脂肪浸润肝脏可见清晰肝血管影,呈"枯树枝状",增强后血管影更清楚。弥漫性脂肪肝者,密度一般较为均匀。局限性脂肪肝多见于肝右叶,尤以后段多见,病变区肝较饱满,密度不均匀减低,境界模糊不清;增强后病变区密度小,均匀增强,其中可见血管影。

四、诊断要点

脂肪肝主要依靠病史、临床表现和实验室检查,特别是 B 超和 CT 检查做出诊断。

1. 病史

有暴食酗酒(酒精性脂肪肝一般发生于每日饮用酒精量超过 30 g,女性为 20 g 的长期嗜酒者)、缺乏运动等行为习惯异常史,或慢性肝病,或服用、接触肝毒药物史。近期体重超重(即超过标准体重 10%)或患肥胖病(超过标准体重 20%)者,或腹部脂肪积蓄,或高脂血症史。

2. 临床表现

可无症状,或有疲乏无力,肝区不适,胀满,甚或疼痛,腹胀,纳差,颜面痤疮等。

3. 肝脏 B 超或 CT 和 MRI 检查

可见脂肪肝图像。

4. 实验室检查

肥胖型脂肪肝多有血脂升高,尤其是甘油三酯,且肝功能正常或轻、中度异常,而不伴黄疸或转氨酶水平升高的低血浆蛋白(包括白蛋白、转铁蛋白)则表明存在蛋白质能量缺乏性营养不良。酒精性脂肪肝多有血中酒精和尿酸浓度增高,血清中 IgA 常明显增高,并有酒精透明小体。肝炎后脂肪肝多有 HBsAg、乙肝表面 e 抗体阳性。中毒性脂肪肝有血药浓度异常。糖尿病性脂肪肝有血糖、尿糖、血浆胰岛素异常。

在临床上,脂肪肝以病史、肝脏 B 超、血脂及肝功能等异常情况,即可做出诊断,结合病理活检可以确诊。

(六)脂肪肝程度的分级

临床上明确的病理分级是相当困难的,参照梁扩寰主编的《肝脏病学》对脂肪肝的分类办法,以肝脏 B 超检查为主,结合临床症状,作为分级依据。

轻度脂肪肝:B 超表现为近场回声增强,远场回声衰减不明显,肝内管状结构仍可见。自觉症状不明显,肝功能基本正常。

中度脂肪肝:B超表现为前场回声增强,后场回声衰减,肝内管状结构模糊。自觉肝区不适,食欲不振,肝功能轻度异常。

重度脂肪肝:B超表现为近场回声显著增强,远场回声明显衰减,肝内管状结构无法辨认。自觉肝区疼痛,腹胀闷满,或见有黄疸,蜘蛛痣。肝功能检查中度或重度异常。

五、辨证治疗

脂肪肝的治疗,必以消脂攻肥为主,佐以扶正为辅。脂肪肝是体内脂肥过度积蓄于肝脏所致。中医认为:脂肥来源于水谷精微,为人体所必需;脂肥过多,为津液积蓄而成,为血之浊气,表现为痰湿之证;脂肥过多,为瘀血之因;脂肥过多,是脏腑功能失调的产物。所以,脂肪肝的中医药辨证施治关键:分虚实、辨寒热、别痰瘀、定脏腑。脂肪肝属大积大聚之症,在消脂攻肥的基础上,依据病人体质情况,进行辨证施治。

(一)痰湿阻遏证

临床表现:形体肥胖,胸胁闷胀,肝区胀闷不适,眩晕头重,肢体沉重,乏力腹胀,纳呆口黏,间有恶心欲吐。舌苔滑腻,脉弦滑。

治法:化痰祛湿,理气消积。

常用药物:行气化痰可用法夏、陈皮、莱菔子、茯苓;健脾祛湿可用泽泻、白术、猪苓、苍术;理气消滞可用枳实、厚朴、三棱。

(二)气滞血瘀证

临床表现:胁肋疼痛或有包块,心胸刺痛,面色黧黑,皮下瘀点。舌下静脉曲张,舌尖边有瘀点或瘀斑,脉沉涩。

治法:行气疏肝,活血化瘀。

常用药物:疏肝行气可用青皮、柴胡、枳壳、川芎、香附、白芍;活血散结可用三棱、莪术、当归、桃仁;行气泄浊可用木香、大黄。

(三)肝郁湿阻证

临床表现:胁下胀痛,时而作痛,胸闷不适,口干便秘。舌淡红苔腻,脉弦有力。

治法:理肝化痰,散结消积。

常用药物:理气疏肝可用柴胡、白芍、枳壳;健脾化湿可用茯苓、白术、苍术、厚朴、薏苡仁;软坚化痰可用法夏、陈皮;泄热消积可用枳实、大黄、黄芩。

(四)肝肾阳虚证

临床表现:肥胖乏力,肝区满闷,腰酸腿软,阳痿,阴寒。舌淡,苔白,脉沉细无力。

治法:温补肝肾,散寒消积。

常用药物:温阳健脾可用人参、丁香、干姜、白术;温补肝肾可用熟附子、肉桂、杜仲、菟丝子;散寒消积可用厚朴、茯苓、泽泻、独活。

(五)脾虚痰湿证

临床表现:胁肋隐痛不舒,腹胀脘痞,口淡乏味,倦怠乏力,大便溏薄,口中黏滞,不思水饮或平素饮水过多,形体肥胖。舌胖齿痕,苔腻,脉濡滑。

治法:健脾益气,燥湿通络。

常用方剂:四君子汤、平胃散、二陈汤、二母丸加味降脂专药合方进治。

(六)痰瘀阻络证

临床表现:右胁下刺痛或钝痛,可有肿块,面色晦暗,纳差,恶心欲吐,脘腹痞闷。舌胖齿痕,舌质暗或见瘀斑,脉弦。

治法:燥湿化痰,活血化瘀。

常用方剂:二陈汤、枳术丸、血府逐瘀汤加味降脂专药进治。

(七)肝脾不调证

临床表现:两胁胀痛或闷痛,腹胀脘痞,口淡乏味,不思饮食,精神倦怠,情绪抑郁。舌淡红,苔薄白或薄黄,脉弦缓。

治法:疏肝理气,健脾和胃。

常用方剂:四逆散或小柴胡汤或柴胡疏肝散合金铃子散、四君子汤、二陈汤、平胃散加味降脂专药进治。

上述证型中脾虚痰湿证、痰瘀阻络证、肝脾不调证为戴老辨证脂肪肝的独特证型。

六、辨证论治

脂肪肝是一种慢性肝脏疾病,且大多伴有明显饮食及行为异常。戴老提出患者必须树立长期治疗的信心,纠正不良生活及饮食行为。

根据脂肪肝患者的中医辨证分型以及"春生,夏长,秋收,冬藏"的四季阴阳变化特点,制订脂肪肝患者的辨证施膳指导方案,寓治于食,提高脂肪肝患者的临床疗效。春季食疗可选择陈皮麦芽决明子茶、麦麸山楂糕等;夏季可选择理气消滞茶、茵陈苍术茶等;秋季可选择山楂降脂茶、陈皮枸杞粟米粥等;冬季可选用木耳大枣羹、人参黄精扁豆粥等。

七、戴永生教授辨治脂肪肝经验

戴老认为本病的病因多因饮食不节,嗜食肥甘厚味,饮酒过度,劳逸失度,久坐少动,情志抑郁所致。肥甘厚味摄入过多,腻脾碍胃,中焦运化不利,聚湿生痰,痰浊膏脂,蕴结于肝则发本病。饮酒过度,滋生湿热,壅阻气机,熏蒸肝胆,或情志抑郁,肝失疏泄,脾失健运,肝脾同病,土壅木郁或土虚木乘,水停饮聚,凝而成痰成脂,阻于肝络,日久不化,酿生本病。李东垣认为"脾既病则胃不能独行津液,故亦从而病焉",久卧久坐,劳逸失度,先伤及脾,《医述》曰:"以脾土虚,则清者难升,浊者难降,留中滞膈,瘀而成痰",痰阻于胁下则成"肝积",因此久坐少动也是产生脂肪肝的重要原因。戴老认为,本病病位虽在肝,但实则在脾,并与胃相关,因脂肪是由脾胃消化吸收水谷精微转化而来。正如清代张志聪描述"中焦之气蒸津液,化其精微……溢于外则皮肉膏肥,余于外则膏脂丰满"。其中脾虚痰湿是其重要的病理因素。

因脾虚痰湿为脂肪肝主要病理因素,故戴老强调治疗方面以"益气健脾断痰源治其本,降脂通络治其标",喜用四君子汤、枳术丸、平胃散、二陈汤、金铃子散等方方合用,加入降脂专药(如生山楂、泽泻、丹参、绞股蓝、五味子等)及通络活血药(如丝瓜络、赤芍、木瓜等);此外,戴老十分强调气顺则痰易消,故遣方用药时需佐以调肝理气的方剂,根据气滞的轻、中、重程度的不同,可分别给予四逆散、小柴胡汤、柴胡疏肝散。

第五节 胆囊炎

胆囊炎在临床上分为急性胆囊炎与慢性胆囊炎,前者因胆囊壁的充血、水肿、胆囊扩张,严重时甚至化脓、坏死;后者则因胆囊运动功能障碍及感染,胆固醇的代谢失常及胆囊壁的血管病变,导致胆囊黏膜的损害,造成黏膜扁平、萎缩,胆囊壁增厚并纤维化,二者都以右上腹疼痛、消化不良为主要临床表现。本病在正常人群中发生率在 70% 以上,多见于女性,女性与男性之比为(1~2):1,发病年龄在 20~50 岁之间,是临床常见的消化系统疾病。

胆囊炎属于中医学的"胁痛""胆胀"范畴。

一、病因病机

(一)中医

中医学认为胆囊炎是由于肝胆气滞,湿热阻塞,影响肝脏的疏泄和胆囊的通降功能而发病。与饮食不节、寒温不适等因素有关。急性发作期以实证为主,慢性或缓解期以本虚标实为主。

饮食偏嗜:多食油腻厚味之物,伤及脾胃,气机壅塞,升降失常,土壅木郁,肝胆疏泄失职,而成胆胀;或内生湿热,阻于肝胆,使肝失疏泄,胆失通降,而成胆胀、胁痛。

忧思暴怒:肝气郁结,疏泄失常,胆失通降,久郁蕴热,而成胆胀,甚或黄疸等。

寒温不适,易感外邪,使胆汁疏泄通降失常,而致胆胀、胁痛。

素体湿热内蕴,阻于肝胆,使肝失疏泄,胆失通降而致胆胀,胆汁流出不畅,胆道淤塞不通,胆汁外溢,可致黄疸。肝胆之热郁久化火,酿成热毒炽盛,致热深厥深,而危及生命。

总之,本病的发生,主要在于胆腑气机通降失常,其病因或为饮食偏嗜,伤及脾胃;或为忧思暴怒,肝气郁结;或为寒温不适,易感外邪;或为素体湿热内蕴,阻于肝腑。病位为胆,与肝、脾、胃、肾有关。病机为湿阻、热郁、气滞、血瘀、毒盛致使肝胆气郁,胆失通降,久则气滞及血,或郁而化火,酿成热毒炽盛,致热深厥深之危候;或日久不愈,反复发作,正气渐虚,邪恋不去,脾胃生化不足,进一步耗伤正气,最后致肝肾阴亏或脾肾阳虚而正虚邪实反复发作之后,其病势或缓或急。

(二)西医

梗阻因素:是由于胆囊管或胆囊颈的机械性阻塞,致使胆囊膨胀,而充满浓缩的胆汁,胆汁中高浓度的胆盐即有强烈的致炎作用,形成早期化学性炎症,以后继发细菌感染,造成胆囊化脓性感染,以结石造成者居多,占70%~80%。较大结石不易完全梗阻,主要为机械刺激,呈现慢性炎症。有时胆囊管过长、扭曲、粘连压迫和纤维化等亦是不可忽视的梗阻因素。胆囊结石与胆囊炎之间的关系是互为因果,彼此促进的,胆囊炎有利于胆结石的形成,而胆囊结石又会造成胆囊管阻塞,引起胆囊炎的发生。少数情况可能有蛔虫窜入胆管、胆囊,除造成机械刺激外,随之带入致病菌,引起感染。也可因胆囊、奥迪括约肌功能障碍、运动功能失调等,引起胆道排空障碍、胆汁滞留,使胆囊受化学刺激和细菌感染成为可能。

感染因素:全身感染或局部病灶的病菌经血管、淋巴、胆道、肠道,或邻近器官炎症扩散等途径侵入,寄生虫的侵入及其带入的细菌等均是造成胆囊炎的重要原因。常见的致病菌主要为大肠杆菌,其他有链球菌、葡萄球菌、伤寒杆菌、产气杆菌等,有时可有产气荚膜杆菌,而形成气性胆囊炎。

化学性因素:胆汁潴留于胆囊,其中高浓度的胆盐,或胰液反流进入胆囊,具有活性的胰酶,均可刺激胆囊壁发生明显炎症变化。一些严重脱水者,胆汁中胆盐浓度升高,亦可引起急性胆囊炎。

其他因素:如血管因素,由于严重创伤、烧伤、休克、多发性骨折、大手术后等因血容量不足、血管痉挛,血流缓慢,使胆囊动脉血栓形成,致胆囊缺血坏死,甚至穿孔;有时食物过敏、糖尿病、结节性动脉周围炎、恶性贫血等,均与胆囊炎发病有关。此外,还与性激素的影响有关,如妇女在妊娠时,由于性激素的影响,胆囊排空延缓,胆囊扩张,胆汁淤积,而致胆囊炎。

二、临床表现

（一）症状

1.急性胆囊炎

腹痛（右上腹绞痛）：发作时可有剧烈的胆绞痛，绞痛过后呈持续性右上腹痛，体位改变或呼吸时疼痛加重，常向右肩及背部放射，疼痛常发生于夜间，或饱餐及食脂肪等诱发。若胆囊管梗阻，则可有间断性胆绞痛发作。老年人因对疼痛敏感性降低，有时可无剧烈疼痛。

发热：可有发热，胆囊化脓时可有高热和寒战。严重者可发生感染性休克。

恶心、呕吐：呕吐出胃内容物，由于呕吐频繁，可致脱水及电解质紊乱。

黄疸：出现轻度黄疸者约占 20%。由于感染经淋巴管蔓延至肝，造成肝脏损害，或因炎症累及胆总管，造成奥迪括约肌痉挛或水肿，导致胆汁排出障碍所致。

2.慢性胆囊炎

大部分患者可持续多年无症状，主要的症状为反复发作性上腹部疼痛或胀闷不适，或右肩胛区疼痛；腹胀、胃灼热及嗳气等。症状虽不严重但迁延、顽固，进食油腻食物后可加剧，而当胆囊管或胆总管发生胆石嵌顿时，则可出现胆绞痛。一般不发热或仅有低热（急性发作者除外）。

（二）体征

急性胆囊炎：右上腹及上腹中肌紧张及压痛，墨菲征阳性，有时右上腹可触及肿大的胆囊或炎性包块。

慢性胆囊炎：右上腹压痛或叩击痛，墨菲征阳性。当胆囊膨胀增大时，右上腹可扪及囊性包块。尚有相当一部分患者无明显体征。

三、实验室和其他辅助检查

1.血常规

急性胆囊炎患者血白细胞计数常升高，分类为右核左移。若在无失水情况下，血白细胞计数超过 $20 \times 10^9/L$，分类有显著核左移者，提示病情严重。慢性胆囊炎患者白细胞分类可正常。

2.血清学

可有血清胆红素、转氨酶、碱性磷酸酶、γ-GT 等升高。以急性胆囊炎明显,慢性胆囊炎基本正常或略偏高。

3.血培养

急性胆囊炎及急性重症胆管炎时需做血培养以找出致病细菌,并做药敏试验。

4.B 超

对于胆囊结石及胆囊炎,B 超是一个理想的非创伤性检查方法,诊断准确率可达 90% 以上。0.3 cm 以上的结石可显示出典型的结石光团及声影,直径 0.1 cm 的结石可见到结石光点。对于胆囊炎,可发现胆囊壁增厚,内壁粗糙、囊腔扩大或缩小,连续观察还有助于判断临床疗效。合并急性胆管炎或重症胆管炎时超声图中见到增粗的胆总管、增大的胆囊,还可见到胆道内的结石。

5.CT 检查

急性胆囊炎周围液体聚集、胆囊增大、胆囊壁增厚、胆囊周围脂肪组织出现条索状高信号。诊断急性非结石性胆囊炎最佳影像学方法是腹部 B 超和 CT 检查,但检查困难,确诊率低。

6.十二指肠引流

收集胆汁进行检查,可发现胆汁内有胆固醇结晶、胆红素钙沉淀、被胆汁黄染的脓细胞、华枝睾吸虫卵、肠梨形鞭毛虫滋养体等。胆汁细菌培养可发现致病菌。如不能得到胆囊胆汁,则提示胆囊收缩功能不良或胆管梗阻。

四、诊断要点

(一)急性胆囊炎

突然发作的中上腹持续性疼痛,阵发性加重,可向右肩背部放射,常伴恶心、呕吐,可有发热、恶寒、黄疸等。常因含脂饮食、劳累所诱发。既往有类似发作史。

右上腹压痛,肌紧张或反跳痛,墨菲征阳性,有时可触及肿大的胆囊。

B 超检查可显示胆囊增大、胆囊壁增厚、胆结石光团。

血白细胞及中性粒细胞计数增多。

（二）慢性胆囊炎

反复发作性上腹部疼痛，发生于上腹部或右季肋部，呈隐痛、胀痛，或向左腰背部、右肩胛区下部放射。

可有餐后上腹部饱胀、嗳气打呃、消化不良等，多在进食油腻食物后症状明显。可有胆绞痛及急性胆囊炎发作史。

中上腹压痛或叩击痛，胆囊区可有压痛，可扪及肿大的胆囊。

B超检查：胆囊缩小，胆囊壁增厚、粗糙或胆结石光团。

腹部X线摄影显示阳性结石及胆囊钙化，胆囊造影提示胆囊缩小、变形及胆结石，胆囊收缩功能差或无收缩功能。

十二指肠引流液有助于胆囊炎的病因诊断。

五、辨证治疗

急性胆囊炎起病较急，病情相对较重，主要表现为邪实为主，治疗上应以祛邪为主，常予清热利胆、通里攻下法治疗，使通则不痛，严重感染时应配合使用抗生素治疗，对于那些有严重并发症如急性胆囊穿孔等应立即手术治疗。

慢性胆囊炎由于病程较长，临床表现不一，虚实夹杂，临床治疗应分标本虚实。一般来说，新病多偏实、偏热，久病多偏虚、偏寒，更久则成血瘀证或虚实夹杂证，应辨清标本虚实，实者治以清热利胆、疏肝行气活血为法，虚则健脾和胃、养阴柔肝为法，急性期则按急性胆囊炎治疗。

（一）肝胆郁滞证

临床表现：右胁胀满疼痛，痛引右肩，遇怒加重，胸闷脘胀，善太息，嗳气频作，吞酸嗳腐。苔白腻，脉弦大。

治法：利胆疏肝，理气通降。

方药：（柴胡疏肝散加减）柴胡、白芍、川芎、枳壳、香附、陈皮、甘草、苏梗、青皮、郁金、木香等。

（二）肝胆湿热证

临床表现：右胁胀满疼痛，胸闷纳呆，恶心呕吐，口苦心烦，大便黏滞，或见黄疸。舌红苔黄腻,脉弦滑。

治法:清热利湿,疏肝利胆。

方药:(大柴胡汤加减)柴胡、黄芩、茵陈、芍药、半夏、生姜、枳实、大枣等。

(三)气滞血瘀证

临床表现:右胁刺痛较剧,痛有定处而拒按,面色晦暗,口干口苦。舌质紫暗或舌边有瘀斑,脉弦细涩。

治法:疏肝理气,活血化瘀。

方药:(膈下逐瘀汤加减)柴胡、当归、川芎、桃仁、丹皮、赤芍、乌药、延胡索、香附、枳壳、红花、炒五灵脂、生蒲黄等。

(四)肝郁脾虚证

临床表现:右胁胀痛,倦怠乏力,情绪抑郁或烦躁易怒,腹胀,嗳气叹息,口苦,恶心呕吐,食少纳呆,大便稀薄或便秘。舌淡或暗,苔白,脉弦或细。

治法:疏肝理气,健脾助运。

方药:(柴芍六君子汤加减)柴胡、芍药、葛根、人参、白术、茯苓、半夏、陈皮、炙甘草、神曲、山楂、麦芽等。

(五)脓毒内蕴证

临床表现:多见于胆囊积脓或坏疽性胆囊炎,持续性上腹部剧痛,伴有寒战、高热、神志淡漠,甚至昏迷、谵语,全身晦黄甚至有出血现象,尿色如红茶而量少,大便燥结,腹部拒按或可触及包块(肿大的胆囊)。舌质红绛,舌苔干枯或无苔,脉弦数或沉细而弱。

治法:凉血活血,清热解毒,通里攻下。

方药:(解毒地黄汤、龙胆泻肝汤合大承气汤加减)清热解毒可选用银花、蒲公英、龙胆草、连翘、白花蛇舌草、贯众、板蓝根、栀子、黄芩、大青叶、半枝莲等;凉血活血选用水牛角、赤芍、牡丹皮、生地、藏红花等;通里攻下选用大承气汤或小承气汤等。

六、戴永生教授辨治胆囊炎经验

《黄帝内经》说:"胆胀者,胁下胀痛,口中苦,善太息。"以上这些症状的描述,与胆囊炎、胆石症颇为相似。肝居胁下,胆附于肝下,其经脉分布两胁,因此,肝胆有病,往往反映到胁肋部位而发生胁痛。《景岳全书》云:"胁痛之病,本属肝胆二经,以二经之脉皆循胁肋故也。"戴老认同将本病定为中医"胆胀""胁痛"范畴。

病因病机方面,戴老认为本病多因七情过激、饮食偏嗜、外邪内侵所致。情志失调,怒勃不解,或恐惧不除,久则损伤胆体,使少阳升发之气内乏,经络不畅,胆汁瘀结。饮食偏嗜,脾胃受损,上反抑木,肝胆之气受抑则胆失通降之功,致使胆汁内结不畅。六淫之邪,或由皮毛、肌腠而入,或由呼吸道,或借助饮食内犯,直趋中道潜入募原,蕴结成毒,横犯肝胆,造成肝失调达之性,胆失少阳升发之能,胆汁不畅,瘀结于内而成;亦有病因蛔厥之疾,造成邪气内淫,伤及少阳升发之地,胆失通降之功,胆络瘀滞。

其病位在胆,其发病及转归与肝、脾、胃密切相关。肝主疏泄,喜条达,恶抑郁,分泌与排泄胆汁,注于胃肠,助脾胃消化水谷;胆以通降为顺。因为饮食不节、寒温不适、精神因素等均可引起肝失疏泄,气血郁积胆腑和湿热瘀积中焦,必影响胆的"中清"与通降,胆腑通降失司,胆汁结聚不通,气机不畅,致肝气郁结。《素问·六节脏象论》曰:"凡十一脏,取决于胆也。"胆为三焦阳气升降出入的枢纽,胆气是否畅达又可直接影响各脏腑,尤其是脾胃功能活动。肝胆与脾胃同属中焦,肝胆气逆最易犯胃乘脾,造成肝郁脾虚或胆胃不和。脾胃不运,湿食停聚,蕴生湿热,反而滞于肝胆,酿成肝胆湿热。胆汁具有促进消化的作用,是脾胃维持正常功能不可缺少的物质。若胆气失于调畅,影响胆汁的贮藏与排泄,反致脾失健运,或加重胃失和降,势必气血化源不足;引起或加重肝气郁滞,久则气病及血,致气滞血瘀。

戴老认为急性或慢性胆囊炎,其主要病机为湿热蕴阻,肝胆气机郁滞,故临床治疗的关键首先应着眼于"通","通"法贯穿整个治疗过程,使腑气得通,气机通畅,肝胆得疏泄,则病可去。"通"法是广义的通法,包括疏肝理气,通下泄热,消积导滞,行气导滞,疏肝利胆,活血祛瘀等。

临证时应注意辨证,若以气滞为主,则治以疏肝、理气、解郁为法,方可选用四逆散、越鞠丸或柴胡疏肝散,可选加青皮、香附、川楝子、木香、郁金、延胡索、枳实、厚朴等;若以湿郁为主,则治以利湿、利胆为主,佐以疏肝理气。偏热者,茵陈蒿汤为主方,并选加金钱草、黄芩、栀子、白茅根、龙胆草等;大便秘结者,可加用厚朴三物汤;食滞腹胀者,可选加生麦芽、鸡内金、槟榔、莱菔子等以消滞和胃;脾虚夹湿者,可选用胃苓汤、参苓白术散;夹瘀者,可加用赤芍、郁金、延胡索等。

疼痛是胆囊炎和胆石症的常见症状,亦是主要症状之一。该症状多因气滞血瘀,不通则痛所致。治疗时宜在辨证论治的基础上重用疏肝利胆、理气止痛之品,药可选用柴胡、枳壳、白芍、青皮、川楝子、延胡索、木香、厚朴、香附、郁金等;瘀血明显者,可加用三棱、莪术、桃仁、红花、川芎、赤芍等活血祛瘀止痛。对于胆道感染引起胆道痉挛而致剧烈疼痛者,因"虫得酸则静,得辛则伏,得苦则下",治宜酸甘缓急止痛。酸入肝胆,酸能制动,甘可缓急,酸甘合用可和缓气机,调逆止痛,首推芍药甘草汤。

戴老提出"治胆勿忘健脾"。如前所述,脾胃气机升降与否是本病的发病关键之一,故在治疗中要时时顾护脾胃。尤其是对那些病程长,反复发作,攻伐太过,或过用苦寒通下之品,损伤脾胃的慢性胆囊炎患者,表现为胁肋脘腹隐隐作痛,或仅上腹胀满不适,纳差,舌质淡,苔薄者,为脾虚肝郁、肝脾不调所致,治疗上主要以健脾益气扶正为主,佐以疏肝理气,以助胆气的通降。方可选用六君子汤加柴胡疏肝散,或加柴胡、青皮、木香、郁金等疏肝理气。

第六节　慢性胰腺炎

慢性胰腺炎,是指由于各种病因引起胰腺组织结构和功能持续性损害、胰腺组织节段性弥漫性地发生慢性进行性炎症,胰腺泡和胰岛组织萎缩,胰腺实质广泛纤维化、钙化及胰腺导管串珠样改变等不可逆的胰腺实质破坏。慢性胰腺炎是临床常见的消化系统疾病之一。由于现代医学尚无特效治疗,使病情迁延,缠绵难愈。

一、病因病机

(一)中医

对于胰腺,中医书籍中虽没有明确记载,但古代称之为"脺",即"脺脏";《难经》称之为"散膏";《本草纲目》称之为"肾脂"。《难经·第四十二难》曰:"脾重二斤二两,扁广三寸,长五寸,有散膏半斤";《本草纲目》记载:"肾脂,生于两肾之中间,似脂非脂,似肉非肉,乃人物之命门,三焦发源处也……盖颐养赖之,故称之颐……亦作胰"。

由于中医的五脏六腑理论中对"胰"的概念没有明确的记载,所以在中医文献中没有慢性胰腺炎的中医病名及专门论述,根据其临床表现,多属于中医"腹痛""胁痛""胃脘痛""泄泻""痞证""症瘕积聚"等范畴。《素问·六元正纪大论》曰:"民病胃脘当心而痛,上支两胁,膈咽不通,饮食不下",又如《灵枢·厥病》中有"痛如以锥针刺其心,心痛甚者,脾心痛也",以上记述类似慢性胰腺炎疼痛的特征,目前以"腹痛"命名该病较多。现代中医认为慢性胰腺炎的发生与以下4个因素相关。

外感时邪:如伤于暑热或寒邪不解或湿热壅滞传导失职,腑气不通,不通则痛。

饮食不节:长期酗酒、恣食肥甘,损伤脾胃,致脾胃虚弱,运化失职,则肝木与脾土相乘,肝脾失调,气机郁滞不行,气滞血瘀,则脾失健运,酿生湿热,煎熬成痰,痰瘀交阻,结为瘤积;湿热蕴结,气机不通,或饮食不慎,食滞中脘,又可导致脘腹疼痛暴发。

情志失调:长期忧思、抑郁、恼怒等情志刺激,必伤及肝脾而致肝疏泄功能失常,气机不畅,气滞而痛,肝木郁克脾土而肝脾不和,脾气不升影响脏腑气机,腑气通降不利而发生腹痛;或气滞血行不畅、跌扑损伤、络脉瘀阻及腹部手术血络损伤,均可形成腹部瘀血而发腹痛。

阳气素虚:素体脾阳不振或过食寒凉之品,损伤脾阳,寒湿内停,脾阳衰微,气血不足,不能温养脏腑,不荣则痛。

总之,本病病性属虚实夹杂,即为本虚标实,本虚主要是脾虚,标实主要表现为气滞血瘀。脾虚为本,脾虚则中气失于健运,影响肝的疏泄功能,导致气机郁滞,气行则血行,气滞则血瘀,故脾虚致肝郁气滞,肝郁气滞日久则导致血瘀。其中,脾虚是形成气滞血瘀的主要原因,气滞血瘀将会导致脏腑功能紊乱,继而加速脾虚进程。因此本虚与标实相互影响,相互促进,引发恶性循环。

(二)西医

慢性胰腺炎致病因素较多,酗酒是主要因素,其他病因包括胆道疾病、高脂血症、高钙血症、自身免疫性疾病、胰腺先天性异常及胰腺外伤或手术、急性胰腺炎导致胰管狭窄等。遗传性胰腺炎中阳离子胰蛋白酶原基因突变多见，散发性胰腺炎中丝氨酸蛋白酶抑制剂基因和囊性纤维化跨膜传导调节因子基因为常见突变基因。吸烟可显著增加慢性胰腺炎发病的危险性。其他致病因素不明确者称为特发性慢性胰腺炎。

梗阻：在欧洲、亚洲较多见。最常见的梗阻原因是胆结石。引起肝胰壶腹部阻塞的原因有：胆结石通过或嵌顿于肝胰壶腹、胆道蛔虫、十二指肠乳头水肿、壶腹部括约肌痉挛、壶腹部狭窄等。胆胰共同通路的梗阻，导致胆汁反流进入胰管，造成胆汁诱发的胰实质损伤。单纯胰管梗阻也足以引起胰腺损害。

过量饮酒：过量饮酒与急性胰腺炎的发病有密切关系。酒精及其代谢产物直接使胰液中脂质微粒体酶的分泌以及脂肪酶降解增加，并使脂质微粒体酶可以和胰液混合，激活胰蛋白酶原为胰蛋白酶，导致组织损伤。酒精间接通过刺激胰液的分泌，增加胰腺对缩胆囊素刺激的敏感性，胰液中胰酶和蛋白质含量增加，钙离子浓度增加，易形成胰管内蛋白沉淀，这些蛋白沉淀又与其他杂质形成栓子阻塞小胰管，使胰管胰液流出受阻，胰管内压力增高，导致胰腺腺泡、胰腺小导管破裂，损失胰腺组织及胰管系统。

暴饮暴食：尤其是过食高蛋白、高脂肪食物，加之饮酒，可刺激胰液的过量分泌，在伴有胰管部分梗阻时，可发生急性胰腺炎。

高脂血症：也是急性胰腺炎的一个病因。高脂血症可继发于肾炎、去势治疗、应用外源性雌激素，以及遗传性高脂血症（Ⅰ型、Ⅴ型）。

高钙血症：常发生于甲状旁腺功能亢进症的患者。钙能诱导胰蛋白酶原激活，使胰腺自身破坏。高钙可产生胰管结石造成胰管梗阻。高钙还可刺激胰液分泌增多，经腹膜吸收入血液，使血淀粉酶和脂肪酶升高。大量胰酶入血可导致肝、肾、心、脑等器官的损害，引起多器官功能不全综合征。

慢性胰腺炎的病变程度轻重不一。炎症可局限于局部胰腺小叶，也可累及整个胰腺。基本病变是胰腺腺泡萎缩，有弥漫性纤维化或钙化；腺管有多发性狭窄和囊状扩张，管内有结石、钙化和蛋白栓。胰管阻塞区可见局灶性水肿、炎症和坏死，也可合并假性囊肿。上述病理过程具有不可逆、进行性的特点。后期胰腺变硬，表面苍白呈不规则结节状，体积缩小，胰岛也可萎缩。

二、临床表现

本病病程常超过数年,临床表现无症状期与症状轻重不等的发作期的交替出现,也可无明显症状而发展为胰腺功能不全的表现。典型病例可出现五联征:腹痛、胰腺钙化、胰腺假性囊肿、脂肪泻及糖尿病。

腹痛:腹痛是主要临床症状。腹痛剧烈,起始于中上腹,也可偏重于右上腹或左上腹,放射至背部。累及全胰则呈腰带状向腰背部放射痛。饮酒诱发的胰腺炎常在醉酒后 12~48 h 发病,出现腹痛。胆源性胰腺炎常在饱餐之后出现腹痛。

恶心、呕吐常与腹痛伴发:呕吐剧烈而频繁。呕吐物为胃及十二指肠内容物,偶可伴咖啡样内容物。

腹胀:早期为反射性肠麻痹,严重时可由腹膜后蜂窝织炎刺激所致。邻近胰腺的上段小肠和横结肠麻痹扩张。腹胀以上腹为主,腹腔积液时腹胀更明显,患者排便、排气停止,肠鸣音减弱或消失。

腹膜炎体征:水肿性胰腺炎时,压痛只限于上腹部,常无明显肌紧张。出血坏死性胰腺炎压痛明显,并有肌紧张和反跳痛,范围较广或延及全腹。

其他:初期常呈中度发热,约38 ℃。合并胆管炎者可伴寒战、高热。胰腺坏死伴感染时,高热为主要症状之一。黄疸可见于胆源性胰腺炎,或者由于胆总管被水肿的胰头压迫所致。

三、实验室和其他辅助检查

(一)实验室检查

1.胰腺功能检查

胰腺外分泌功能检查:分为直接外分泌功能和间接外分泌功能试验,包括胰泌素试验、粪便弹力蛋白酶 I 测定等。敏感度和特异度较低,仅在胰腺功能严重受损时才有阳性结果,临床应用和诊断价值有限,不常规开展。

胰腺内分泌功能检查:继发于慢性胰腺炎的糖尿病现归类为 ⅢC 型,诊断标准为糖化血红蛋白≥6.5%,空腹血糖≥7 mmol/L,其他指标包括血清胰岛素及 C 肽等。这些指标通常在胰腺内分泌功能损失 90% 以上才出现变化,敏感度低。

2. 胰酶测定

血清淀粉酶测定是最广泛应用的诊断方法。血清淀粉酶增高在发病后 24 h 内可被测出。血清淀粉酶明显升高 >500 U/dL(正常值 40~180 U/dL),其后 7 日内逐渐降至正常。尿淀粉酶测定也是诊断本病的一项敏感指标。尿淀粉酶升高稍迟,但持续时间比血清淀粉酶长。尿淀粉酶明显升高(正常值 80~300 U/dL)具有诊断意义。淀粉酶的测定值越高,诊断的正确率也越高。但淀粉酶值的高低,与病变的轻重程度并不一定成正比。血清脂肪酶明显升高(正常值 23~300 U/L)是诊断急性胰腺炎较客观的指标。

3. 其他项目

包括白细胞计数增高、高血糖、肝功能异常、低血钙、动脉血气分析指标异常等。

(二)放射影像学

腹部 B 超可帮助诊断。B 超扫描能发现胰腺水肿和胰周液体的积聚,还可探查胆囊结石、胆管结石,但受局部充气肠袢的遮盖,限制了它的应用。

经十二指肠逆行胰胆管造影(ERCP)对诊断慢性胰腺炎有重要价值。可显示主胰管口径增大而不规则,可呈串珠状,胰管扭曲变形,可有胰管不规则狭窄或胰管中断,胰管小分支有囊性扩张,并可显示胆管系统病变。

CT 是慢性胰腺炎诊断首选检查方法。对中晚期病变诊断准确度较高,对早期病变诊断价值有限。可见胰腺实质增大或萎缩、胰腺钙化、结石形成、主胰管扩张及假性囊肿形成等征象。

MRI 和磁共振胆胰管成像(MRCP):MRI 诊断价值与 CT 相似。MRCP 可以清晰显示胰管病变的部位、程度和范围。胰泌素增强 MRCP 能间接反映胰腺的外分泌功能,有助于慢性胰腺炎的早期诊断。

(三)胰腺活检

胰腺活检是慢性胰腺炎诊断的确定性标准,但其操作和临床开展受技术条件限制,不推荐常规使用,主要用于临床上与胰腺癌鉴别诊断时。方法包括 CT 或超声引导下经皮胰腺穿刺活检;手术或腹腔镜下胰腺活检,其中胰头部病变建议经十二指肠组织芯穿刺活检。

四、诊断

慢性胰腺炎的诊断主要依据临床表现和影像学检查,胰腺内外分泌功能检测可以作为诊断的补充。病理学诊断是慢性胰腺炎诊断的确定标准。慢性胰腺炎的诊断标准、诊断条件包括:①1 种及 1 种以上影像学检查显示慢性胰腺炎特征性形态改变;②组织病理学检查显示慢性胰腺炎特征性改变;③患者有典型上腹部疼痛,或其他疾病不能解释的腹痛,伴或不伴体重减轻;④血清或尿胰酶水平异常;⑤胰腺外分泌功能异常。

五、辨证治疗

关于慢性胰腺炎的中医辨证分型目前尚无统一的标准,总结近代医家的经验报道及戴老临床证型,现归纳出如下证型。

(一)寒实结滞证

临床表现:腹痛拒按,得温则减,胁下胀满、纳差,呕逆,面色晦暗少华,便秘。舌质淡,苔薄白,脉弦紧。此型患者病程较长,多见于老年体弱者,或复发性慢性胰腺炎患者。

治法:温胰散寒,导滞止痛。

常用方剂:清胰汤加减和大黄附子汤加减。

(二)热实结滞证

临床表现:腹痛拒按、痛连胁背,脘腹胀满,恶心嗳气,大便不通。口干口苦。苔黄腻,脉滑数。此型多见于慢性胰腺炎急性发作。

治法:清热通腑,理气导滞。

常用方剂:大柴胡汤和小承气汤加减。

(三)脾胃虚弱证

临床表现:倦怠乏力,食欲不振,脘腹胀满肠鸣,纳谷不化,大便溏薄,稍进油腻则大便次数明显增加,面色萎黄,消瘦。舌苔厚腻,脉缓或虚弱。此型患者病程较长,病情较重,属临床最常见证型,日久会导致气滞血瘀。

治法:健脾理气。

常用方剂:参苓白术散加减或香砂六君子汤。

(四)脾虚食积证

临床表现:神倦乏力,脘闷纳呆,腹满喜按,食则饱胀不适,面色萎黄,形体消瘦,夜寐不安,倦怠乏力,大便溏薄、酸臭或有不消化食物。舌淡胖,苔白,脉弱。

治法:健脾助运,消补兼施。

常用方剂:清胰汤合保和丸加减。

(五)肝气郁滞证

临床表现:脘腹胀满,一侧或者双侧胁痛拒按,疼痛多与情志不畅相关,恼怒常使病情加重,嗳气、矢气痛减,纳呆,大便或干或溏。舌暗苔薄,脉弦、细或兼涩、数。本型发病与情志不遂、饮食不节有关。

治法:疏肝解郁,理气止痛。

常用方剂:柴胡疏肝散加减。

(六)肝胆湿热证

临床表现:胁肋灼痛、胀痛,或胁下有痞块按之疼痛,发热,恶心,厌食油腻,身重倦怠或黄疸,大便或闭或溏。舌红,苔黄腻,脉弦数或弦滑。

治法:清热利湿,清肝利胆。

常用方剂:清胰汤合龙胆泻肝汤加减。

(七)气滞血瘀证

临床表现:胸胁、腹部疼痛,痛处不移,拒按,痛如针刺,上腹部扪及包块,压痛明显,面色淡白或晦滞,身倦乏力,气少懒言。舌淡暗或有紫斑,脉沉涩。患者往往合并胆道疾患或假性囊肿。多见于慢性胰腺炎发作日久者,病情较重,由气及血,属正虚邪实阶段。

治法:疏肝理气止痛,活血通瘀,调脾散结。

常用方剂:膈下逐瘀汤加减。

六、戴永生教授辨治慢性胰腺炎经验

戴老认为本病多归因于长期嗜酒、饮食不节、情志不畅以及外邪侵扰等因素，致肝失条达，疏泄不利，脾失健运，升降失和；或致脾胃损伤，脾胃虚弱，运化失职，中焦气机不畅，酿生湿热，湿热瘀结中焦，煎熬成痰，痰阻气滞，瘀血内生，痰瘀交阻，结为症积。久病肝脾受累，肝失疏泄，气机不畅，木郁克土，肝脾不和，脾失健运，湿浊中阻，气机失调，升降失司，不通则痛，故见腹痛。脾胃虚弱，运化失权，水谷不化，清浊不分，故大便溏泄。肝脾不调，脾之清阳不升，胃之浊阴不降，中焦气机阻滞，故进食稍多则感胃脘胀满不适，气血生化乏源，故面色萎黄，肢倦乏力。本病属虚实夹杂，本为脾胃虚弱、肝脾不调，标为湿热、食积、气滞、血瘀、痰浊，本标互为因果，肝脾不调、脾胃虚弱产生湿热、气滞、血瘀、痰浊，以致胰腺出现持久性炎性病变，随着慢性胰腺炎的病理改变持续性存在或进行性发展，又更耗伤肝脾正气，甚至损伤其他脏腑功能，以致正虚邪实同时存在，病深难愈。

慢性胰腺炎，多病情缠绵难愈，其症候错综复杂。每个患者，其发病的原因、病程演变不同，证不同，治法亦不同。因此，四诊时应当详细了解病史，结合主证、舌脉，从中医整体观念入手精准辨证，系统把握病机。辨别其病邪性质，病情轻重，所属脏腑，寒热虚实，标本缓急，进而确定合理的治法。在治疗过程中，其病机也在不断变化，应当动态观察病情变化，根据证型的变化，随证治之。中医认为"脾即胰"。李东垣描述脾为："脾长一尺，掩太仓；太仓者，胃之上口也"，这里的"脾长"即指胰腺。王清任在《医林改错》中指出"脾中有一管，体像玲珑，易于出水，故名珑管。脾之长短与胃相等"，认为胰腺为脾之珑管。戴老认同现代医家脾胰同源之说，提出在本病的治疗始终需从脾论治。此外，本病还涉及肝，除疏肝解郁外，还应注意肝体阴用阳的生理特点，可加白芍、香橼皮等药以缓肝脏体用。戴老临证时十分重视五脏疾病之间的传变，本病久病可及肾，部分患者可出现耳鸣、夜尿频、腰膝酸软等，故处方中可加一安散、二至丸以治肾。在遣方用药方面，提倡灵活运用中医八大治法，如和法（可用四逆散）、补法（四君子汤、枳术丸）、温法（理中汤）、清法（龙胆泻肝汤，黄连、黄柏、蒲公英的运用）、下法（膈下逐瘀汤、厚朴三物汤、小承气汤）、消法（平胃散）等。由于本病病程较长，痰湿阻滞，瘀血内生，且久病必瘀，故适时加入活血化瘀之品十分重要。在本病的治疗中，戴老喜用大黄，大黄具有泻下攻积、活血逐瘀、清热散结之功，现代药理研究发现其对胰蛋白酶、胰脂肪酶、胰淀粉酶活性有明显的抑制作用,辅以健脾、益气等药物,共奏祛邪扶正之功,使祛邪而不伤正,扶正而不留邪。

第七节　慢性腹泻

腹泻是由多种原因导致的一个临床症状,主要表现为大便次数增多,排便量增加,粪便不成形,稀烂、溏薄甚则为稀水状,或含未消化食物、黏液、脓血,或多量脂肪。如病程超过 2 个月,或间歇期在 2～4 周内的复发性腹泻,可称慢性腹泻。根据本病的临床表现特点,西医学中许多消化道的器质性或功能性病变所引起的慢性腹泻均可归类于本病,如慢性结肠炎、肠易激综合征、消化道肿瘤、糖尿病性腹泻、肠结核等。本病可发生于任何年龄,性别、地区、种族等,且无明显差异。

泄泻,《黄帝内经》以"泄"称之,汉唐方书包括在"下利"之内,唐宋以后才统称"泄泻"。其中泄与泻含义有别:泄者,漏泄之意,大便稀薄,时作时止,痛势较缓;泻者,倾泻之意,大便直下,如水倾注,病势较急。然两者虽有缓急之别,临床所见往往难以截然分开,故统称之"泄泻"。

中医根据证候不同属"泄泻""鹜溏""飧泄""肠风""下注"等范畴。

一、病因病机

(一)中医

泄泻的主要病变部位在胃(脾)、大肠、小肠,因胃主受纳,脾主运化,小肠分清化浊,大肠主传导。但其他脏器的传变、生克关系失调亦可导致泄泻。如肝主疏泄,肺通调水道,肾司二便,对大便的形成和排泄都有一定的协调作用,所以泄泻的形成非独脾、胃、大肠、小肠的病变。

中医学认为,腹泻致病原因有感受外邪,饮食所伤,情志失调,脾胃虚弱,肾阳虚衰等因素,但脾胃功能障碍是主要的。

感受外邪:六淫伤人导致脾胃失调都可发生泄泻,但以"湿"邪最为重要。"湿多成五泄",是指湿侵于脾,脾失健运,不能渗化及分清泌浊,水谷并入大肠而成泄泻。湿邪致病多兼其他病邪,如雨湿过多或坐卧湿地,或汗出入水则寒湿内侵,困遏脾阳,清浊不分而致泻;如长夏兼暑(热),壅遏中焦,则湿热下注大肠。风、寒、暑、火都可引起泄泻,但仍多与湿邪有关。

饮食所伤:饮食过量,宿食内停,进食不清,损伤脾胃。肥甘厚味,呆胃滞脾;脾胃受戕,水谷不化精微,反成痰浊,使脾胃运化失健,水谷停为食滞,损伤脾胃,阻碍中州,升降失调,传导失职发生泄泻。说明伤于饮食,是导致泄泻的一个重要原因。然饮食致泄,亦不离于湿,有寒热之分,如恣食生冷,寒食交阻,成寒湿之证;若伤于肥甘,则湿热内蕴,遂成湿热之证。

情志失调:凡忧思恼怒,木郁不达,肝气横逆乘脾,脾胃受制,运化失常,而成泄泻;或忧思伤脾,致土虚木乘亦可致泄;或素有脾虚湿胜,或逢怒时进食,更易成泄。说明情志失调、肝郁乘脾在泄泻发病中亦甚为重要。

脾胃虚弱:胃主受纳,脾主运化,一降一升,主宰消化吸收,若先天禀赋不足或后天饮食失调,劳倦内伤,久病缠绵均可导致脾胃虚弱,或中阳不健,或中气下陷,不能受纳水谷和运化精微,水谷停滞,清浊不分,混杂而下,遂成泄泻。

肾阳虚衰:久病及肾,或年老体衰,肾之阳气不足,肾阳虚衰,命火不足,不能助脾胃以腐熟水谷,则水谷不化而为泄泻。盖肾主二便,又司开阖。大便之能开能闭者,肾操权也。今肾既虚衰,则命门火熄,火熄则水独治,令人多水泻不止,故久泻与肾的关系十分重要。

总之,本病病因与风、寒、湿、热、暑邪及情志失调、饮食不节、脏腑病变等因素有关。外邪(尤为湿邪)侵犯,饮食过伤脾胃,或肝气乘脾,肾不暖土致脾胃运化失职,湿浊内生而酿成本病。本病初起以实证为主,多表现为湿浊内蕴之候;病久则由实转虚,或脾虚、肾虚,或虚实兼杂。本病位在脾、胃、肠,还与肝、肾相关,基本病机为湿浊内蕴,脾、胃、肠的运化功能失常。

(二)西医

本证原因复杂,可由消化道病变引起,也可由消化道外的病变引起,归纳有几个方面:肠道分泌的增加;消化道腔内渗透压增高;吸收过程障碍;肠吸收面积缩小;肠蠕动增加。

1.渗透性腹泻

由于肠腔内含有大量不被吸收的溶质,肠腔内有效渗透压过高,血浆和肠腔间的渗透压差增大,肠黏膜细胞分泌大量水分并从血浆中吸收水分进入肠腔,直到肠内容物被稀释成等渗为止。大量肠内容物可促进肠道运动导致腹泻。高渗性食物、消化吸收不良、高渗性药物、肠系膜淋巴结梗阻等引起的腹泻属此类。

2.渗出性腹泻

因肠黏膜炎症,溃疡致血浆、黏液、脓血渗出,同时还可伴肠道分泌增加、吸收不良和肠道运动加速,导致腹泻。渗出性腹泻又分为感染性和非感染性两种。

3.分泌性腹泻

是指当小肠分泌增加并超过其吸收能力时导致腹泻。其机制为在某些致病因素作用下,肠黏膜上皮细胞电解质转运机制障碍,导致胃肠道水和电解质分泌过多和(或)吸收受抑制而引起的腹泻。

4.动力性腹泻

肠道运动功能紊乱,肠蠕动增快致肠腔内食糜来不及吸收导致腹泻,如甲亢、胃肠道手术;反之,肠蠕动减慢,肠内潴留,肠内细菌过度繁殖也可引起腹泻。

5.吸收不良性腹泻

由于消化酶缺乏或黏膜损害引起消化吸收障碍,除糖类吸收不良外,还有蛋白质、脂肪吸收不良,尤其是脂肪吸收不良引起脂肪泻,常伴营养不良综合征。其中,肠黏膜吸收功能减退常见于成人乳糜泻、广泛回肠病变、回肠切除术后等。肠黏膜瘀血常见于右心功能不全、缩窄性心包炎、肝硬化门静脉高压等。肠黏膜面积减少常见于小肠切除过多所致短肠综合征。

二、临床表现

(一)症状

腹泻是指排便次数增加和粪便有量与质的改变或含有病理性内容物。如上所述,不同发病原理有不同的临床特点,而不同疾病更有不同的临床表现。

1. 渗透压性腹泻

腹腔内容物的渗透压增高;粪便可含有未全消化或未完全分解的食物成分或其他在肠内发酵和腐化的产物;禁食后可使腹泻停止。

2. 渗出性腹泻

粪便往往含有渗出物或血,且伴有腹痛,结肠(特别是左侧结肠)的病变多引起肉眼脓性便,如伴有糜烂或溃疡则可有明显血便。病变位于小肠,渗出物或(和)血都均匀混在粪便里,一般无肉眼脓或血。

3. 分泌性腹泻

排出大量水样便,每天可达数升;粪便渗透压几乎全由电解质形成;多无脓液;腹痛不多见;禁食后仍有腹泻。

4. 动力性腹泻

粪便稀烂或水样,无脓血及渗出物;腹泻伴有肠鸣音亢进;伴有腹部不适、腹痛、腹胀、排便后腹痛缓解。

5. 吸收不良性腹泻

禁食后腹泻减轻;粪便渗透压由未被吸收的电解质或其他物质组成。

(二)体征

观察患者精神状态、血压、脉搏、呼吸的变化,皮肤有无弹性,眼窝是否凹陷等脱水征象,重度脱水提示霍乱、沙门菌食物中毒、急性砷中毒等。

皮肤色素沉着常提示乳糜泻、肾上腺皮质功能减退症。

虹膜炎、结节性多形性红斑、关节炎等常见于溃疡性结肠炎、克罗恩病。

淋巴结肿大、多发性关节炎常见于惠普尔病。

毛细血管扩张和阵发性皮肤潮红常见于类癌综合征。

甲状腺肿大、血管杂音及震颤、突眼等,常提示甲亢。

腹部体征:①腹胀,叩之鼓音,提示肠易激综合征伴吞气症、肠道气囊肿,部分肠梗阻;如腹胀,叩之无鼓音,可及移动性浊音,除外腹水,提示成人乳糜泻,小肠扩张充盈液体。②肿块提示炎症或肿瘤,可移动者提示为小肠肿块,炎症性肿块常有粘连,故不太移动。③腹壁瘘管多为克罗恩病腹泻。④小肠病变常有脐周压痛,结肠病变表现为下腹压痛。⑤腹壁静脉曲张,肝大、脾大,腹水征阳性伴有皮肤及黏膜黄染、蜘蛛痣等,提示与肝脏疾病有关。⑥肠鸣音多亢进。

肛门指诊检查可发现有压痛,带出黏液或脓血,为直(结)肠炎性病变;发现坚硬的肿块而手套带血,应怀疑为直肠癌。

三、实验室和其他辅助检查

(一)粪便检查

至为重要,应认真观察患者新鲜粪便的量、质及颜色。显微镜下检查包括涂片和病原体染色,可发现白细胞、病理组织和细胞、寄生虫、未消化食物等。粪便培养:找出病原,对感染性腹泻至为重要,若粪便中有坏死组织,应进一步行病理检查。

(二)针对病人具体情况做其他必要检查

血常规中白细胞计数增高提示炎症存在,如血红蛋白、血沉、电解质、尿素氮等检查对炎症性疾病、结缔组织病及结核、肿瘤等疾病有参考价值。胃泌酸检查发现过低或过高提示消化不良性或胃酸过高性腹泻(如胃泌素瘤)。

(三)B 超

在触到腹部肿块时,应做 B 超检查。

(四)结肠镜

慢性腹泻有血便者须常规检查。可通过肠镜直视观察结肠黏膜和病灶,采取渗出物、脱落细胞和活体组织协助诊断。对于结肠的慢性炎症或溃疡、结肠癌(瘤)或考虑肠易激综合征而要排除器质性病变时常需要做结肠镜检查。

(五)胃肠道 X 线钡餐造影

病程长者都应常规做胃肠道 X 线钡餐造影检查;胃肠道气钡双重对比造影,有时可发现微小病灶,但在怀疑有肠梗阻者不应做口服钡餐造影检查。考虑由胰腺疾病引起的慢性腹泻时,可行 ERCP。

（六）CT

对腹部器质性病变,如胰腺癌、小肠淋巴瘤等有助明确诊断。

（七）特殊检查

消化吸收试验:考虑吸收不良综合征时使用粪便脂肪滴检查,其他如脂肪平衡试验、右旋木糖试验、胰腺外分泌功能试验等方法在怀疑有吸收不良综合征时可考虑应用。

还有蛋白消化吸收试验,脂肪消化吸收试验,维生素 B_{12} 吸收试验,胰功能试验,氢呼气试验等。

四、诊断要点

（一）临床诊断

重点放在病史和体格检查,结合实验室检查(粪便检查尤为重要)及其他特殊检查。

大便次数增多,每日在 3 次以上。伴有粪便量(每日量超过 200 g)和性状的改变,为不成形稀便。病程持续或反复超过 4 周。

（二）病史和症状

包括年龄、性别、出生地、工作环境等,病史方面注意:起病时季节、地方性、散发性或集体性、流行性;急性发作或慢性反复发作性;病状方面:腹泻情况,其他胃肠道症状;腹部疼痛部位、性质、过程、与排便关系,呕吐、里急后重;粪便质量:水样便,脓血便,黏液便等;全身情况:有无发热、失水、休克、贫血、消瘦等;其他肠外症状,如关节炎、皮疹。

（三）腹痛

只有轻度腹痛或无腹痛,多为分泌性腹泻。腹痛突出者以渗出性腹泻多见。腹痛位于脐周或右下腹(回肠)病变在小肠;疼痛在下腹部病变在结肠。里急后重为直肠受累。

（四）体征

注意全身情况,如恶病质、贫血、消瘦、失水、黄疸、出血等。腹部应重点检查,注意有无隆起及隆起位置。寻找压痛点和包块、所在部位、大小形状、硬度、移动性、压痛等。肛门指检不容忽视。如发现压痛、手套带血,为直肠炎性变;如触及包块、硬结、带血,应怀疑结肠癌;腹壁瘘管的出现应怀疑克罗恩病。

五、辨证治疗

中医认为本病病位在脾、胃和肠,基本病机为湿浊内蕴,脾、胃、肠的运化泌浊功能失常,其中脾虚湿胜为主要病机,以健脾化湿为基本治则,权衡或扶正或祛邪为先或扶正与祛邪兼顾。戴老强调本病的辨证要点包括以下几方面。

辨急性泄泻与慢性腹泻:急性泄泻(暴泻)发病急骤,病程较短,常以湿热为主;慢性腹泻发病缓慢,病程较长,迁延日久,每有饮食不当,劳倦过度而复发,常以脾虚为主。或病久及肾,出现五更泻,是命门火衰,脾肾同病。

辨轻重:一般泄泻若脾胃功能不败,饮食如常,多属轻证,预后良好。若泄泻不能食,形体消瘦,泄泻无度;或久泄滑脱不禁,致津伤液竭,则有亡阴、亡阳之变,多属重证。《中藏经》:"病洞泄不下食,脉急则死。"是指胃气存者生,胃气败者死。

辨寒热虚实:实证者病势急骤,脘腹胀满,腹痛拒按,泻后痛减、小便不利;虚证者病程较长,腹痛不甚而喜按,小便利,不渴,多属虚证。寒证者粪质清稀如水,腹痛喜温,畏寒,完谷不化,手足欠温;热证者粪便黄褐色,味臭较重,肛门灼热,泻下急迫,小便短赤,口渴喜冷饮。

辨兼夹证:夹风者泻兼恶寒自汗,发热头痛,脉浮;夹暑者泻发生于炎暑季节,身热烦渴,头重自汗,脉浮数;夹食滞者泄泻兼脘腹痞满,嗳腐吞酸。

（一）肝郁痰结证

临床表现:左少腹痛,部分患者可在左下腹触及条索状包块,严重者右下腹亦可出现,大便稀烂,夹杂多量黏液,每于左下腹痛后排便,每天次数不等。舌淡红,苔白滑或腻浊,脉弦滑。

治法:疏肝理气,导痰化浊。

代表方剂:四逆散合二陈汤加味。

常用药物:疏肝理气用柴胡、白芍、枳壳、郁金,导痰化浊用陈皮、茯苓、法夏、白术。

(二)肝郁湿阻证

临床表现:每遇情绪紧张或精神刺激而诱发,排便稀烂,少黏液,一般腹痛轻微,每日排便可十多次,每于餐后(特别是早餐后)腹痛即泄,泄后痛减,腹泻常随精神情绪的改变而呈周期性发作,兼见胸脘腹满、肠鸣、头晕、纳呆、四肢倦怠。舌苔腻,脉濡滑或缓。

治法:抑木扶脾,燥湿化浊。

代表方剂:痛泻要方合藿朴夏苓汤加减。

常用药物:抑木扶脾用陈皮、白术、防风、白芍、党参、山药、柴胡,燥湿化浊用藿香、茯苓、泽泻、杏仁、白蔻仁、薏苡仁、厚朴、法夏、猪苓。

(三)水饮留肠证

临床表现:肠饥漉漉有声,便泻清水样,或呈泡沫状,泛吐清水,腹胀,尿少。舌淡,苔白润滑,脉濡滑。

治法:健脾利湿,前后分消。

代表方剂:苓桂术甘汤合己椒苈黄丸。

常用药物:健脾利湿用茯苓、白术、桂枝、猪苓、泽泻,前后分消用大黄、椒目、防己、葶苈子。

(四)瘀阻肠络证

临床表现:泄泻迁延日久,大便杂赤白黏冻,泻后仍有不尽之感,腹部刺痛,多于两侧少腹部,面色晦滞。舌质暗红或边有瘀斑,脉弦涩。

治法:化瘀通络,和营止痛。

代表方剂:少腹逐瘀汤合驻车丸加减。

常用药物:活血化瘀用蒲黄、五灵脂、当归、川芎、延胡索、没药、肉桂、小茴香、干姜,和营清泄瘀热用黄连、阿胶。

(五)寒热互结证

临床表现:泻下迁延日久,大便黏滞杂黏液或脓血,腹痛,肛门重坠。舌淡红,苔黄厚腻,脉濡数。

治法:扶正祛邪,寒热并用。

代表方剂:乌梅丸加减。

常用药物:温补脾用熟附子、桂枝、党参、苍术、干姜、黄芪、炙甘草;清湿热用黄连、黄柏。

(六)脾虚泄泻

临床表现:大便溏泄,清冷,甚则完谷不化,食后腹胀,喜按,面色萎黄,食欲减退,肌瘦无力。舌淡苔白,脉细弱。

治法:健脾益气。

代表方剂:参苓白术散加减。

常用药物:健脾益气用黄芪、党参、白术、茯苓、甘草、淮山药,化湿用砂仁、陈皮、薏苡仁、扁豆、白蔻仁。

(七)肾虚泄泻证

临床表现:泄泻每于黎明前脐腹作痛后,肠鸣即泻,泻后即安,腰膝酸软,形寒,肢冷。舌淡,苔白,脉沉细。

治法:温补脾肾,固涩止泻。

代表方剂:四神丸合附桂理中丸加减。

常用药物:温补脾肾用补骨脂、肉豆蔻、吴茱萸、熟附子、肉桂、党参、白术、干姜、甘草,固涩止泻用五味子、赤石脂、石榴皮、诃子肉。

六、戴永生教授辨治慢性腹泻经验

(一)病机以虚为本,以湿为标

戴老秉承《黄帝内经》"诸湿肿满,皆属于脾"之说,认为本病的发生以脾虚为本,脾虚生内湿为标。但也不全在脾胃,因脾主运化,胃主受纳,小肠分清化浊,大肠主传导,故泄泻的主要病位在脾、胃、大肠、小肠,但其他脏器的病变,相生相克关系失调,亦可导致泄泻,如肝主疏泄,肺主通调水道,肾司二便,对大便的形成和排泄有一定的协调关系。与津液输布有关的脏腑,如"脾为胃行其津液","胃为水谷之海","肺主行水","肾为主水之脏","小肠主津,大肠主液"等功能失调均可发生泄泻。故泄泻发生涉及的脏腑除脾、胃、大肠、小肠外,还与肝、胆、肺、肾等脏腑有关。

(二)从整体观角度进行辨证

戴老认为本病的辨证应从整体上把握四点:①大便的异常是其主症,包括大便的次数,大便的质地,排便感,气味的异常;②胃肠的虚实寒热变化;③与津液输布排泄有关的脏腑功能失调的证候,共同组成泄泻的整体性;④在辨证论治时重视辨证方法的优化组合,将脏腑辨证、气血津液辨证、五行辨证等多种辨证方法交叉运用,如湿困脾土证、脾虚湿盛证、寒湿内盛证。

(三)辨证施治,提出除湿四法

针对不同的临床证候,戴老分别采取了健脾益气、清热除湿、升阳举陷、扶土抑木、调和肝脾等治法。①对脾虚湿盛证,治以健脾益气、除湿止泻,方用四君子汤、平胃散等;②对于久泻不愈者,在健脾的基础上加四苓散,取"利小便实大便"之意;③土虚木乘证,治以扶土抑木、健脾利湿,方用四君子汤或理中汤、四逆散、平胃散、四苓散等;④脾阳虚证,治以益气升阳、佐以止泻,方用附子理中汤加葛根、白茅根,立法重在益气升阳,适当配以收敛药物如马齿苋、莲米、芡实等,升阳与收敛并举;⑤食滞胃脘证,治以消食导滞、佐以健脾,方用枳实导滞丸、保和丸、平胃散、枳术丸、厚朴三物汤等加味;⑥肝郁脾虚证,治以疏肝健脾、佐以止泻,方用逍遥散、柴平汤、四君子汤等;⑦湿困脾土证,治以除湿健脾、益气止泻,方用藿朴夏苓汤、三仁汤、平胃散、枳术丸、四苓散等加味;⑧木旺乘土证,治以抑肝扶脾、佐以止泻,方用痛泻要方、枳术丸等加味;⑨大肠湿热证,治以清利湿热、佐以止泻,方用白头翁汤、葛根芩连汤、枳术丸等;⑩脾胃气虚证,治以健脾益胃、佐以止泻,方用参苓白术散加味;⑪胆胃不和证,治以利胆和胃、健脾除湿,方用柴平汤、四君子汤、四逆散等;⑫寒湿内盛证,治以散寒除湿、佐以止泻,方用藿香正气散、理中汤等;⑬土虚火浮证,治以扶土伏火、佐以止泻,方用封髓丹、导赤散、四君子汤等;⑭脾肾气虚证,治以益气健脾、佐以止泻,方用附子理中丸、四苓散加味;⑮脾肾阳虚证,治以健脾温肾、佐以止泻,方用附子理中丸、肾气丸(将肉桂、附片换成沉香、益智仁)。

结合湿邪为泄泻发生的主要病理基础的特点,常采用除湿四法,如健脾除湿常用四君子汤;淡渗利湿常用四苓散;芳香化湿常用藿香正气散、藿朴夏苓汤、三仁汤;祛风胜湿常用羌活胜湿汤等。

(四)首次提出了气虚湿热证、气虚气陷证分型证治

气是构成人体最基本的物质,具有推动、温煦、防御及固摄作用,来源于先天之精气、后天饮食物中的营养物质、存在于自然界的清气,依赖于肾藏精气,脾胃的受纳运化而得以化生,与肺、脾、肾的关系较为密切。《黄帝内经》中对津液代谢过程的阐述体现了脾胃的气机升降作用对气血津液的代谢作用,若功能失调或功能减退,则出现气虚、气陷、气机不畅等证候。气虚证以气短、乏力、神疲、脉虚等为主要表现,而气陷证以气短、气坠或脏器下垂为主要表现。气虚证进一步发展可出现气陷证。

1. 气虚湿热证

临床表现:反复大便稀溏,便多水少,每日2~3次,排出不畅,或夹黏液,便前腹痛,便后痛减,口中黏滞,消瘦,气短声低,神疲乏力,自汗出,汗质黏滞,口淡乏味,小便频而量少,头晕眼花。舌质红,舌体胖大,苔黄厚腻,脉细弦。

辨证分析:本证多因寒湿侵袭,饮食不节,或劳倦过度,或忧思日久,或素体虚弱,禀赋不足,或年老体衰,或大病初愈,调养失慎等所致。脾气虚弱,健运失职,输精、散精无力,水湿不运,故口淡无味;脾气虚则失运,清浊不分,水湿下注肠道,故见大便稀溏;气虚肢体失于濡养,故见消瘦,神疲乏力;气虚清阳不升,清窍失养故见头晕眼花;肾气虚,膀胱气化失司,故尿频量少;水湿停聚,郁而化热,湿热中阻,不通则痛,故见腹痛;湿热郁蒸,迫津外泄,故见汗出,质黏滞;湿热熏蒸,上犯于口中,故有口黏滞感。舌质红,舌体胖大,苔黄厚腻,脉细弦均属气虚湿热之证。

治法:益气健脾,清利湿热。

方剂:四君子汤、茵陈平胃散、四苓散加味。四苓散中"泽泻利水通淋而补阴不足",故清利而不伤阴。健脾利水二方合用,相得益彰。

2. 气虚气陷证

临床表现:久泄不止,大便稀溏,便意频频,肛门坠胀甚或脱肛,腹胀,食后益甚,食欲不振,神疲乏力,头晕目眩,气短懒言,面白无华,夜尿频尿浊。舌质淡,苔白,脉细缓。

辨证分析:本证多由气虚证进一步发展而来,或因久泻久痢,或劳累太过,或大

病初愈,调养失慎,损伤脾气,清阳不升,反而下陷所致。脾气主升,能升发清阳,举托内脏,脾气虚衰,升举无力,气坠于下,故腹胀,食后更甚;气虚中气下陷,故便意频数,肛门坠胀,久泻不止;脾主散精,精微不能正常输布,清浊不分,反注膀胱,故见尿浊;肾气虚,膀胱气化失司,故见夜尿频;清阳不升,头目失养,故头晕目眩;脾气虚弱,健运失职,故食欲不振;化源亏乏,气血津液不能输布全身,脏腑功能减退,故见气短懒言,神疲乏力,面白无华,舌质淡,苔白,脉细缓。

治法:益气升阳,佐以止泻。

方剂:参苓白术散、七味白术散、补中益气汤、升阳益胃汤等。根据症状轻重,在补气药中加用升提药物,如轻症用桔梗,中症用葛根,重症用升麻、柴胡。

第八节 慢性便秘

慢性便秘主要是指粪便干结、排便困难或不尽感以及排便次数减少。其具体表现为排便次数 <3 次／周;或 25% 以上时间排便费力;或 25% 以上时间呈硬球状,25% 以上时间有排便不尽感,症状持续 6 个月以上。功能性胃肠疾病和慢性便秘有关病症包括功能性便秘、盆底排便障碍及便秘型肠易激综合征,其中功能性便秘需除外器质性病因以及药物因素;盆底排便障碍除符合功能性便秘的诊断标准外,需具备盆底排便障碍的客观依据;便秘型肠易激综合征的便秘和腹痛或腹胀相关。和胃肠动力障碍相关的便秘还有巨结肠病、先天性巨结肠、结肠慢传输型便秘、肛门内括约肌失弛缓症等。

随着饮食结构改变、生活节奏加快和社会心理因素的影响,慢性便秘的患病率呈上升趋势。不同研究之间患病率存在差异,除与地域有关外,抽样方法和所应用诊断标准的不统一亦有影响。对社区人群进行的流行病学研究显示,我国成人慢性便秘的患病率为 4%~6%,并随年龄增长而升高,60 岁以上人群慢性便秘患病率可高达22%。女性患病率高于男性,男女患病率之比为1:(1.22~4.56)。慢性便秘患病率农村高于城市,与工作压力、精神心理因素(如焦虑、抑郁和不良生活习惯等)有关。女性、体重指数(BMI)低、文化程度低、生活在人口密集区者更易发生便秘。低纤维素食物、液体摄入减少可增加慢性便秘发生的可能性,滥用泻药可加重便秘。

便秘的中医古今名称很多,有"大便难""后不利""脾约""阳结""阴结""肠结""风秘""热秘""风燥""热燥""虚秘"等,现统称"便秘"。

一、病因病机

(一)中医

中医学认为便秘是大肠传导功能失常所致,其原因有以下几点。

肠胃积热:素体阳盛,或热病之后,余热留恋,或肺热肺燥,下移大肠,或过食醇酒厚味,或过食辛辣,或过服热药,均可致肠胃积热,耗伤津液,肠道干涩失润,粪质干燥,难于排出,形成热秘。如《景岳全书》曰:"阳结证,必因邪火有余,以致津液干燥。"

气机郁滞:忧愁思虑,脾伤气结;或抑郁恼怒,肝郁气滞;或久坐少动,气机不利,均可导致腑气郁滞,通降失常,传导失职,糟粕内停,不得下行,或欲便不出,或出而不畅,或大便干结而成气秘。如《金匮翼·便闭统论》曰:"气闭者,气内滞而物不行也。"

阴寒积滞:恣食生冷,凝滞胃肠;或外感寒邪,直中肠胃;或过服寒凉,阴寒内结,均可导致阴寒内盛,凝滞胃肠,传导失常,糟粕不行,而成冷秘。如《金匮翼·便闭统论》曰:"冷闭者,寒冷之气横于肠胃,凝阴固结,阳气不行,津液不通。"

气虚阳衰:饮食劳倦,脾胃受损;或素体虚弱,阳气不足;或年老体弱,气虚阳衰;或久病产后,正气未复;或过食生冷,损伤阳气;或苦寒攻伐,伤阳耗气,均可导致气虚阳衰,气虚则大肠传导无力,阳虚则肠道失于温煦,阴寒内结,便下无力,使排便时间延长,形成便秘。如《景岳全书·秘结》曰:"凡下焦阳虚,则阳气不行,阳气不行,则不能传送而阴凝于下,此阳虚而阴结也。"

阴亏血少:素体阴虚;津亏血少;或病后产后,阴血虚少;或失血夺汗,伤津亡血;或年高体弱,阴血亏虚;或过食辛香燥热,损耗阴血,均可导致阴亏血少,血虚则大肠不荣,阴亏则大肠干涩,肠道失润,大便干结,便下困难,而成便秘。如《医述》说:"更有老年津液干枯,妇人产后亡血,及发汗利小便,病后血气未复,皆能秘结。"

上述各种病因病机之间常常相兼为病,或互相转化,如肠胃积热与气机郁滞可以并见,阴寒积滞与阳气虚衰可以相兼;气机郁滞日久化热,可导致热结;热结日久,耗伤阴津,又可转化成阴虚等。然而,便秘总以虚实为纲,冷秘、热秘、气秘属实,阴阳气血不足所致的虚秘则属虚。虚实之间可以转化,可由虚转实,可因虚致实,而虚实并见。

本病病位在大肠,发病与肺、肝、脾、肾有关。基本病机是邪滞大肠,腑气闭塞不通或肠失温润,推动无力,导致大肠传导功能失常。便秘日久,腑气不通,可致腹胀、腹痛;浊阴不降,清阳不升,往往引起头昏、头胀;大便干燥,可引起痔疮、肛裂,以致便血;排便过度用力努挣,可诱发疝气。

(二)西医

西医学认为慢性便秘原因有以下几点。

排便动力缺乏:年老体弱,肥胖或明显消瘦,多次妊娠,经产妇可引起腹肌、肠平滑肌、提肛肌功能衰弱。

结肠痉挛:精神、神经过于紧张、疲劳,结肠功能紊乱,可引起便秘与腹泻交替,如肠易激综合征。

生活习惯:多由不良饮食习惯造成,如食物渣滓太少、液体摄入不足等,而致肠道受刺激不足。

直肠排便反射迟钝或丧失:如忽视便意,抑制排便,不定时排便。

自主排便反射削弱:滥用泻药或灌肠,造成排便依赖性。

神经病变:由于肠神经异常所致,如肠道神经发育不良。

直肠、盆底肌解剖结构功能异常:如直肠前突,直肠内脱垂,耻骨直肠肌痉挛性肥大等致出口梗阻。

慢性便秘可由多种疾病引起,包括功能性疾病和器质性疾病,不少药物亦可引起便秘。在慢性便秘的病因中,大部分为功能性疾病,包括功能性便秘、功能性排便障碍和便秘型肠易激综合征。

功能性疾病致便秘的病理、生理学机制尚未完全阐明,可能与结肠传输和排便功能紊乱有关。按照目前的病理、生理学机制,可将功能性疾病所致的便秘分为慢传输型便秘、排便障碍型便秘、混合型便秘、正常传输型便秘。慢传输型便秘的特点为结肠传输时间延长,进食后结肠高振幅推进性收缩活动减少,这可能与患者肠神经元和神经递质异常、肠间质细胞和肠神经胶质细胞减少有关;亦与结肠黏膜氯离子通道功能障碍有关,氯离子通道与跨上皮细胞膜的氯离子和液体转运有关。排便障碍型便秘患者在排便过程中腹肌、直肠、肛门括约肌和盆底肌肉不能有效地协调运动,直肠推进力不足,感觉功能下降,从而导致直肠排空障碍。正常传输型便秘多见于便秘型肠易激综合征,发病与精神、心理异常等有关。

二、临床表现

(一)症状

2~3日以上不排大便,长者可达1周;或全无便意,或仅矢气频作,或便意急迫,或腹痛欲便但临厕时则排便困难,挣努难下,排便时间延长,或完全无粪便排出,如偶尔排出,粪块大多结硬,如羊屎状、球状不等,有的因肛裂便后点滴鲜血,有的杂黏液,粪有时不结硬而黏滞不爽。便秘常伴有腹痛或腹部不适,常于排便后症状缓解。

(二)体征

本病无特异性体征,下腹部可扪及条索状粪便块,直肠指检可触及粪便。

(三)常见并发症

肛周疾病,长期便秘者可诱发肛裂、痔疮,致肛门疼痛及便血;结肠炎症性息肉;结肠憩室;结肠黑色病变,因长期使用泻下药而引起。

三、实验室和其他辅助检查

1. 大便常规及潜血试验

观察粪便性状、大小、坚度、有无脓血和黏液等,以及大便潜血试验排除器质性病变。

2. 肠镜

可直接观察肠黏膜病变,排除结肠癌、息肉等器质性病变。

3. X 线检查

X 线标记物测结肠通过时间、钡剂灌肠、直肠排粪造影等。排粪造影能动态观察肛门直肠的解剖和功能变化。

4. 肛门括约肌肌电图

应用会阴神经潜伏期或肌电图检查,能分辨便秘是肌源性或是神经源性。

5. 胃肠传输试验

服用不透 X 线标志物 20 个后 48 h 拍摄腹部 X 线片 1 张(正常时多数标志物已经抵达直肠或已经排出),必要时 72 h 再摄腹部 X 线片 1 张,观察标志物的分布对判断有无慢传输型便秘很有帮助。

6. 肛门直肠测压

能检查肛门直肠功能有无障碍,如用力排便时肛门外括约肌的矛盾性收缩,直肠气囊注气后缺乏肛门直肠抑制反射以及直肠壁的感觉阈值异常等。气囊排出试验反映了肛门直肠 24 h 排出气囊的能力,不过排出气囊与硬粪的意义尚不完全一致。一些难治性便秘,如 24 h 结肠压力监测缺乏特异的推进性收缩波,结肠对睡醒和进餐缺乏反应,则有助于结肠无力的诊断。此外,肛门测压结合超声内镜检查能显示肛门括约肌有无生物力学的缺陷和解剖异常,均可为手术定位提供线索。

四、诊断要点

(一)慢性便秘诊断标准

排便费力,想排而排不出大便,干球状便或硬便,排便不尽感,病程至少 6 个月。排便次数 <3 次/周,排便量每日 <35 g 或 25% 以上时间有排便费力。全胃肠道或结肠传输时间延长。

(二)功能性便秘诊断标准

必须包括下列 2 项或 2 项以上:①至少 25% 的排便感到费力;②至少 25% 的排便为干球粪或硬粪;③至少 25% 的排便有不尽感;④至少 25% 的排便有肛门直肠梗阻感和(或)堵塞感;⑤至少 25% 的排便需手法辅助(如用手指协助排便、盆底支持);⑥每周排便少于 3 次。不用泻药时很少出现稀便。不符合便秘型肠易激综合征的诊断标准。

诊断前症状出现至少6个月,且近3个月症状符合以上诊断标准。

(三)对慢性便秘的诊断应包括便秘的病因(诱因)、程度及类型

了解和便秘有关的累及范围(结肠、肛门直肠或伴上胃肠道)、受累组织(肌病或神经病变)、有无局部结构异常及其和便秘的因果关系,对制定治疗方案和预测疗效非常有用。便秘的严重程度可分为轻、中、重三度。轻度指症状较轻,不影响生活,经一般处理能好转,无须用药或少用药。重度是指便秘症状持续,患者异常痛苦,严重影响生活,不能停药或治疗见效。中度则位于两者之间。所谓的难治性便秘常是重度便秘,可见于出口梗阻型便秘、结肠无力以及重度便秘型肠易激综合征等。慢性便秘的两个基本类型是慢传输型和出口梗阻型,如两者兼备则为混合型。

五、辨证论治

六腑者泻而不藏,腑气以通为用。中医学通下法是治疗便秘的常用方法。在通下法的基础上结合辨证用药及饮食生活调理临床疗效满意。

便秘分为虚实两种,以"实则泻之,虚则补之"为原则,实秘者以清热行气通下为大法,虚秘者以益气、养血、滋阴、润下为治法。

(一)实秘

1. 肠道实热证

临床表现:大便干结,口干口渴,腹胀痛,小便短赤。舌红,苔黄燥,脉滑数。

治法:清热润肠,泻下通便。

代表方剂:麻子仁丸加味。

常用药物:清热泻下选用大黄、厚朴、枳实、芒硝、虎杖等;润肠通便可选用麻子仁、杏仁、白芍、生地、玄参等。

2. 肠道气滞证

临床表现:大便艰涩难下,胁肋胀痛,嗳气、呃逆,食欲不振,腹胀欲便,排便不畅,后重窘迫。舌苔薄白,脉弦。

治法:顺气导滞,降逆通便。

代表方剂:六磨饮加减。

常用药物:行气导滞选用乌药、木香、柴胡、青皮等;降逆通便可选用沉香、枳实、槟榔、白芍、火麻仁、郁李仁、厚朴、莱菔子等。

3. 阴寒积滞

临床表现:大便艰涩,腹痛拘急,胀满拒按,胁下偏痛,手足不温,呃逆呕吐。舌苔白腻,脉弦紧。

治法:温里散寒,通便导滞。

代表方剂:大黄附子汤。

常用药物:附子、大黄、细辛、枳实、厚朴、木香、干姜、小茴香。

(二)虚秘

1. 气虚证

临床表现:神疲乏力,少气懒言,虽有便意但挣努难下,甚则汗出,大便不干结。舌胖或有齿印,脉虚无力。

治法:益气通便。

代表方剂:补中益气汤加减。

常用药物:益气可选用黄芪、党参、白术、升麻、柴胡等;润肠通便可选用当归、防风、火麻仁、郁李仁、杏仁等。

2. 血虚证

临床表现:大便干结,起立时眼前昏暗,面色无华,头晕耳鸣,心烦少眠,口干少津。舌淡苔白,脉细。

治法:养血润燥。

代表方剂;润肠丸加减。

常用药物:养血选用当归、生地、何首乌等;润肠通便选用火麻仁、桃仁、肉苁蓉、郁李仁等。

3. 阳虚证

临床表现:大便不畅,但粪不坚干,腰酸背冷,小便清长,手足不温,或腹中冷痛。舌淡,苔白,脉沉迟。

治法:温润通便。

代表方剂：济川煎加味。

常用药物：温补肾阳可选用肉苁蓉、熟附子、干姜、肉桂等；润肠通便可选用当归、牛膝、泽泻、枳壳、熟地、火麻仁等。

4.阴虚证

临床表现：便秘顽固，时或3~4日大便1次，干结难下，腹痛不甚，颧红，形体消瘦，或伴心烦失眠，潮热盗汗，头晕耳鸣，头面阵热，胸闷，心悸等。舌红苔少，脉弦细数。

治法：滋阴，润燥，通便。

代表方剂：增液汤合六味地黄丸加减。

常用药物：滋阴润燥可选用生地、玄参、麦冬、山茱萸等；润肠通便可选用火麻仁、柏子仁、瓜蒌仁、杏仁等；泻虚火可选用牡丹皮、泽泻。

六、戴永生教授临床辨治慢性便秘经验

在本病的辨证中，戴老提倡灵活运用多种辨证方法以切合病机，较系统地反映中医"证"的内容，进而为辨证论治打好基础，如气陷气滞证、气血不足证等。

便秘是有形之实滞积于肠道，不能按时排出的病症。不论实秘或虚秘，均为腑气不通。戴老认为虽便秘的治疗以通为主，但治病需求本，不能盲目治标通下，临证时戴老较少使用大黄、芒硝等攻下药物，而是针对病机遣方用药。如对于气虚便秘者以四君子汤、枳术丸合厚朴三物汤加味以健脾益气通便；对于气阴亏虚所致便秘者可用麻子仁丸、济川煎、增液汤以养阴生津，润肠通便；气滞者可予四逆散、佛手散以理气通便，标本兼顾。这些治疗都是针对病因，在解除便秘的同时，紊乱的肠功能得到调整，经过一段时间的治疗和调理，便秘可完全缓解。对于临床上较为棘手的老年性便秘，戴老认为肾精亏损、肾失摄纳是其本质，故喜用济川煎合增液汤为主方以温肾润肠，配用厚朴三物汤通下，既能改善临床症状，又可逐渐改变患者体质，达到标本同治的作用。

临证时戴老十分注意大肠与肺、肝、肾之间的关系。肺为华盖，主一身之气，肺与大肠相表里。肺之肃降与大肠传导息息相关。肺气壅滞或肺气虚，均可导致气机升降失常，大肠传导迟缓；肺为水之上源，脾之运化水液的作用，有赖于肺气宣发和肃降功能的协调，肺失宣降，水液不行，则肠道干枯而大便难行。在临床中，戴老选用桔梗、杏仁一升一降宣肺理气。肝主藏血、主疏泄，肝的疏泄功能与脾胃的升

降密切相关,故肝失疏泄则胃的降浊功能异常而便秘;肝血肝阴不足,则肠道失润而便干。故治疗产后或失血后的血虚秘,以养血润燥为法,以四物汤为主方,佐以四逆散、佛手散疏肝理气,虽不用泻下而便自通。肾司二便,为先天之本,乃元阴、元阳之府,大肠排泄糟粕的功能有赖于肾的温煦濡养,故临床治疗老年性便秘,予温肾通便之法,往往奏效。

此外,戴老认为本病是因大肠传导功能失常所致,在治疗时需注重气机之间升降相因关系,使用升阳药与理气通下药相配,如升麻与牛膝相配,以助恢复肠道传导功能。又因气病日久可及血,故对于病程较长者可加桃仁,既能润肠通便,又能活血祛瘀。

中医学强调整体观念、辨证施治及养生调摄,对于本病戴老提倡需采取综合措施。除了药物治疗之外,须劳逸结合,适当参加体育锻炼及劳动,使人体内气机流畅,大肠传导得以改善。在日常饮食中,食物应粗细搭配,注意食用各种杂粮、糙米,增加富含纤维素的蔬菜、水果,如芹菜、韭菜、菠菜、萝卜、香蕉、梨等;还可进食富含油脂、性质滑利的食品,如黑芝麻、麻子仁、松子仁、郁李仁、杏仁、葵花籽、阿胶、蜂蜜等。若摄养合理,起居规律,则气机调畅,肠胃濡润,大肠传导正常,自无便秘之患。

第九节 复发性口疮

复发性口疮又称复发性口腔溃疡,是指以周期性反复发作为特点的口腔黏膜局限性溃疡性损害,是临床上最常见的口腔疾病。溃疡多为圆形或椭圆形,有明显的灼痛,一般于 7~10 日自行愈合,发病不受年龄限制,多发于青壮年,男女患病率均以 25~34 岁年龄组为最高,女性比男性多发,在人群的发病率为 5%~25%。本病又随着病史的延长,有复发周期逐渐缩短,复发逐渐加重的趋势。由于本病发作时常影响人进食及说话,而且容易反复发作、迁延难愈,故因此病就医患者日益增多,再加上本病病因错综复杂,存在明显的个体差异,治疗颇为棘手。

一、病因病机

(一)中医

中医对口疮的认识较早,在《素问·气厥论》中就有记载:"膀胱移热于小肠,膈肠不便,上为口糜。"《素问·气交变大论》云:"岁金不及,炎火乃行,生气乃用……民病口疮。"《麻科活人全书》对口疮的症状做出了描述"口疮之症,满口唇舌生疮,或黄、或赤、或白而烂,独牙龈无恙者,即是也",此外《口齿类要》《外科正宗》等均对本病的临床表现有相关记载。在病名方面,中医典籍中无复发性口疮的记载,历代医家有"口糜""口疳""口破""口疮"等称谓,国家中医药管理局1995年实施的《中医病证诊断疗效标准》将其归属于口疮。

外感六淫燥火,脏腑内伤热盛:口舌生疮多因外感火热毒邪,致脏腑功能失调,脾胃积热,心火上炎,由于胃开窍于口,舌为心之苗,故致口舌生疮肿痛。外感六淫之中主要以燥、火两邪为主,燥邪干涩,易伤津液,火为阳邪,其性炎上,燥火外受,津伤火炎,口疮乃发。内伤发病,多因生活饮食起居失调,影响脏腑功能,导致脏腑郁火上攻。劳倦忧思太过,脾胃中气受损、阴火内生,熏灼于口,久则肌肉破溃,发为口疮。

阴寒内盛,虚火上炎:脾阳虚弱,阴寒内盛,虚阳上浮,灼伤口肌,故见口舌溃烂;先天禀赋不足,或久用寒凉,伤及脾肾,脾肾阳虚,阴寒内盛,寒湿上渍口舌,寒凝血瘀,久致口舌生疮。口腔溃疡多属虚火,特别是长期反复发作的患者。因口为胃之窍,胃阴不足,纳谷减少,谷入不化,则积聚产热,致虚火上炎而发口疮。素体阴虚,加以劳累过度,熬夜多思,亏耗真阴,伤及心肾,阴液不足;肝肾同源,肝阴不足亦使肾阴亏损,阴虚则阳亢,故导致阴液亏虚,虚火上炎口腔而为病。

热壅血瘀:反复口疮火热内盛、气机郁闭,血行不畅;火热煎熬,耗伤津液,令血液黏稠,瘀与热结,血败肉腐而成溃疡。

历代医家认为口疮的发生与脏腑功能失调有着密切的关系,其中与心、脾、胃的关系最为密切。《素问·阴阳应象大论》说"脾主口……在窍为口""心主舌……在窍为舌",《灵枢》又云"心气通于舌……脾气通于口",《世医得效方》说"口为身之门,舌为心之官,主尝五味,以布五脏焉"。从五脏六腑的经络循行来看,除足太阳膀胱经间接通达咽喉、口腔外,其他十一经均直接循行或交会于口,此外督脉、任脉、冲脉亦循行于龈及口唇。由此,戴老认为口疮的证型可呈多样性。

(二)西医

目前复发性口腔溃疡的发病原因尚未明确,近年来研究认为与以下因素相关。

局部因素:创伤经常被认为是加速因素,包括麻醉注射、尖锐食物、刷牙、口腔治疗中的创伤以及不良修复体等,这些在临床中已被证实。另外,唾液的数量和性质也与复发性口腔溃疡的发病有关,临床报道复发性口腔溃疡患者的唾液中分泌型免疫球蛋白含量显著低于正常,溶酶体含量显著高于正常,保护细胞膜的功能下降而导致溃疡的发生。

感染因素:主要以病毒和细菌的感染为主。目前的研究提示,病毒在本病的发病机制中起一定的作用,其主要依据是:溃疡的特征及其复发性;淋巴细胞在血管周围的浸润;自身抗体的检出;病变部位可观察到包涵体(疱疹型溃疡);病毒可以在动物体上引起类似的病损。细菌的作用已提出了很多年,与本病关系最密切的细菌是血链球菌,但近几年的研究似乎并不支持这种观点,有学者提出 Hp 为致病因素的可能性。

微循环障碍:病变全血和血浆黏度增加,致血流速度减缓,血流量减低,毛细血管静脉端管径扩张,从而引发和加重了微循环障碍,导致复发性口腔溃疡的发生。且微小血管非特异性炎症是本病的病理表现,患者溃疡期血小板聚集性增强,提示血小板可能处于一种高活性状态,对外来刺激的反应增强,易活化形成微血栓,改变局部微循环造成或促进微循环障碍,引起细胞代谢改变或坏死,对溃疡的发生发展起一定的促进作用。

免疫功能失调:研究显示本病可能属于原发免疫异常导致免疫系统内部平衡失调,体液免疫及细胞免疫均参与其中。

遗传因素:对本病在单基因遗传、多基因遗传、遗传标记物和遗传物质的研究表明,其发病有遗传倾向。患者亲属发病率受亲属等级影响,亲属等级越密切,发病率越高。

系统性疾病因素:主要是通过影响免疫系统而致病。大量临床研究及流行病学调查发现本病与系统性疾病因素如胃溃疡、十二指肠溃疡、溃疡性结肠炎、局限性肠炎、乙肝或丙肝等有一定的关系。

微量元素缺乏：微量元素的研究性检测已有不少报道,血清铁、锌、铜、钙、锰、硒等缺乏,可发生本病。

其他因素：如自主神经系统功能紊乱;月经前口腔溃疡与内分泌因素,口腔溃疡与女性雌激素、黄体酮等关系;亦可能与食物过敏、吸烟等有关。

二、临床表现

1.发病年龄

任何年龄均可患病,但以青壮年多见,儿童及老人也可发病。

2.发病部位

本病好发生于缺乏角化层或角化较差的区域。在口唇黏膜、舌、龈、口底、颊黏膜反复出现圆形或椭圆形浅表溃疡,边缘整齐,周围绕以窄的红晕,单发或多发,有烧灼疼痛感。

3.发病特点

本病有明显的复发性、自限性。一般溃疡 7～10 日自行愈合,一般不留瘢痕。溃疡愈合后,经过一定间隔期而再发,间隔时间长短不一,可数月、数周、数日,甚者此起彼伏,重叠发作,连续不断。

4.临床分型

轻型口疮：为最常见的一种。开始为小红点,灼热不适,后成小红疹,迅速发展成表浅小溃疡,渗出坏死,有黄色纤维性渗出,疼痛明显,1 周左右愈合,全身无明显不适。

疱疹样口疮：亦称口炎型口疮,溃疡面积小而数目多,块数可达十余个甚至数十个。散在分布,范围较广泛,充血渗出亦较明显,疼痛较重,可有淋巴结肿大及头痛、发热等全身症状。

重型口疮：亦称巨型口疮,溃疡多为单发,多者 2～3 个,数目较少,溃疡大而深,面积可达 1～2 cm^2,呈暗红色,基底不平可呈小结节状,愈合缓慢,可达数月之久。

三、实验室及相关辅助检查

一般实验室检查无明显异常,必要时可行免疫功能、微量元素及内分泌的测定。组织病理学表现为非特异性炎症,上皮局限性坏死与水肿变性,表面被覆纤维素样渗出,结缔组织内有大量淋巴细胞、浆细胞等炎症细胞浸润,毛细血管扩张,内皮细胞肿胀。

四、诊断要点

1.病史规律

有至少 2 次复发性口腔溃疡发病史;具有自限性、周期性特点。

2.临床表现

口腔黏膜溃疡呈单个或数个反复发作,间歇期不规律。溃疡发生部位多见于非角化黏膜。溃疡呈圆形或椭圆形,中心略凹陷,周围有充血红晕,表面有黄色假膜。轻型溃疡直径 2～5 mm;口炎型(疱疹样)溃疡直径稍小,可出现十余个至数十个散在分布的小溃疡;重型溃疡可深达黏膜下层,常单发,直径大于 5 mm,愈合后常留有瘢痕。溃疡疼痛明显。

五、辨证治疗

历代医家关于口疮的辨证观点不一,证型更是纷杂,众医家在本病的分型上有各自的见解,无统一的标准,戴老将临床常见证型分类如下。

(一)胃火炽盛证

临床表现:溃疡形状不规则,基底色黄平坦,周围充血发红水肿,口渴思冷,大便干结;口热口臭,牙龈红肿出血,小便短赤。舌质红,苔黄厚而干,脉弦洪或弦数。

治法:清胃降火,通腑泄热。

常用方药:(清胃散加减)升麻、黄连、丹皮、当归、生地、川牛膝、生石膏、大黄、蒲公英、紫花地丁等。

(二)心脾积热证

临床表现:溃疡大小不等,圆形或椭圆形,可由小米粒到绿豆或黄豆大小,溃疡数目较多,可融合成片,周围可红肿高起,中央凹陷,局部灼热疼痛,口渴,心烦失眠,焦虑不安,便干尿赤。舌尖偏红而干,苔黄腻,脉弦细数。

治法:清心泻脾,导热下行。

常用方药:(导赤散合泻黄散加减)生地、通草、山栀子、石膏、生甘草、黄连、淡竹叶、蒲公英、防风、藿香等。

(三)脾虚湿热证

临床表现:口腔溃疡常见于口唇、舌下及咽部,反复发作,口苦咽痛,腹泻肠鸣,乏力,纳呆,胃脘堵闷,知饥不食,食则腹胀。舌质红,舌体胖,舌苔黄腻或白腻,脉濡细。

治法:健脾益气,清化湿热。

常用方药:(甘草泻心汤加减)生甘草、太子参、黄连、黄芩、清半夏、生姜、土茯苓、白花蛇舌草、苦参、升麻、白芷等。

(四)阴虚火旺证

临床表现:溃疡大小不等,多为米粒大小,渗出少,基底平,数目少(1~3个),色淡稍红,周围微红,易反复发作,心烦口渴,不欲多饮,手足心热,盗汗,心悸,失眠,便干,面色潮红,唇红干。舌质偏红,苔薄黄而干,脉沉细数。

治法:滋阴清热,降火敛疮。

常用方药:(知柏地黄汤加减)生地、山药、山萸肉、泽泻、丹皮、赤芍、茯苓、石斛、知母、黄柏、女贞子、旱莲草、地骨皮、白及等。

(五)心脾两虚证

临床表现:溃疡数目少,周围轻度水肿,色暗红或暗淡呈灰白色,发作时间较长,愈合缓慢,体倦乏力,食少纳呆,大便溏或先硬后溏,神疲懒言,心悸怔忡,面黄无华,口淡乏味。舌淡胖嫩有齿痕,苔薄白,脉细弱或缓弱。

治法:补益心脾,收肌敛疮。

常用方药:(归脾汤合补中益气汤加减)党参、白术、黄芪、当归、茯神、远志、酸枣仁、龙眼肉、甘草、升麻、柴胡等。属气阴两虚证者,用益胃汤合沙参麦冬汤加减,沙参、麦冬、天冬、玉竹、生地、百合、石斛、白及等。

(六)土虚火浮证

临床表现:面色淡黄少泽,神疲乏力,少气懒言,纳少腹胀,大便溏薄,每日1~

2 次,心火亢者口腔溃疡溃面多鲜红,伴舌尖红,苔薄白,脉细数,心烦不寐;肾中阴火上冲者口腔溃疡溃面多淡红或灰白,腰重溲黄,舌淡紫,苔薄白,脉细数。

治法:补土伏火。

常用方药:心火亢者治以四君子汤、导赤散加莲心、连翘、赤芍、夏枯草;肾中阴火上冲者用四君子汤、封髓丹或玉女煎加赤芍、连翘、夏枯草。

(七)脾经蕴热证

临床表现:口腔溃疡溃面淡红,伴消谷易饥,时感胃脘部不适,口气重,大便干结。舌质红,苔薄黄,脉弦数。

治法:清解脾热。

常用方药:(泻黄散、黄连甘草汤)藿香、山栀子、石膏、甘草、防风、黄连、连翘。

六、戴永生教授临床辨治复发性口疮经验

戴老认为本病有实有虚,且以虚证即土虚火浮证多见。实证主要与心脾积热有关。《素问·至真要大论》云"诸痛痒疮,皆属于心",脾开窍于口,心开窍于舌,饮食及七情可致心脾积热,上熏于口,乃生口疮。实证主要表现为口疮的破溃点多,以舌尖及舌下为主,周围鲜红,微肿而痛剧,口气重,口干唇燥,喜冷饮,面赤心烦,大便秘结,小便色黄,舌红苔黄,脉数。虚证(土虚火浮证)以李东垣"脾气下流,阴火乘之"理论为依据,即脾虚中气下陷,脾不运湿,出现土不制水,而下流湿浊闭塞肾间之气,导致肾中阴火上冲反侮脾土所致。由于脾胃亏虚过程较长,病根也深,常使口腔溃疡反复发作,迁延不愈,症见:口腔溃疡反复发作,时轻时重,溃面淡红,周围不红不肿,伴有神疲乏力,少气懒言,腹胀纳少,大便稀溏,舌淡红,苔薄黄,脉细。

《圣济总录》曰:"口疮者,由心脾有热,气冲上焦,熏发口舌,故作疮也。又有胃气弱,谷气少,虚阳上发而为口疮者,不可执一而论,当求所受之本也。"因此,戴老在治疗本病时,对于心脾积热证治宜清心泻火、导热下行,方用导赤散合泻黄散化裁。土虚火浮证治宜补土伏火,方用四君子汤合封髓丹加味。因本病日久可化瘀,可酌情加入赤芍以活血化瘀;连翘为"疮家之圣药",可解毒疗疮,故无论虚证、实证均可使用。

第十节　失眠

　　失眠通常指患者对睡眠时间和(或)质量不满足并影响日常工作和生活的一种主观体验。按临床常见的失眠形式有:①睡眠潜伏期延长,入睡时间超过 30 min;②睡眠维持障碍,夜间觉醒次数≥2 次或凌晨早醒;③睡眠质量下降,睡眠浅、多梦;④总睡眠时间缩短,通常少于 6 h;⑤日间残留效应,次晨感到头昏、精神不振、嗜睡、乏力等。

　　失眠是最常见的睡眠障碍性疾病,指睡眠质量差,并影响日常工作和生活。在社会节奏加快、竞争加剧的今天,失眠已经成为一种十分普遍的现象。我国每年有超过 1/3 的成年人遭受失眠困扰。失眠可引起患者焦虑、抑郁或恐惧心理,并导致精神活动效率下降,妨碍社会功能。失眠与心血管疾病、精神疾病的发病率和病死率的日渐增多有关,同时带来一系列的社会问题,如事故、旷工等,日益成为威胁人类健康的杀手,所以近年来 WHO 及国内外专家非常重视失眠的诊断和治疗。

一、病因病机

　　对于失眠,历代医家有不同的认识,如《黄帝内经》记载的原因有:①"胃不和则卧不安",后世将其延伸为凡脾胃不和,痰湿、食滞内扰,以致寐寝不安者均属于此;②其他病证影响,如咳嗽、呕吐、腹满等,使人不得安卧;③阴虚阳不入阴所致,如《灵枢·邪客》曰:"厥气客于五脏六腑,则卫气独卫其外,行于阳,不得入于阴……阴虚,故目不冥"。《难经·四十六难》认为老人不寐的病机为"血气衰,肌肉不滑,营卫之道涩,故昼日不能精,夜不得寐也"。汉代张仲景认为虚火上扰心神及心血亏虚以致心神不安是其主要病因,分别用酸枣仁汤和黄连阿胶汤进行治疗。张景岳的《景岳全书》对本病有专篇论述,将其分为有邪、无邪两种类型。《医宗必读》将失眠原因概括为"一曰气盛,一曰阴虚,一曰痰滞,一日水停,一日胃不和"5个方面。总结历代医家论述,失眠主要的病因有以下4种。

1. 情志失常

情志不遂,肝气郁结,肝郁化火,邪火扰动心神,心神不安而不寐。或由五志过极,心火内炽,心神扰动而不寐。《类证治裁》曰:"思虑伤脾,脾血亏损,经年不寐。"思虑太过,损伤心脾,心血暗耗,神不守舍,脾虚生化乏源,营血亏虚,不能奉养心神而不寐。或由暴受惊恐,导致心虚胆怯,神魂不安,夜不能寐。

2. 饮食不节

暴饮暴食,脾胃受损,宿食停滞,壅遏于中,胃气失和,阳气浮越于外而卧寐不安。如《张氏医通》云:"脉数滑有力不眠者,中有宿滞痰火,此为胃不和则卧不安也。"或由过食肥甘厚味,酿生痰热,扰动心神而不眠。或由饮食不节,脾胃受伤,脾失健运,气血生化不足,心血不足,心失所养而失眠。

3. 病后体虚

久病血虚,产后失血,年迈血少等,引起心血不足,心失所养,心神不安而不寐。亦可因年迈体虚,阴阳亏虚而致不寐。正如《景岳全书》所说:"无邪而不寐者,必营气之不足也。营主血,血虚则无以养心,心虚则神不守舍。"素体阴盛,兼因房劳过度,肾阴耗伤,不能上奉于心,水火不济,心火独亢;或肝肾阴虚,肝阳偏亢,火盛神动,心肾失交而神志不宁。如《景岳全书》所说:"其阴精血之不足,阴阳不交,而神有不安其室耳。"

4. 劳逸失调

劳倦太过则伤脾,过逸少动亦致脾虚气弱,运化不健,气血生化乏源,不能上奉于心,致心神不安而不眠。如《景岳全书》所说:"劳倦……必致血液耗亡,神魂无主,所以不寐。"

失眠的病因虽多,但以情志、饮食或气血亏虚等内伤病因居多,由这些病因引起心、肝、胆、脾、胃、肾的气血失和,阴阳失调,其基本病机以心血虚、胆虚、脾虚、肾阴亏虚进而导致心失所养,以及由心火偏亢、肝郁、痰热、胃失和降进而导致心神不安两方面为主。其病位在心,但与肝、胆、脾、胃、肾关系密切。失眠虚证多由心脾两虚,心虚胆怯,阴虚火旺,引起心神失养所致。失眠实证则多由心火炽盛,肝郁化火,痰热内扰,引起心神不安所致。但失眠久病可表现为虚实兼夹,或为瘀血所致。

二、临床表现

失眠以睡眠时间不足,睡眠深度不够及不能消除疲劳、恢复体力与精力为主要证候特征。其中睡眠时间不足者可表现为入睡困难,夜寐易醒,醒后难以入睡,严重者甚至彻夜不寐。睡眠深度不够者常表现为夜间时醒时寐,寐则不酣,或夜寐梦多。由于睡眠时间、深度不够,致使醒后不能消除疲劳,表现为头晕、头痛、神疲乏力、心悸、健忘,甚至心神不宁等。由于个体差异,对睡眠时间和质量的要求亦不相同,故临床判断失眠不仅要根据睡眠的时间和质量,更重要的是以能否消除疲劳、恢复体力与精力为依据。

三、辅助检查

多导睡眠图,包括脑电图、心电图、眼电图、肌电图和呼吸描记器等现代手段,已成为今天睡眠障碍研究的基本手段,有助于失眠程度的评价及失眠的鉴别诊断。

匹兹堡睡眠质量指数量表,因其简单易行,信度和效度较高,并且与多导睡眠脑电图测试结果有较高的相关性,已成为研究睡眠障碍及临床评定的常用量表。

阿森斯失眠量表,主要用于自我评定睡眠质量。

四、诊断要点

轻者入睡困难或睡而易醒,醒后不寐,连续3周以上,重者彻夜难眠。常伴有头痛头昏、心悸健忘、神疲乏力、心神不宁、多梦等。经各系统及实验室检查,未发现有妨碍睡眠的其他器质性病变。

五、辨证论治

对于失眠,中医药有个性化治疗与辨证用药的独特优势。以补虚泻实、平衡阴阳为原则进行辨证论治。

(一)心火偏亢证

临床表现:心烦不寐,躁扰不宁,怔忡,口干舌燥,小便短赤,口舌生疮。舌尖红,苔薄黄,脉细数。

治法:清心泻火,宁心安神。

方药:(朱砂安神丸)朱砂、黄连、生地、当归、黄芩、山栀、连翘等。若胸中懊恼,胸闷泛恶,加豆豉、竹茹;若便秘溲赤,加大黄、淡竹叶、琥珀。

(二)肝郁化火证

证候特点:急躁易怒,不寐多梦,甚至彻夜不眠,伴有头晕头胀,目赤耳鸣,口干而苦,便秘溲赤。舌红苔黄,脉弦而数。

治法:清肝泻火,镇心安神。

方药:(龙胆泻肝汤)龙胆草、黄芩、栀子、木通、车前子、柴胡、当归、生地、甘草、朱茯神、生龙骨、生牡蛎。若胸闷胁胀,善太息者,加香附、郁金。

(三)痰热内扰证

证候特点:不寐,胸闷心烦,泛恶,嗳气,伴有头重目眩,口苦。舌红,苔黄腻,脉滑数。

治法:清化痰热,和中安神。

方药:(黄连温胆汤)半夏、陈皮、竹茹、茯苓、枳实、黄连。若心悸动甚,惊惕不安,加珍珠母、朱砂。若实热顽痰内扰,经久不寐,或彻夜不寐,大便秘结者,可用礞石滚痰丸。

(四)胃气失和证

证候特点:不寐,脘腹胀满,胸闷嗳气,嗳腐吞酸,或见恶心呕吐,大便不爽。舌苔腻,脉滑。

治法:和胃化滞,宁心安神。

方药:(保和丸)山楂、神曲、半夏、陈皮、茯苓、莱菔子、连翘、远志、柏子仁、夜交藤。

(五)阴虚火旺证

证候特点:心烦不寐,心悸不安,腰酸足软,伴头晕,耳鸣,健忘,遗精,口干津少,五心烦热。舌红少苔,脉细而数。

治法:滋阴降火,清心安神。

方药:(六味地黄丸合黄连阿胶汤)六味地黄丸滋补肾阴;黄连、黄芩直折心火;

芍药、阿胶、鸡子黄滋养阴血。

(六)心脾两虚证

证候特点:多梦易醒,心悸健忘,神疲食少,头晕目眩,伴有四肢倦怠,面色少华。舌淡苔薄,脉细无力。

治法:补益心脾,养心安神。

方药:(归脾汤)人参、白术、黄芪、甘草、当归、远志、酸枣仁、茯神、龙眼肉、木香。若心血不足,加熟地、芍药、阿胶;若失眠较重,加五味子、柏子仁、夜交藤、合欢皮、龙骨、牡蛎;若脘闷、纳呆、苔腻,加半夏、陈皮、茯苓、厚朴。

(七)心胆气虚证

证候特点:心烦不寐,多梦易醒,胆怯心悸,触事易惊,伴有气短自汗,倦怠乏力。舌淡,脉弦细。

治法:益气镇惊,安神定志。

方药:(安神定志丸合酸枣仁汤)人参、茯苓、茯神、远志、龙齿、石菖蒲、酸枣仁、知母、川芎。若心悸甚,惊惕不安者,加生龙骨、生牡蛎、朱砂。

六、戴永生教授临床辨治失眠经验

通过对戴老辨治152例失眠医案的归纳,发现多数失眠患者皆因心肾不交所致。《临证指南医案》曰:"不寐之故,虽非一种,总是阳不交阴所致。"在人体的脏腑中,心与肾是一对典型的"阴阳""水火"关系。心为阳,属火,居上焦;肾为阴,属水,居下焦,两脏之间有着密切的关系,必须相互交通。《格致余论》说:"人之有生,心为火居上,肾为水居下,水能升而火有降,一升一降,无有穷已,故生意存焉。"由于心阳(即心火)下降而交于肾阴(即肾水),肾阴上升而济于心阳,从而使心、肾两脏的阴阳、水火、升降关系处于平衡、相济、协调状态,以维持人体正常的生命活动。如心火亢于上,肾水穷于下,阴阳失调,心肾不交,终致失眠。

在失眠心肾不交证的治疗中,戴老以《易经》理论制定相应治法。易经八卦中,水为坎,火为离,坎上离下就形成既济卦,该卦的意思是水火相济,"刚柔正而位当也",水升而火降,就是心肾相交的自治圆融状态,睡眠的质量比较高。据此,戴老常常采用离坎两卦比象理论,制定了泻离填坎治法,治疗"离上坎下"(未济卦)的失眠,使之变成坤上乾下的泰卦,实现天地交泰,火降水升而心肾相交的动态"中和",则失眠可除。常用方剂有五:一为交泰丸或心肾交泰丸治疗心火亢而肾气不足者;二为《辨证录》的上下两济丹(交泰丸、三才汤、白术、萸肉)及自拟三才交泰丸(黄连、肉桂、南沙参、麦冬、生地),用于心肾两虚者;三为单纯心火亢不能济肾水者,用朱砂安神丸(朱砂、黄连、生地、当归、炙甘草);四为单纯肾水亏不能上济心火者,用《医理真传》补水汤(西洋参、黄柏、白蜜);五是黄连阿胶汤(黄连、阿胶、黄芩、白芍、鸡子黄)治疗心火亢侮肾水所致心肾不交之失眠。

在失眠的治疗中,戴老除在方药上进行创新,更在服药上提出了"子午服药"的方法,即每剂药煎为 300 mL,分 3 次服用,午时 1 次,午后 1 次,子时 1 次。子午流注是其理论依据,子午代表时间。《针灸大全》曰:"子时一刻,乃一阳之生;至午时一刻,乃一阴之生,故以子午分之而得乎中也。"子为夜半由阴转阳之时,午为日中由阳转阴之刻,子午是阴阳转化的起始和界限。该种服药方法,体现了中医时间治疗学的特点。

第十一节 慢性咳嗽

慢性咳嗽是呼吸系统常见病、多发病,是指病程 >8 周,以咳嗽为唯一或主要的表现,胸部体格检查和 X 线检查未见明显异常的临床症状。本病病因较为复杂,多见于咳嗽变异性哮喘、上气道咳嗽综合征、胃食管反流性咳嗽、嗜酸性粒细胞性支气管炎、精神性咳嗽等疾病。随着社会的发展,慢性咳嗽在我国甚至世界上发病率有逐渐升高之势。由于引起慢性咳嗽的病因很多,引发咳嗽的机制还不太清楚,可单独存在,也可合并存在,而且有许多疾病仅表现为咳嗽,所以诊断和治疗慢性咳嗽有时相当困难。中医药对该病有较好的临床疗效,特别是一些用抗生素久治不愈的久咳、顽咳,往往能收到奇效。

中医无慢性咳嗽病名,按慢性咳嗽"时间长、干咳、夜间重"的特征表现,有"久咳""顽咳""五更咳""内伤咳嗽"等多种不同表述。

一、病因病机

(一)中医

外感病因:由于天气突变或调摄失宜,外感六淫从口鼻或皮毛侵入,使肺气被束,肺失肃降。《河间六书·咳嗽论》谓"寒、暑、湿、燥、风、火六气,皆令人咳嗽"即是此意。风为六淫之首,其他外邪多随风邪侵袭人体,所以外感咳嗽常以风为先导,或挟寒,或挟热,或挟燥,其中尤以风邪挟寒者多。

内伤病因:内伤病因包括饮食、情志及肺脏自病。饮食不当,嗜烟好酒,内生火热,熏灼肺胃,灼津生痰;或生冷不节,肥甘厚味,损伤脾胃,致痰浊内生,上干于肺,阻塞气道,致肺气上逆而作咳。情志刺激,肝失调达,气郁化火,气火循经上逆犯肺,致肺失肃降而作咳。肺脏自病者,常由肺系疾病日久,迁延不愈,耗气伤阴,肺不能主气,肃降无权而肺气上逆作咳;或肺气虚不能布津而成痰,肺阴虚而虚火灼津为痰,痰浊阻滞,肺气不降而上逆作咳。

咳嗽的病位,主脏在肺,无论外感六淫或内伤所生的病邪,皆侵及于肺而致咳嗽。故《景岳全书》说:"咳证虽多,无非肺病。"这是因为肺主气,其位最高,为五脏之华盖,肺又开窍于鼻,外合皮毛,故肺最易受外感、内伤之邪,而肺又为娇脏,不耐邪侵,邪侵则肺气不清,失于肃降,迫气上逆而作咳。正如《医学三字经》所说:"肺为脏腑之华盖,呼之则虚,吸之则满,只受得本然之正气,受不得外来之客气,客气干之则呛而咳矣。亦只受得脏腑之清气,受不得脏腑之病气,病气干之,亦呛而咳矣。"《素问·咳论》说:"五脏六腑皆令人咳,非独肺也。"说明咳嗽的病变脏腑不限于肺,凡脏腑功能失调影响及肺,皆可为咳嗽相关的病变脏腑。但是其他脏腑所致咳嗽皆须通过肺脏,肺为咳嗽的主脏。

咳嗽的基本病机是内外邪气干肺,肺气不清,肺失宣肃,肺气上逆迫于气道而为咳。

外感咳嗽病变性质属实,为外邪犯肺,肺气壅遏不畅所致,其病理因素为风、寒、暑、湿、燥、火。因"风为百病之长",故历代医家又有"风咳"相关论述。病变过程中可发生风寒化热、风热化燥或肺热蒸液成痰等病理转化。

内伤咳嗽病变性质为邪实与正虚并见。他脏及肺者,多因邪实导致正虚;肺脏自病者,多因虚致实。其病理因素主要为"痰"与"火",但痰有寒热之别,火有虚实之分,痰可郁而化火,火能炼液灼津为痰。他脏及肺,如肝火犯肺,每见气火耗伤肺津,炼津为痰。痰湿犯肺者,多因脾失健运,水谷不能化为精微上输以养肺,反而聚为痰浊,上贮于肺,肺气壅塞,上逆为咳。若久病,肺脾两虚,气不化津,则痰浊更易滋生,此即"脾为生痰之源,肺为贮痰之器"的道理。久病咳嗽,甚者延及于肾,由咳致喘。如痰湿蕴肺,遇外感引触,转从热化,则可表现为痰热咳嗽;若转从寒化,则表现为寒痰咳嗽。肺脏自病,如肺阴不足每致阴虚火旺,灼津为痰,肺失濡润,气逆作咳,或肺气亏虚,肃降无权,气不化津,津聚成痰,气逆于上,引起咳嗽。

中医对慢性咳嗽研究认为,该病属中医学"久咳""久嗽""顽咳"范畴,因病程较长,故病机也复杂,往往是内外合邪,互为因果,造成慢性迁延,反复发作。多数医家认为慢性咳嗽临床表现不是单纯实证或虚证,多表现为虚实夹杂证或寒热错杂证。

(二)西医

慢性咳嗽的常见病因有以下几种。

1. 嗜酸性粒细胞性支气管炎

以嗜酸性粒细胞浸润为特征的非哮喘性支气管炎,气道高反应呈阴性,肺功能正常,是慢性咳嗽的重要原因,慢性咳嗽常为唯一症状,干咳、少许白色黏液痰。昼夜均可发生,部分患者对异味、油烟、灰尘或冷空气比较敏感,常为咳嗽的诱发因素。

2. 咳嗽变异性哮喘

被认为是一种特殊的哮喘,咳嗽是其唯一或主要临床表现,无明显喘息、气促等症状或体征,但有气道高反应性。主要表现为刺激性干咳,通常咳嗽比较剧烈,夜间咳嗽为其重要特征,感冒、冷空气、灰尘、油烟等诱发或加重咳嗽。

3. 上气道咳嗽综合征

由于鼻部疾病导致分泌物倒流鼻后和咽喉部,甚至反流入声门、气管,引起咳嗽为主症的综合征。

4. 胃食管反流性咳嗽

因胃酸和其他胃内容物反流进入食管,导致咳嗽,在不吸烟的人群中,其发病机制涉及误吸、食管－支气管反射、食管运动功能失调、自主神经功能失调与气道神经源性炎症等。目前认为食管－支气管反射引起的气道神经源性炎症在整个机制中起着主要作用。除胃酸外，少数患者还可能与胆汁反流有关。

临床表现：胸骨后烧灼感、嗳气、反酸、胸闷等。临床上很多患者可无反流症状，咳嗽为唯一的表现，日间咳嗽较多，餐后或进食后咳嗽，干咳或咳少量白色黏痰。

5. 变应性咳嗽

临床上有一部分慢性咳嗽患者，具有一些特应性的因素，应用抗组胺药物及糖皮质激素治疗有效，但不能诊断为嗜酸性粒细胞性支气管炎、哮喘、变应性鼻炎等，将此类咳嗽定义为变应性咳嗽。有报道称患者气道存在明显的变应性炎症及中性粒细胞为主的炎症反应，提示变应性炎症及感染后非特异性炎症因素可能参与了发病。该病与变应性咽喉炎、上气道咳嗽综合征、感染后咳嗽的关系、发病机制等有待进一步明确。

临床表现：多为阵发性刺激性干咳，昼夜均可发生，灰尘、油烟、讲话、冷空气等容易诱发咳嗽，常伴咽喉痒感。辅助检查显示通气功能正常，诱导痰细胞学检查嗜酸性粒细胞比例不高。

6. 导致慢性咳嗽的常见呼吸系统疾病

支气管结核：支气管结核是发生在气管、支气管黏膜或黏膜下层的结核病，几乎所有的支气管结核患者都有不同程度的咳嗽。儿童支气管结核以发热伴咳嗽多见，老人多以慢性咳嗽为主。支气管结核的影像学检查包括胸部 X 线检查、胸部 CT 检查等。20% ~40% 患者胸部 X 线检查未见异常，可行肺部 CT 检查，有 98% 的支气管结核病人 CT 检查可显示支气管病变。可行痰涂片抗酸杆菌检查，阳性率多数报道在 30% 以下。

慢性支气管炎：临床上以慢性咳嗽、咳痰为主要症状，但患者有每年咳嗽、咳痰达 3 个月以上，连续 2 年或更长的病史。慢性支气管炎的病因较复杂，常见的有吸烟、环境污染、长期反复的病毒及细菌感染。

支气管扩张：本病多于儿童和青年期发病，多数患者童年时有麻疹、百日咳或反复肺部感染病史，主要临床表现是咳嗽、咳大量脓痰和反复咯血。辅助检查：X 线表现为卷发样阴影，粗乱的肺纹理中有多个不规则的蜂窝状透亮阴影，感染时阴影内有液平面。肺部 CT 更能显示呈柱状或呈囊状扩张的支气管影。

肺部肿瘤:对于肺部肿瘤的患者来说,咳嗽是最常见的症状。按照发生部位来分,肺癌可分为中央型和周围型,中央型多见,占肺癌的3/4,生长于气道上的肿瘤可刺激咳嗽感受器引起咳嗽;癌组织生长于中央气道可阻塞气道,导致阻塞性肺炎的发生;有些肺神经内分泌瘤也可释放神经源性肽引起气道神经源性炎。肺癌的咳嗽为持续性、渐进性加重,刺激性干咳,金属性高调咳嗽音为其特征,偶有白色黏痰,当癌组织表面损伤或侵犯血管时可导致咯血或痰中带血。

7. ACEI 诱发的咳嗽

咳嗽是服用 ACEI 类降压药物的常见不良反应,发生率在 10% ~ 30%,占慢性咳嗽病因的 1% ~ 3%。ACEI 引起的咳嗽常伴有不同程度的咽部症状,如咽部发痒、发干,一般不伴有呼吸困难。咳嗽通常在服药后 1 周左右出现,最迟在用药后 3 年因上呼吸道感染而诱发。可在停药的 1 ~ 4 周内缓解。

8. 心因性咳嗽

心因性咳嗽是非器质性疾病引起的咳嗽,主要见于儿童和青少年,可能与神经性痉挛、转换性障碍或假装咳嗽有关。心理性咳嗽是由于患者严重心理问题或者有意清喉引起,又有文献称为心因性咳嗽、习惯性咳嗽。心因性咳嗽在小儿相对常见,在儿童咳嗽持续 1 个月以上的咳嗽病因中,心因性咳嗽占 3% ~ 10%,典型表现为白天咳嗽,当患者专注于某一事物及夜间休息时咳嗽症状消失,常伴有焦虑症状。

9. 少见的气管、肺部疾病

主要包括气管 – 支气管软化症、气管狭窄、骨化性气管 – 支气管病、巨大气管 – 支气管症、气管 – 支气管淀粉样变、支气管结石、气管异物等。肺部疾病还包括肺泡微石症、肺泡蛋白沉积症、淋巴管肌瘤等,往往伴有呼吸困难、咯血等症状。

10. 其他少见疾病

围绕气管周围的甲状腺部的疾病,如甲状腺炎、甲状腺肿瘤等压迫气道容易引起咳嗽;耳鼻喉科的疾病中除了上气道咳嗽综合征外,异物和耳垢阻塞是耳鼻喉科疾病中引起慢性咳嗽的常见原因;自身免疫性疾病,如风湿性关节炎、系统性红斑狼疮、硬皮病、干燥综合征等,也可引起慢性咳嗽。

二、临床表现

以咳嗽为主要或唯一症状,咳嗽时间≥8 周。咳嗽可以导致心血管、胃肠道、泌尿生殖、神经、肌肉骨骼和呼吸等多系统并发症,1/4～1/3 女性患者因咳嗽导致尿失禁。

三、相关辅助检查

中国《咳嗽诊断与治疗指南》提出根据病史选择有关检查,检查由简单到复杂,先常见病,后少见病。通过病史询问可以得到一些诊断线索,根据病史选择性进行有关检查将更有针对性。对慢性咳嗽患者,建议将胸部 X 线检查,肺通气功能和支气管激发试验,诱导痰检查列为慢性咳嗽的一线检查。鼻窦 X 线检查或鼻咽镜检查、纤维支气管镜检查、食管 pH 监测、胸部 CT 等列为二线检查。当然一线检查与二线检查的区分亦不是绝对的,如果从病史中高度怀疑需要二线检查确诊的病因,有条件时可直接进行二线检查。

四、诊断要点

慢性咳嗽是指以咳嗽为主要或唯一症状,咳嗽时间≥8 周,胸部 X 线检查无明显异常。此定义包括了慢性咳嗽的临床症状、病程、检查三大要素,缺一不可。如果患者伴有明显的气促、呼吸困难、咯血、发热等症状,或胸部 X 线检查发现明显的阴影、空洞、容积改变等病变,这些病例均不属于慢性咳嗽范畴。

五、辨证论治

(一)风盛挛急证

证候特点:咳嗽,干咳无痰或少痰,咽痒,痒即咳嗽,或呛咳阵作,气急,遇外界寒热变化、异味等因素突发或加重,多见夜卧晨起咳剧,呈反复性发作。舌苔薄白,脉弦。

治法:疏风宣肺,解痉止咳。

方药:(苏黄止咳汤加减)炙麻黄、蝉蜕、紫苏叶、紫苏子、前胡、五味子、牛蒡子、枇杷叶、地龙。偏于风寒者,宜加荆芥、防风、生姜;偏于风热者,宜加薄荷、桑叶;偏于痰热者加黄芩、鱼腥草、金荞麦;偏阴虚者加麦冬、乌梅;久病者,宜加川芎、红花。

(二)痰湿蕴肺证

证候特点:咳嗽反复发作,尤以晨起咳甚,咳声重浊,痰多,痰黏腻或稠厚成块,色白或带灰色,胸闷气憋,痰出则咳缓、憋闷减轻,常伴体倦,脘痞,腹胀,大便时溏。舌苔白腻,脉濡滑。

治法:燥湿化痰,理气止咳。

方药:(二陈汤合三子养亲汤)半夏、茯苓、陈皮、甘草、白芥子、苏子、莱菔子、桔梗、杏仁、枳壳。如胸闷脘痞者,可加苍术、厚朴;若寒痰较重,痰黏白如泡沫,怯寒背冷,加干姜、细辛;脾虚证候明显者,加党参、白术;兼有表寒者,加紫苏、荆芥、防风。病情平稳后可服六君子汤加减以资调理。

(三)痰热郁肺证

证候特点:咳嗽气息急促,或喉中有痰声,痰多黏稠或为黄痰,咳吐不爽,或痰有热腥味,或咳吐血痰,胸胁胀满,或咳引胸痛,面赤,或有身热,口干欲饮。舌苔薄黄腻,舌质红,脉滑数。

治法:清热肃肺,化痰止咳。

方药:(清金化痰汤)黄芩、知母、山栀、桑白皮、茯苓、贝母、瓜蒌、桔梗、陈皮、甘草、麦冬。若痰热郁蒸,痰黄如脓或有热腥味,加鱼腥草、金荞麦根、象贝母、冬瓜仁;若胸满咳逆,痰涌,便秘者,加葶苈子;若痰热伤津,咳痰不爽,加北沙参、麦冬、天花粉。

(四)肝火犯肺证

证候特点:上气咳逆阵作,咳时面赤,常感痰滞咽喉,咯之难出,量少质黏,或痰如絮状,咳引胸胁胀痛,咽干口苦。症状可随情绪波动而增减。舌红或舌边尖红,舌苔薄黄少津,脉弦数。

治法:清肝泻火,化痰止咳。

方药:(黛蛤散合黄芩泻白散)青黛、海蛤壳、黄芩、桑白皮、地骨皮、粳米、甘草。火旺者加山栀、丹皮;胸闷气逆者加葶苈子、瓜蒌、枳壳;咳引胁痛者,加郁金、丝瓜络;痰黏难咯,加海浮石、贝母、冬瓜仁;火热伤津,咽燥口干,咳嗽日久不减,酌加北沙参、百合、麦冬、天花粉、诃子。

(五)胃气上逆证

证候特点:阵发性呛咳,气急,咳甚时呕吐酸苦水,平卧或饱食后症状加重,平素上腹部不适,常伴嗳腐吞酸、嘈杂或灼痛。舌红,苔白腻,脉弦弱。

治法:降浊化痰,和胃止咳。

方药:(旋覆代赭汤合半夏泻心汤)旋覆花、代赭石、法夏、党参、干姜、黄芩、黄连、枇杷叶。若呃逆、反酸较重者,加吴茱萸、煅瓦楞;痰多者加浙贝母、紫菀。

(六)肺阴亏耗证

证候特点:干咳,咳声短促,痰少黏白,或痰中带血丝,或声音逐渐嘶哑,口干咽燥,常伴有午后潮热,手足心热,夜寐盗汗,口干。舌质红少苔,或舌上少津,脉细数。

治法:滋阴润肺,化痰止咳。

方药:(沙参麦冬汤)沙参、麦冬、玉竹、天花粉、桑叶、甘草、白扁豆。若久热久咳,可用桑白皮易桑叶,加地骨皮;咳剧者加川贝母、杏仁、百部;若肺气不敛,咳而气促,加五味子、诃子;咳吐黄痰,加海蛤粉、知母、瓜蒌、竹茹、黄芩;若痰中带血,加山栀、丹皮、白茅根、白及、藕节;低热,潮热骨蒸,酌加功劳叶、银柴胡、青蒿、白薇;盗汗,加糯稻根须、浮小麦。

六、戴永生教授临床辨治慢性咳嗽经验

咳嗽是一种保护性反射动作,能将呼吸道内分泌物或异物排出体外;另一方面也为病理性,作为呼吸系统疾病的常见症状。当耳、鼻、咽、喉、支气管、胸膜、肺等部位,由于炎症、瘀血、物理、化学或过敏等因素刺激时,通过分布于此的部位的迷走神经分子传达到延髓咳嗽中枢,进而引起咳嗽反射。临床上除了呼吸系统疾病可引起咳嗽外,还可涉及五官科、消化科、心内科、免疫系统等疾病,病因复杂,各科医生有时难于有足够的经验来完整评估及治疗。戴永生教授在治疗咳嗽方面积累了丰富的临床经验,且疗效好。

1. 整体把握,准确辨证

五脏六腑均可令人咳,因此戴老在临证时强调问诊必须全面,除询问咳嗽、咳痰的性质,还应该围绕《中医十问歌》进行伴随症状的问诊,如饮食情况、二便情况、睡眠情况、既往病史,尤其是有心血管基础疾病患者还应问用药情况。通过四诊资料,从整体把握疾病,以中医基础理论来指导临床辨证,不拘泥于书本,不拘泥于经典,证型可以多样化,但一定要反映该阶段的病机。

2. 运用经典理论，指导治疗

"五脏六腑皆令人咳,非独肺也":基于"肺不伤不咳""脾不伤不久咳""肾不伤咳而不喘"的论述,戴老认为咳久必致肺虚,继则伤及脾、肾,导致脾肾阳气虚衰,健运摄纳功能失常,加之肺气虚则卫外功能减弱,更易感受外邪,如此反复缠绵形成恶性循环。因此,临床辨治久咳时,可治肺、治脾、治肾。治肺,主要是温宣、清肃两法,是直接针对咳嗽主病之脏施治。治脾,即健脾化痰和补脾养肺等法,健脾化痰适用于痰湿偏盛,标实为主,咳嗽痰多者,可以二陈汤为基础方,进行加减;补脾养肺适用于脾虚肺弱,脾肺两虚,咳嗽神疲食少者,可用参苓白术散加味。治肾,咳嗽日久,咳而气短,则可考虑用治肾(益肾)的方法,如都气丸,或加沉香、蛤蚧等补肾纳气。总之,治脾、治肾是通过治疗他脏以达到治肺目的的整体疗法。

依据气血依存理论,解决瘀血证:本病病程日久,易造成痰瘀互结,导致病情反复,迁延难愈。戴老根据气血依存理论,认为过多的活血化瘀势必会造成耗气伤阴,因此,戴老在使用化瘀药时药物少且用量亦少,提出可通过行气以化瘀、补气以化瘀等方式解决瘀血证。

3. 辨治过程中注重体质差异

中医学的发病观认为,正气具有主导疾病的发病过程,体质即反映了正气的盛衰,体质的差异会影响疾病的发生、发展和变化。戴老认为,老年患者之咳嗽,必然存在肺不主气、肾不纳气,故以治痰为标,补肺纳肾为本,或选生脉散或用人参胡桃汤。小儿咳嗽,以肝肺实热证或肝热肺虚证为多,当遵其"肝有余,脾不足"的生理特点,治疗时注意清肝热以防侮肺金,可予泻白散、黛蛤散,或加夏枯草。

4. 重视肺的生理特点

肺叶娇嫩,不耐寒热,易受邪侵,为娇脏,具有喜润恶燥、喜温恶寒、喜清恶浊、喜降恶逆的生理特点。遣方时注意使用润燥之药,如沙参、麦冬、芦根等;肺为脏腑之华盖,呼之则虚,吸之则满,主宣发与肃降,因此多以桔梗、杏仁相配,一升一降,以顺应肺脏的生理功能。"病痰饮者,当以温药和之",戴老强调对于慢性咳嗽、咯痰患者,不要过多使用苦寒之品,需注意肺喜温恶寒的特性,可在处方中加入温性之药,如炙款冬花、紫菀、蜜枇杷叶、法夏、炙麻黄等。

第十二节　小儿咳嗽

小儿脏腑娇嫩,不耐寒热,易感邪气,因此咳嗽是小儿肺部疾病中的一种常见症状,戴老辨治小儿咳嗽的经验总结如下。

一、四诊合参,尤重望闻

自古以来即称小儿科为哑科,其痛苦不能自言,其病史多由家长代述,但脏腑之色,皆荣于面,有诸内必见诸外,故望之可知疾病之起始,决预后之吉凶。元代曾世荣在其著作《活幼口议》中充分强调了这一点:"凡理婴孩先看面部,定气察色最为要也,良由内有疾而形于外,是以本位与地位一体。"

1. 望诊

望形态,望面色:小儿因禀赋、饮食、环境不同,体质形态则会有所不同。对患儿进行整体观察,对治疗咳嗽大有裨益。如患儿面红、唇红、目赤多眵,形体较瘦,多言好动,多为火热体质;患儿面色苍白,形体较胖,少言懒动,多为脾虚痰湿体质;若患儿易于汗出,动则气喘心悸,短暂休息,诸症可渐以缓解者,多为阳气不足。如面色青黄,多提示肝旺脾虚。

望舌:望舌对指导辨证用药具有重要意义。如舌尖红、苔薄白或薄黄为外感风热;舌质淡红、苔薄白为外感风寒;舌尖红、苔少而干为外感燥热;舌质红、苔黄厚而干为热邪侵肺;舌质红、苔黄厚腻为湿热蕴肺;舌淡红、苔白腻为寒湿阻肺;舌质红、苔花剥为脾胃受损。

望痰:小儿咳嗽多由痰而致,鉴别痰的不同性质,对治疗咳嗽十分重要。如痰清稀夹有泡沫,多属风痰;痰清稀色白或有灰黑点者属寒痰;痰黏稠色黄或成块者属热痰;痰白滑量多易于咯出者属湿痰;痰量少色黄或白,难于咯出者属燥痰。

望指纹:指 3 岁以内的小儿可以根据指纹沉浮颜色和部位,以帮助诊断。望小儿食指络脉,包括察浮沉、深浅、色泽、长短及形状等方面。正常的小儿食指络脉色泽浅红、红黄相兼,隐现于风关之内,大多不显露,多呈斜形,单支且粗细适中。在正常情况下,因热可使脉纹稍粗而增长,因寒可使脉纹变细而缩短。络脉浮露者,主病在表,多见于外感表证;络脉沉滞者,主病在里,多见于外感和内伤之里证。纹色深浓者多病重,纹色浅淡者多病轻。其色淡者为虚证,色滞者为实证。若浅淡到不见其形,为阳气虚衰,不达四肢所致。纹色深而滞,常见于邪陷心包的闭证,为气血郁闭所致。纹色紫红者主内热;色鲜红者主外感表证;色青紫者主风证或痛证;色浅淡者为虚证;色紫黑者主血络郁闭,为病危之征。络脉显于风关者,是邪气入络,邪轻而病轻,常见于外感疾病;脉络从风关透至气关,其色较深,是邪气入经,主邪深病重;若络脉显于命关,是邪入脏腑,主病危;若络脉直达指端,称为透关射甲,病更险恶,预后不良。形状变化:络脉增粗者,多属实证、热证;络脉变细者,多为虚证、寒证;络脉日渐增长者,为病进,或为阴虚阳浮者;络脉日渐缩短者,为病退,但也可见于气阴两虚、气血不足之虚证。络脉呈单支、斜形者,多属病轻;呈弯曲、环形、多支者,为病重。

2. 闻诊

通过闻听患儿咳嗽的特点,可以确定病位、性质等。

咳声清扬:患儿每次发作咳嗽数声,咳嗽发自咽喉,声音清脆,发声毫不费力,或因咽部发痒引发咳嗽,或伴有鼻塞。此类患儿病在鼻咽,多为外感风寒、风热所致。

咳声重浊:患儿每次发作咳嗽时间较长,咳嗽次数较多,可达十余次,咳声从胸部发出,咳嗽重浊而费力,或伴有痰鸣音,小儿睡眠时痰鸣音更加明显。此类患儿病在气管、支气管,多为痰热、痰湿阻肺。

干咳阵作:患儿每次发作咳嗽时间较长,咳声从胸部发出,咳嗽紧迫、连续、频作,干咳或痰少色白而黏,咳时胸闷憋气呈痛苦状,有的先感觉咽部干痒,继而咳嗽频作。此类患儿病在气管、支气管,多为感受风邪、燥热之邪,肺阴不足所致。

二、参其生理病理特点,定其病位

《素问·咳论》曰:"五脏六腑皆令人咳,非独肺也。"此病虽然是肺的病,但与其他脏腑均有关系。对于小儿咳嗽,戴老始终强调应从其生理病理特点,即"肝常有余,脾常不虚,肺常不足"进行辨治。

1. 肺

叶天士《临证指南医案》云:"咳为气逆,嗽为有痰,内伤外感之因甚多,确不离乎肺脏为患也。"咳嗽,虽多涉及他脏,但仍以肺脏为主。小儿具有"肺常不足"的生理特点。肺主气,司呼吸,主宣发肃降,开窍于鼻,外合皮毛。肺为娇脏,小儿肺脏尤娇,肌肤疏薄,腠理不密,加之寒暖不知自调,护理失当,外邪易从口鼻而入,以致肺气失宣,发生咳嗽。

2. 肝

万全在《育婴家秘》中说:"盖肝之有余者,肝属木,旺于春。春乃少阳之气,万物之所资以发生者也。儿之初生曰芽儿者,谓如草木之芽,受气初生,其气方盛,亦少阳之气,方长而未已,故曰肝有余。有余者,乃阳自然有余也。"肺为娇脏,不耐风寒,小儿形气未充,肌肤柔嫩,加之其生活不能自理,寒温不知自调,故易受风寒,殊不知,这与肝有密切关系。《灵枢·师传》曰:"肝者,主为将,使之候外。"故认为肝有抵御外邪的作用,肝主候外,助肺达邪,肝升肺降,五行互制。肝与肺在经络上相联系。《灵枢·经脉》曰:"肝足厥阴之脉……属肝络胆,上贯膈……连目系……其支者,复从肝别贯膈,上注肺。"在生理上肝主升发,肺主肃降;病理上,肝失疏泄也可影响肺气宣降;从五行生克关系来说,肺气壅闭不宣,也可使肝失疏泄,进而木侮金加重肺逆之证。

3. 脾胃

小儿脾常不足,易被饮食所伤,饮食停滞,积而不消,形成食积,致使脾失健运,水谷不能化为精微,化而生成痰浊,阻碍气机,影响肺的宣降功能,则上逆发为咳嗽,临床上常以晨起咳甚,即如《丹溪治法心要》所言"五更嗽多者,此胃中有食积,至此时,火气流入肺"。食积咳嗽是由脾胃和肺的生理功能失常所致,临床上除了咳嗽外,还兼有食积化热之征。

三、强调从肺脾同病、肝肺同病论治

肺脾(胃)同病:"脾为生痰之源,肺为贮痰之器",若脾胃虚弱、运化无力,则易聚湿生痰,痰随气升,上逆于肺,壅塞气道,则咳嗽、痰多,质稀,色白,纳差,大便稀。

舌质红,苔白厚,脉濡滑。治以健脾化痰、理气止咳,方用二陈汤合止嗽散加减。如因小儿脾胃虚弱,饮食无度所致,加之感受外邪起病者,临床上除了咳嗽外,还兼有食积化热之征,表现为咳嗽,干呕或呕吐痰涎,舌苔白厚腻或黄厚腻,脉滑数。治以通腑,方用保和丸合止嗽散加减。

肝肺同病:小儿具有"肝常有余,肺常不足"的生理特点,加之独生子女娇惯任性,急躁易怒,肝气不舒,郁而化火,而肺气不足,外感风寒、入里化热,肝火犯肺久咳不愈,痰黏质稠,量少难咳出,鼻根发青而两腮红、大便干燥、小便短黄,舌质红,苔薄黄,脉细数。治以清肝泻肺,方以泻白散合黄芩清肺饮加减。

另外,小儿痰饮咳嗽的治疗不宜见咳止咳,需因势利导,使邪祛咳自止。同时,应随时注意顾护脾胃,方中可加用枳术丸或四君子汤断痰源。

四、小儿稚体,用药轻灵

小儿"脏腑柔弱,易虚易实,易寒易热""随拨随应,但能确得其本而摄取之,则一药可愈",因此戴老治疗小儿咳嗽时强调用药精、轻、薄。小儿咳嗽以外感居多,相对内伤咳嗽一般病程较短,病情较轻,发病原因单一,小儿对药物的反应较成人灵敏,因此用药不宜过多、过杂,力求少而精,一般6~9味,多到12味即可。小儿的药物用量宜参考年龄、体重、病情等因素。一般10岁以上儿童可用成人药量的2/3,10岁以下可用成人药量的1/3,婴幼儿可用成人药量的1/4。小儿咳嗽多为感受外邪所致,临床用药多以宣散为主,即所谓"治上焦如羽,非轻不举"。组方用药宜选气味淡薄者,且不宜过多使用苦寒之药。

五、重视调护

小儿调护主要包括适寒温、节饮食两个方面。小儿寒温适宜,虚邪贼风避之有时,可预防六淫外邪侵入,预防咳嗽的反复发生。饮食有节,膳食合理,可使肺得充养,以提高机体的抗病能力。

适寒温:主要体现在根据外界环境温度的变化要及时增减小儿的衣着,对小儿所处的住所温度调节要适宜,室内外温差不宜过大。

节饮食:饮食不节主要体现在饥饱失常和饮食偏嗜两方面。如小儿饮食不足,气血生化乏源,久之气血衰少、正气不足,则易反复发生肺系病证等;如经常暴饮暴食,饮食过量,又可导致脾胃损伤形成食积。饮食偏嗜的小儿,一是过食生冷,尤其是在夏季,往往摄入过多冰冷甜食,损伤脾胃,导致患儿饮食不振;二是饮食搭配不合理,肉类食物摄入过多,化湿生热,表现为身体肥胖,动则气喘多汗、乏力,易于感冒、久咳不愈等。

第五章

医案举隅

第一节　脾胃系病证

一、胃脘痛

(一)病案1

患者,女,47 岁,已婚,工人。

主诉:反复胃脘胀痛 2$^+$年,复发半月。

一诊(2013 年 2 月 22 日):胃脘胀痛,呈间歇性发作,以餐后、夜卧为重,疼痛牵及两胁,伴呃逆、嗳气,不思饮食,无反酸,大便稀溏,每日 3~4 次,小便正常。舌体胖大,舌质淡,苔薄黄,脉沉弦。胃镜及病理活检提示:慢性萎缩性胃炎伴部分腺体中度至重度肠上皮化生,Hp 阳性。

中医诊断:胃脘痛(肝脾不调证)。

西医诊断:慢性萎缩性胃炎伴部分腺体肠上皮化生。

中医治法:调肝和胃,健脾除湿。

方药:四君子汤、平胃散、四逆散加味。5 剂,水煎内服,每日 1 剂。用药如下:

苍术 9 g	厚朴 12 g	陈皮 15 g	青皮 9 g
太子参 12 g	白术 12 g	茯苓 12 g	甘草 3 g
柴胡 9 g	枳壳 9 g	赤芍 4 g	苏梗 9 g

二诊(2013 年 2 月 27 日):胃脘痛症状同前,进食后加重,性情改变后亦加重,余症同前,舌质淡,舌体胖大,边有齿痕,苔薄黄,脉弦缓。守一诊方去赤芍、太子参改南沙参,加蒲公英、金铃子散进治。5 剂,水煎内服,每日 1 剂。用药如下:

川楝子 9 g	延胡索 12 g	苍术 9 g	厚朴 12 g
陈皮 12 g	青皮 9 g	南沙参 15 g	白术 12 g
茯苓 12 g	甘草 3 g	柴胡 9 g	枳壳 9 g
苏梗 9 g	蒲公英 15 g		

三诊(2013 年 3 月 3 日):胃脘胀痛程度稍有缓解,疼痛频率有所减少,食后有所加重,仍不思饮食,呃逆,大便稀溏,每日 2 ~ 3 次,较前略少,舌质淡,舌体胖大,边有齿痕,苔薄黄,脉弦缓。守二诊方去川楝子、延胡索加生麦芽、鸡内金进治。6 剂,水煎内服,每日 1 剂。用药如下:

生麦芽 9 g	鸡内金 6 g	苍术 9 g	厚朴 12 g
陈皮 12 g	青皮 9 g	南沙参 15 g	白术 12 g
茯苓 12 g	甘草 3 g	柴胡 9 g	枳壳 9 g
苏梗 9 g	蒲公英 15 g		

四诊(2013 年 3 月 10 日):胃脘痛持续减轻,但情绪紧张时加重,进食量稍有增加,大便成形,呃逆减少,舌质淡,舌边有齿痕,苔中根薄黄,脉弦缓。方用枳术丸、四逆散中枳壳换成香附、百佛散加二至丸加味进治。5 剂,水煎内服,每日 1 剂。用药如下:

佛手 12 g	香橼皮 9 g	百合 15 g	苏梗 9 g
香附 12 g	旱莲草 15 g	女贞子 9 g	柴胡 9 g
白芍 15 g	枳壳 9 g	白术 15 g	甘草 3 g

五诊(2013 年 3 月 16 日):服方后胃脘痛继续减轻,但每遇情绪紧张时有反复呃逆,效不更方,守四诊方进治。10 剂,水煎内服,每日 1 剂。用药如下:

佛手 12 g	香橼皮 9 g	百合 15 g	苏梗 9 g
香附 12 g	旱莲草 15 g	女贞子 9 g	柴胡 9 g
白芍 15 g	枳壳 9 g	白术 15 g	甘草 3 g

六诊(2013 年 4 月 5 日):近期情绪波动后出现胃脘胀痛不适,连及腰部,足底热,肛门坠胀且热,呃逆,嗳气,无反酸及胁痛,舌质淡,舌体胖大,舌边有齿痕,苔薄黄,脉弦缓。属胃脘痛(肝胃不和证)守一诊方加味。6 剂,水煎内服,每日 1 剂。用药如下:

柴胡 9 g	白芍 15 g	枳实 9 g	甘草 4 g
南沙参 18 g	白术 15 g	茯苓 12 g	厚朴 12 g
苍术 9 g	佛手 12 g	百合 12 g	柿蒂 9 g
竹茹 6 g	苏梗 9 g		

七诊(2013 年 4 月 12 日):服方后胃痛、呃逆、嗳气情况减轻,进食樱桃后胃痛复发,夜尿频,足心冷,舌质淡,舌体胖大,舌边有齿痕,苔薄黄,脉弦。方用四君子汤、四逆散、左金丸加平胃散加味进治。6 剂,水煎内服,每日 1 剂。用药如下:

南沙参 18 g	白术 12 g	茯苓 12 g	柴胡 9 g
白芍 15 g	枳壳 9 g	苍术 9 g	厚朴 12 g
陈皮 12 g	白及 12 g	黄连 3 g	吴茱萸 3 g
苏梗 9 g	竹茹 6 g	甘草 3 g	

八诊(2013 年 4 月 19 日):服方后胃痛减,但有情绪波动或饥饿时复发胃脘隐痛,守七诊方去左金丸、白及、苏梗、竹茹加蒲公英、通草进治。6 剂,水煎内服,每日 1 剂。用药如下:

蒲公英 15 g	南沙参 18 g	白术 15 g	茯苓 12 g
甘草 3 g	苍术 9 g	厚朴 12 g	陈皮 15 g
柴胡 9 g	枳壳 9 g	白芍 15 g	通草 5 g

九诊(2013 年 4 月 27 日):服方后胃痛持续改善,进食后已无胃痛但见腹胀,夜尿多,守八诊方去通草、枳壳加沉香、益智仁进治。10 剂,水煎内服,每日 1 剂。用药如下:

太子参 15 g	白术 12 g	茯苓 12 g	甘草 4 g
益智仁 9 g	沉香 2 g	蒲公英 12 g	苍术 9 g
厚朴 12 g	陈皮 12 g	柴胡 9 g	白芍 15 g

十诊(2013 年 5 月 15 日):服方后胃痛明显减轻,进食已不腹胀,夜尿量少,足心冷减轻,但见目胀,舌质淡,舌边有齿痕,苔薄黄,脉弦缓。此属胃脘痛(土虚木郁兼肾气虚),治以扶土达木,佐益肾气,方用四君子汤、四逆散加益智仁、沉香、蒲公英、竹茹、佛手进治。10 剂,水煎内服,每日 1 剂。用药如下:

益智仁 9 g	沉香 2 g	太子参 15 g	白术 12 g
茯苓 12 g	甘草 4 g	柴胡 9 g	白芍 15 g
枳壳 9 g	蒲公英 15 g	佛手 12 g	竹茹 6 g

十一诊(2013 年 5 月 25 日):服方后症状好转,已无胃痛,目胀、嗳气、呃逆已除,足心转温,舌质淡红,舌边有齿痕,苔薄黄,脉缓。效不更方,续服十诊方 10 剂以巩固疗效。

半月后复查胃镜及同一部位病理活检示慢性非萎缩性胃炎伴轻度肠上皮化

生。后因患者工作外出,治疗暂告一段落。

按:慢性萎缩性胃炎伴肠化生属中医"胃脘痛""痞证""嘈杂"范畴,病位在胃,与肝、脾关系密切,病因多与饮食、情志因素、感受外邪、脾胃虚弱有关,病机初期起病以湿热阻滞、气郁不畅为主,久则脾胃气阴受损或脾胃虚弱或胃阴损伤。在本病案中,戴老注重辨证,从调和肝脾入手治疗该病证,治疗中遵循"治胃当调脾,调脾胃当达木"为原则,在调和肝脾的基础上,配以清热解毒、化湿解郁,因"久病必有瘀",故稍加活血化瘀药物。患者病程较长,损伤胃阴,戴老拓展"肾者胃之关",通过补肾阴以达补胃阴防胃燥的目的,由于辨证准确,故服方3个月,胃脘痛主观症状消除,而胃炎肠上皮化生由重度转为轻度。

(二)病案2

患者,男,75岁,已婚,退休工人。

主诉:反复胃脘部胀痛不适2⁺年,复发加重1个月。

一诊(2013年3月12日):胃脘部胀痛,进食后饱胀或加重,口苦,呃逆,反酸,面色淡黄,神疲乏力,肠鸣,大便稀溏,口淡乏味,舌质红苔黄,脉实。经胃镜、病理活检等检查,Hp强阳性,诊断为慢性非萎缩性胃炎。

中医诊断:胃脘痛(脾虚胃实证)。

西医诊断:慢性非萎缩性胃炎。

中医治法:健脾和胃,疏肝除湿。

方药:四君子汤、柴平汤、黄连温胆汤加减。6剂,水煎内服,每日1剂。用药如下:

黄连3 g	竹茹6 g	枳壳9 g	法夏12 g
白术12 g	白芍12 g	佛手9 g	百合12 g
陈皮12 g	茯苓12 g	柴胡9 g	南沙参15 g
甘草5 g			

二诊(2013年3月18日):服方后胃脘胀痛未减,晨起疼痛,又见热感,食后脘腹胀明显,余症同前,舌质红,苔黄,脉细弦。治以健脾和胃、通腑止痛,方用四君子汤、厚朴三物汤、左金丸加味。6剂,水煎内服,每日1剂。用药如下:

南沙参 15 g	白术 12 g	茯苓 12 g	甘草 3 g
厚朴 9 g	枳实 9 g	酒制大黄 4 g	鸡内金 6 g
生麦芽 9 g	薏苡仁 18 g	吴茱萸 3 g	黄连 3 g

三诊(2013 年 3 月 25 日):服方后胃脘热痛、呃逆稍减,口苦稍减轻,已无反酸,有食欲感,食后脘腹胀,神疲乏力,大便稀溏,每日 2～3 次,肠鸣,舌质偏红,苔薄黄,脉细弦。守二诊方去左金丸、白术改苍术加平胃散进治。6 剂,水煎内服,每日 1 剂。用药如下:

陈皮 15 g	苍术 10 g	厚朴 12 g	南沙参 15 g
茯苓 12 g	甘草 3 g	枳实 9 g	酒制大黄 4 g
鸡内金 6 g	生麦芽 9 g		

四诊(2013 年 4 月 2 日):服方后胃脘热痛、口苦明显缓解,脘腹胀减轻,而进食量增加,精神好转,肠鸣消失,大便稀溏 1～2 次,舌质偏红,苔薄黄,脉细弦。效不更方,再进 6 剂。

五诊(2013 年 4 月 9 日):胃脘热痛症状消失,口味正常,进食量大时偶有胃脘部不适,精神状态可,大便正常,舌质淡红,苔薄黄,脉细。续服三诊方 10 剂,嘱依胃病食疗,少食多餐,自我调理。

电话随访,病情稳定,未再复发,复查 Hp 阴性。

按:慢性非萎缩性胃炎属中医"胃脘痛"范畴,戴老以《素问》"阳道实,阴道虚"为据,结合柯韵伯"实则阳明,虚则太阴"之说,提出胃脘痛之脾虚胃实证型,有别于既往的胃脘痛分型,更能体现中医辨证论治的特点。临床辨证的关键是分清虚实,并依据轻、中、重进行选方用药,补脾、泻胃通腑、达木三位一体的治法,常选四君子汤、厚朴三物汤、平胃散、柴平汤等。本病例中一诊选用四君子汤、柴平汤未用厚朴三物汤通腑而效果不佳,以后各诊中均加入收效明显,说明"腑以通为顺"基础理论对临床治病的指导性。本病例的药方配伍体现了戴老治疗胃脘痛的大法是"扶脾土,通胃腑,疏肝胆"三者的有机结合。

(三)病案 3

患者,女,54 岁,已婚,公务员。

主诉:胃脘部胀痛不适 4⁺ 月。

一诊(2013 年 8 月 31 日):胃脘部胀痛,进食后饱胀或加重,口苦,偶有两胁及腰胀痛,反酸,口干舌辣,小便黄,大便正常,口气重。舌尖红,苔薄黄腻,脉缓。慢性萎缩性胃炎伴肠上皮化生,Hp 阳性。

中医诊断:胃脘痛(肝胃郁热证)。

西医诊断:慢性萎缩性胃炎伴肠上皮化生。

中医治法:疏肝泄热,和胃止痛。

方药:左金丸、四君子汤、四逆散、封髓丹加减。6 剂,水煎内服,每日 1 剂。用药如下:

南沙参 15 g	白术 15 g	茯苓 12 g	甘草 3 g
吴茱萸 5 g	黄连 3 g	炒黄柏 9 g	山药 15 g
砂仁 9 g	柴胡 9 g	枳壳 9 g	白芍 15 g
制三棱 6 g	制莪术 6 g		

二诊(2013 年 9 月 7 日):服方后胃脘胀痛未减,仍有腰胀痛,进食后饱胀,反酸明显,小便黄,舌辣,口苦、口气重,舌质红,苔中根黄少津,脉缓。守一诊方去制三棱、制莪术加乌贝散抑制胃酸分泌和胃进治。6 剂,水煎内服,每日 1 剂。用药如下:

乌贼骨 12 g	浙贝母 12 g	吴茱萸 3 g	黄连 3 g
南沙参 15 g	茯苓 12 g	甘草 3 g	山药 15 g
炒黄柏 9 g	砂仁 9 g	柴胡 9 g	白芍 15 g
枳壳 9 g	白术 12 g		

三诊(2013 年 9 月 15 日):服方后胃脘胀痛、食后饱胀感稍减轻,舌麻、反酸减轻,余症仍在,舌质红,苔中根黄少津,脉缓。效不更方。6 剂,水煎内服,每日 1 剂。用药如下:

乌贼骨 12 g	浙贝母 12 g	吴茱萸 3 g	黄连 3 g
南沙参 15 g	茯苓 12 g	甘草 3 g	山药 15 g
炒黄柏 9 g	砂仁 9 g	柴胡 9 g	白芍 15 g
枳壳 9 g	白术 12 g	制三棱 6 g	制莪术 6 g

四诊(2013 年 9 月 22 日):服方后胃脘疼痛频率减少、程度减轻,舌麻、腰胀痛减轻,未见反酸,但见舌中热感且干痛,舌辣,舌质红,苔薄黄,脉缓。方用沙参麦冬汤、丹栀逍遥散加减以益阴调气。6 剂,水煎内服,每日 1 剂。用药如下:

丹皮 9 g	山栀 12 g	柴胡 9 g	当归 12 g
白芍 12 g	南沙参 12 g	麦冬 12 g	桑叶 15 g
夏枯草 15 g	鸡内金 6 g	生麦芽 12 g	陈皮 12 g
甘草 4 g	北沙参 12 g	制三棱 6 g	制莪术 6 g

五诊(2013 年 9 月 29 日):服方后胃脘痛持续改善,舌干痛,咽痛,腰胀痛,舌质红,苔黄少津,脉缓。方用泻黄散、导赤散进治先调心脾之热。5 剂,水煎内服,每日 1 剂。用药如下:

生地 15 g	木通 9 g	淡竹叶 5 g	甘草 3 g
藿香 9 g	山栀 12 g	生石膏 18 g	防风 9 g
黄连 3 g			

六诊(2013 年 11 月 12 日):服方后五诊见症有改善,自行停药 1$^+$月后出现舌裂感,唇干咽燥,左胁肋及少腹痛,无明显胃脘痛,舌边尖红,苔中黄少津,脉细缓。属津亏气滞证,治以养阴生津、理气止痛,方用二至丸、沙参麦冬汤加减进治。5 剂,水煎内服,每日 1 剂。用药如下:

陈皮 12 g	青皮 5 g	旱莲草 15 g	女贞子 9 g
南沙参 15 g	桑叶 15 g	苍术 9 g	厚朴 12 g
茯苓 12 g	木瓜 12 g	甘草 3 g	北沙参 15 g

七诊(2013 年 11 月 18 日):服方后舌裂感明显减轻,唇干咽燥缓解,偶有左胁肋及少腹疼痛,舌质淡红,苔薄黄,脉细缓。效不更方。10 剂,水煎内服,每日 1 剂。用药如下:

陈皮 12 g	青皮 5 g	旱莲草 15 g	女贞子 9 g
南沙参 15 g	桑叶 15 g	苍术 9 g	厚朴 12 g
茯苓 12 g	木瓜 12 g	甘草 3 g	北沙参 15 g

八诊(2013 年 11 月 30 日):服方后症状持续改善,无特殊不适,舌质淡红,苔薄黄,脉细缓。

电话随访,病情稳定,复查 Hp 阴性。胃镜检查示慢性萎缩性胃炎,未提示肠上皮化生。

按:慢性萎缩性胃炎属胃黏膜的癌前病变,属中医"胃脘痛""痞满"范畴。多因饮食、劳倦、情志异常致肝、脾、胃功能失调,肝气犯胃,脾失健运,胃气郁滞,不通则痛,出现胃病,进而水谷难化,精微乏源,后天失养,致阴阳气血亏虚。从阴阳偏颇上论,萎缩性胃炎多有胃阴不足的表现。戴老遵"脾以守为补,胃以通为补,肝以散为补""胃为阳土,得阴则安,喜润恶燥"的脏腑治则立法,针对本病例方证相合,治疗以甘平、甘润为主,以养胃气阴,调理肝脾,权衡升降润燥,气血兼调。本案例以四君子汤、四逆散、丹栀逍遥散调和肝脾,二至丸、沙参麦冬汤养胃阴,导赤散清心火,针对肠上皮化生,配用专病专药制三棱、制莪术活血化瘀以通络。从现代医学的观点上看,戴老认为制三棱、制莪术可以改善胃黏膜的血液循环,使胃黏膜屏障作用得以增强,阻断各种病变的瘀血病理环节,改变局部缺血、缺氧及代谢状态,促进炎症吸收、溃疡愈合,使萎缩、增生病变恢复正常。

(四)病案4

患者,女,23岁,未婚,公司职员。

主诉:反复发作胃脘疼痛1⁺年。

一诊(2013年5月10日):胃脘部冷痛不适,伴大便稀溏,夹有白色黏液,脘腹胀,按之疼痛,反酸,怕冷,月经量少,色暗,经行少腹冷痛,舌质淡,舌尖红星点,苔白,脉弦缓无力。胃镜检查诊断为慢性非萎缩性胃炎。

中医诊断:胃脘痛(肝寒犯胃证)。

西医诊断:慢性非萎缩性胃炎。

中医治法:温肝散寒,佐以健脾。

方药:三香百合汤、左金丸、枳术丸。6剂,水煎内服,每日1剂。用药如下:

檀香9g	小茴香9g	百合15g	佛手12g
吴茱萸3g	黄连3g	甘草3g	白术12g
枳实9g	淡竹叶6g	香附9g	台乌药9g

二诊(2013年5月17日):服方后胃脘痛减轻,进食有痞塞感,有饥饿痛,进食则缓,大便稀溏,夹有白色黏液,反酸,怕冷,舌质尖红,苔白,脉细缓。守一诊方加枳实芍药散进治。6剂,水煎内服,每日1剂。用药如下:

枳实9g	白芍15g	甘草3g	檀香9g
香附9g	小茴香9g	南沙参18g	白术15g
茯苓12g	吴茱萸3g	黄连3g	

三诊(2013年5月24日):服方后胃脘痛持续改善,饥饿痛、大便情况有改善,时感脘腹胀,神倦乏力,气短,以日间为甚,舌质淡红,苔薄白,脉细缓。方用柴胡疏

肝散、四君子汤加味。5 剂,水煎内服,每日 1 剂。用药如下:

柴胡 9 g	郁金 15 g	川楝子 9 g	延胡索 12 g
炒莱菔子 12 g	生麦芽 9 g	青皮 6 g	陈皮 12 g
南沙参 18 g	白术 15 g	茯苓 12 g	甘草 3 g
蒲公英 15 g	黄连 3 g		

四诊(2013 年 6 月 1 日):服方后乏力、腹胀均有改善,精神好转,本次月经周期未见少腹痛症状,经量较前增多,舌质淡红,苔薄白,脉细缓。守三诊方去黄连、蒲公英进治。5 剂,水煎内服,每日 1 剂。用药如下:

柴胡 9 g	郁金 15 g	川楝子 9 g	延胡索 12 g
炒莱菔子 12 g	生麦芽 9 g	青皮 6 g	陈皮 12 g
南沙参 18 g	白术 15 g	茯苓 12 g	甘草 3 g

按:肝脉夹胃,故肝寒犯胃每多胃冷痛是其主症,戴老常予三香百合汤加减。该方属戴老自创方,由檀香、小茴香、百合、香附、台乌药组成,其中檀香、小茴香、香附疏肝行气温中、散寒止痛,台乌药顺气开郁、散寒止痛,百合健脾和胃、养阴生津,并防香燥太过,伤及脾阴,全方共奏温肝散寒、行气健脾止痛的功效。

(五)病案 5

患者,女,64 岁,已婚,退休干部。

主诉:反复胃脘部灼热疼痛 2[+] 年,加重 1 个月。

一诊(2013 年 2 月 1 日):胃脘部灼热疼痛,痛势急迫,心烦易怒,反酸嘈杂,呃逆,咽痛,大便稀溏,每日 2~3 次,平素性格急躁易怒,舌质红苔黄,脉弦数。胃镜及食道钡餐检查提示为食道裂孔疝伴反流性食道炎。

中医诊断:胃脘痛(肝胃郁热证)。

西医诊断:食道裂孔疝伴反流性食道炎。

中医治法:疏肝解郁,和胃泄热。

方药:左金丸、枳术丸加味。6 剂,水煎内服,每日 1 剂。用药如下:

吴茱萸 3 g	黄连 3 g	桔梗 9 g	赤芍 5 g
白术 15 g	枳壳 9 g	陈皮 12 g	青皮 6 g
夏枯草 15 g	鸡内金 6 g	生麦芽 12 g	砂仁 9 g

二诊(2013 年 2 月 8 日):服方后胃脘疼痛程度有所缓解,咽痛减轻,仍感心烦

易怒,反酸嘈杂,呃逆,大便稀溏,每日 1～2 次,肛门坠胀,泄后无神倦感,舌质边尖红,苔黄,脉弦有力。守一诊方加莱菔子以降气行滞。6 剂,水煎内服,每日 1 剂。用药如下:

莱菔子 9 g	吴茱萸 3 g	黄连 3 g	桔梗 9 g
赤芍 5 g	白术 15 g	枳壳 9 g	陈皮 12 g
青皮 6 g	夏枯草 15 g	鸡内金 6 g	生麦芽 12 g
砂仁 9 g			

三诊(2013 年 2 月 15 日):服方后胃脘灼痛程度及频率均有减轻,嘈杂反酸减轻,晨起口苦明显,咽中有痰,色黄质黏,大便稀溏,余症同前,舌尖红,苔薄黄,脉弦缓。守二诊方加延胡索进治,以增强化瘀止痛之功。6 剂,水煎内服,每日 1 剂。用药如下:

延胡索 12 g	莱菔子 9 g	吴茱萸 3 g	黄连 3 g
桔梗 9 g	赤芍 5 g	白术 15 g	枳壳 9 g
陈皮 12 g	青皮 6 g	夏枯草 15 g	鸡内金 6 g
生麦芽 12 g	砂仁 9 g		

四诊(2013 年 2 月 22 日):服方后胃脘灼痛持续改善,心烦易怒,反酸减轻,仍有呃逆,咽中有痰,色黄,舌质红,苔薄黄,大便稀溏,每日 1 次,脉弦缓。方用小柴胡汤、二母丸、百佛散加味。6 剂,水煎内服,每日 1 剂。用药如下:

旋覆花 12 g	柿蒂 9 g	法夏 12 g	浙贝母 9 g
茯苓 12 g	柴胡 9 g	黄芩 12 g	南沙参 15 g
知母 12 g	莱菔子 9 g	桔梗 9 g	竹茹 6 g
佛手 12 g	百合 12 g	甘草 3 g	

五诊(2013 年 3 月 1 日):服方后胃痛改善,呃逆、反酸消失,无咽部不适感,心下及胃脘部胀满不舒,进食则欲泄,大便稀溏,每日 2～3 次,舌淡红少津,苔薄黄,脉细缓。属脾虚胃实证,治以健脾和胃、通腑止痛。方用四君子汤、厚朴三物汤加味。6 剂,水煎内服,每日 1 剂。用药如下:

南沙参 15 g	白术 12 g	茯苓 12 g	甘草 3 g
厚朴 12 g	枳实 9 g	酒制大黄 4 g	葛根 9 g
马齿苋 12 g	鸡内金 5 g	黄连 3 g	神曲 9 g

六诊(2013 年 3 月 8 日):服方后胃脘胀痛缓解,大便成形质软,每日 1 次,余

症消除,舌质淡红,苔薄白,脉细缓。续服五诊方 10 剂,以巩固疗效,并嘱西医检查食道裂孔疝情况。

电话随访,病情稳定,未见不适,其食道裂孔疝仍存。

按:食道裂孔疝属中医"胃脘痛""吐酸""胸痛"范畴,其病机发生与胃气不降和不降反升、脾气不升和不升反降,脾胃功能失调有关。患者平素性情急躁,怒则伤肝,肝木乘脾土,横逆犯胃,致肝胃不和,肝胃郁热证为该病最常见证型,饮食不节、情志所伤为常见病因。针对肝胃郁热证,戴老予左金丸泄肝胃郁热,在驱邪泄热中不忘顾护脾胃,予枳术丸健脾益气,莱菔子顺气开郁、消胀除满。戴老加用李东垣《脾胃论》方中药对——陈皮配青皮,以理气行气,并遵胃病及脾、胃实脾虚考虑,予四君子汤、厚朴三物汤健脾和胃加味治疗。本案中先是肝胃郁热,三诊后郁热除,第四诊调肝胃,第五诊从脾虚胃实辨治而收效,体现了戴老随证治之的学术思想,唯有器质性损伤——食道裂孔疝难以根治,当遵食疗以防复发。

(六)病案 6

患者,男,32 岁,已婚,干部。

主诉:反复胃脘疼痛 3$^+$ 年,伴胸骨后灼热感。

一诊时间(2015 年 3 月 14 日):胃脘隐痛,牵及两胁,伴胸骨后灼热感,发热,目赤,口苦,反酸,呃逆,大便正常,小便黄,舌质红绛,苔中黄腻,左脉细右脉细弦。胃镜检查诊断为反流性食道炎。

中医诊断:胃脘痛(肝胃郁热、胆胃不和证)。

西医诊断:反流性食道炎。

中医治法:清肝和胃,佐以抑制胃酸分泌、止痛。

方药:左金丸、乌贝散、枳术丸、四逆散加味。6 剂,水煎内服,每日 1 剂。用药如下:

吴茱萸 3 g	黄连 3 g	白芍 15 g	海螵蛸 12 g
浙贝母 12 g	柴胡 9 g	赤芍 5 g	枳壳 9 g
炒白术 15 g	荷叶 5 g	蒲公英 15 g	夏枯草 15 g
榔片 9 g			

二诊(2015 年 3 月 21 日):服方后胃脘痛稍有减轻,仍有发热、口苦、反酸、呃逆,舌质尖边红,苔薄黄,脉细。守一诊方去榔片,加绞股蓝、泽泻进治。6 剂,水煎

内服,每日1剂。用药如下:

绞股蓝12 g	泽泻9 g	吴茱萸3 g	黄连3 g
白芍15 g	海螵蛸12 g	浙贝母12 g	柴胡9 g
赤芍5 g	枳壳9 g	炒白术15 g	荷叶5 g
蒲公英15 g	夏枯草15 g		

三诊(2015年3月28日):服方后胃痛稍减,时感胃中灼热,余症仍在,舌质红,苔黄,脉沉细。此属胃热证,方用白虎汤、枳术丸加味。6剂,水煎内服,每日1剂。用药如下:

石膏18 g	知母9 g	甘草5 g	炒白术15 g
枳实9 g	丹皮12 g	夏枯草12 g	淡竹叶5 g
绞股蓝12 g			

四诊(2015年4月3日):服方后胃脘痛明显改善,胃中灼热减轻,发热、口干、反酸均有缓解,舌质红,苔黄,脉沉细。守三诊方,加赤芍进治。6剂,水煎内服,每日1剂。用药如下:

石膏18 g	知母9 g	甘草5 g	炒白术15 g
枳实9 g	丹皮12 g	夏枯草12 g	淡竹叶5 g
绞股蓝12 g	赤芍6 g		

1个月后电话随访,患者病情稳定,嘱再服6剂以消余热、余痛,并嘱其饮食调理,忌辛辣、烟酒。

按:本案首辨为胃脘痛肝胃郁热、胆胃不和证,该证型属胃脘痛的常见证型,拟左金丸、乌贝散、枳术丸、四逆散加味治疗,但疗效一般,后按胃热证辨证用药,以白虎汤治疗,仅投12剂,见效迅验。胃热证是由于火热壅滞于胃,胃失和降而出现的一系列证候。白虎汤源于《伤寒论》,原为治疗阳明病表里俱热及三阳合病以阳明经证里热炽盛为主,后世称为辛凉重剂,有辛寒清热的功效,主治阳明热盛证。方中石膏辛寒,既沉降,又走外,故解肌清热;知母苦寒而不燥,能清火润燥;甘草、粳米养胃调中,使石膏、知母苦寒之性留于中焦清热,又无伤中之弊。本案中胃属阳明,故阳明热盛证辨治用药,投以白虎汤,且加枳术丸健脾护胃,顾护脾胃,防寒凉之品伤胃之弊,标本兼顾,故临床见效。戴老指出本案辨证分前后两个阶段,一诊、二诊从肝胃郁热、胆胃不和论治,收效一般,而胃中热除不尽,思之从阳明为多气多血之经,热入阳明而无所复传,复思"诸呕吐酸,皆属于热",故投白虎汤为主收效,用赤芍意在消瘀止痛。

二、呃逆

(一)病案1

患者,女,56岁,已婚,公务员。

主诉:反复呃逆3⁺年,伴脘腹隐痛。

一诊(2015年2月3日):呃逆,声低长而短,间隔时间较长,气不得续,神疲乏力,脘腹隐痛,得温可减,揉按则舒,面白少华,四肢欠温,纳少乏味,大便溏薄,舌质淡苔白,脉细弱。胃镜检查提示为慢性浅表性胃炎伴胃黏膜脱出。

中医诊断:呃逆(土虚木乘证)。

西医诊断:慢性浅表性胃炎伴胃黏膜脱出。

中医治法:扶土抑木,和中降逆。

方药:理中汤、四逆散加味。6剂,水煎内服,每日1剂。用药如下:

太子参15 g	白术12 g	干姜9 g	旋覆花9 g
白芍9 g	枳实9 g	柿蒂6 g	甘草4 g
柴胡9 g			

二诊(2015年2月10日):服方后呃逆次数减少,余症同前,考虑胃黏膜脱出与脾虚不能升举有关,舌质淡苔白,脉细弱。守一诊方加黄芪、升麻益气升提。6剂,水煎内服,每日1剂。用药如下:

黄芪20 g	升麻6 g	太子参15 g	白术12 g
干姜9 g	旋覆花9 g	白芍9 g	枳实9 g
柿蒂6 g	甘草4 g	柴胡9 g	

三诊(2015年2月17日):服方后呃逆大减,脘腹隐痛渐除,四肢转温,饮食好转,大便成形,质软,舌质淡红,脉细尺弱。今尺弱乃为"肾者胃之关"不足,于二诊方中加入沉香,分服以温肾纳气止呃。6剂,水煎内服,每日1剂。用药如下:

黄芪20 g	升麻6 g	太子参15 g	白术12 g
干姜9 g	旋覆花9 g	白芍9 g	枳实9 g
柿蒂6 g	甘草4 g	柴胡9 g	沉香2 g

四诊(2015年2月23日):呃逆平,神气转佳,便质正常。唯有脉细,治在温中

暖胃,方用四君子汤、枳术丸加味。6剂,水煎内服,每日1剂。用药如下:

太子参18 g 白术12 g 茯苓12 g 枳实9 g

甘草3 g 沉香2 g

按:本案患者喉间呃声连连为主要表现,病属"呃逆"范畴。戴老认为呃逆的发生与肝、胃关系最为密切。原因:"肝脉夹胃",肝脉分支,从肝分出,穿过膈肌;气机升降,临床实践和中医理论认为肝气逆行每致胃气逆上而失和降;由于肝胆脏腑关系,胆失中正之职亦影响胃的和降。病位在胃,胃居膈下,其气以降为顺,胃与膈有经脉相连,胃失和降,逆气动膈,上冲喉间,发生呃逆。胃病及脾,久病不愈,脾气亏虚,戴老采用五行辨证方法,脾在五行属土,肝属木,二者同居中焦,存在生克关系,木克土,土虚则木乘,治疗以扶土抑木、和胃止呃为法,体现了戴老治病求本的学术思想。

(二)病案2

患者,女,45岁,已婚,公务员。

主诉:呃逆反复发作1年,加重1周。

一诊(2013年7月1日):呃逆频作,声音低长而不能自主,胃脘痞满不舒,牵及两胁,纳少,大便稀,每日2~3次,排出不畅,无腹痛,无反酸,齿痕舌,舌淡白,苔白腻,脉弦。既往有"慢性胃炎"病史。平素性情急躁。

中医诊断:呃逆(肝脾不调证,土虚木乘证)。

中医治法:扶土抑木,和中降逆。

方药:理中汤、旋覆代赭石汤、厚朴三物汤加味。5剂,水煎内服,每日1剂。用药如下:

太子参15 g 炮姜6 g 白术12 g 甘草4 g

茯苓12 g 旋覆花12 g 代赭石18 g 厚朴12 g

法夏12 g 枳实9 g 炒莱菔子9 g 枳壳9 g

酒制大黄4 g

二诊(2013年7月8日):服方后呃逆发作次数减少,胃脘痞满减轻,大便排出通畅,每日1次,为黄软便,两胁隐痛,齿痕舌,舌淡白,苔白腻,脉弦缓。守一诊方去厚朴三物汤,加白芍15 g以柔肝缓急,5剂,每日1剂。用药如下:

太子参 15 g	炮姜 6 g	白术 12 g	甘草 4 g
茯苓 12 g	旋覆花 12 g	代赭石 18 g	白芍 15 g
法夏 12 g	枳壳 9 g	炒莱菔子 9 g	

三诊(2013 年 7 月 13 日):偶有呃逆,大便正常,每日 1 次,余症已除,齿痕舌,舌淡红,苔薄白,脉弦缓。二诊方去炒莱菔子,加沉香 2 g,继服 5 剂,每日 1 剂。

1 周后复诊,已无呃逆。随访 2 个月,病情未见反复。

按:本案患者既往有胃肠系统疾病史,而脾胃虚,平素性情急躁,多致肝失调达,肝脉挟胃而行,每多胃气上逆冲膈而发呃逆。此外,肾者胃之关,肾不纳气,也可致呃逆。戴老从五行辨证上看本例属土虚木乘。全方用理中汤扶土暖中;旋覆花、代赭石、莱菔子及厚朴三物汤下气降逆通腑;法夏、生姜化痰降逆和胃;白芍柔肝;沉香摄纳肾气,诸药相配寓五行之理而收止呃之效。

三、泄泻

(一)病案 1

患者,男,39 岁,已婚,公务员。

主诉:反复大便稀溏,便中带血半年。

一诊(2013 年 10 月 12 日):大便每日 3 次,便质稀溏,便中带鲜血或暗红色血块,量少,欲便则腹痛,便后痛减,大便排出不畅,形体偏瘦,曾口服苦参碱症状稍缓解,舌质红,苔黄少津,脉细弦。肠镜检查为慢性结肠炎。患者有长期饮酒史。

中医诊断:泄泻(气陷湿热证)。

西医诊断:慢性肠炎。

中医治法:益气升陷,清热渗湿,佐以止血。

方药:补中益气汤、白头翁汤加味。6 剂,水煎内服,每日 1 剂。用药如下:

炙黄芪 12 g	太子参 12 g	升麻 9 g	柴胡 9 g
当归 12 g	炒白术 15 g	陈皮 12 g	白头翁 15 g
地榆 12 g	秦皮 12 g	炒黄柏 9 g	黄连 3 g
赤芍 5 g	甘草 5 g		

二诊(2013 年 10 月 20 日):服方后大便血止,大便每日 2 ~ 3 次,大便中夹有少量褐色黏液,自觉腹胀而矢气多,按之则舒,无倦怠感,口干改善,舌质淡红,苔薄

黄,脉弦缓。守一诊方加乌梅以养胃敛阴进治。6 剂,水煎内服,每日 1 剂。用药
如下:

乌梅 9 g	炙黄芪 12 g	太子参 12 g	升麻 9 g
柴胡 9 g	当归 12 g	白术 15 g	陈皮 12 g
炒黄柏 9 g	黄连 3 g	赤芍 5 g	甘草 5 g
秦皮 12 g	白头翁 15 g	地榆 12 g	

三诊(2013 年 10 月 28 日):服方后大便每日 2～3 次,便中夹黏液,偶见少量
暗红血,多矢气,劳累则腹胀明显,按之则舒,舌质边尖红,苔薄黄少津,脉弦。守二
诊方去乌梅,加葛根升清、苍术燥湿进治。6 剂,水煎内服,每日 1 剂。用药如下:

葛根 9 g	苍术 12 g	炙黄芪 12 g	南沙参 18 g
升麻 9 g	柴胡 9 g	当归 12 g	炒白术 15 g
陈皮 12 g	白头翁 15 g	地榆 12 g	秦皮 12 g
黄连 3 g	炒黄柏 9 g	赤芍 5 g	甘草 5 g

四诊(2013 年 11 月 4 日):服方后泄泻次数未减但便质改善,未见便血,唯矢
气多但无倦怠感,舌质边尖红,苔薄黄,脉弦。此属肝木疏泄太过,守三诊方加白芍
以柔肝防疏泄太过,去葛根、地榆进治。6 剂,水煎内服,每日 1 剂。用药如下:

白芍 15 g	苍术 9 g	炙黄芪 12 g	南沙参 18 g
升麻 9 g	柴胡 9 g	当归 12 g	炒白术 12 g
陈皮 12 g	白头翁 15 g	秦皮 12 g	黄连 3 g
炒黄柏 9 g	赤芍 5 g	甘草 5 g	

五诊(2013 年 11 月 12 日):服方后便中黏液减少,多矢气,无倦怠感,大便每
日 2～3 次,舌尖红,苔薄黄,脉弦缓。此属泄泻(气虚气陷证),治法益气升阳、健脾
燥湿,方用补中益气汤、平胃散加芡实、马齿苋、赤芍进治。6 剂,水煎内服,每日 1
剂。用药如下:

炙黄芪 12 g	升麻 9 g	柴胡 9 g	当归 9 g
炒白术 15 g	陈皮 12 g	南沙参 18 g	苍术 9 g
黄连 3 g	厚朴 12 g	芡实 12 g	赤芍 5 g
马齿苋 18 g	甘草 5 g		

六诊(2013 年 11 月 19 日):服方后大便正常,无便血,时有矢气,无倦怠感,舌
淡红,苔薄黄,脉细缓。守五诊方加苦参以祛小肠火。6 剂,水煎内服,每日 1 剂。

用药如下：

苦参 12 g	马齿苋 18 g	赤芍 5 g	黄连 3 g
芡实 12 g	南沙参 18 g	陈皮 12 g	炒白术 12 g
当归 9 g	柴胡 9 g	升麻 9 g	炙黄芪 12 g
淡竹叶 5 g	甘草 5 g		

后患者告之，泄泻未发，无便血情况，体重增加。

按：慢性肠炎属中医"泄泻"范畴。泄泻是指排便次数增多，粪便稀薄，甚至泻出如水样。脾虚湿胜是本证发生的重要因素，本案中患者长期饮酒，湿邪损伤脾胃，运化失常，即"湿胜则濡泄"。脾虚失运又可致湿邪内盛，脾虚与湿盛二者相互影响，合而发病。戴老认为本例辨证的关键在于：久泻必虚，且为虚实夹杂，以虚为主，在脾气虚的基础上出现中气下陷证，且夹肠道湿热伤阴。戴老临证处方时，遵《黄帝内经》"清气在下，则生飧泄"，立健脾升阳、益气举陷、佐以清热利湿治法，方方组合，选补中益气汤、白头翁汤、平胃散为主方随症用药加减治疗，投方 36 剂，获得较好的临床效果。

（二）病案 2

患者，男，51 岁，已婚，工人。

主诉：反复大便稀溏、次数增多 1⁺ 年，复发半个月。

一诊（2014 年 8 月 5 日）：大便先干后稀，溏不成形，夹有黏液，次数增多，每日 3 ~ 4 次，大便中夹有黏液，脐中不舒，嗳气，腹痛，泄后疼痛可减轻，食少，矢气频作，体倦乏力，面色淡黄，饮食减少，舌质淡胖，舌苔白，脉弦缓。既往有长期饮酒史。

中医诊断：泄泻（肝脾不调、中阳不足证）

中医治法：抑肝扶脾，除湿止泻。

方药：理中汤、平胃散、四逆散加味。5 剂，水煎内服，每日 1 剂。用药如下：

泡参 15 g	炒白术 15 g	茯苓 12 g	甘草 4 g
炮姜 6 g	苍术 9 g	厚朴 12 g	陈皮 12 g
柴胡 9 g	白芍 15 g	枳壳 9 g	薏苡仁 15 g

二诊（2014 年 8 月 13 日）：服方后大便次数减少，每日 2 ~ 3 次，腹痛减轻，大便先干后稀溏，夹有黏液，时有呃逆或嗳气，仍食少，舌体胖大，苔白厚，脉细弦。守

一诊方加葛根、防风、柿蒂、泽泻进治。7剂,水煎内服,每日1剂。用药如下:

防风9 g	葛根9 g	柿蒂9 g	太子参12 g
炮姜6 g	茯苓12 g	甘草5 g	苍术9 g
厚朴12 g	陈皮15 g	柴胡9 g	白芍15 g
枳实9 g	薏苡仁18 g	泽泻9 g	

三诊(2014年8月21日):服方后大便次数减少,每日1~2次,便质偏稀,未见黏液,腹痛缓解,呃逆、矢气、嗳气频率明显减少,乏力倦怠减轻,唯进食后腹胀,口淡无味,舌质淡红,苔白,脉细弦。守二诊方去防风、葛根、柿蒂、泽泻加鸡内金、生麦芽、苏梗、神曲进治。5剂,水煎内服,每日1剂。用药如下:

鸡内金6 g	生麦芽9 g	苏梗9 g	太子参12 g
茯苓12 g	炒白术12 g	甘草4 g	苍术9 g
厚朴12 g	陈皮12 g	柴胡9 g	白芍15 g
炮姜6 g	枳实9 g	薏苡仁15 g	神曲12 g

四诊(2014年8月26日):服方后大便成形,每日1~2次,腹胀减轻,进食多时腹部有不适感,无腹痛,进食量有所增加,精神好转,舌质淡红,苔薄白,脉细弦。守三诊方去柴胡、白芍进治。5剂,水煎内服,每日1剂。用药如下:

鸡内金6 g	生麦芽9 g	苏梗9 g	太子参12 g
茯苓12 g	炒白术12 g	甘草4 g	苍术9 g
厚朴12 g	陈皮12 g	炮姜6 g	枳实9 g
薏苡仁15 g	神曲12 g		

电话随访2个月,病情稳定,大便成形,未再腹泻,嘱其注意调节情绪,戒酒。

按:本案患者主要由肝脾不和所致泄泻。从五行生克关系而言,肝属木,脾属土,肝与脾之间存在着相克关系,在木克土的生理状态下,肝与脾维持着一种克而互用、相辅相成的协调平衡关系。脾的运化健旺有赖于肝的疏泄正常。《中西汇通医经精义》云:"肝属木,能疏泄水谷,脾土得肝木之疏泄,则饮食化。"这种"土得木而达之"的关系是与脾的生理特性分不开的,脾为阴土,其性壅滞,滞则易郁,必须借助肝木的疏泄条达之性才不致阴凝壅滞,才能维持纳运升降、化气生血的功能。在脾土得助于肝气疏泄的同时,肝也需脾土提供的水谷精微之气的供养,才能保持升发条达之性。脾土健旺,生血有源,肝血充足,肝有所藏则肝性柔和条达,方能助脾运化。如果脾虚气血生化无源或脾不统血,血溢脉外,都可导致肝血不足,影响肝的正常生理功能。

从本例中分析,戴老认为引发本证的病因病机主要有两个方面:一是郁怒伤肝,肝气郁结,横乘脾土,运化失常而致泄泻。如《类经》所云:"木强则侮土,故善泄也。"二是长期饮酒,酒性湿热伤脾土,导致土反侮木,肝失疏泄而致泄泻。如《王旭高临证医案》所述:"夫肝胆属木而喜升达,寄根于土。今脾胃为生冷忧思伤其阳和之气,布化转运失职,肝胆无温润升达之机,郁久而肆其横逆,侮其所胜,脾胃受克。"治疗以抑肝扶脾为法,但在不同的阶段,根据病情的变化,随时调整治疗方案,不能一方到底。本例以理中汤、四逆散、平胃散为基础方,随证治之,灵活加减,故临床见效明显。

(三)病案3

患者,男,43 岁,已婚,工人。

主诉:反复大便稀溏、便次增加 3+ 年。

一诊(2015 年 5 月 20 日):大便稀溏,便次增加,每日 6 ~ 7 次,伴胃脘及左胁胀,肠鸣,神倦乏力,饮食欠佳,夜尿频,每夜 3 ~ 4 次,舌质淡,舌体胖大,苔白而润,脉细无力。

中医诊断:泄泻。

证型:脾肾气虚证(功能性腹泻)。

中医治法:健脾温肾,益气渗湿。

方药:理中汤、四苓散加味。6 剂,水煎内服,每日 1 剂。用药如下:

太子参15 g	炮姜9 g	茯苓12 g	猪苓9 g
泽泻12 g	炒白术15 g	甘草5 g	益智仁12 g
桔梗9 g	薏苡仁15 g	法夏12 g	陈皮12 g

二诊(2015 年 5 月 27 日):服一诊方后症状明显改善,大便次数明显减少,每日 3 ~ 4 次,便质稀软,肠鸣减轻,夜尿次数同前,仍感倦怠乏力。守一诊方去桔梗,加升麻以强化升提力量进治。6 剂,水煎内服,每日 1 剂。用药如下:

升麻6 g	太子参15 g	炮姜9 g	茯苓12 g
猪苓9 g	泽泻12 g	炒白术15 g	甘草5 g
益智仁12 g	薏苡仁15 g	法夏12 g	陈皮12 g

三诊(2015年6月5日):服方后大便次数明显减少,每日1次,大便质软成形,食欲增加,乏力倦怠改善,夜尿减少,每日1~2次,咽中仍有痰,但无咽痛。病证已变,当属气虚痰阻证,治以健脾化痰,方用四君子汤、甘桔汤、二陈汤加味进治。6剂,水煎内服,每日1剂。用药如下:

桔梗9 g	射干12 g	甘草5 g	南沙参18 g
炒白术15 g	茯苓12 g	法夏12 g	陈皮12 g
生姜3片	益智仁12 g	浙贝母12 g	

1个月后电话随访,患者病情稳定,嘱其可续服附子理中丸温运脾肾,以巩固疗效。嘱其戒酒,忌过度劳累。

按:本例病史3⁺年,久泻不愈,致脾阳虚衰,阴寒内盛,脾失健运,则水谷停滞,清浊不分,混杂而下,遂成久泻。《景岳全书》指出:"肾为胃关,开窍于二阴,所以二便之开闭,皆肾脏之所主。"提出泄泻的发生除与脾相关之外,亦与肾有关,土不制水,肾气不足,故见夜尿频,劳累耗肾气,先天不资后天则泄泻加重,健脾温肾、益气止泄是为法。方选理中汤加益智仁健脾温肾,四苓散出自《明医指掌》,戴老扩大为"利小便实大便"之剂,复加桔梗、升麻升提诸药,并未加固涩止泻药,亦能止泻。

(四)病案4

患者,男,43岁,已婚,农民。

主诉:反复腹痛、腹泻1⁺年,加重1⁺月。

一诊(2014年3月8日):大便稀溏色带黑,每日3~4次,脐周腹痛,痛则大便,便后腹痛有所减轻,稍有饮食不慎,大便次数增多,饮食减少,口淡无味,口不苦,无呃逆,无反酸,口中不黏滞,面色少华,神倦乏力,形体肥胖,平素喜饮茶水,脉沉细,舌质淡红,苔白腻。肠镜检查未见异常。

中医诊断:泄泻(湿困脾土证)。

西医诊断:功能性腹泻。

中医治法:健脾渗湿,和胃止泄。

中医方药:四君子汤、平胃散、四苓散加味。5剂,水煎内服,每日1剂。用药如下:

南沙参 15 g	炒白术 15 g	茯苓 12 g	甘草 6 g
炒苍术 9 g	厚朴 12 g	陈皮 12 g	法夏 12 g
猪苓 9 g	泽泻 12 g	绞股蓝 12 g	白茅根 9 g
山楂 12 g			

二诊(2014 年 3 月 15 日):服方后腹痛减轻,仍大便稀溏,每日 2~3 次,饮食稍有增加。守一诊方加莲子、炒扁豆除湿止泻。5 剂,水煎内服,每日 1 剂。用药如下:

莲子 15 g	炒扁豆 15 g	南沙参 15 g	炒白术 15 g
茯苓 12 g	甘草 5 g	苍术 9 g	厚朴 12 g
陈皮 12 g	法夏 12 g	猪苓 9 g	泽泻 12 g
绞股蓝 12 g	白茅根 9 g	山楂 12 g	

三诊(2014 年 3 月 22 日):服方后大便质地改善,便质软,次数减少,每日 1~2 次,进食增加,仍有腹痛,排便后腹痛减轻,实脉,舌质淡红,苔白厚。守二诊方加减,方用四君子汤、茵陈平胃散、厚朴三物汤进治。6 剂,水煎内服,每日 1 剂。用药如下:

南沙参 15 g	炒白术 12 g	茯苓 12 g	甘草 5 g
厚朴 12 g	枳实 9 g	酒制大黄 4 g	蒲公英 15 g
黄连 3 g	苍术 9 g	陈皮 12 g	茵陈 15 g
鸡内金 5 g			

四诊(2014 年 3 月 29 日):服方后泄泻改善,便质软,每日 1~2 次,乏力减轻,精神好转,已无腹痛,守四君子汤、平胃散、四苓散加味。6 剂,水煎内服,每日 1 剂。用药如下:

南沙参 15 g	炒白术 12 g	茯苓 12 g	甘草 3 g
猪苓 9 g	泽泻 12 g	炒苍术 9 g	厚朴 12 g
陈皮 15 g	桔梗 9 g	法夏 12 g	

五诊(2014 年 4 月 4 日):舌脉同前,大便成形,无腹痛。续服四诊方 6 剂。嘱平素控制饮水量,注意休息。

随访 2 个月,泄泻未发,无腹痛。

按:泄泻病因很多,就其本,无不由脾胃、小肠运化失常引起。如《景岳全书》"泄泻之本,无不由于脾胃"中所言,临床以脾虚泄泻最为多见。《症因脉治·脾虚泄泻》:"脾虚泄泻之证,身弱怯冷,面色萎黄,手足皆冷,四肢倦怠,不思饮食,时时泻薄",患者长期嗜水,水湿困脾土,致脾运化失常,则成濡泻,脾失健运,水谷不化精微,湿浊内生,混杂而下,湿注肠道,发生泄泻。故"湿盛则濡泻"为泄泻病机的关键,久泻必有虚,常以虚实夹杂为多见。本例中既有脾虚生湿,又有湿困脾土,互为因果,进而湿盛则泻,故健脾利湿为其治疗大法。以此法为据,选四君子汤健脾益气运湿,平胃散燥湿助脾,五苓散去桂枝称四苓散(利小便实大便)为戴老经验方,厚朴三物汤宽中畅腑气利于推荡积滞,随证加减近30剂见疗效。

(五)病案5

患者,男,30岁,未婚,工人。

主诉:反复大便稀溏1⁺年,复发1周。

一诊(2014年8月2日):大便稀溏,便次增加,每日4~5次,便色黄,或夹有黏液,排出不畅,晨起口中有黏滞感,口干少津,夜间发热(低热),少寐梦多,神疲乏力,体重下降约10 kg,容易感冒,饮食一般,无腹痛,舌质红,舌体胖大,苔黄厚腻,脉细弦。有长期饮酒史。

中医诊断:泄泻(气虚湿热证)。

西医诊断:功能性腹泻。

中医治法:健脾益气,清热除湿。

方药:四君子汤、茵陈平胃散加味。6剂,水煎内服,每日1剂。用药如下:

太子参12 g	炒白术12 g	茯苓12 g	甘草3 g
茵陈12 g	薏苡仁15 g	炒扁豆15 g	莲米12 g
浮小麦15 g	法夏12 g	陈皮12 g	马齿苋12 g
砂仁9 g			

二诊(2014年8月8日):服方后便次减少,每日3次,大便稀溏,夹有黏液,夜间发热症状减轻,偶有腹痛,胃脘隐痛,进食则胃中不适,仍少寐梦多,口干口中有黏腻感,舌质红,舌体胖大,边有齿痕,苔中黄,脉细缓。守气虚湿热证进行论治,方用四君子汤、葛根芩连汤、平胃散加减。7剂,水煎内服,每日1剂。用药如下:

葛根9 g	黄芩12 g	黄连3 g	甘草5 g
南沙参18 g	炒白术15 g	茯苓12 g	马齿苋12 g
砂仁9 g	炒扁豆15 g	赤芍5 g	法夏12 g
陈皮12 g			

三诊(2014年8月15日):服方后大便次数减少,每日1~2次,大便时干时稀,神疲乏力减轻,口中偶有黏滞感,口干减轻,胃脘胀痛而影响睡眠,舌质淡红,舌体胖大,边有齿痕,苔微黄,脉细数。方用理中汤、茵陈平胃散、莱菔子散加味。7剂,水煎内服,每日1剂。用药如下:

南沙参18 g	炒白术15 g	茯苓12 g	甘草4 g
炮姜6 g	茵陈12 g	苍术9 g	厚朴12 g
陈皮12 g	炒莱菔子12 g	白芍15 g	砂仁9 g
鸡内金5 g	生麦芽9 g	柴胡9 g	枳壳9 g

四诊(2014年8月25日):服方后前3日便次增多,后2日便次减少,偶有黏液,每日2次,胃脘腹痛而胀,不得矢气,牵及左胸痛,舌质淡红,舌体胖大,边有齿痕,苔中黄,脉细数。仍属气虚湿热证所致泄泻,方用补中益气汤、白头翁汤加减。6剂,水煎内服,每日1剂。用药如下:

黄芪12 g	太子参12 g	炒白术15 g	防风9 g
柴胡9 g	陈皮12 g	法夏12 g	白头翁12 g
秦皮9 g	炒黄柏9 g	黄连3 g	马齿苋12 g
甘草5 g	薏苡仁15 g	赤芍5 g	

五诊(2014年9月2日):服方后得矢气而大便黏液消失,大便稀溏,每日1~3次,仍有腹痛、胃脘刺痛,头晕目眩,以平卧时为重,少气神疲,小便偏黄,体重未减,无感冒,舌质红,苔中黄厚腻,脉细缓。方用七味白术散、四妙散去牛膝加味。6剂,水煎内服,每日1剂。用药如下:

葛根9 g	桔梗9 g	炒白术15 g	枳实9 g
太子参12 g	黄芩12 g	茵陈12 g	茯苓12 g
甘草5 g	苍术9 g	炒黄柏9 g	薏苡仁15 g

六诊(2014年9月9日):服方后大便成形,每日1次,胃脘痛及腹痛均明显减轻,眩晕及神疲乏力改善,小便黄清,睡眠转为多寐,舌质淡红,苔微黄而腻,脉细缓。守七味白术散、平胃散加味。6剂,水煎内服,每日1剂。用药如下:

葛根9 g	桔梗9 g	炒白术15 g	枳实9 g
太子参12 g	茯苓12 g	石菖蒲12 g	陈皮12 g
厚朴12 g	苍术12 g	薏苡仁15 g	甘草4 g

电话随访,患者病情持续改善,嘱禁酒,避辛辣之品,注意休息,门诊随诊。

按:本例以大便稀溏、便次增加为主要表现,病当辨为"泄泻",然临床泄泻的病机复杂,寒热相加、表里相兼、虚实夹杂的证候相当多见。因此,辨证时应抓住泄泻发病的新久、病势、季节和粪便的颜色、气味、形质以及舌色、脉象等特点进行综合分析;既重视区别不同病因作用于机体后所表现的一般病理反应,又注重区别不同季节、不同患者所产生的特殊的病理反应,进而探求病理病机转化、区别各个病症的不同特点围绕主要症状和特征进行辨证分型,体现中医同病异治法在临床中的灵活运用。本例中患者长期饮酒,酒为厚味之品,久则滋生湿热,湿热伤及脾胃肠道,困及脾土,健运失司,故见泄泻,符合"湿盛则脾困,无湿不作泻"的表现;久泻不愈则气虚气陷,故见神疲乏力、消瘦、胃脘胀等表现;脾虚湿困,清阳不升,则眩晕;湿热内蕴则发热;时值长夏之际,暑湿当令,故病复发。戴老结合舌、脉辨证,病性属本虚标实,采用气血津液辨证方法,属"气虚湿热证",以健脾益气、清热除湿为法,方方组合,随证治之,由于辨证得当,故能药到病除。

四、胃痞

(一)病案1

患者,女,53岁,公务员。

主诉:反复心下痞塞半年。

一诊(2015年5月5日):心下痞塞,进食后加重,腹胀,伴呃逆,牵及两胁疼痛,饮食欠佳,胃中有热感,二便正常,舌质淡红,苔薄黄,脉弦细。胃镜检查提示为慢性胃炎伴糜烂。

中医诊断:胃痞(肝胃不和证)。

西医诊断:慢性胃炎伴糜烂。

中医治法:疏肝和胃,佐以健脾。

方药:左金丸、四逆散、四君子汤加味。6剂,水煎内服,每日1剂。用药如下:

吴茱萸3 g	黄连3 g	南沙参15 g	白术15 g
白芍15 g	柴胡9 g	枳壳9 g	蒲公英15 g
佛手12 g	百合15 g	白蔻仁9 g	炒莱菔子9 g
甘草3 g			

二诊(2015年5月12日):服方后心下痞塞感减轻,胃热感缓解,进食仍有腹

胀,呃逆,舌质淡红,苔薄黄,脉弦细。方用四君子汤、四逆散、莱菔散加味。6剂,水煎内服,每日1剂。用药如下:

炒莱菔子12 g	砂仁9 g	南沙参15 g	白术15 g
茯苓12 g	甘草4 g	柴胡9 g	白芍12 g
枳壳9 g	厚朴12 g	鸡内金6 g	麦芽9 g

三诊(2015年5月20日):服方后心下痞持续改善,腹胀减轻,呃逆仍在但程度稍有减轻,目胀头昏,舌质淡红,少津中裂,脉弦缓无力。守二诊方加桑叶、麦冬以固护阴液进治。6剂,水煎内服,每日1剂。用药如下:

桑叶15 g	麦冬12 g	青皮9 g	陈皮12 g
旋覆花12 g	南沙参18 g	白术15 g	茯苓12 g
甘草3 g	柴胡9 g	白芍15 g	赤芍5 g

四诊(2015年5月27日):服方后得矢气后心下痞明显改善,头昏缓解,仍有呃逆,但较前减少,恶心欲吐,舌质淡红,中裂,苔薄白,脉细弦。属胃痞,治以益气降逆、和胃止呕,守三诊方加生姜进治。6剂,水煎内服,每日1剂。用药如下:

南沙参18 g	白术15 g	茯苓12 g	甘草4 g
柴胡9 g	枳壳9 g	白芍12 g	赤芍5 g
旋覆花12 g	青皮6 g	陈皮12 g	冬桑叶15 g
麦冬15 g	生姜3片		

五诊(2015年6月4日):服方后呃逆明显减轻,未见恶心、呕吐,舌质淡,苔薄白,脉细弦。守四君子汤、四逆散加减。6剂,水煎内服,每日1剂。用药如下:

南沙参15 g	白术15 g	茯苓12 g	甘草4 g
柴胡9 g	枳壳9 g	白芍12 g	青皮6 g
陈皮12 g	砂仁9 g		

按:胃痞的发生多因外邪入里、情志内伤、劳倦过度致脾之升运不健及胃之纳降失司,清浊升降失常,胃气郁滞,滞塞不通而为痞,基本病机为胃气壅滞,治疗当以通降为原则,辨其寒热虚实,予温清通补。本例中戴老采用疏肝和胃、佐以健脾为法,方用四逆散、莱菔散、四君子汤为主方,随症加减;针对呃逆未减,在和胃降逆上加用桑叶、麦冬等,从养阴利于降逆进行治疗。戴老指出凡胃病另一个重要思路即调脾,以共同恢复脾胃的纳运、升降、燥湿的三大关系。

（二）病案 2

患者,女,74 岁,已婚,退休工人。

主诉:反复胃脘部胀满伴痞塞半年。

一诊(2014 年 2 月 15 日):胃脘部胀满及痞塞,按之柔软,压之不痛,食入则反酸、嗳气、恶心欲吐,呃逆,口气重,不思饮食,口干口苦,不欲饮水,大便干结,每日 2~3 次,小便正常,舌质红,苔中黄厚腻,脉弦。

中医诊断:胃痞(肝胃郁热证)。

中医治法:疏肝和胃,泄热解郁。

方药:左金丸、四逆散、乌贝散、四君子汤。6 剂,水煎内服,每日 1 剂。用药如下:

吴茱萸 3 g	黄连 3 g	乌贼骨 12 g	浙贝母 12 g
柴胡 9 g	白芍 15 g	赤芍 5 g	南沙参 15 g
炒白术 12 g	茯苓 12 g	鸡内金 5 g	生麦芽 9 g
法夏 12 g	佩兰 9 g	甘草 3 g	

二诊(2014 年 2 月 22 日):服方后胃脘胀满及痞塞感减轻,进食稍多则感胃脘不适,呃逆、反酸频率减少,口苦减轻,口气改善,已有食欲感,仍口干,口中有黏滞感,恶心欲吐,神疲乏力,大便每日 3~4 次,舌质淡红,苔黄厚,脉弦。治以健脾和胃、佐解郁热,方用四君子汤、平胃散、左金丸加木瓜、薏苡仁进治。5 剂,水煎内服,每日 1 剂。用药如下:

南沙参 15 g	白术 15 g	茯苓 12 g	甘草 3 g
竹叶柴胡 9 g	苍术 9 g	陈皮 12 g	厚朴 12 g
法夏 12 g	吴茱萸 3 g	黄连 3 g	木瓜 12 g
薏苡仁 15 g	淡竹叶 9 g		

三诊(2014 年 3 月 1 日):服方后胃脘胀满症状持续改善,无恶心欲吐,无呃逆、反酸,大便通畅,每日 1 次,时有矢气而倦怠,神疲乏力,舌质淡红,苔微黄,脉弦。治以益气清中,方用七味白术散、清中汤加味。6 剂,水煎内服,每日 1 剂。用药如下:

太子参 15 g	葛根 9 g	炒白术 12 g	茯苓 12 g
甘草 5 g	藿香 9 g	黄连 3 g	山栀 9 g
法夏 12 g	陈皮 12 g	菊花 12 g	当归 12 g

四诊(2014年3月8日):进食后无胃脘胀满及痞塞症状,神倦乏力减轻,矢气减少,舌质淡红,苔薄白,脉弦。守三诊方6剂进治。

随访3个月,未复发,嘱其注意饮食调理,门诊随诊。

按:胃痞以胃脘痞塞、满闷不舒为主要症状,如张仲景《伤寒论》中所言"满而不痛者,此为痞"。又如《景岳全书·痞满》中指出:"痞者,痞塞不开之谓;满者,胀满不行之谓。盖满则近胀,而痞则不必胀也。"《素问·异法方宜论》说:"脏寒生满病"。可见其病因为气滞寒凝,起病之初,多见肝郁气滞,横逆犯脾,可致气机郁滞之实痞,而实痞日久,由实转虚,损伤脾胃,脾胃虚弱,而升降相悖,形成虚实夹杂、寒热错杂之候。本例是胃痞的肝胃郁热证,戴老在立疏肝和胃、泄热解郁时,不忘健脾益气,重视醒脾升提以畅腑气,调畅气机,因本病虽在胃,但与脾密切相关,脾胃同居中焦,易相互影响,故将四君子汤贯穿整个诊治过程,临床见效迅验。

五、便秘

(一)病案1

患者,女,29岁,已婚,教师。

主诉:产后大便秘结2⁺月。

一诊(2014年1月11日):大便艰涩,排出无力,5~7日1次,腹胀,面色无华,乏力肢软,口淡乏味,形体偏瘦,舌质淡白,苔白腻,脉弦细。有直肠黏膜脱垂及外痔手术史。

中医诊断:便秘(气虚气滞证)。

中医治法:补气通便,佐以达木。

方药:四君子汤、四逆散、枳术丸加减。5剂,水煎内服,每日1剂。用药如下:

石菖蒲12 g	柴胡9 g	白芍15 g	枳壳9 g
杏仁9 g	炒白术15 g	南沙参18 g	茯苓12 g
甘草5 g	火麻仁12 g	当归12 g	黄芪12 g
夏枯草9 g			

二诊(2014年1月17日):服方后便秘无缓解,大便秘结,排出滞涩,数日1

次,腹胀,有气坠感,口干、口淡无味,乏力肢软,舌质淡白,苔白腻,脉细弦。调整证型,从气虚气陷证论治,以升阳益气、佐以通便,改用补中益气汤加减。6 剂,水煎内服,每日 1 剂。用药如下:

炙黄芪 15 g	党参 12 g	炒白术 12 g	升麻 9 g
柴胡 9 g	陈皮 15 g	当归 12 g	甘草 5 g
厚朴 12 g	枳壳 9 g	火麻仁 12 g	杏仁 9 g
制大黄 4 g			

三诊(2014 年 1 月 24 日):大便秘结稍有缓解,2~3 日 1 次,排出无力,腹胀,有气坠感,乏力稍减,余症同前,舌质淡,苔薄白,脉细。守二诊方去大黄,从肾主二便考虑加肉苁蓉、怀牛膝。6 剂,水煎内服,每日 1 剂。用药如下:

肉苁蓉 12 g	怀牛膝 9 g	炙黄芪 15 g	党参 12 g
炒白术 12 g	升麻 9 g	柴胡 9 g	陈皮 15 g
当归 12 g	甘草 5 g	厚朴 12 g	枳壳 9 g
火麻仁 12 g	杏仁 9 g		

四诊(2014 年 2 月 1 日):大便虽解,但排出不畅,2~3 日 1 次,又见手足冷,皮肤干燥,余症同前,舌尖红,苔薄黄,脉细缓。守三诊方加桃仁以润肠通便兼祛瘀。6 剂,水煎内服,每日 1 剂。用药如下:

桃仁 6 g	肉苁蓉 12 g	怀牛膝 9 g	炙黄芪 15 g
党参 12 g	炒白术 12 g	升麻 9 g	柴胡 9 g
陈皮 15 g	当归 12 g	甘草 5 g	厚朴 12 g
枳壳 9 g	火麻仁 12 g	杏仁 9 g	

五诊(2014 年 2 月 8 日):服方后气坠感及乏力稍有减轻,自觉气有上提感,晚间大便排出,较前顺畅,1~2 日 1 次,皮肤干燥有好转,进食较前增加,舌质淡红,苔薄黄,脉细。守四诊方加柏子仁以安神润下。6 剂,水煎内服,每日 1 剂。用药如下:

桃仁 6 g	肉苁蓉 12 g	怀牛膝 9 g	炙黄芪 15 g
党参 12 g	炒白术 12 g	升麻 9 g	竹叶 5 g
柴胡 9 g	陈皮 15 g	当归 12 g	甘草 5 g
厚朴 12 g	枳壳 9 g	火麻仁 12 g	杏仁 9 g
柏子仁 12 g			

六诊(2014年2月15日):服方后症状好转,大便较通畅,每日1次,腹胀、气坠感及乏力明显改善,进食量较前增多,精神好转,感鼻干咽干,目干,舌尖红,苔薄黄,脉细有力。守五诊方将党参改为太子参,加知母微解其热。6剂,水煎内服,每日1剂。用药如下:

知母9 g	太子参12 g	肉苁蓉12 g	桃仁6 g
陈皮15 g	枳壳9 g	炒白术15 g	当归12 g
火麻仁12 g	怀牛膝9 g	升麻6 g	甘草5 g
杏仁9 g	炙黄芪15 g	柴胡9 g	

七诊(2014年2月22日):服方后口干及鼻咽干减轻,但略感胃及脘腹胀,随大便排出而减,大便每日1次,质软。守六诊方去知母、桃仁、杏仁,加榔片加强通腑之力,并嘱忌胀气及豆类食品。6剂,水煎内服,每日1剂。用药如下:

榔片9 g	厚朴12 g	枳实9 g	柏子仁12 g
太子参12 g	肉苁蓉12 g	陈皮15 g	炒白术12 g
当归12 g	火麻仁12 g	怀牛膝9 g	升麻6 g
甘草5 g	炙黄芪15 g	柴胡9 g	竹叶9 g

随访3个月,患者症状稳定,大便通畅,进食增加,精神好转,体重增加。

按:产后大便秘结是指产后大便数日不解或大便时干燥疼痛者,为产后常见症状,中医学称"产后大便不通""产后大便秘涩"。中医学认为产妇素体阴血不足,加之分娩失血,营血骤虚,津液亏损,肠道失于濡润,以致肠燥便难;或素体气虚,产时及产后失血耗气,大肠无力推动糟粕,便结肠中,壅滞不下。临床以血虚津亏证报道较多,而气虚致肠道传导无力的便秘较为少见。本例中戴老针对便秘而腹胀有气坠感和脉舌情况,二诊为气虚气陷所致大便秘结,以益气升阳、佐以通腑为治法,采用补中益气汤、厚朴三物汤为主方加润肠通便的药物而收效。戴老在本案的辨治思路是补气益气之时,不忘生津调气,不单纯采用苦寒通下药物,贯穿治疗便秘"欲降先升"理念,从另一角度阐释了"腑以通为用"之意。

(二)病案2

患者,男,45岁,已婚,农民。

主诉:大便数日1次5⁺月。

一诊(2013年3月5日):大便秘结,便质干,排出艰难,4日未行,伴腹胀,面色淡黄,形体偏胖,饮食一般,乏力肢软,舌质淡红,边有齿痕,苔黄,脉缓。

中医诊断:便秘(气虚气滞证)。

中医治法:益气理气,导滞通便。

方药:四君子汤、厚朴三物汤加味。5 剂,水煎内服,每日 1 剂。用药如下:

南沙参 15 g	白术 12 g	茯苓 12 g	甘草 3 g
厚朴 12 g	枳实 9 g	酒制大黄 5 g	榔片 9 g
杏仁 9 g	荷叶 5 g	通草 5 g	

二诊(2013 年 3 月 11 日):服方后大便已通,但排便不畅,脘腹胀减轻,仍乏力肢软,舌质淡红,舌中裂,苔薄白,脉缓。治以疏肝健脾、导滞通便,方用四逆散、四君子汤加大黄、杏仁宣肺通腑进治。5 剂,水煎内服,每日 1 剂。用药如下:

柴胡 9 g	白芍 15 g	枳壳 9 g	酒制大黄 5 g
太子参 12 g	白术 12 g	茯苓 12 g	甘草 3 g
杏仁 9 g	怀牛膝 6 g		

三诊(2013 年 3 月 17 日):服方后大便秘结继续改善,每 3 日 1 次,时有脘腹胀,乏力肢软稍有改善。守二诊方加肉苁蓉润肠通便进治。5 剂,水煎内服,每日 1 剂。用药如下:

肉苁蓉 12 g	柴胡 9 g	白芍 15 g	枳壳 9 g
酒制大黄 5 g	太子参 12 g	白术 12 g	茯苓 12 g
甘草 3 g	杏仁 9 g	怀牛膝 6 g	

四诊(2013 年 3 月 23 日):服方后大便已通,每日 2 ~ 3 次,大便次数多但有便而不畅。守三诊方加沉香暖肾温胃进治。5 剂,水煎内服,每日 1 剂。用药如下:

沉香 3 g	肉苁蓉 12 g	柴胡 9 g	白芍 15 g
枳壳 9 g	酒制大黄 5 g	太子参 12 g	白术 12 g
茯苓 12 g	甘草 3 g	杏仁 9 g	怀牛膝 6 g

五诊(2013 年 3 月 29 日):服方后大便已通畅,每日 1 次,精神好转,乏力减轻,面色黄润,舌质淡红,苔薄白,脉细缓。治以健脾益气,调和肝胃,方用四君子汤、四逆散加味。10 剂,水煎内服,每日 1 剂。用药如下:

南沙参 15 g	白术 12 g	茯苓 12 g	甘草 3 g
柴胡 9 g	白芍 15 g	枳壳 9 g	

按:便秘的病因是多方面的,病位在大肠,但与肺、肝、脾、胃、肾的关系较为密

切。戴老认为肝失疏泄则肠腑失畅,脾失健运,肺热移于大肠,肾气不足,不主二便均可导致便秘的发生,辨证的要点抓排便周期、排便粪质、脉舌兼症,在治疗时要看其兼症而配用疏肝、健脾、纳肾、清肺治法。本例便秘在于气虚气滞,故采用益气调中、行气通腑而收效。同时戴老指出,对于长期便秘要考虑"肾者胃之关"的论述,选用沉香暖肾温胃以改善便秘。

(三)病案3

患者,女,28岁,已婚,公司职员。

主诉:大便秘结,排出困难1⁺年。

一诊(2014年11月1日):日大便秘结,排出困难,5~7日1次,少寐,面色淡白,唇淡红,月经推迟,40余日1行,经量少色黑,怕冷,四肢凉,神倦乏力,纳食可,小便调,稍感腹胀,舌淡白,齿痕舌,苔薄白,脉沉无力。

中医诊断:便秘(气血不足)。

中医治法:健脾益气,润肠通便,佐以达木。

方药:枳术丸、麻子仁丸、佛手散加减。6剂,水煎内服,每日1剂。用药如下:

当归12 g	生地15 g	炒白术15 g	枳实9 g
火麻仁12 g	杏仁9 g	厚朴12 g	熟大黄5 g
白芍15 g	柏子仁12 g		

二诊(2014年11月8日):服方后相关症状有所改善,本周大便1次,排出较前稍通畅,量少,质较干结,睡眠差,余症同前,舌脉同前。守二诊方加酸枣仁安神、益智仁益气。10剂,水煎内服,每日1剂。用药如下:

当归12 g	生地15 g	炒白术15 g	枳实9 g
火麻仁12 g	杏仁9 g	厚朴12 g	熟大黄5 g
白芍15 g	柏子仁12 g	酸枣仁12 g	益智仁12 g

三诊(2014年11月28日):服方后大便每4日1次,便质仍干,神倦乏力,少寐多梦,余症同前,齿痕舌,舌淡白,苔薄白,脉沉细。鉴于肾主二便,大便质干考虑血虚而精津不足,故改为济川煎、麻子仁丸、枳术丸加减。6剂,水煎内服,每日1剂。用药如下:

当归 12 g	生地 12 g	川芎 6 g	白芍 15 g
火麻仁 12 g	杏仁 9 g	生白术 15 g	枳壳 9 g
升麻 6 g	牛膝 9 g	桃仁 6 g	炒柏子仁 12 g
柴胡 9 g			

四诊(2014 年 12 月 5 日):服方后症状均有所改善,稍感腹胀,齿痕舌,舌淡红,苔薄白,脉细弦。守三诊方加炒莱菔子加强理气通腑作用。6 剂,水煎内服,每日 1 剂。用药如下:

当归 12 g	生地 12 g	川芎 6 g	白芍 15 g
火麻仁 12 g	杏仁 9 g	生白术 15 g	枳壳 9 g
升麻 6 g	牛膝 9 g	桃仁 6 g	炒柏子仁 12 g
柴胡 9 g	炒莱菔子 9 g		

五诊(2014 年 12 月 12 日):大便仍 4 日 1 次,但大便排出较前明显通畅,便质变软,精神、睡眠改善,少梦,月经色黑,无痛经,怕冷减轻,偶感腹胀,齿痕舌,舌淡红,苔薄白,左脉细弦,右脉细缓。守气血不足所致便秘论治,方用四君子汤、增液汤、四逆散加味以益气养阴、生津通腑。6 剂,水煎内服,每日 1 剂。用药如下:

南沙参 18 g	生白术 12 g	茯苓 12 g	甘草 5 g
玄参 9 g	生地 12 g	柴胡 9 g	白芍 12 g
枳壳 9 g	杏仁 9 g		

六诊(2014 年 12 月 17 日):服方后大便转为 3 日 1 次,排出通畅,余症均有不同程度改善,舌脉同前。守方加黄芪、肉苁蓉加强益气润肠之功进治。6 剂,水煎内服,每日 1 剂。用药如下:

南沙参 18 g	生白术 12 g	茯苓 12 g	甘草 5 g
玄参 9 g	生地 12 g	柴胡 9 g	白芍 12 g
枳壳 9 g	杏仁 9 g	黄芪 15 g	肉苁蓉 9 g

七诊(2014 年 12 月 24 日):服方后症状持续改善,齿痕舌,舌淡红,苔薄白,脉细缓,将六诊方生白术改为 20 g 加强通便,以善其后。

按:本例以大便干结、排出困难为主诉就诊,属于中医"便秘"范畴。患者平素体虚,除便秘外还兼见月经延迟而量少、面色淡白、怕冷、四肢凉、神倦乏力等气血不足的症状。气虚则大肠传导无力,糟粕内停,不得下行,正如《景岳全书》所述"凡下焦阳虚,则阳气不行,阳气不行,则不能传送";血虚津亏,肠道干涩,大便干结;腑气不通,气机郁滞,通降失常,加重便秘。故治疗以健脾益气、润肠通便、佐以达木为法,方方组合而收效。本例特点在于:①本例灵活运用气血辨证方法于便秘的辨证分型中,分型不拘泥于《中医内科学》,以辨证方法统辨证分型。②治病求本,不盲目治标通下,而是以四君子汤、炒白术改为生白术,枳术丸健脾益气通便;麻子仁丸、济川煎、增液汤养阴生津、润肠通便;四逆散、佛手散理气通便,标本兼顾。③通下过程中注意大肠与肺、肾之间的关系,予杏仁宣肺理气,黄芪益气助排便,肉苁蓉、牛膝温补肾阳、润肠通便。④注重气机之间的升降关系,升降相因,故升阳药与理气通下药相配,如升麻与牛膝相配。⑤注意气血之间的关系,气病日久可及血,故用桃仁既能润肠通便,又能活血祛瘀。

六、呕吐

患者,男,28 岁,未婚,工人。

主诉:反复进食后呕吐 3^+ 月。

一诊(2015 年 4 月 3 日):每次进食 4 h 后则呕吐胃内容物,吐后则泻,每日 3 次,胃中痞满不舒,口干,口淡无味,体重下降,无胁痛、腹痛,无口苦,平素饮食无特殊偏嗜,齿痕舌,舌质淡红,舌苔黄腻,脉细缓。胃镜检查提示为慢性非萎缩性胃炎伴胆汁反流,胃潴留。

中医诊断:呕吐(气虚气滞证)。

西医诊断:慢性非萎缩性胃炎伴胆汁反流,胃潴留。

中医治法:健脾益气,降逆和胃。

方药:理中汤、莱菔散、厚朴三物汤加味。5 剂,水煎内服,每日 1 剂。用药如下:

炒莱菔子 12 g	砂仁 9 g	厚朴 12 g	枳实 9 g
熟大黄 4 g	炒白术 15 g	生姜 3 片	法夏 12 g
藿香 9 g	陈皮 12 g	竹茹 5 g	南沙参 10 g
茯苓 12 g			

二诊(2015 年 4 月 8 日):服方后呕吐止,大便每日 3 次,泻后脘腹舒畅,余症同前,齿痕舌,舌尖微红,苔薄黄,脉细缓。此宿食已下,当调养脾胃,方用香砂六君子汤、清中汤加减。5 剂,水煎内服,每日 1 剂。用药如下:

藿香 9 g	砂仁 9 g	南沙参 18 g	炒白术 15 g
茯苓 12 g	甘草 4 g	法夏 12 g	陈皮 12 g
枳壳 9 g	黄连 2 g	蒲公英 12 g	

三诊(2015 年 4 月 15 日):服方后症状逐渐改善,偶感胃脘隐痛牵及两胁,大便每日 2 次,黄色软便,口干减轻,右侧头痛如针刺,双手抖,已无呕吐,近期因工作繁忙,急躁易怒,齿痕舌,舌质淡红,苔薄黄,脉细弦无力。此属胃脘痛(肝脾不调证),治以调和肝脾,方用柴平汤、枳术丸加味。5 剂,水煎内服,每日 1 剂。用药如下:

柴胡 9 g	黄芩 12 g	法夏 12 g	茯苓 12 g
南沙参 18 g	枳实 9 g	炒白术 15 g	苍术 9 g
厚朴 12 g	陈皮 12 g	蔓荆子 12 g	钩藤 9 g
赤芍 5 g	甘草 5 g		

四诊(2015 年 4 月 22 日):服方后偶有头晕,口微苦,但已无呕吐、腹泻,无胃脘疼痛、痞塞,饮食增加,齿痕舌,舌质淡红,苔薄白,脉细缓。复查胃镜示慢性非萎缩性胃炎伴轻度胆汁返流,未见胃潴留。治以健脾疏肝为法,方用四君子汤、莱菔子散加味。5 剂,水煎内服,每日 1 剂。用药如下:

太子参 12 g	炮姜 6 g	炒白术 12 g	枳实 6 g
炒莱菔子 9 g	法夏 12 g	陈皮 12 g	砂仁 9 g
黄连 3 g	甘草 4 g		

随访患者母亲告知,患者症状已无,嘱其调饮食以善其后。

按:戴老指出胃潴留或为饮邪或为食邪或为瘀滞,从本例上看多与饮邪有关,饮邪与脾虚湿盛而胃失通降相关,见症有胃中痞满、呕吐、腹泻,乃脾胃三大关系失常所致,治以健脾理气、降逆和胃,方以理中汤、四君子汤、枳术丸健脾益气,莱菔散、厚朴三物汤理气降气。三诊出现头痛,考虑土虚木乘,加之工作繁忙,气郁化火,循经上扰清窍所致,故加蔓荆子、钩藤清热平肝、疏风止痛。所用方药切中病机,故收效满意。

第二节　肝胆系病证

一、胁痛

（一）病案1

患者,男,60岁,已婚,退休工人。

主诉:右胁肋胀痛伴神疲乏力2⁺月。

一诊(2013年4月20日):3个月前患者因风湿性关节炎自行网上购买某种抗风湿类药物,服药半个月后出现右胁肋胀痛、神疲乏力,就诊于贵阳医学院附属医院,查肝功能示:ALT 201 U/L,AST 78.1 U/L,谷酰转肽酶(GGT)200 U/L,总胆红素30 μmmol/L,直接胆红素10 μmmol/L,间接胆红素20 μmmol/L。诊断为药物性肝损伤。现右胁肋胀痛,伴神疲乏力、胃纳减退、上腹不适、恶心、呕吐、尿色深黄,齿痕舌,舌尖红,苔薄白,脉弦细。

中医诊断:胁痛(土壅木郁证)。

西医诊断:药物性肝损伤。

中医治法:运土达木,清热除湿,佐以降酶治疗。

方药:四君子汤、平胃散加五味子、山楂。6剂,水煎内服,每日1剂。用药如下:

南沙参18 g	白术15 g	茯苓12 g	甘草3 g
苍术9 g	厚朴12 g	陈皮15 g	五味子9 g
山栀9 g	淡竹叶5 g	夏枯草12 g	生山楂15 g

二诊(2013年4月27日):服方后胁痛明显减轻,乏力减轻,恶心、呕吐症状消

失,诉双下肢酸痛,上腹部不适感,小便黄清,齿痕舌,舌尖红,苔薄白,脉弦细。复查肝功能:ALT 178 U/L,AST 76 U/L,GGT 182 U/L。效不更方,守一诊方去山楂加木瓜进治。7 剂,水煎内服,每日 1 剂。用药如下:

五味子 12 g	生山楂 15 g	南沙参 18 g	白术 15 g
茯苓 12 g	甘草 3 g	苍术 9 g	厚朴 12 g
陈皮 15 g	淡竹叶 5 g	夏枯草 12 g	木瓜 12 g

三诊(2013 年 5 月 5 日):服方后胁痛缓解,精神好转,进食增加,小便正常,双下肢酸痛消失,未诉腹部不适,舌质淡红,苔薄白,脉弦细。复查肝功能示:ALT 65 U/L,AST 45 U/L,GGT 52 U/L,胆红素正常。效不更方,守二诊方去木瓜进治。6 剂,水煎内服,每日 1 剂。用药如下:

五味子 12 g	生山楂 15 g	南沙参 18 g	白术 15 g
茯苓 12 g	甘草 3 g	苍术 9 g	厚朴 12 g
陈皮 15 g	淡竹叶 5 g	夏枯草 12 g	

1 个月后电话随访,复查肝功能正常,无不适表现。

按:药物性肝损伤归属于中医"胁痛""黄疸""药物毒"等范畴,是药邪侵犯机体,脏腑功能失调,气血运行受阻,水湿代谢失常而形成的以黄疸、胁痛为主要症状的一组症候群。其病机可概括为湿热毒邪蕴结,肝(胆)脾(胃)不和;其病位在肝,但与胆、脾、胃等脏腑有关;病理特点为虚实夹杂;发病的内在原因为脾胃虚弱。本例正是立意于此病机,遵从于"肝病守脾"之意,予运土达木、清热利湿,共达调和肝脾的作用,使用四君子汤健脾益气,平胃散清热除湿,再加用有降酶作用的中药山楂、五味子,专病专药的配合使用,大大提高了转氨酶的下降速度,改善了临床症状。

(二)病案 2

患者,女,73 岁,已婚。

主诉:两胁痛牵及胃脘隐痛半年。

一诊(2014 年 8 月 30 日):两胁牵及胃脘隐痛,每日上午明显,疼痛与呼吸无关,用力时加重,偶有呃逆,口苦,饮食不佳,少寐,大便干,小便可,既往有"胃炎"病史,舌红绛,苔少,脉弦缓无力。

中医诊断:胁痛(肝胃不和证)。

中医治法:调和肝胃,柔肝止痛。

方药:方用四君子汤、四逆散、二至丸加减。6剂,水煎内服,每日1剂。用药如下:

女贞子9 g	旱莲草12 g	南沙参18 g	炒白术15 g
茯苓12 g	甘草5 g	刺蒺藜12 g	柴胡9 g
白芍12 g	枳壳9 g	木瓜12 g	丹皮12 g

二诊(2014年9月5日):服方后症状有所改善,两胁隐痛时间减少,偶有呃逆而胃脘不适,饭后饱胀,仍口苦,目干涩,余症同前,舌红绛,苔薄白,脉弦缓。守一诊方加炒莱菔子加强理气止痛之功,另因舌红绛、目干涩、口苦,考虑肝热所致,故加夏枯草清肝泻热。6剂,水煎内服,每日1剂。用药如下:

女贞子9 g	旱莲草12 g	南沙参18 g	炒白术15 g
茯苓12 g	甘草5 g	刺蒺藜12 g	柴胡9 g
白芍12 g	枳壳9 g	木瓜12 g	丹皮12 g
炒莱菔子9 g	夏枯草12 g		

三诊(2014年9月13日):服方后胁痛已不牵及胃脘,已无呃逆,偶有胃脘痞塞,无胃脘痛,口干、目干涩减轻,睡眠较前改善,纳食偏少,二便调,舌红,苔薄黄,脉弦缓。守二诊方去刺蒺藜、木瓜,加用鸡内金、生麦芽升降相配以消痞。6剂,水煎内服,每日1剂。用药如下:

女贞子9 g	旱莲草12 g	南沙参18 g	炒白术15 g
茯苓12 g	甘草5 g	柴胡9 g	白芍12 g
枳壳9 g	丹皮12 g	炒莱菔子9 g	夏枯草12 g
鸡内金5 g	生麦芽9 g		

四诊(2014年9月22日):患者两胁及胃脘痛已无,饭后稍感饱胀,略感目干、口干,精神可,纳眠可,二便调,舌红,苔薄白,脉弦缓。主诉症状已愈,守三诊方再进6剂,以善其后。嘱患者避免进食胀气食物。

按:本例患者以"两胁痛牵及胃脘隐痛"为主诉,属中医"胁痛"范畴。因肝居胁下,肝经经脉布于两胁,故胁痛之病,当主要责之肝,正如《素问·脏气法时论》云"肝病者,两胁下痛引少腹"。脾胃居于中焦,主受纳水谷,运化水湿,若脾失健运,湿热内生,郁于肝胆,疏泄不畅,亦可致胁痛。综观本例舌、脉、症,当辨为胁痛的肝胃不和证。治疗上以调和肝胃、柔肝止痛为法,方用四君子汤、四逆散、二至丸合方随证加减。四逆散为《伤寒论》用方,原用于治少阴病,即阳郁厥逆之证,因方中柴胡味苦辛,性微寒,归肝、胆经,可疏肝解郁;白芍味苦酸,性微寒,归肝、脾经,可敛阴养血,与甘草相配可柔肝止痛;枳实可理气解郁,与柴胡相配,一升一降,以恢复气机升降,故戴老加减各药用量,扩大了该方的治病范围,将其作为疏肝理气的轻剂。胃逆在脾故予四君子汤。肝为刚脏,体阴而用阳,治疗时宜柔肝而不宜伐肝,因此,戴老在使用疏肝理气药时,配伍二至丸以顾护肝肾阴元,且滋水涵木,养肝体之阴血。本例特点在于:用药条理清晰,配合周密,药物分量均有次序,疏肝与柔肝并用,扩大了四逆散的主治范围。

（三）病案 3

患者,女,30 岁,已婚,公司职员。

主诉:两胁及脘腹隐痛 1⁺年。

一诊(2015 年 5 月 6 日):近因感寒而两胁及脘腹隐痛不适,按之或得温症状有所减轻,面淡白少泽,纳食尚可,大便每日 1～2 次,质稀,腹痛则便,排便不畅,便后痛减,小便调,无反酸、呃逆、嗳气,口苦,精神萎软,脉细紧,舌质淡红,苔薄白。1⁺年前因胆源性胰腺炎行手术治疗。

中医诊断:胁痛(气虚寒凝证)。

中医治法:益气散寒,调理肝脾。

方药:理中汤、痛泻要方、四逆散、金铃子散加味。5 剂,水煎内服,每日 1 剂。用药如下:

太子参 12 g	炮姜 6 g	茯苓 12 g	甘草 4 g
陈皮 12 g	白芍 12 g	防风 9 g	延胡索 12 g
川楝子 9 g	香附 12 g	佛手 9 g	柴胡 9 g
枳壳 9 g			

二诊(2015 年 5 月 11 日):服方后两胁及脘腹疼痛明显减轻,大便每日 1 次,质软,排出通畅,口微苦,精神改善,纳食尚可,脉象无紧而细,舌质淡红,苔薄白。效不更方,考虑久病必有瘀加赤芍活血通络,将延胡索、川楝子加量加强疏肝理气止痛之功。5 剂,水煎内服,每日 1 剂。用药如下:

太子参 12 g	炮姜 6 g	茯苓 12 g	甘草 4 g
陈皮 12 g	白芍 12 g	防风 9 g	延胡索 15 g
川楝子 12 g	香附 12 g	佛手 9 g	柴胡 9 g
枳壳 9 g	赤芍 5 g		

三诊(2015年5月16日):两胁及脘腹疼痛已无,精神佳,面色有光泽,二便调,纳食可,脉细,舌质淡红,苔薄白。效不更方,再进5剂以善其后。

按:本例患者因胆源性胰腺炎行手术治疗,正气受损,脾气虚为主,加之术后受凉,气虚寒凝,故见两胁及脘腹隐痛不舒,得温或按之痛减;面白少泽,精神萎软,脉细,舌质淡红,苔薄白均为正气虚象;《医方考》云:"泻责之脾,痛责之肝;肝责之实,脾责之虚。脾虚肝实,故令痛泻",土虚木乘,脾虚肝旺则大便质稀,腹痛则便,排便不畅,便后痛减。治以益气散寒、调理肝脾,方用理中汤、痛泻要方、金铃子散加味。方中太子参补脾燥湿;炮姜温中健脾;茯苓健脾渗湿;白芍柔肝止痛;陈皮理气燥湿、醒脾和胃;因风能胜湿,故加防风,且引药入脾经;因气虚寒凝,气机不畅,不通则痛,故予柴胡、枳壳、香附、佛手、延胡索、川楝子疏肝理气而止痛;久病必瘀加赤芍活血通络。本例辨证准确,用方紧扣病机,故短期即收效,因患者术后胁痛时有发作,故防寒、慎饮食、调情志尤为重要。

(四)病案4

患者,男,36岁,已婚,公务员。

主诉:反复左胁隐痛 1$^+$ 年,复发半个月。

一诊(2014年1月18日):左胁疼痛,隐痛不适,伴小便混浊,色黄,目赤,进食稍多则腹胀,大便通畅,易感冒,干咳无痰,鼻塞,舌质淡红,苔黄厚,齿痕舌,脉细无力。上腹部增强CT提示:胰腺周围显示不清,脾大,肝左叶钙化。血尿淀粉酶偏高。

中医诊断:胁痛(气虚瘀阻证)。

西医诊断:慢性胰腺炎。

中医治法:益气清肝,化瘀散结。

方药:参苓白术散、泻白散加减。6剂,水煎内服,每日1剂。用药如下:

南沙参18 g	茯苓12 g	炒白术15 g	甘草5 g
夏枯草15 g	浙贝母12 g	赤芍6 g	炒扁豆15 g
陈皮12 g	桑白皮12 g	地骨皮12 g	淡竹叶6 g
五味子6 g			

二诊(2014年1月25日):服方后左胁疼痛减轻,小便黄、浑浊情况改善,进食稍多则腹胀,咳嗽减轻,舌质淡红,有齿痕,舌中根苔黄厚,脉弦。守一诊方去泻白散加平胃散进治。10剂,水煎内服,每日1剂。用药如下:

南沙参18 g	茯苓12 g	炒白术15 g	甘草5 g
夏枯草15 g	浙贝母12 g	赤芍5 g	炒扁豆15 g
陈皮12 g	柴胡9 g	厚朴12 g	苍术9 g
淡竹叶5 g	五味子9 g		

三诊(2014年2月5日):服方后左胁痛持续改善,小便浑浊,口干唇干,目赤。守一诊方加二至丸、二妙散进治。6剂,水煎内服,每日1剂。用药如下:

南沙参18 g	茯苓12 g	炒白术15 g	甘草4 g
夏枯草15 g	浙贝母12 g	赤芍5 g	炒扁豆15 g
陈皮12 g	桑白皮12 g	地骨皮12 g	淡竹叶6 g
女贞子9 g	旱莲草12 g	苍术9 g	黄柏9 g

四诊(2014年2月12日):复查上腹部增强CT提示为胰腺未见异常,脾大,肝左叶钙化灶。服方后有效,舌质淡红,有齿痕,舌中根苔黄,脉弦缓。守三诊方加减。5剂,水煎内服,每日1剂。用药如下:

南沙参18 g	炒白术15 g	茯苓12 g	甘草4 g
陈皮15 g	法夏12 g	赤芍5 g	浙贝母12 g
丝瓜络12 g			

3个月后电话随访,患者病情稳定,胰腺炎未再发作,嘱饮食节制,戒酒。

按:本例中患者有胰腺炎病史,因饮食不慎而易于发作,戴老认为其病源于饮食所伤,致和降失司,疏泄不达,郁而为痛,郁而化热,治以清肝泻热、健脾除湿、益气扶正;湿热移于下焦,损伤于肾,故以补肾清热利湿,先后予泻白散、二妙散、平胃散等;久病不愈,脾胃功能受损,当以参苓白术散、四君子汤健脾益气和胃,通过调脾、肺以改善肝脉的畅通,而未用疏肝理气止痛药。

二、肝病

(一)病案1

患者,女,60 岁,已婚,退休工人。

主诉:丙肝伴右胁胀痛数年,加重 1 个月。

一诊(2012 年 2 月 25 日):右胁胀牵及脘腹胀闷,食欲减退,进食稍多则胀痛,口干口苦而不思饮水,晨起面部、四肢微肿胀,大便每日 2 次,便质稀软,小便正常,舌质红,有齿痕,苔薄黄,脉细缓。西医检查:丙肝抗体阳性,肝硬度 16 kPa(测定值在 2.5 ~ 7.0 kPa 多为正常,没有明显肝纤维化,7.0 ~ 9.5 kPa 提示明显肝纤维化,9.5 ~ 12.5 kPa 提示严重肝纤维化,大于 12.5 kPa 则有肝硬化),肝功能中 ALT 87.6 U/L, AST 64.7 U/L。

中医诊断:肝积(肝病传脾证)。

西医诊断:丙肝后肝硬化。

中医治法:扶土抑木。

方药:参苓白术散、四逆散加味。20 剂,水煎内服,每日 1 剂。用药如下:

南沙参 15 g	茯苓 12 g	炒扁豆 15 g	陈皮 12 g
山药 15 g	砂仁 9 g	柴胡 9 g	白芍 18 g
枳实 9 g	荷叶 5 g	鸡内金 9 g	白术 12 g

二诊(2012 年 3 月 24 日):服药近 3 周后,四肢肿减而面部肿胀仍在,余症同前,兼见脐下胀痛,揉之可减,余症同前,舌红,苔黄少津,脉左关弦。肝功能指标有所下降(ALT 78.3 U/L、AST 60.3 U/L)。守一诊方加白花蛇舌草 15 g、五味子 9 g、生山楂 9 g 以解毒降酶,茵陈 12 g 清利湿热,砂仁 9 g 健脾化湿。7 剂进治。

三诊(2012 年 4 月 7 日):服方后右胁及脐下疼痛时有缓解,面色少华,口干但不苦,饮食略增,夜间有微热,每日大便质软排出不畅,小便黄,肢肿消退而面肿仍在,舌边红,苔黄腻,脉弦。此属癥瘕的肝胆郁热、肝脾不调证,治以清热利胆、调和肝脾,方用茵陈四逆散、四君子汤、枳术丸加味。6 剂,水煎内服,每日 1 剂。用药如下:

茵陈 15 g	白花蛇舌草 9 g	南沙参 15 g	白术 12 g
茯苓 9 g	甘草 4 g	五味子 9 g	生山楂 12 g
柴胡 9 g	枳实 9 g	白芍 15 g	青蒿 9 g
丹皮 9 g			

四诊(2012 年 4 月 13 日):服方后右胁胀痛减,不再牵及脘腹,夜间微热除,仍脐下痛,便后可减轻。但目干涩,舌红,舌体胖,苔微黄,脉弦缓。此属肝病腹痛,乃肝木乘脾土所致,治以抑木扶土,方用痛泻要方、四逆散、枳术丸加味。6 剂,水煎内服,每日 1 剂。用药如下:

柴胡 9 g	白芍 15 g	赤芍 5 g	枳壳 9 g
甘草 4 g	白术 15 g	荷叶 5 g	陈皮 12
防风 9 g	白花蛇舌草 18 g	五味子 9 g	生山楂 12 g
南沙参 15 g	丹皮 9 g		

五诊(2012 年 4 月 20 日):服方后脐下痛止,近来神疲,口苦,口干思水能解渴,目干涩,大便每日 2 次,质软,小便微黄,腰骶痛,动则可减轻。守四诊方加桑葚 12 g 甘寒益血而除热,苏梗 6 g 行气宽中。12 剂进治。

六诊(2012 年 5 月 8 日):目干涩改善,手心热而汗出减少,饮食一般,入睡浅而易醒,次日神倦,大便软不成形,每日 2 次,仍有右胁胀痛。治以调肝脾,方用参苓白术散加减。12 剂,水煎内服,每日 1 剂。用药如下:

生山楂 12 g	五味子 9 g	柴胡 9 g	白芍 15 g
甘草 3 g	白术 15 g	枳壳 9 g	鳖甲 15 g
赤芍 5 g	桑叶 15 g	百合 15 g	

七诊(2012 年 6 月 11 日):服方后右胁胀痛有所减轻,仍有进食胃胀情况,时有目花,舌尖边红,苔薄黄,脉弦。肝功能示 ALT 109.2 U/L, AST 69.4 U/L(转氨酶上升),总蛋白 81.8 g/L。从中医上看属肝病热毒下伤肾阴,治以滋水涵木、佐调肝脾,方用二至丸、柴平汤加味。6 剂,水煎内服,每日 1 剂。用药如下:

旱莲草 15 g	女贞子 9 g	五味子 9 g	生山楂 9 g
赤芍 5 g	白蔻仁 9 g	白芍 15 g	柴胡 9 g
陈皮 12 g	甘草 4 g	丹参 9 g	鸡内金 9 g

八诊(2012 年 6 月 19 日):因进食不慎脐下微胀不舒,目又见干涩,手足心热,口气重,脉弦缓,舌淡红,苔微黄。从肝脾湿热论治肝病症瘕,守柴平汤和肝脾,二

至丸滋水补肝体,加苏梗理气和中。每周6剂改为5剂,以求缓治顾护脾胃。

九诊(2012年6月24日):服八诊方后症状得以改善,但见头昏,目欲不睁,饮食正常,舌尖红苔薄黄,脉细弦。自诉血压偏低,肝功能提示ALT 89.1 U/L,AST 65.9 U/L(转氨酶下降)。此属丙肝(肝血虚证),治以养血柔肝,方用四物汤、黑逍遥散加减。5剂,水煎内服,每日1剂。用药如下:

银柴胡9 g	白花蛇舌草12 g	五味子9 g	丹皮9 g
茯苓12 g	甘草5 g	白术15 g	枳实9 g
当归12 g	川芎9 g	生地15 g	白芍15 g

十诊(2012年6月30日):服方后头昏减轻,目睁正常,但总觉神疲目涩,手微胀,足跟痛,舌红苔薄黄,右脉细缓,左脉细弦。治以养脾肾清余毒,方用二至丸、枳术丸、四妙散加味。5剂,水煎内服,每日1剂。用药如下:

旱莲草15 g	女贞子9 g	苍术9 g	黄柏12 g
怀牛膝9 g	薏苡仁15 g	黄芪12 g	木瓜12 g
五味子9 g	白花蛇舌草12 g	枳实9 g	白术12 g

十一诊(2012年7月6日):服十诊方后症状减轻,目微干涩,舌淡红,苔薄黄,脉弦。改用柴平汤、二至丸加味,调理肝、脾、肾。5剂,水煎内服,每日1剂。用药如下:

旱莲草15 g	女贞子9 g	苍术9 g	厚朴12 g
陈皮15 g	甘草3 g	柴胡9 g	黄芩12 g
南沙参15 g	茯苓12 g	法夏12 g	大枣5个
白花蛇舌草15 g			

十二诊(2012年7月11日):服方后,初诊见症消除,舌质淡红,苔中黄,脉细缓。复查肝功能提示ALT 46 U/L,AST 42 U/L,肝硬度为10.4 kPa。经治疗转氨酶基本正常,肝硬度下降,予调理肝脾为主,佐解余毒,予柴平汤、二至丸、四妙散加减。5剂,水煎内服,每日1剂。用药如下:

旱莲草15 g	女贞子9 g	苍术9 g	黄柏12 g
怀牛膝9 g	薏苡仁15 g	白花蛇舌草15 g	柴胡9 g
黄芩12 g	南沙参15 g	茯苓12 g	法夏12 g

十三诊(2012年7月16日):肝功能正常,肝积阳性症状解除,偶有目干、晨起口苦情况。守柴平汤、四君子汤、二至丸加味,调肝脾、清余毒。6剂,水煎内服,每日

1 剂。用药如下：

旱莲草 15 g	女贞子 9 g	白花蛇舌草 15 g	芦根 12 g
柴胡 9 g	黄芩 12 g	法夏 12 g	茯苓 12 g
南沙参 15 g	苍术 9 g	厚朴 12 g	陈皮 12 g
甘草 3 g	白术 12 g		

守十三诊方坚持服用 2 个月，每周 6 剂，随访半年，肝功能各项指标正常，无不适。

按：肝硬化当属中医"积聚""症瘕""臌胀""胁痛"范畴，病因是湿、痰、瘀、毒，病机为肝郁脾虚、肝脾同病，病性是虚实夹杂。病变进展到肝硬化则是正气亏虚，湿浊虫毒之邪侵入肝脏，肝失疏泄，气滞血瘀，肝气横逆犯脾，脾失健运，导致水湿内停，久病气、血、痰、湿互结于胁下，整个病变的发展由气及血、由阴及阳、由中焦到下焦，同时痰、湿、瘀、毒之邪贯穿于疾病的始终，涉及的脏腑有肝、脾，后期可涉及心、肾，其中肝脾失调，先肝旺乘脾，继之土虚木乘，病变的重点在肝脾。

肝积的治疗，戴老宗张仲景在《金匮要略》中提出的"见肝之病，知肝传脾，当先实脾"，根据病人右胁痛和肝硬度已达到 16 kPa，戴老强调不可强攻，当扶土抑木，从调脾与补脾使脾土旺而肝木疏藏，从而改善肝的病理状态，软肝而消除肝硬化。在本例的诊治过程中，戴老一直遵循肝病实脾的原则，先后使用参苓白术散、四君子汤、枳术丸、柴平汤等，方方化裁相合调补脾胃以扶土，结合使用痛泻要方、四逆散、黑逍遥散等，方方化裁以抑其肝木，针对肝病日久有湿热伤肾表现，戴老加用二至丸、四妙散等以滋肾保肝，并加专病专药如茵陈、白花蛇舌草、五味子、生山楂以解毒降酶。纵观整个病程，其理法方药既守经典又守循证医理，贯穿五行辨证，药方化裁相合，收到中医脉症、西医化验指标双恢复的临床疗效。

（二）病案 2

患者，女，60 岁，已婚，退休干部。

主诉：乙肝伴肝功能损害 3 个月。

一诊（2012 年 7 月 28 日）：口苦，头两侧胀痛，舌干痛，少寐易醒，大便质软，每日 1～3 次，面赤，无两胁疼痛，舌质红，苔灰黄腻，脉滑数。3 个月前患者体检时发现乙肝（乙肝表面抗原、乙肝 e 抗体、乙肝核心抗体阳性），乙肝病毒 DNA 阳性，肝功能中 AST 170 U/L、ALT 160 U/L。

中医诊断:肝积(肝脾湿热毒证)。

西医诊断:乙肝。

中医治法:清热解毒,调和肝脾。

方药:龙胆泻肝汤、枳术丸加减。5剂,水煎内服,每日1剂。用药如下:

龙胆草9g	白花蛇舌草12g	夏枯草15g	白术12g
枳壳9g	白芍15g	甘草4g	黄连3g
丹皮12g	薏苡仁15g	生地15g	酒制大黄5g

二诊(2012年8月6日):症状同前,齿痕舌,苔青黄,右脉缓左脉弦。属肝脾不调,治以扶土抑木、调和肝脾,方用四逆散、四君子汤加减。5剂,水煎内服,每日1剂。用药如下:

柴胡9g	白芍15g	枳壳9g	甘草3g
白花蛇舌草15g	南沙参15g	白术12g	茯苓12g
薏苡仁18g	夏枯草12g	菜菔子9g	砂仁9g
鸡内金4g	荷叶5g		

三诊(2012年8月17日):服方后面赤改善,口苦以夜间为重,口腔热痛,唇麻而皮肤干燥,眼眶下微肿,头昏两侧胀痛,少寐易醒,腰骶发凉疼痛,舌淡有齿痕,苔中根黄厚,脉弦细缓。治以调和肝脾、强筋止痛,守二诊方加封髓丹、一安散加减。12剂,水煎内服,每日1剂。用药如下:

杜仲15g	橘核9g	山药15g	黄柏9g
砂仁9g	柴胡9g	白芍15g	枳壳9g
白花蛇舌草15g	南沙参15g	白术12g	菜菔子9g
甘草3g	荷叶5g		

四诊(2012年9月3日):服方后少寐改善,仍口苦,两胁不痛,舌淡红,苔中根黄厚,脉细缓。先治口苦,属土壅木郁证,治以疏土达木,方用平胃散、四逆散加味。6剂,水煎内服,每日1剂。用药如下:

苍术9g	厚朴12g	陈皮15g	甘草3g
柴胡9g	白芍15g	枳壳9g	淡竹叶6g
百合15g	黄柏9g	苏梗9g	

五诊(2012年9月10日):服方后口苦渐减,前额及太阳穴处胀痛,与天气变化无关,足冷,头汗,汗出不怕冷,舌质淡,苔微黄,左脉弦缓,右脉细缓。此属肝病

兼头痛,先治头痛,和解表里、健脾除湿,方用小柴胡汤加味。10 剂,水煎内服,每日 1 剂。用药如下:

柴胡 9 g	黄芩 12 g	法夏 12 g	南沙参 15 g
茯苓 12 g	甘草 3 g	苍术 9 g	厚朴 12 g
陈皮 12 g	鸡内金 6 g	生麦芽 9 g	白花蛇舌草 15 g
砂仁 9 g			

六诊(2012 年 9 月 22 日):服方后头胀痛减轻,但仍口苦,舌尖麻,唇干,上半身汗出,下肢微冷而胀,舌质淡,苔白,脉左弦细右细缓。此属肝病传脾证,治以调理肝脾、清解湿热,方用柴平汤、四妙散加味。7 剂,水煎内服,每日 1 剂。用药如下:

苍术 9 g	黄柏 9 g	怀牛膝 9 g	薏苡仁 18 g
柴胡 9 g	百合 15 g	黄芩 12 g	茯苓 12 g
南沙参 18 g	法夏 12 g	炒扁豆 15 g	苏梗 9 g
甘草 4 g	香附 12 g	白花蛇舌草 15 g	

七诊(2012 年 10 月 4 日):服方后汗减肢冷胀除,余症同前,舌质淡白,苔黄厚,脉细弦。复查肝功能 ALT 88 U/L,AST 92 U/L,GGT 34.68 U/L,肝功能较前明显好转。守柴平汤加五味子 9 g 等进治。10 剂,水煎内服,每日 1 剂。用药如下:

五味子 9 g	甘草 3 g	苍术 9 g	黄柏 9 g
柴胡 9 g	怀牛膝 9 g	黄芩 12 g	南沙参 15 g
法夏 12 g	茯苓 12 g	苏梗 9 g	炒扁豆 12 g
枳实 9 g	淡竹叶 6 g	白芍 15 g	白花蛇舌草 15 g

八诊(2012 年 10 月 15 日):服方后口苦虽减但仍在,以早晨为重,胃中胀痛,热敷可缓解,矢气多而有异味,舌尖麻痛,舌边有齿痕,苔薄黄,脉细缓。此属肝病传脾的胃痛(肝胃不和证),治以疏肝和胃、理气止痛,方用四君子汤、四逆散、封髓丹加味。10 剂,水煎内服,每日 1 剂。用药如下:

南沙参 15 g	白术 12 g	茯苓 12 g	甘草 3 g
柴胡 9 g	枳实 9 g	黄柏 9 g	山药 15 g
砂仁 9 g	延胡索 12 g	川楝子 9 g	白及 12 g
黄连 3 g			

九诊(2012 年 10 月 26 日):服方后胃胀痛改善,口苦稍有缓解,舌尖麻痛,舌

质淡边有齿痕,苔薄黄,脉弦缓。属乙肝(肝病传脾证),治以健脾益气、疏肝清毒,方用四君子汤、二至丸、丹栀逍遥散加白花蛇舌草。10 剂,水煎内服,每日 1 剂。用药如下:

南沙参 18 g	白术 12 g	茯苓 12 g	甘草 3 g
柴胡 9 g	旱莲草 15 g	女贞子 9 g	丹皮 12 g
山栀 9 g	夏枯草 15 g	枳实 9 g	荷叶 5 g
淡竹叶 5 g	白花蛇舌草 12 g		

十诊(2012 年 11 月 10 日):服方后症状消失,舌质淡红边有齿痕,苔薄黄,脉弦缓。复查肝功能提示:ALT 22.34 U/L,AST 29.09 U/L,GGT 20.15 U/L,乙肝病毒 DNA 阴性。肝功能明显改善,恢复正常,效不更方,守九诊方续服 20 剂,随访无特殊。

按:本例是戴老应用肝病五行辨证论治的代表。肝脏病证五行辨证源于《素问·玉机真脏论》:"五脏受气于其所生,传之于其所胜,气舍于其所生,死于其所不胜。"对此,王冰注解为:"受气于其所生者,谓受病气于己之所生者(即母病及子)。传其所胜者,传于己之所克者也(即相乘)。气舍所生者,谓舍于生己者也(即子病犯母)。死所不胜者,谓死于克己者之分位也(即反侮)。所传不顺,故必死焉。"在论治方面,戴老遵《金匮要略》提出的"见肝之病,知肝传脾,当先实脾"的方法,故在治疗乙肝包括其他肝病时,强调不可强攻,当扶土抑木,从调脾与补脾入手使脾土旺利于肝木疏藏,本例正是遵从肝病传脾、实脾治肝的扶土抑木法,选用四君子汤、枳术丸、柴平汤加用降酶专药山楂、白花蛇舌草等,故临床效果较好。

(三)病案 3

患者,女,74 岁,已婚,退休工人。

主诉:发现自身免疫性肝病,转氨酶升高 5⁺ 年。

初诊(2014 年 6 月 4 日):面赤肤痒,面色暗黄,无胁痛、口干、口苦,饮食可,二便调,睡眠可,舌红绛,苔黄少津,脉浮弦。腹部 B 超提示为肝实质弥漫性损害,肝功能提示 ALT 486 U/L、AST 360 U/L。

中医诊断:肝积(血热余毒证)。

西医诊断:自身免疫性肝病。

中医治法:清热凉血,泻火解毒。

方药:龙胆泻肝汤、二至丸、导赤散、枳术丸加减。5 剂,水煎内服,每日 1 剂。用药如下:

白花蛇舌草15 g	龙胆草9 g	五味子9 g	旱莲草12 g
女贞子9 g	炒白术15 g	枳壳9 g	生地12 g
木通9 g	淡竹叶9 g	甘草5 g	黄芩12 g
丹皮12 g	泽泻9 g	地骨皮9 g	夏枯草12 g

二诊(2014 年 6 月 13 日):服方后目赤面红,目干涩,仍感皮肤发痒,无热疖,余无特殊,舌红绛,苔黄少津,脉浮弦。守一诊方加连翘以加强清热解毒之效。5 剂,水煎内服,每日 1 剂。用药如下:

白花蛇舌草15 g	龙胆草9 g	五味子9 g	旱莲草12 g
女贞子9 g	炒白术15 g	枳壳9 g	生地12 g
木通9 g	淡竹叶9 g	甘草5 g	黄芩12 g
丹皮12 g	泽泻9 g	地骨皮9 g	夏枯草12 g
连翘12 g			

三诊(2014 年 6 月 23 日):服方后皮肤仍发痒,但程度有所减轻,少寐,入睡困难,余症同前,舌红绛,苔薄黄,脉浮弦。效不更方,去泽泻加蒲公英以加强清热解毒之功。5 剂,水煎内服,每日 1 剂。用药如下:

白花蛇舌草15 g	龙胆草9 g	五味子9 g	旱莲草12 g
女贞子9 g	炒白术15 g	枳壳9 g	生地12 g
木通9 g	淡竹叶9 g	甘草5 g	黄芩12 g
丹皮12 g	蒲公英15 g	地骨皮9 g	夏枯草12 g
连翘12 g			

四诊(2014 年 7 月 2 日):服方后皮肤发痒及睡眠均改善,饮食可,口苦减轻。守三诊方去龙胆草、二至丸,加丹皮、山栀以清热凉血。5 剂,水煎内服,每日 1 剂。用药如下:

白花蛇舌草5 g	蒲公英15 g	连翘12 g	生地15 g
木通9 g	淡竹叶5 g	枳壳9 g	炒白术15 g
夏枯草15 g	泽泻9 g	山栀12 g	丹皮9 g

五诊(2014 年 7 月 14 日):近来咳嗽,胸不痛,无痰,精神尚可,皮肤仍发痒,挠之则红赤,睡眠明显改善,口不苦,左脉细缓,右脉弦缓。此属咳嗽(肝热痰阻证),

治以清肝泻热、化痰止咳,方用泻白散、温胆汤加味。10 剂,水煎内服,每日 1 剂。用药如下:

桑白皮 12 g	地骨皮 12 g	竹茹 6 g	枳壳 9 g
法夏 12 g	陈皮 12 g	茯苓 12 g	甘草 5 g
夏枯草 12 g	连翘 12 g	浙贝母 12 g	白花蛇舌草 12 g
苍术 9 g			

六诊(2014 年 8 月 1 日):复查肝功能提示转氨酶均恢复正常,完善肝硬度提示 49.6 kPa。现患者皮肤发痒已愈,无右胁痛,目干涩减轻,饮食尚可,少寐,醒后难以入睡,二便正常,精神尚可,面色黄褐,舌红有瘀点,苔薄黄,脉弦,尺脉弱。此属肝积(肝脾不调证),治以滋水涵木、调理肝脾,方用二至丸、柴平汤、枳术丸加味。5 剂,水煎内服,每日 1 剂。用药如下:

旱莲草 12 g	女贞子 9 g	柴胡 9 g	黄芩 12 g
法夏 12 g	南沙参 15 g	苍术 9 g	白花蛇舌草 12 g
厚朴 12 g	陈皮 12 g	茵陈 12 g	鸡内金 6 g
甘草 5 g	茯苓 12 g		

按:自身免疫性肝病属消化科疑难病症,西医方面无特效治疗药物。中医学中无对应的病名,根据患者不同的发病特点及临床表现可将之归入中医"肝积""症瘕"范畴。本例患者就诊时消化系统症状不典型,突出表现为皮肤发痒、目干涩,戴老考虑系血热余毒未尽所致,故以清热凉血、泻火解毒为法,予龙胆泻肝汤清肝泻热;因"诸痛疮疡皆属于心",且肝病可及心(母病及子),故用导赤散清心泻火;予二至丸滋水涵木,而治肝旺、护肝体,以调肝的体阴用阳;"见肝之病,知肝传脾,当先实脾",因此,用四君子汤、枳术丸顾护脾胃;扶正同时,不忘祛邪,故加用白花蛇舌草、五味子等治肝专药。历时 2 个多月,终以肝功能指标恢复正常而收效。但本例患者由于病程日久,腹部 B 超提示肝实质弥漫性损害,短期之内肝硬度仍无法逆转,有待长期服药,动态监测。

三、积聚

(一)病案 1

患者,女,49 岁,已婚,工人。

主诉:持续性右胁胀闷1个月,加重3日。

一诊(2012年10月20日):面色淡白少华,精神欠佳,动则疲倦,身体偏胖,常感右胁胀闷不舒,进食稍多则脘腹胀,大便5日1次,质干难下,平素痰多胸闷,舌红,苔黄中裂,脉濡缓。腹部B超诊断为脂肪肝(中度)。

中医诊断:积聚(脾虚痰湿证)。

西医诊断:脂肪肝。

中医治法:健脾运湿,涤痰通络。

方药:理中汤、平胃散、鸡胵散加味。6剂,水煎内服,每日1剂。用药如下:

南沙参18 g	炮姜9 g	炒白术15 g	苍术9 g
茯苓15 g	泽泻9 g	通草4 g	鸡内金6 g
砂仁9 g	橘络4 g	赤芍5 g	甘草4 g

二诊(2012年10月27日):服药后大便转成每2日1行,少寐,余症同前,舌尖红,苔黄,左脉濡缓,右脉濡。守一诊方去炮姜之温,加浙贝母12 g涤痰,夜交藤12 g安神。6剂,水煎内服,每日1剂。用药如下:

南沙参18 g	浙贝母12 g	炒白术15 g	苍术9 g
茯苓15 g	泽泻9 g	通草4 g	鸡内金6 g
砂仁9 g	橘络4 g	赤芍5 g	夜交藤12 g
甘草4 g			

三诊(2012年11月3日):服方后排便转为每日1次,右胁胀闷减轻,变为拘急感,神倦,少寐,咽中有痰难出,舌尖有红星点,舌苔薄黄,脉细缓。方用四君子汤健脾,二陈汤燥湿涤痰加用降脂专药。10剂,水煎内服,每日1剂。用药如下:

南沙参15 g	炒白术15 g	茯苓12 g	甘草4 g
法夏12 g	陈皮12 g	浙贝母12 g	赤芍5 g
柴胡9 g	郁金12 g	白芥子9 g	川楝子9 g

四诊(2012年11月10日):服方后右胁胀闷改善,但仍有拘急感,进食脘胀消除,少寐,时有腰痛,咽中痰能排出,精神改善,舌尖红,苔薄黄,脉细缓。方用柴胡疏肝散、酸枣仁汤、导赤散合方加减。12剂,水煎内服,每日1剂。用药如下:

柴胡9 g	郁金12 g	香附12 g	生地18 g
木通9 g	淡竹叶6 g	甘草3 g	酸枣仁15 g
夜交藤9 g	丹皮12 g	刺蒺藜9 g	土炒白术12 g
枳实9 g	荷叶5 g	赤芍5 g	

五诊(2012年11月24日)：服方后右胁胀闷及拘急感继续减轻改善,精神转佳,睡眠有所好转,舌淡红,苔薄黄,脉细缓。方用十味温胆汤加减以涤痰化浊,佐以安神。6剂,水煎内服,每日1剂。用药如下：

炙远志9 g	石菖蒲12 g	竹茹6 g	枳实9 g
炒枣仁12 g	法夏12 g	陈皮12 g	丝瓜络6 g
苍术9 g	黄柏9 g	夜交藤12 g	甘草3 g

六诊(2012年12月1日)：右胁时有胀痛,但无拘急感,咽中痰排出量较多,色白质稀稠交替,口微干但不思饮水,晨起口苦,微汗出,汗质清稀,睡眠略有改善,精神一般,舌尖红,苔白腻,脉细弦。辨为积聚(痰浊阻络证),方用金水六君煎、二母丸、导赤散合方加味。12剂,水煎内服,每日1剂。用药如下：

当归12 g	白芍12 g	法夏12 g	陈皮12 g
生地15 g	木通9 g	夜交藤15 g	淡竹叶6 g
浙贝母12 g	知母9 g	浮小麦15 g	鸡内金6 g
砂仁9 g			

七诊(2012年12月15日)：服方后排痰色白质稠,量多,睡眠继续改善,大便每日1次,舌淡红,有齿痕,苔白厚,脉细缓。守金水六君煎、二母丸、枳术丸加味。7剂,水煎内服,每日1剂。用药如下：

当归9 g	白芍12 g	陈皮15 g	法夏12 g
茯苓12 g	甘草3 g	浙贝母12 g	知母9 g
桔梗9 g	莱菔子9 g	杏仁9 g	厚朴12 g

八诊(2012年12月22日)：近日天气变暖,患者感受风热之邪,鼻干而塞,咽痒,微咳少痰,舌尖有红星点,苔薄黄,脉浮。此属风热犯肺证,先治其标,方用银翘散、小柴胡冲剂,每日3次,用药5日。

九诊(2012年12月27日)：服方后外感风热已除,舌尖红,苔薄黄,脉细缓。再论痼疾"积聚",治以疏肝利胆,涤痰通络,方用小柴胡汤、黄连温胆汤加味。10剂,水煎内服,每日1剂。用药如下：

柴胡9 g	黄芩12 g	南沙参12 g	茯苓12 g
赤芍5 g	黄连3 g	竹茹6 g	枳壳9 g
法夏12 g	陈皮12 g	甘草3 g	

十诊(2013年1月12日)：服方后自感右胁闷胀不舒消失,体重下降3 kg,面

色淡红有泽,精神转佳,咽中无痰,口味转佳,睡眠佳,大便正常,舌淡红,苔薄白,脉缓。复查 B 超已无脂肪肝征象。综合分析,药已见效,守九诊方以善其后。

按:脂肪肝是指由各种原因引起的肝细胞内脂肪堆积过多的病变。中医学中并无脂肪肝所对应的病名,根据患者不同的发病特点及临床表现将之归入中医"积聚""肝胀""痰证""胁痛""肥气""肝癖"等范畴。本病的病因多为饮食不节,嗜食肥甘厚味,饮酒过度,劳逸失度,久坐少动,情志抑郁所致,体质分类上多为痰湿体质、气虚体质。戴老认为,本病病位虽在肝,但实则在脾,并与胃相关,因脂肪所化,是由脾胃消化吸收水谷精微转化而来,正如清代张志聪在注《黄帝内经》中描述"中焦之气蒸津液,化其精微……溢于外则皮肉膏肥,余于外则膏脂丰满"。脾虚痰湿是其重要的病理因素。本例辨证关键是患者平素体胖,痰多胸闷,为痰湿体质;面色淡白少华,精神欠佳,动则疲倦,进食稍多则脘腹胀为脾气虚的证候;右胁闷胀,有拘急感,脉无弦,考虑痰湿阻肝络所致,故辨为脾虚痰湿之积聚。治疗上,戴老强调"益气健脾断痰源治其本,降脂通络治其标",故喜用四君子汤、枳术丸、平胃散、二陈汤等方方合用,加入降脂专药(如生山楂、泽泻、丹参、绞股蓝、五味子等)及通络活血药(如丝瓜络、赤芍、木瓜等);鉴于气顺则痰易消,故遣方用药时需佐以调肝理气之品,根据气滞的轻、中、重程度的不同,可分别给予四逆散、小柴胡汤、柴胡疏肝散。

(二)病案 2

患者,男,35 岁,已婚,公务员。

主诉:右胁闷胀痛 1⁺年,加重 1 个月。

一诊(2012 年 11 月 17 日):右胁持续闷胀痛或偶有刺痛,按之腹脂厚满,神疲乏力,大便稀溏,每日 1～2 次,舌体胖大边有齿痕,舌质淡紫,苔白腻,脉弦。腹部 B 超检查提示脂肪肝(中度)。肝功能提示 AST 89 U/L、ALT 120 U/L,甘油三酯 2.7 mmol/L,肝硬度 8.6 kPa。

中医诊断:积聚(痰瘀阻络证)。

西医诊断:脂肪肝。

中医治法:化痰除湿,佐以通络。

方药:温胆汤、平胃散、枳术丸加味。6 剂,水煎内服,每日 1 剂。用药如下:

枳壳 10 g	竹茹 6 g	陈皮 15 g	苍术 10 g
法夏 10 g	赤芍 5 g	茯苓 12 g	白术 15 g
生山楂 10 g	白花蛇舌草 15 g		

二诊(2012 年 11 月 24 日):服方后右胁闷胀痛仍在,但未出现刺痛,神倦乏力稍有改善,仍大便稀溏,舌质淡紫,舌体胖大边有齿痕,苔白微腻,脉细弦。治以健脾燥湿、调气通络,方用四君子汤、茵陈平胃散、四逆散加味。12 剂,水煎内服,每日 1 剂。用药如下:

茵陈 15 g	白花蛇舌草 15 g	苍术 9 g	厚朴 12 g
陈皮 12 g	南沙参 15 g	白术 15 g	茯苓 12 g
柴胡 9 g	枳壳 9 g	赤芍 5 g	甘草 3 g

三诊(2012 年 12 月 7 日):服方后右胁闷胀痛减轻,但劳累后复见,神倦乏力继续改善,大便质软成形,每日 1 次,舌体胖大有齿痕,苔白润,舌质淡紫,脉细弦。效不更方,守二诊方进治。10 剂,水煎内服,每日 1 剂。用药如下:

南沙参 18 g	白术 12 g	茯苓 12 g	甘草 4 g
茵陈 15 g	苍术 9 g	厚朴 12 g	陈皮 15 g
柴胡 9 g	白芍 15 g	山楂 9 g	枳实 9 g

四诊(2012 年 12 月 29 日):服方时症状好转稳定,体重自感减轻,因事外出停药后感神疲乏力,右胁闷胀痛复作,舌体胖大边有齿痕,苔白腻,脉细弦。治以疏肝健脾、除湿通络,方用四逆散、枳术丸、二陈汤加味。10 剂,水煎内服,每日 1 剂。用药如下:

柴胡 9 g	白芍 15 g	甘草 4 g	竹茹 6 g
枳壳 9 g	丝瓜络 6 g	法夏 12 g	陈皮 15 g
泽泻 9 g	赤芍 4 g	白术 15 g	鳖甲 12 g

五诊(2013 年 1 月 10 日):服方后右胁闷胀痛大减,腹胀厚满感下降,精神好转,大便成形,每日 1 次,舌质淡红,舌体胖大边有齿痕,脉细弦。复查肝功能提示 AST 56 U/L,ALT 71 U/L,甘油三酯 2.7 mmol/L,肝硬度 6.6 kPa。守四诊方续服 10 剂。

六诊(2013 年 1 月 21 日):近期工作劳累后偶感右胁闷胀痛伴刺痛,时感精神倦怠,舌质淡红,舌边有齿痕,苔薄白,脉弦。治以涤痰除湿、化瘀降脂,方用二陈汤、金铃子散加味。10 剂,水煎内服,每日 1 剂。用药如下:

藿香 9 g	荷叶 5 g	山栀 9 g	法夏 12 g
陈皮 12 g	茯苓 12 g	赤芍 5 g	柴胡 9 g
延胡索 12 g	川楝子 9 g	生山楂 12 g	

七诊(2013 年 2 月 2 日):右胁痛症状消失,精神好转,体重下降 5 kg,大便正常,舌质淡红,舌边有齿痕,苔薄白,脉弦。复查肝功能提示未见异常,守六诊方去金铃子散加四君子汤以益气断痰源。10 剂,水煎内服,每日 1 剂。用药如下:

南沙参 18 g	白术 15 g	茯苓 12 g	甘草 4 g
法夏 12 g	陈皮 12 g	泽泻 9 g	藿香 9 g
荷叶 5 g	山栀 9 g	生山楂 12 g	

按:戴老认为脂肪肝属"积聚""痰证""肝胀""胁痛"等多病名范畴。本例定为"积聚"多与"无形痰浊阻滞肝络",日久肝脉络瘀形成痰瘀交阻证。本例病人以痰浊为主,病位在肝,实源于脾,与胃相关,在辨证上抓"脾为生痰之源"治在益气健脾断痰源治其本,通络降脂治其标,选方四君子汤、枳术丸、平胃散、二陈汤加通络活血降脂的泽泻、生山楂、赤芍等药物,取得较好的临床效果。

第三节　肺系病证

一、感冒

患者,女,66 岁,已婚,无业。

主诉:鼻塞、流涕、咳嗽、恶风 1 周。

一诊(2012 年 9 月 21 日):鼻塞,流黄涕,口干,微咳,痰少色微黄,咽痒咽痛,恶风,无发热,胃脘隐痛不舒,牵及两胁,舌尖红,苔薄黄,脉浮缓。胃脘痛病史 3 年。

中医诊断:感冒(风热犯肺证)。

中医治法:解表清热,宣肺止咳。

方药:银翘散、小柴胡汤加味。5剂,水煎温服,每日1剂。用药如下:

柴胡9 g	黄芩12 g	法夏12 g	茯苓12 g
南沙参15 g	甘草3 g	银花15 g	射干12 g
桔梗9 g	陈皮15 g	炒莱菔子12 g	牛蒡子12 g

瓜蒌壳12 g

2012年9月28日复诊来告服方后得微汗感冒症状已解除,嘱其避风,注意休息。

按:本例患者痼疾胃脘痛,新病外感,依标本缓急先治标病感冒,拟方上除予风热感冒之常用方剂银翘散外,另以小柴胡汤为主方进治。小柴胡汤始见于张仲景的《伤寒杂病论》,其是和解少阳剂的主要方剂,因该方具有疏利三焦、调达上下、和畅气机之功,主治病证之多,远远超过少阳病的范围。戴老常将小柴胡汤运用于感冒的治疗中,收效甚佳。中医理论认为"邪之所凑,其气必虚",感受外邪之人,必因卫气不足,肌表失于固密,所以体虚之人,更易感冒。人体之虚有阴、阳、气、血之别,临证时,当于解表药中,或益气,或养血,或助阳,或滋阴,分别施治。因体虚感冒不益发汗,与张仲景所谓少阳病不可使用吐、下、汗三法的思想类似,故可用小柴胡汤统治之。本方中南沙参、甘草、大枣补益中焦脾土,令人之正气充沛;柴胡、黄芩、半夏、生姜,从少阳之枢,以达太阳之气,逐在外之邪,以达扶正祛邪的功用,符合药后人体"上焦得通,津液得下,胃气因和"而汗出病解。戴老指出现代研究表明小柴胡汤具有增强机体免疫功能,配合清解风热银翘散加减,符合方证相合用药。

二、咳嗽

(一)病案1

患者,女,78岁,已婚,退休工人。

主诉:反复咳嗽2个月,加重1周就诊。

一诊(2014年7月18日):咳嗽,咯痰,色白质黏,量多难咯出,晨起及晚上加重,口淡无味,面色淡黄,食后腹胀,大便稀溏,每日2~3次,胃脘隐痛频作,无反酸及呕吐,舌质红,花剥苔,脉弦细。既往有胃脘痛病史。近期胸部X线检查未见异常。

中医诊断:咳嗽,胃脘痛(肺脾同病证)。

中医治法:健脾和胃,化痰止咳。

方药:四君子汤、沙参麦冬汤、二陈汤加减。5剂,水煎内服,每日1剂。用药如下:

南沙参15 g	炒白术15 g	苍术9 g	茯苓12 g
桑叶12 g	法夏12 g	陈皮12 g	炒枳壳9 g
木瓜12 g	炒莱菔子9 g	苏子9 g	麦冬12 g
炙枇杷叶6 g	砂仁9 g	甘草4 g	北沙参15 g

二诊(2014年7月25日):服方后痰少而咳减,胃脘痛及腹胀减轻,食欲稍有改善,大便常因咳嗽而出,便质稀溏,舌质红绛,苔中剥脱,脉弦细。此属咳嗽(肺脾同病证)、泄泻(肾气不固证),治以益气健脾、固肾敛肺,方用四君子汤加益智仁、沉香、五味子等进治。5剂,水煎内服,每日1剂。用药如下:

五味子9 g	益智仁12 g	沉香3 g	南沙参18 g
炒白术15 g	茯苓12 g	甘草5 g	马齿苋12 g
浙贝母12 g	知母9 g		

三诊(2014年7月30日):服方后咳嗽减轻,胃脘部疼痛频率明显减少,大便时干时稀,每日1~2次,咳时仍有大便出,但次数较前减少,善太息,遇热则咳,咯痰色白质清,咽痒,无咽痛,进食量增加,舌质红,苔中剥脱,脉弦细。守二诊方加桔梗9 g、法夏9 g、陈皮12 g进治。5剂,水煎内服,每日1剂。用药如下:

桔梗9 g	法夏9 g	陈皮12 g	知母9 g
五味子9 g	益智仁12 g	沉香3 g	南沙参18 g
炒白术15 g	茯苓12 g	甘草5 g	马齿苋12 g
浙贝母12 g			

四诊(2014年8月5日):服方后咳减但仍有痰,痰色白质黏较前易咯出,胃脘痛症状持续改善,大便每日1~2次,便质稀溏,咳时未见大便出,无腹胀,舌质红,中苔剥脱,脉弦细。守三诊方去马齿苋加莲米12 g、薏苡仁12 g进治。5剂,水煎内服,每日1剂。用药如下:

莲米 15 g	薏苡仁 12 g	五味子 9 g	益智仁 9 g
沉香 2 g	南沙参 18 g	炒白术 15 g	茯苓 12 g
甘草 5 g	浙贝母 12 g	知母 9 g	桔梗 9 g
法夏 9 g	陈皮 12 g		

五诊(2014 年 8 月 11 日):服方后咳嗽症状缓解,大便成形,每日 1 次,饮食正常,胃脘痛症状消失,舌质淡红,苔部分剥脱,脉弦细。守四诊方续服 5 剂。

电话随访 3 个月,未再复发。

按:咳嗽是因"皮毛先受邪气"所致,与肺相关,同时"五脏六腑皆令人咳,非独肺也",强调其他脏腑功能失调,病及于肺,肺失宣降,肺气上逆也可导致咳嗽。戴老指出,本例在审证上主抓咳嗽的痰(痰的量、色、质及排痰情况),以痰论咳,非热咳;但难咯出痰,似有燥热之征,虽有北沙参、桑叶之润而排痰不畅,唯在加用固肾敛肺药后则排痰容易,可见肾气纳、肺气降,气顺痰易出也。本例中患者素有脾胃疾病,反复迁延不愈,致脾胃虚弱,脾虚则运化失常,水湿停聚而为痰,脾为生痰之源,肺为贮痰之器,故出现肺脾同病证之咳嗽、胃脘痛。久咳不愈,损伤肾气,"肾主二便",肾气虚故出现咳时大便出,治疗中戴老在健脾益气、化痰敛肺的同时,使用温肾益气之沉香、益智仁等,温药除痰饮符合《金匮要略》中"病痰饮者,当以温药和之"的原则,体现了中医异病同治的特点,而非见咳止咳。

本例同时也体现了五行中培土生金法的临床运用。戴老指出从五行的角度上看,脾居中焦,有运化水谷和水湿等职;肺居上焦,有主气、通调水道等功,二者在五行中为母子相生关系,尤其在水湿代谢中相互协调,关系密切。若素体脾虚,或湿困脾胃,脾虚失运,一则痰湿内生,上渍于肺;二则母脏虚,累及子脏,均使肺金受害,治疗上重点培土生金、肺脾同治,通过补脾健脾达到补肺气或脾肺同补的目的。

(二)病案 2

患者,男,54 岁,已婚,工人。

主诉:反复咳嗽、少痰半年。

一诊(2014 年 2 月 17 日):凌晨 1—3 点咳嗽,干咳无痰,白天遇冷空气或烟味刺激则咽痒,而咳嗽加重,气短,无恶寒、发热,无汗出,无胸闷,饮食正常,每晚夜尿 3~4 次,大便调,舌尖红,苔中黄,脉浮弦。

中医诊断:咳嗽(肝热肺虚证)。

中医治法:清肝泄热,益气补肺。

方药:导赤散、泻白散、人参胡桃汤、二母丸、甘桔汤加味。5剂,水煎内服,每日1剂。用药如下:

桑白皮12 g	地骨皮12 g	生地12 g	木通9 g
淡竹叶5 g	甘草5 g	射干12 g	青果12 g
桔梗9 g	浙贝母12 g	知母9 g	南沙参15 g
五味子9 g	夏枯草12 g	胡桃3个	

二诊(2014年2月22日):服方后咳嗽较前减轻,受冷则咽痒,干咳无痰,气短口干,每晚夜尿3~4次,若饮食稍不慎则腹泻,泻后自止,精神可,舌淡红,苔薄黄,脉浮弦。守一诊方加防风以祛风止痒,加枳术丸以健脾益气。5剂,水煎内服,每日1剂。用药如下:

防风9 g	炒白术12 g	枳壳9 g	桑白皮12 g
生地12 g	地骨皮9 g	木通9 g	淡竹叶5 g
甘草5 g	射干12 g	青果12 g	桔梗9 g
知母9 g	浙贝母12 g	南沙参15 g	夏枯草12 g
五味子9 g			

三诊(2014年2月28日):服二诊方后夜间咳嗽明显减轻,咽中有少量白色泡沫痰,咳出,时有咽痒,夜间鼻塞,少许清涕,无恶寒、发热,小便频,夜尿3~4次,大便调,舌淡红,齿痕舌,苔薄黄,脉浮弦。方用泻白散、黄芩清肺饮、二陈汤、苓甘五味干姜汤加味,以清肝涤痰、化饮止咳。5剂,水煎内服,每日1剂。用药如下:

桑白皮12 g	地骨皮12 g	黄芩12 g	山栀9 g
五味子9 g	干姜6 g	茯苓12 g	甘草5 g
法夏12 g	陈皮12 g	浙贝母12 g	炒莱菔子9 g
桔梗9 g	杏仁9 g		

四诊(2014年3月5日):服方后夜间咳嗽明显减轻,无痰排出,偶感咽痒,无鼻塞、流涕,但夜尿1~2次,纳眠可,精神佳,气短改善,大便正常,舌淡红,齿痕舌,苔薄白,脉缓。服方有效,守三诊方,加入人参胡桃汤,5剂以善其后。

1周后电话随诊,患者诉咳嗽已愈,且未见反复。

按:本例是戴老运用《难经》泻南补北法治疗肝热肺虚之咳嗽的典型医案之一,其辨证要点为反复咳嗽、干咳为主,每于凌晨1—3点明显,夜尿3~4次,舌尖红,苔薄黄,脉浮弦。结合脉象弦浮,浮为肺气虚,弦为肝热之象,结合干咳、夜尿(肺为水之上源)故断为"东方实,西方虚"即肝实肺虚所致咳嗽。患者已年高,肾气渐衰,既有水不涵木,肝失调达,木郁化火,火气循经犯肺,肺受火灼,津液耗伤,日久肺虚,则见干咳、少痰、脉弦;又有肾水不能上济心火,心火上炎,则见舌尖红、苔薄黄。遵《难经》"泻南补北"治法,方用导赤散、人参胡桃汤,随证加入泻白散、黄芩清肺饮泻肝火,苓甘五味干姜汤温肺化饮,肺脾同治,二母丸、甘桔汤化痰利咽治其标,方方相合,随证治之,而收治愈咳嗽之效。

(三)病案3

患者,女,20岁,未婚,学生。

主诉:反复咳嗽、咯黄黏痰半年。

一诊(2014年6月21日):咳嗽,以夜间为甚,影响睡眠,咯黄白黏痰,以黄痰为主,量少不易咯出,咽痒,目赤目干,多梦,小便偏黄,大便2日未行,纳食可,舌尖边红,苔薄黄,脉细弦。胸部X线检查未见异常。

中医诊断:咳嗽(木火刑金,心火乘肺证)。

中医治法:清肝泻肺,佐以清心。

方药:泻白散、黄芩清肺饮、导赤散、甘桔汤加味。5剂,水煎内服,每日1剂。用药如下:

黄芩12 g	栀子9 g	桑白皮12 g	地骨皮12 g
桔梗12 g	射干12 g	生地12 g	木通9 g
淡竹叶5 g	甘草5 g	五味子9 g	

二诊(2014年6月27日):服方后咳嗽明显减轻,夜间偶有咳嗽,睡眠改善,咯少量黄中夹白黏痰,仍不易咯出,口干咽痒改善,小便调,大便偏干,排出通畅,余症同前,舌边红,苔中黄腻,脉细弦。效不更方,心火减,去生地、木通,舌边红加夏枯草、二母丸。5剂,水煎内服,每日1剂。用药如下:

黄芩12 g	栀子9 g	桑白皮12 g	地骨皮12 g
桔梗12 g	射干12 g	淡竹叶5 g	甘草5 g
五味子9 g	夏枯草9 g	浙贝母9 g	知母9 g

三诊(2014年7月4日):症状持续减轻,咽痒已无,偶有轻微咳嗽,已无黄痰,但见咯少许白色泡沫痰,易咯出,小便调,大便稀,每日2次,无腹痛,精神佳,纳眠

可,舌尖稍红,苔薄黄,脉细。考虑大便稀与二诊方苦寒清热药有关,守二诊方去栀子、射干,痰少去二母丸,加枳术丸、二陈汤以防诸药之苦寒,且健脾断生痰之源。5剂,水煎内服,每日1剂。用药如下:

黄芩 12 g	桑白皮 12 g	地骨皮 12 g	桔梗 12 g
淡竹叶 5 g	五味子 9 g	夏枯草 9 g	陈皮 12 g
茯苓 12 g	法夏 9 g	炒白术 12 g	枳壳 9 g

四诊(2014年7月11日):服方后咳嗽、咯痰已无,大便质软,每日1次,小便调,纳食可,睡眠佳,精神佳,舌质淡红,苔薄黄,脉细。病情已愈,守三诊方再服5剂巩固治疗,以善其后。

按:本例咳嗽日久,迁延不愈,属"内伤咳嗽"范畴。戴老运用五行辨证,将其辨为木火刑金,心火乘肺证。肺为娇脏,肝为刚脏,肺金承制肝木,肺为肝之所不胜。患者为青年,其生理特点为肝常有余,加之学习紧张,情绪不畅,木郁化火,复加心火乘肺金,形成乘侮并见五行病机。肺气上逆,故见痰黄夹白量少而不易咯出的反复咳嗽。予黄芩清肺饮、泻白散清肝泻肺,导赤散清心泻火,甘桔汤开提肺气、清利咽膈。二诊,患者小便不黄,心火得泻,故去导赤散,加用夏枯草、二母丸加强清肝热、化痰热之功。三诊,大便稀溏与苦寒药有关,故予枳术丸健脾、防诸药苦寒,且可断痰源,体现了戴老"凡病人需顾护脾胃"的学术思想。

三、哮喘

(一)病案1

患者,男,54岁,已婚,工人。

主诉:反复喘息、咳嗽20⁺年,复发10⁺年。

一诊(2014年3月4日):喘息,喉中哮鸣有声,咳嗽,咯痰,痰色白黏稠、量多,活动后气促、胸闷,饮食可,夜尿频,每夜3～4次,有尿不净感,腰膝酸软,怕冷汗出,汗质清稀,易于感冒,少寐多梦,大便正常,舌质淡白,苔白,脉沉细。经肺功能等检查提示支气管哮喘。

中医诊断:哮喘(肺肾气虚,痰浊阻肺证)。

西医诊断:支气管哮喘。

中医治法:补益肺肾,涤痰平喘。

方药:生脉散、苏子降气汤、二陈汤加减。6剂,水煎内服,每日1剂。用药如下:

苏子12 g	杏仁9 g	陈皮12 g	茯苓12 g
法夏12 g	当归9 g	厚朴12 g	肉桂3 g
麦冬12 g	五味子12 g	南沙参15 g	炒莱菔子9 g
射干12 g	益智仁12 g	石菖蒲12 g	

二诊(2014年3月11日):服方后喘息发作次数减少,咳减痰少,夜尿减为2~3次,有尿不净感,少寐稍有改善,仍活动后气促、胸闷,怕冷汗出,大便正常,舌质淡红,苔白,脉沉细。守二诊方去杏仁、麦冬,加黄芪、浮小麦进治。6剂,水煎内服,每日1剂。用药如下:

黄芪15 g	浮小麦12 g	苏子12 g	陈皮12 g
茯苓12 g	法夏12 g	当归9 g	厚朴12 g
肉桂3 g	五味子12 g	南沙参15 g	炒莱菔子9 g
射干12 g	益智仁12 g	石菖蒲12 g	

三诊(2014年3月18日):服方后咳嗽持续减轻,痰色白质黏,痰量减少,气温下降时有哮喘发作,但程度较前减轻,汗出减少,活动后气促、胸闷,夜尿1~2次,排尿通畅,睡眠改善,舌质淡红,苔白腻,脉沉细。续以补益肺肾平喘为法,方用人参胡桃汤、二陈汤加玉屏风散进治。6剂,水煎内服,每日1剂。用药如下:

黄芪15 g	防风12 g	炒白术15 g	甘草4 g
陈皮12 g	法夏12 g	南沙参15 g	茯苓12 g
肉桂3 g	五味子9 g	射干12 g	枣皮12 g
核桃3个			

四诊(2014年3月25日):服方后期间无哮喘发作,偶有咯痰,活动后气促、胸闷减轻,舌质淡红,苔薄白,脉沉细。效不更方,守三诊方续服6剂。

电话随访6个月,哮喘控制良好,未见发作。嘱其避免劳累,防寒冷,调饮食以保其身。

按:哮喘起病如《景岳全书·喘促》中说:"喘有夙根,遇寒即发,或遇劳即发者,亦名哮喘",多由"夙根"遇感,痰随气升,气因痰阻,相互搏结,壅塞气道,通畅不利而发。患者自幼体弱,先天禀赋不足,肺不主气,肾不纳气,气虚则津液代谢失常,聚而为痰。戴老指出本例属本虚标实,虚在肺肾之气,实在病理性产物——痰浊内停。故以补益肺肾、涤痰平喘为治法。扶正选生脉散、人参胡桃汤、玉屏风散等,祛邪用二陈汤、苏子降气汤等,方方相合而见效。

四、肺胀

(一)病案1

患者,男,78岁,已婚,退休工人。

主诉:反复咳嗽10$^+$年,伴活动后气促2$^+$年。

一诊(2014年10月9日):咳嗽,咯白色泡沫痰,量多易咯,晨起及夜间明显,稍动则气促、胸闷,进食后腹胀,大便稀溏,每日1~2次,食欲不佳,口淡乏味,无腰痛、耳鸣,夜尿频3~4次,舌质红,苔黄厚腻,脉弦缓。经肺功能、胸部X线等检查提示为慢性阻塞性肺疾病。

中医诊断:肺胀(气虚痰阻证)。

西医诊断:慢性阻塞性肺疾病。

中医治法:补益肺肾,化痰除湿。

方药:生脉散、苏子降气汤、枳术丸、温胆汤、三子养亲汤加味。6剂,水煎内服,每日1剂。用药如下:

苏子9g	炒白芥子9g	炒莱菔子12g	法夏12g
当归6g	前胡9g	肉桂3g	杏仁9g
厚朴12g	太子参12g	麦冬12g	五味子9g
枳壳9g	竹茹6g	陈皮12g	甘草4g

二诊(2014年10月15日):服方后咳嗽、咯痰减轻,腹胀改善,气促、胸闷稍减,大便仍稀溏,夜尿频,舌质红,苔黄,脉弦细。守一诊方去三子养亲汤,加益智仁、沉香进治。6剂,水煎内服,每日1剂。用药如下:

益智仁12g	沉香3g	太子参12g	麦冬12g
五味子9g	枳壳9g	竹茹6g	陈皮12g
法夏12g	炒白术15g	茯苓12g	当归9g
肉桂3g	厚朴12g	前胡9g	

三诊(2014 年 10 月 22 日):服方后咳嗽、咯痰持续减轻,胸闷、气促改善,夜尿 1~2 次,仍口淡乏味,大便稀溏,舌质淡红,苔薄黄,脉弦细。从脾虚痰湿辨治,方用四君子汤、平胃散加鸡内金、砂仁、扁豆、赤芍进治。6 剂,水煎内服,每日 1 剂。用药如下:

南沙参 15 g	炒白术 15 g	茯苓 12 g	甘草 3 g
苍术 9 g	厚朴 12 g	陈皮 12 g	法夏 12 g
砂仁 9 g	鸡内金 6 g	炒扁豆 15 g	赤芍 6 g

四诊(2014 年 10 月 29 日):服方后食欲增加,大便次数减少,每日 1 次,质地偏稀,偶有咳嗽,咯痰,活动量大时感气促,无胸闷。舌质淡红,苔薄黄,脉弦细。守三诊方加五味子、肉桂进治。10 剂,水煎内服,每日 1 剂。用药如下:

五味子 9 g	肉桂 3 g	南沙参 15 g	炒白术 15 g
茯苓 12 g	甘草 3 g	苍术 9 g	厚朴 12 g
陈皮 12 g	砂仁 9 g	炒扁豆 15 g	法夏 12 g
赤芍 9 g			

6 个月后电话随访,患者病情稳定,配合家庭氧疗等,生活自理,偶有咳嗽、咯痰,嘱戒烟,注意休息,避风寒。

按:咳嗽日久不愈,损伤气,致肺、脾、肾三脏俱虚,形成肺胀,脾虚痰湿内生,壅滞肺脏,出现咳、痰、胸闷,患者年高体弱,肾气虚,纳气无主故气促。肺胀之病,治分急缓,急性期以祛邪为主,缓解期以扶正固本为主,重在治病求本。戴老指出肺胀治疗一抓肺为气之主,肾为气之根;二抓脾为生痰之源;三抓痰饮为病理产物,治疗过程体现"温药和之"的治则,以补益肺肾、化痰除湿为法,方选生脉散、苏子降气汤补肾纳气,四君子汤、枳术丸补益脾气、断其痰源,二陈汤、三子养亲汤、温胆汤等温化痰湿,并随证加减,故病虽复杂,亦能缓解。

第四节　心系病证

心悸

患者,女,65 岁,已婚,退休工人。

主诉:反复心悸、胸闷伴胃脘痛 5$^+$ 年。

一诊(2013 年 3 月 29 日):心慌心悸,胸闷,活动后气短,头昏,胃脘隐痛,阵发性汗出,质清稀,乏力肢软,双下肢轻度水肿,口淡乏味,面黄无泽,大便排出无力,夜尿频,少寐多梦,舌质淡紫,苔黄润,脉浮弦。心电图、心脏 B 超、冠状动脉造影及胃肠 X 线钡餐等检查,诊断为冠心病、慢性浅表性胃炎。

中医诊断:心悸(心脾气虚证),胃脘痛(脾胃气虚证)。

西医诊断:冠心病(心绞痛,心功能Ⅲ级),慢性浅表性胃炎。

中医治法:益气养心,健脾和胃。

方药:生脉散、桂枝甘草汤、枳术丸。4 剂,水煎内服,每日 1 剂。用药如下:

南沙参 15 g	麦冬 12 g	五味子 9 g	桂枝 5 g
甘草 3 g	白术 12 g	枳壳 9 g	浮小麦 12 g
薏苡仁 15 g	夜交藤 12 g		

二诊(2013 年 4 月 4 日):服方后心悸心慌、气短、睡眠均有改善,夜尿次数减少,肢肿减轻,胃脘部及胸中有痞塞感,进食后腹胀,汗出明显,余症同前,舌质淡紫,苔薄黄,脉浮弦。守一诊方去桂枝、薏苡仁、夜交藤,加栀豉汤、制远志以清热安神进治。7 剂,水煎内服,每日 1 剂。用药如下:

太子参 15 g	麦冬 12 g	五味子 9 g	白术 15 g
枳实 9 g	淡竹叶 6 g	栀子 9 g	浮小麦 12 g
制远志 12 g	佛手 9 g	百合 12 g	豆豉 9 g

三诊(2013 年 4 月 12 日):服方后胃脘痛减轻,心悸、气短、乏力持续改善,肢肿消失,排便改善,汗出未减轻,质地清稀,怕冷,易感冒,偶有心悸,少寐,进食有痞塞感,口苦而干,舌质淡紫,苔中黄厚,脉弦缓无力。守二诊方加玉屏风散、平胃散等益气燥湿加减。7 剂,水煎内服,每日 1 剂。用药如下:

黄芪 12 g	白术 12 g	防风 9 g	苍术 9 g
厚朴 12 g	陈皮 12 g	甘草 3 g	太子参 12 g
麦冬 12 g	五味子 9 g	浮小麦 12 g	枳壳 9 g
鸡内金 5 g	银柴胡 9 g	制远志 12 g	夜交藤 12 g

四诊(2013 年 4 月 20 日):服方后汗出减少,心悸、少寐持续改善,口苦减轻,进食量增加,服药期间未见感冒症状,舌质淡红,苔薄黄,脉弦缓。守三诊方续以玉屏风散、生脉散、平胃散进治。7 剂,水煎内服,每日 1 剂。用药如下:

黄芪 12 g	白术 12 g	防风 9 g	苍术 9 g
厚朴 12 g	陈皮 12 g	甘草 3 g	太子参 12 g
麦冬 12 g	五味子 9 g		

1 个月后随访,患者病情稳定,嘱忌劳累、避风寒,半年后复诊。

按:患者以"心悸,胃脘痛"为主要症状,结合兼次症状,四诊合参,戴老以"异病同治"为辨证指导,病机同属气虚证,责之于心气虚、脾胃气虚证,在生脉散、枳术丸的基础上配以桂枝甘草汤。桂枝甘草汤出自《伤寒论》,主治过汗损伤心阳气之证,有补益心阳的功效。"汗为心之液",由蒸化津液而成,即所谓"阳加于阴为之汗",但过汗必伤及心阳,心阳不足故见心悸。治疗中期见胃脘及胸中痞塞,加以栀豉汤,栀豉汤有清中散热之效,专治热结胸膈的胸中痞或心中结痛。后期治汗,以"肺主皮毛"为据,配以玉屏风散补肺益气、固表敛汗,脾虚生湿,配以燥湿健脾的平胃散。治疗全程随症加减,故病虽复杂,亦能得心应手。

第五节　肾系病证

一、淋证

患者,女,39岁,已婚,公务员。

主诉:反复尿频、尿急,伴腰痛4⁺年。

一诊(2013年4月20日):夜尿频、尿急伴腰痛,疲乏无力,咳嗽,少寐,咽中有痰,尿黄,大便偏干,排出不畅,舌质红绛,苔薄黄,脉弦。尿常规提示:红细胞27个/HP,白细胞112个/HP。

中医诊断:淋证(热淋)。

西医诊断:慢性肾盂肾炎。

中医治法:清心凉血,分化湿热。

方药:二妙散、犀角地黄汤、小柴胡汤、导赤散加减。6剂,水煎内服,每日1剂。用药如下:

生地15 g	木通9 g	淡竹叶5 g	甘草3 g
柴胡9 g	黄芩12 g	茯苓12 g	南沙参15 g
苍术9 g	炒黄柏9 g	水牛角15 g	赤芍5 g
丹皮9 g	藕节9 g	大蓟12 g	小蓟12 g

二诊(2013年4月26日):服方后夜尿减少,尿急及腰痛减轻,近日外感后咳嗽频,尿黄量少明显,面色晦暗,少寐肢肿。尿常规提示:红细胞32个/HP,白细胞14个/HP,尿蛋白阴性,管型3个/HP。舌质红,苔薄黄,脉弦细。属热淋的阴虚夹热证,治以益阴清热,方用二至丸、导赤散、四君子汤加减。6剂,水煎内服,每日1剂。用药如下:

旱莲草 15 g	女贞子 9 g	丹皮 12 g	黄连 3 g
大蓟 15 g	白茅根 12 g	生地 15 g	木通 9 g
淡竹叶 5 g	南沙参 15 g	白术 15 g	茯苓 12 g
甘草 3 g	藕节 9 g	小蓟 15 g	

三诊(2013 年 5 月 3 日):服方后尿频、尿急症状持续改善,心悸少寐,咳嗽无痰,腰部有冷感,手麻,仍有倦怠乏力,大便排出不畅,舌尖红,苔黄润,脉弦缓。属肾虚湿热证,治以补肾清热利湿,方用二至丸、栀豉汤、二妙散、四君子汤加味。6剂,水煎内服,每日 1 剂。用药如下:

苍术 9 g	黄柏 9 g	怀牛膝 9 g	薏苡仁 18 g
女贞子 9 g	旱莲草 12 g	南沙参 18 g	白术 12 g
茯苓 12 g	甘草 4 g	浙贝母 12 g	知母 9 g
山栀 9 g	淡豆豉 12 g		

四诊(2013 年 5 月 10 日):复查尿常规提示:白细胞 2~4 个/HP,红细胞 10/HP,尿蛋白阴性,心悸少寐稍有改善,晨起面肿,下肢肿,夜间干咳,时感腰痛,舌质红绛,苔白润,脉弦缓。属肢肿(湿聚气滞证),治以益气渗湿、理气消胀,方用四君子汤、四苓散、二母丸加味。6 剂,水煎内服,每日 1 剂。用药如下:

猪苓 12 g	茯苓 15 g	白术 15 g	泽泻 9 g
南沙参 15 g	甘草 3 g	大蓟 12 g	佛手 12 g
香橼皮 9 g	百合 12 g	白茅根 12 g	浙贝母 12 g
知母 9 g	小蓟 12 g		

五诊(2013 年 5 月 17 日):服方后腰痛明显减轻,肢肿消失,精神好转,无咳嗽,舌质偏红,苔薄黄,脉弦缓。守二至丸、四君子汤、二妙散加味。6 剂,水煎内服,每日 1 剂。用药如下:

女贞子 9 g	旱莲草 12 g	南沙参 15 g	茯苓 12 g
白术 15 g	甘草 4 g	苍术 9 g	黄柏 12 g

3 个月后电话随访,患者病情稳定,尿培养提示未见细菌生长,嘱注意休息,避免交叉感染。

按:患者以尿频、尿急伴腰痛为主诉,病当辨为淋证;反复发作,迁延不愈,病性属虚实夹杂;病机以肾虚为主,夹杂热证(湿热、实热、心热);治疗上针对热证,戴老先以清心凉血、分化湿热为法,先后予犀角地黄汤、二妙散、导赤散、栀豉汤等加味治疗,予二至丸滋补先天肾阴,四君子汤益后天脾气,先后天并调,分化湿热,达到攻补兼施而收效。戴老同时指出:热淋伤血,亦可称血淋,研其源在热,热在心火及肾,故方中有导赤散、二至丸;土能制水,故用四君子汤培土调节脾肾关系,药味多而每味药量轻而收效。

二、水肿

患者,男,66岁,已婚,退休工人。

主诉:双下肢凹陷性水肿3⁺月。

一诊(2012年11月26日):双下肢膝以下水肿,按之凹陷,随按随起,小便量少,大便质软,每日3次,排出不畅,口臭,纳食欠佳,腰痛不明显,舌淡红夹瘀点,苔微黄而润,脉细弦。既往有"乙肝病史4⁺年"。

中医诊断:水肿(肾虚湿热证)。

中医治法:补益肾气,清热利湿。

方药:金匮肾气丸合四妙散加减。7剂,水煎内服,每日1剂。用药如下:

益智仁9 g	沉香2 g	苍术9 g	薏苡仁15 g
黄柏9 g	怀牛膝9 g	生地15 g	枣皮12 g
丹皮12 g	泽泻9 g	茯苓12 g	白花蛇舌草15 g
桔梗9 g			

二诊(2012年12月3日):服方后小便量增加,下肢肿减轻,自感腹胀,右胁肋走窜痛,余症及舌脉同前,服方有效,守一诊方加白茅根9 g,鸡内金6 g,生麦芽9 g,进服7剂,每日1剂。用药如下:

益智仁9 g	沉香2 g	苍术9 g	薏苡仁15 g
黄柏9 g	怀牛膝9 g	生地15 g	枣皮12 g
丹皮12 g	泽泻9 g	茯苓12 g	白花蛇舌草15 g
桔梗9 g	白茅根9 g	鸡内金6 g	生麦芽9 g

三诊(2012年12月10日):双下肢水肿明显减轻,唯昨日受凉,鼻塞,流清涕,喷嚏,咽部不舒,兼头闷,舌淡红夹瘀点,苔薄黄,脉弦缓。因有外感表证,表里同病,依标本缓急先治其标,以小柴胡汤和解,同时予二至丸、三妙散加减以益肝肾、除湿热。4剂,水煎温服,每日1剂。用药如下:

柴胡 9 g	黄芩 12 g	法夏 12 g	茯苓 12 g
南沙参 12 g	甘草 3 g	旱莲草 12 g	女贞子 9 g
怀牛膝 9	苍术 9 g	炒黄柏 9 g	苏梗 9 g
陈皮 12 g			

四诊(2012 年 12 月 14 日):服方后感冒已愈,双下肢胫前及踝关节下轻度凹陷性水肿,腹胀而隐痛,不牵及两胁,大便质软,每日 2 次,排出通畅,口臭减轻,纳食欠佳,舌脉同三诊。此属水肿(肾虚湿热证)兼腹胀(肝脾不调证),治以肾气丸合柴平汤加味补肾祛湿、调和肝脾。6 剂,水煎温服,每日 1 剂。用药如下:

益智仁 9 g	沉香 2 g	薏苡仁 15 g	怀牛膝 9 g
黄柏 9 g	苍术 9 g	泽泻 9 g	丹皮 12 g
柴胡 9 g	枳壳 9 g	白芍 12 g	青皮 6 g
陈皮 9 g	生地 15 g	枣皮 12 g	

五诊(2012 年 12 月 22 日):服方后双下肢胫前水肿较前减轻,仍感腹胀,饮食逐渐好转,已无腹痛,偶见耳鸣如蝉,舌质淡红有少许瘀点,苔薄黄而润,脉弦细。守四诊方加鸡内金 6 g,生麦芽 12 g,白茅根 12 g,7 剂。

六诊(2012 年 12 月 29 日):患者双下肢水肿明显消退,腹胀消除,纳食增加,已无口臭,未见耳鸣,大便正常,舌淡红夹瘀点,苔薄白,脉细缓。效不更方,守五诊方,将白芍改为赤芍以活血化瘀,再服 7 剂以巩固治疗。

按:本例患者既往有乙肝病史,此次发生水肿,考虑系肝病及肾,湿热下注,以致肾气虚衰,不能化气行水,遂使膀胱气化失常,开阖不利,引起水液潴留体内,泛滥肌肤,而成水肿。诚如《景岳全书·肿胀》所云:"凡水肿等证,乃肺脾肾三脏相干之病。盖水为至阴,故其本在肾……肾虚则水无所主而妄行。"故治疗以补益肾气、清热利湿为法,予金匮肾气丸、二至丸、四妙散为主方加减。戴老为防虚不受补,故用沉香、益智仁取代肉桂、附片;二诊起患者诉腹胀痛不舒,系土虚木乘,中焦气机不畅所致,故方中加入生麦芽、鸡内金升降相配,通畅中焦气机,实现通则不痛;白茅根甘寒,《本草从新》谓其有利小便、消瘀血之功,实现消肿化瘀,故用之。三诊时患者有外感症状,表里同治,因舌有瘀点,最后在六诊时加赤芍活血化瘀,意在血行水亦行之意。

三、尿血

患者,女,34 岁,已婚,医生。

主诉:小便隐血,手足怕冷4⁺年。

一诊(2014年4月12日):小便淡黄,排尿时无疼痛,手足怕冷,鼻周发青,面白少华,头晕,腰胀,少寐,早醒,口气重,口苦,口中有黏滞感,纳可,大便偏稀,每日1次,齿痕舌,舌淡红,苔灰,左尺脉弱,关脉弦。尿常规提示:隐血阳性,余阴性。患者有"隐匿性肾炎"病史4年。

中医诊断:尿血(气不摄血证)。

中医治法:益气摄血,佐以健脾。

方药:补中益气汤、枳术丸加味。6剂,水煎内服,每日1剂。用药如下:

炙黄芪15 g	南沙参15 g	升麻6 g	柴胡9 g
白茅根9 g	大蓟9 g	当归12 g	炒白术15 g
陈皮12 g	茯苓12 g	益智仁9 g	白蔻仁9 g
夏枯草9 g	甘草5 g	小蓟9 g	

二诊(2014年5月3日):服方6剂后小便黄较前明显减轻,复查尿常规隐血弱阳性。小便淡黄,量正常,睡眠改善,但仍早醒,口气减轻,口中稍黏滞,面白少华,进食后感脘腹稍胀,余症同前,齿痕舌,舌淡红,苔薄黄,左尺脉细弦。守一诊方加鸡内金、生麦芽以恢复脾胃升降作用,加酸枣仁养心安神,一诊方固血起效,去益智仁以防药性偏温动血。10剂,水煎内服,每日1剂。用药如下:

炙黄芪15 g	南沙参15 g	升麻6 g	柴胡9 g
白茅根9 g	小蓟9 g	当归12 g	炒白术15 g
陈皮12 g	茯苓12 g	夏枯草9 g	白蔻仁9 g
鸡内金5 g	生麦芽9 g	酸枣仁15 g	甘草5 g
小蓟9 g			

三诊(2014年5月14日):服方后再次复查小便隐血转阴,手足怕冷明显改善,时有腰酸胀,晨起口苦,口中稍有黏滞感,有口气,进食后无脘腹胀,齿痕舌,舌淡红,苔薄黄稍腻,脉缓有力。守气不摄血所致尿血论治,治以益气摄血、佐以健脾除湿,方用补中益气汤、四君子汤加味茜草、益母草,以防瘀血留体。6剂,水煎内服,每日1剂。用药如下:

炙黄芪15 g	太子参12 g	陈皮12 g	炒白术15 g
葛根9 g	益母草12 g	茜草6 g	茯苓12 g
甘草5 g	夏枯草12 g	当归9 g	丹皮9 g

四诊(2014 年 5 月 21 日):服方后仍感腰酸痛、有口气,大便偏稀,每日 1 次,余症均减,未复查小便常规,齿痕舌,舌淡红,苔黄稍腻,脉弦缓。四诊合参,考虑脾虚生湿,郁而化热,湿热下注所致腰痛,改用茵陈平胃散、四妙散、四君子汤加味以清热利湿,佐以健脾摄血。6 剂,水煎内服,每日 1 剂。用药如下:

茵陈 15 g	苍术 9 g	厚朴 9 g	陈皮 12 g
法夏 12 g	太子参 12 g	茯苓 12 g	炒白术 12 g
甘草 5 g	黄柏 12 g	牛膝 9 g	薏苡仁 15 g
茜草 6 g	白茅根 9 g		

半个月后患者来电,两次复查尿常规均正常,隐血阴性,手足怕冷已明显减轻,但因工作繁忙暂停中药治疗。

按:隐匿性肾炎临床表现为反复持续性血尿,伴或不伴轻度蛋白尿,或者其中一种表现突出,因其发病机制不明确,因此西医目前无特殊治疗。中医方面,结合尿常规检查,微观辨证将其纳入"尿血"范畴。本例的辨证要点是镜检尿血,排尿不痛而见手足怕冷,面白少华,头晕,大便偏稀,齿痕舌,均为脾虚表现。脾不统血,气不摄血,则出现尿常规隐血阳性,小便淡黄。戴老认为,本病的发生与脾气下流,阴火乘之有关,因此立益气摄血之法,用李东垣之补中益气汤为主方。鉴于患者鼻周发青,左尺脉弱,关脉弦,考虑存在土虚木乘,因此佐以夏枯草既可清肝泻火,又可清热凉血。因脾虚生湿,郁而化热,湿热内蕴,可见口气重,口腔有黏腻感;湿热下注,故见腰痛,因此四诊改用茵陈平胃散、四妙散、四君子汤加味以清热利湿为主,佐以健脾摄血以善其后。

四、腰痛

患者,女,36 岁,已婚,公务员。

主诉:反复腰痛伴血尿 2⁺ 年。

一诊(2013 年 5 月 3 日):腰痛(左侧为甚),夜尿 2～3 次,肉眼血尿,倦怠乏力,眼眶黑,少寐多梦,中途易醒,大便秘结,2～3 日 1 次,舌质尖红,舌体胖大,边有齿痕,苔薄黄,脉细弦无力。尿常规提示:红细胞 6～9 个/HP,白细胞 4～5 个/HP,尿蛋白弱阳性。既往经肾脏穿刺、尿常规等检查后,确诊为 IgA 肾病。

中医诊断:腰痛(心火伤肾证)。

西医诊断:IgA 肾病。

中医治法:清心泻火,养肾制火,培土伏火

方药:导赤散、二至丸、枳术丸。6 剂,水煎内服,每日 1 剂。用药如下:

生地 15 g	木通 9 g	淡竹叶 6 g	甘草 3 g
旱莲草 15 g	女贞子 9 g	莲心 6 g	白术 15 g
枳壳 9 g	荷叶 6 g	芡实 12 g	

二诊(2013 年 5 月 12 日):服方后腰痛减轻,肉眼血尿消失,昨日受凉感咽痛,腰痛复作,舌尖红,舌体胖大边有齿痕,苔薄黄,脉弦细。守一诊方加小柴胡汤加减。6 剂,水煎内服,每日 1 剂。用药如下:

柴胡 9 g	黄芩 12 g	法夏 12 g	南沙参 15 g
茯苓 12 g	生地 15 g	木通 9 g	甘草 3 g
淡竹叶 6 g	莲心 6 g	白术 15 g	枳壳 9 g
荷叶 6 g	芡实 12 g		

三诊(2013 年 5 月 19 日):服方后咽痛、腰痛减轻,大便通畅,夜尿减少,失眠改善,乏力神倦减轻,舌质淡红,舌体胖大,边有齿痕,苔黄,脉细缓。复查尿常规提示尿蛋白阴性,尿隐血阳性,白细胞 0～2 个/HP。属心火热移伤肾,方用导赤散、二至丸、枳术丸加味。6 剂,水煎内服,每日 1 剂。用药如下:

莲心 6 g	白茅根 9 g	生地 18 g	淡竹叶 6 g
甘草 4 g	白术 15 g	枳壳 9 g	荷叶 9 g
芡实 12 g	女贞子 9 g	旱莲草 12 g	

四诊(2013 年 5 月 25 日):服方后症状持续缓解,腰痛缓解,夜尿 1 次,精神好转,睡眠较好,微觉晚间口干,饮水解渴,舌质淡红,苔薄黄,脉细缓。守三诊方加山药进治。6 剂,水煎内服,每日 1 剂。用药如下:

莲心 6 g	白茅根 9 g	生地 18 g	淡竹叶 6 g
甘草 4 g	白术 15 g	枳壳 9 g	荷叶 9 g
芡实 12 g	女贞子 9 g	旱莲草 12 g	山药 12 g

2 个月后,电话随访,患者病情稳定,复查尿常规未见异常,嘱注意休息,忌劳累,饮食清淡。

按:IgA 肾病属中医"腰痛""尿血"范畴,病因多为热在下焦,热有实热与虚热之分,实热者为热盛伤络,迫血妄行;虚热者为阴虚内热,虚火扰络,络伤血溢。其次为脾气亏虚,气不摄血,以及久病入络,气滞血瘀,络脉受损所致。本例属心火炽盛下劫肾阴,肾阴亏虚,腰为肾之府,故见腰痛;心热移于小肠,加之阴虚内热,热扰脉络,络伤血溢脉外,故见尿血、夜尿频;舌体胖大边有齿痕,为脾虚湿盛之征。本例病性属虚实夹杂,病位在肾、心、脾,紧扣病机,戴老以"烦劳心火易亢而劫肾水,迫血妄行"为旨,故用导赤散清心泻火,用二至丸补水泻火,枳术丸培土伏火,火热息,血液平,自能止血治腰痛。

第六节　小儿病证

一、小儿咳嗽

患者,男,6岁。

主诉:咳嗽、咯痰半个月。

一诊(2014年3月21日):咳嗽,咯黄痰,咳声响亮,咽痛,汗出黏滞,目赤唇红,饮食一般,大便正常,手心热大于额热,舌质红绛,苔黄,脉浮数。咽部充血,扁桃体无肿大。

中医诊断:咳嗽(木火刑金)。

西医诊断:急性咽喉炎。

中医治法:清泄肝肺,降气化痰。

方药:泻白散、止嗽散、二陈汤、枳术丸加减。5剂,水煎内服,每日1剂。用药如下:

桑白皮9g	地骨皮6g	法夏6g	射干6g
陈皮9g	白术9g	枳壳6g	杏仁6g
桔梗6g	白前6g	百部6g	丹皮6g
甘草3g	夏枯草9g	炙枇杷叶9g	

二诊(2014年3月27日):服方后咳嗽、咯痰减轻,仍有咽痛,汗出,目赤唇红,

舌质红绛,苔薄黄,脉浮数。守一诊方去止嗽散,加黄芩清肺饮进治。6剂,水煎内服,每日1剂。用药如下:

黄芩6g	栀子6g	桑白皮9g	地骨皮6g
法夏6g	射干6g	陈皮6g	夏枯草9g
丹皮6g	桔梗6g	淡竹叶3g	枳壳6g
炒白术6g			

三诊(2014年4月4日):服方后咳嗽、咯痰持续改善,咽痛目赤减轻,仍有汗出,大便通畅,舌质红,苔薄黄,脉浮细。守二诊方去丹皮,加浮小麦、麻黄根进治。6剂,水煎内服,每日1剂。用药如下:

浮小麦6g	麻黄根4g	黄芩6g	栀子6g
桑白皮6g	地骨皮6g	夏枯草6g	法夏4g
射干6g	陈皮6g	桔梗6g	淡竹叶3g
枳壳6g	炒白术6g		

四诊(2014年4月11日):服方后汗出减少,无明显咳嗽,偶有咯痰,饮食正常,大便正常,舌质红,苔薄黄,脉细。守三诊方去浮小麦、麻黄根进治。3剂,水煎内服,每日1剂。用药如下:

黄芩6g	栀子6g	桑白皮6g	地骨皮6g
夏枯草6g	法夏4g	射干6g	陈皮6g
桔梗6g	淡竹叶3g	枳壳6g	炒白术6g

按:本例患儿以肝肺实热证为主要表现,与小儿的生理特点"肝常有余、肺常不足,脾常虚"相关。五行中肝属木,肺属金,木火上逆侮肺金,肺失肃降,以致气逆而咳,故咳声响亮,里热炽盛故手心热大于额热,结合病机,戴老提出治以清泄肝肺、降气化痰为妥。清肝泻火予泻白散,清泻肺热予黄芩清肺饮,木火刑金,炼液成痰,予二陈汤化痰除湿止咳,枳术丸健脾益气、断其痰源,扶正顾本,故疗效显著。

二、小儿遗尿

患者,男,9岁。

主诉:夜间尿床6⁺年。

一诊(2014年7月9日):夜间尿床,晚餐后不敢多饮水或流质,小便色黄,睡眠可,纳食欠佳,精神可,情绪抑郁,舌质淡红,舌尖红,苔薄白,脉细。既往体虚易生病。

中医诊断:遗尿(肾气不足证)。

中医治法:滋肾缩泉,健脾益气,佐以清心。

方药:益智丸、七味白术散、滋肾丸加味。6 剂,水煎服,每日 1 剂。用药如下:

炒黄柏 5 g	盐知母 6 g	肉桂 2 g	葛根 7 g
太子参 12 g	藿香 6 g	砂仁 6 g	炒白术 9 g
茯苓 6 g	甘草 3 g	益智仁 6 g	淡竹叶 4 g

二诊(2014 年 7 月 16 日):服方后夜间能自醒解小便,小便量可,色淡黄,余症同前,舌尖红,苔中黄厚腻,脉细。效不更方,加薏苡仁以清热利湿,加台乌药与益智仁组成缩泉丸以增疗效。6 剂,水煎服,每日 1 剂。用药如下:

炒黄柏 5 g	盐知母 6 g	肉桂 2 g	葛根 7 g
太子参 12 g	藿香 6 g	砂仁 6 g	炒白术 9 g
茯苓 6 g	甘草 3 g	益智仁 6 g	淡竹叶 4 g
薏苡仁 9 g	台乌药 5 g		

三诊(2013 年 8 月 13 日):服方后已 20 日未见遗尿情况,晚间饮水量增加或进食流质均未见遗尿,小便调,情绪好转,精神佳,纳眠可,舌尖稍红,苔中黄腻,脉细。守一诊方加芡实,去藿香以善其后。6 剂,水煎内服,每日 1 剂。用药如下:

炒黄柏 5 g	盐知母 6 g	肉桂 2 g	葛根 7 g
太子参 12 g	藿香 6 g	砂仁 6 g	炒白术 9 g
茯苓 6 g	甘草 3 g	淡竹叶 4 g	益智仁 6 g

按:戴老认为本例患儿遗尿为先天禀赋不足以致肾气不足,固摄无权,导致膀胱失约而致,且与脾虚气陷及心火旺有关。《灵枢》指出:"膀胱不约为遗溺。"《诸病源候论·小儿杂病诸候》也说:"遗尿者,此由膀胱有冷,不能约于水故也……肾主水,肾气下通于阴。小便者,水液之余也。膀胱为津液之腑,既冷,气衰弱,不能约水,故遗尿也。"符合小儿脏腑娇嫩,形气未充,肺脾常不足、肾常虚的生理特点。因长期遗尿,患儿情绪不畅,心火偏亢,下移小肠,故见舌尖红,小便黄。因此,治疗以滋肾缩泉,健脾益气,佐以清心,以益智丸去茯神、滋肾丸、缩泉丸滋肾缩泉,七味白术散健脾益气,少许淡竹叶清心,服方 12 剂即收效。本例特点在于:从五行相关进行辨证,使用方方相合加减,收效迅速,且无复发。

三、小儿发热

患者,女,4 岁。

主诉:反复低热 1 周。

一诊(2012 年 9 月 1 日):持续低热(37.3 ~ 37.6 ℃),面色泛青,唇红,精神萎靡,无恶寒,无咽痛,无鼻塞、流涕,无腹痛、腹泻,二便尚调,饮食欠佳,舌淡红,苔薄黄,脉细数。既往易感冒,此次起病前无受凉,无暴饮暴食。

中医诊断:内伤发热(肺脾气虚证)。

中医治法:益气健脾,辅以清热。

方药:七味白术散加味。3 剂,水煎温服,每日 1 剂。用药如下:

葛根 3 g	南沙参 6 g	白术 5 g	茯苓 5 g
甘草 2 g	藿香 3 g	黄芪 3 g	淡竹叶 3 g
山栀 3 g			

二诊(2012 年 9 月 3 日):服方后体温下降波动在 36.8 ~ 37.4 ℃,精神好转,余症及舌脉同前。效不更方,守一诊方 5 剂,水煎温服,每日 1 剂。

三诊(2012 年 9 月 8 日):患者体温已完全正常,精神佳,口唇淡红,面色正常,舌淡红,苔薄白,脉细。病情已愈,嘱其注意避风寒,清淡饮食。

按:本例患者以"反复低热"为主要症状,平素体虚,易感冒,起病前无外感病史,属中医"内伤发热"范畴。戴老认为小儿体质特点"肝常有余,脾常虚",面色泛青提示肝有余,神倦、面白为气虚,唇红为脾热之象,故其低热考虑与脾气虚发热有关,仿李东垣"甘温除热法"治之,方用七味白术散去木香加黄芪为主方以益气健脾,另加用小量淡竹叶、山栀清热,体现了治低热补中有清的治法。

第七节 其他病证

一、汗证

(一)病案 1

患者,女,42 岁,已婚,工人。

主诉:平素汗出半年。

一诊(2012 年 12 月 7 日):昼夜汗出,汗质清稀,稍劳汗出尤甚而量多,恶风,易于感冒,体倦乏力,小便热,大便调,舌胖,舌尖红,苔薄黄,脉细缓。

中医诊断:汗证(气不摄津证)。

中医治法:益气固表,兼泻心火。

方药:玉屏风散合导赤散加味。5 剂,水煎温服,每日 1 剂。用药如下:

黄芪 15 g	白术 12 g	防风 9 g	生地 15 g
木通 9 g	淡竹叶 6 g	牡蛎 20 g	

二诊(2012 年 12 月 13 日):服方后日间汗出有所减少,晨起自觉发热,余症及舌脉同前。守一诊方加牡蛎散(牡蛎 20 g,浮小麦 15 g,麻黄根 9 g,黄芪 15 g),进服 5 剂。

三诊(2012 年 12 月 19 日):患者诉汗出量增多,背心痛,咽痛,神倦,舌胖,舌淡白,苔薄白,脉细弦。细问病史,近日受凉,曾自服感冒药,考虑汗量增多与此有关,故予桂枝汤加味以调和营卫。4 剂,水煎温服,每日 1 剂。用药如下:

桂枝 5 g	白芍 15 g	甘草 4 g	大枣 5 枚
浮小麦 15 g	百合 15 g	法夏 12 g	厚朴 12 g
杏仁 9 g			

四诊(2012 年 12 月 24 日):服方后背心痛、咽痛缓解,仍有汗出,神倦乏力,咽干,小便调,大便偏干,每日 1 次,舌胖大边有齿痕,舌质淡白,舌尖红,苔薄白,脉细缓。根据舌脉从脾虚湿盛论治,方用四君子汤、平胃散、导赤散加味。6 剂,水煎温服,每日 1 剂。用药如下:

太子参 15 g	白术 12 g	茯苓 12 g	甘草 3 g
苍术 9 g	厚朴 12 g	陈皮 15 g	薏苡仁 18 g
通草 4 g	生地 12 g	木通 9 g	淡竹叶 6 g
玄参 9 g	浮小麦 12 g		

五诊(2012 年 12 月 30 日):日间汗出有所减少,夜间睡时汗出较甚兼五心烦热,余症同前。治疗上转从肾入手,方用知柏地黄丸合牡蛎散加味以滋阴降火、固表止汗。7 剂,水煎温服,每日 1 剂。用药如下:

知母 9 g	黄柏 9 g	生地 15 g	丹皮 9 g
枣皮 12 g	泽泻 9 g	山药 12 g	茯苓 12 g
甘草 3 g	浮小麦 12 g	黄芪 12 g	牡蛎 20 g
麻黄根 9 g			

六诊(2013 年 1 月 8 日):患者昼夜汗出均明显减少,口咽干燥减轻,大便正常,舌脉同前。治疗有效,守五诊方,加五味子 6 g 以生津、敛汗、滋肾。7 剂,水煎温服,每日 1 剂。

七诊(2013 年 1 月 16 日):白天自汗已无,唯夜间睡时有汗,守六诊方,再服 7 剂以巩固治疗。

按:汗证是指由于阴阳失调,腠理不固,而致汗液外泄失常的病证。汗证有自汗和盗汗之分。本例患者昼夜均有汗出,是自汗兼有盗汗,以自汗为主,故不好细分。汗的形成,《素问·阴阳应象大论》说:"阴在内,阳之守也;阳在外,阴之使也。"《素问·阴阳别论》曰:"阳加于阴谓之汗。"卫气不固,则表虚而阴液外泄,故自汗;夜属阴,睡时卫阳入里,肌表不固,加之汗出过多,心阴不足,阳不潜藏,故亦有盗汗。初诊治疗从卫气不固、气不摄津入手治疗,予玉屏风散益气固表;因"汗为心之液",症见舌尖红、小便热,予导赤散泻心火。二诊加用牡蛎散,补敛并用,固表止汗。三诊,患者有受凉后服用有发汗作用的西药使得汗量增加,换用桂枝汤以调和营卫。服方后汗出仍明显,结合舌脉,从脾虚湿盛论治,予四君子汤、平胃散以燥湿使湿去而汗自收。经上述治疗,日间自汗减少,唯盗汗疗效不甚明显,当遵《素问·

脏气法时论》"肾病者,……寝汗出,憎风"和"肾主五液"之说,故转从肾入手,方用知柏地黄丸合牡蛎散收到较好疗效。

(二)病案 2

患者,女,62 岁,已婚,退休工人。

主诉:反复畏寒、汗出、易感冒 1⁺年。

一诊(2015 年 3 月 18 日):畏寒,自觉腰以下冷,盖被上半身则汗出,汗质清稀,易感冒,面白少华,少寐,次日精神欠佳,无身痛,纳差,二便尚调,舌淡夹紫,苔中微白腻,脉细。

中医诊断:肺脾气虚,卫阳不足。

中医治法:温阳健脾,补肺益气。

方药:黄芪建中汤、玉屏风散加味。12 剂,水煎内服,每日 1 剂。用药如下:

黄芪 15 g	桂枝 5 g	白芍 15 g	大枣 5 g
甘草 5 g	薏苡仁 15 g	浮小麦 12 g	炒白术 15 g
防风 9 g	苍术 9 g		

二诊(2015 年 4 月 15 日):服方后症状明显减轻,上半身汗出以背心为主,大便不成形,舌淡夹紫,苔中白黏腻,脉细。守一诊方加炮姜以加强健脾温阳之功。10 剂,水煎内服,每日 1 剂。用药如下:

黄芪 15 g	桂枝 5 g	白芍 15 g	大枣 5 g
甘草 5 g	薏苡仁 15 g	浮小麦 12 g	炒白术 15 g
防风 9 g	苍术 9 g	炮姜 6 g	

半个月后患者来电,诉诸症已愈。

按:《灵枢》说:"卫气者,所有温分肉,充皮肤,肥腠理,司关阖者也。"《灵枢·营卫生会》曰:"人受气于谷,谷入于胃,以传与肺,五脏六腑皆以受气。其清者为营,浊者为卫。"卫气的生成及运行与脾、胃、肺关系密切。本例患者以"畏寒、汗出、易感冒"为主要症状,系卫气不足的表现,戴老遵久病体虚、"虚劳里急,诸不足,黄芪建中汤主之"及"大凡表虚不能卫外者,皆当先建立中气"的思路,使用方方相合治本为主兼止汗而收效。

(三)病案 3

患者,男,57 岁,已婚,工人。

主诉:反复汗出3⁺年,加重1周。

一诊(2013年9月28日):昼夜汗出,汗质黏滞,以胸背部汗出为主,神疲乏力,晨起口苦,口气重,口干不欲饮水,时有恶心欲吐,目赤面红,少寐头昏,食欲稍差,大便时干时稀,小便短赤,舌质红绛,苔黄厚,脉象弦数。患者有长期饮酒史。

中医诊断:汗证(气虚湿热证)。

中医治法:益气清热渗湿,佐以敛汗。

方药:四君子汤、茵陈平胃散、牡蛎散加减。7剂,水煎内服,每日1剂。用药如下:

泡参15 g	炒白术15 g	茯苓12 g	甘草4 g
茵陈12 g	苍术9 g	厚朴12 g	陈皮12 g
法夏12 g	浮小麦15 g	麻黄根9 g	牡蛎18 g
夏枯草15 g	石菖蒲12 g	丹皮9 g	薏苡仁15 g

二诊(2013年10月8日):服方后汗出减少,目赤面红、口苦减轻,饮食稍增加,头昏有改善,口干不欲饮水,少寐,尿频短赤,夜尿3~4次,神倦乏力无明显减轻,大便时干时稀,舌质红,舌中根苔黄厚,脉象弦细数。守一诊方去麻黄根、法夏、茵陈、薏苡仁,将泡参改为太子参,加导赤散进治。6剂,水煎内服,每日1剂。用药如下:

淡竹叶6 g	生地12 g	木通9 g	黄连3 g
太子参18 g	炒白术15 g	茯苓12 g	甘草4 g
苍术9 g	厚朴12 g	陈皮12 g	浮小麦15 g
牡蛎18 g	石菖蒲12 g	丹皮9 g	炒黄柏12 g

三诊(2013年10月15日):服方后已无汗出,尿频短赤明显减轻,夜尿1~2次,口干减轻,口气已无,神倦乏力、睡眠稍有改善,但易于惊醒,饮食渐复,大便正常,时感腰膝酸软,视物模糊,舌质偏红,苔中根黄厚,脉象弦细。此为湿热伤肾,方用二至丸、一安散、二妙散、酸枣仁汤加减。6剂,水煎内服,每日1剂。用药如下:

酸枣仁18 g	茯神12 g	炙远志12 g	莲心6 g
陈皮12 g	旱莲草12 g	女贞子9 g	苍术9 g
炒黄柏12 g	枣皮12 g	山药12 g	黄连3 g
杜仲12 g	橘核9 g		

四诊(2013年10月23日):服方后腰膝酸软明显减轻,失眠持续改善,精神好

转,仍有视物模糊情况,舌质淡红,苔薄黄,脉象弦缓。守三诊方5剂进治。

电话随访1个月,患者症状稳定,续嘱戒酒,适当服用六味地黄丸巩固疗效。

按:汗证多由于阴阳失调,腠理不固,而致汗液外泄失常。本例患者由于长期饮酒,由酒生湿热,蕴结脾土,脾气损伤,而致气虚湿热证,久则土中湿热下流乘及肾水则肾伤而小便短赤、夜尿频、腰膝酸软;汗由心主却与《难经·四十九难》"肾主液,入心为汗"有关,肾伤不主液,心伤汗不守则昼夜绵绵汗出而质黏;本例治疗重在益气清利湿热,并与补肾滋肾水相结合,既有扶正又有祛邪,而非单纯见汗止汗,由于病机、方证环环相扣,故能达到较好的临床效果。

二、失眠

(一)病案1

患者,男,45岁,已婚,教师。

主诉:反复失眠3⁺月伴胃脘部隐痛。

一诊(2014年9月10日):睡眠时间减少,难以入睡,中途易醒,醒后再次入睡困难,伴胃脘部隐痛不适,次日头部沉重如裹,且有麻木感,怕冷,体重下降,大便稀溏,每日1~2次,夜尿1~2次,神倦乏力,活动后气短气促,咽有阻塞感而有痰滞于中,口腥气重,舌质淡,舌体胖大有齿痕,黄厚腻,脉弦缓无力。有慢性浅表性胃炎、胆囊多发息肉等病史。

中医诊断:失眠(湿浊困脾证),胃脘痛(气虚湿热证)。

西医诊断:睡眠障碍,胃肠功能紊乱,慢性浅表性胃炎,胆囊多发息肉。

中医治法:醒脾化浊,佐以益气安神。

方药:四君子汤、平胃散、十味温胆汤加减。3剂,水煎内服,每日1剂。用药如下:

石菖蒲12 g	炙远志12 g	五味子9 g	炒枣仁12 g
法夏12 g	陈皮12 g	茯苓12 g	甘草4 g
竹茹6 g	枳实9 g	炒白术12 g	南沙参15 g
苍术12 g	炒黄柏9 g		

二诊(2014年9月13日):服方后胃脘部隐痛减轻,头痛加重,有跳痛感,睡意感明显,但中途易醒,背部多汗,质不黏滞,遇冷风则肌肉有冷感,多矢气,大便不成

形,每日 1~2 次,仍怕冷,神倦,活动后气短气促,舌质淡白,舌体胖大,苔黄厚,脉弦细。一诊方去十味温胆汤,改为和中汤、四君子汤、平胃散加味。3 剂,水煎内服,每日 1 剂。用药如下:

白蔻仁 9 g	藿香 9 g	法夏 12 g	陈皮 12 g
太子参 12 g	茯苓 12 g	茯神 9 g	甘草 5 g
苍术 9 g	厚朴 12 g	藁本 12 g	蔓荆子 9 g

三诊(2014 年 9 月 17 日):服方后头痛及失眠症状改善,胃脘部疼痛持续减轻,气短气促减轻,耳鸣、鼻塞与睡眠姿势有关,夏天时皮肤易出现裂纹,腰背部汗出,咽中阻塞感减轻,大便不成形,每日 1 次,夜尿 1 次,舌质淡红,舌体胖大边有齿痕,苔黄,脉弦细。守二诊方加二至丸进治。5 剂,水煎内服,每日 1 剂。用药如下:

旱莲草 12 g	女贞子 9 g	白蔻仁 9 g	藿香 9 g
法夏 12 g	陈皮 12 g	太子参 12 g	茯苓 12 g
茯神 9 g	甘草 5 g	苍术 9 g	厚朴 12 g
藁本 15 g	蔓荆子 9 g	薏苡仁 15 g	

四诊(2014 年 9 月 23 日):入睡较前改善,但多梦,睡后背部冷汗出,耳鸣、鼻塞、足心及关节怕冷,目干涩而胀,腰酸,活动量大时神倦少气,大便不成形,每日 1 次,舌质红,舌体胖大,苔中黄,脉弦缓。方用七味白术散、平胃散、和中汤合方进治。5 剂,水煎内服,每日 1 剂。用药如下:

藿香 9 g	葛根 9 g	山栀 9 g	法夏 12 g
陈皮 15 g	茯苓 12 g	苍术 9 g	厚朴 12 g
南沙参 18 g	炒白术 12 g	甘草 5 g	炒枣仁 15 g
石菖蒲 9 g			

五诊(2014 年 9 月 29 日):服方后失眠明显改善,头痛而沉,大便数日 1 次,时有腹胀或肠鸣,得呃逆或矢气后缓解,时有四肢肌肉瞤动,舌质红,舌体胖大,苔根苔黄厚,脉弦细。属脾虚湿盛证,守二诊方加茵陈、黄柏、防风以清热除湿。5 剂,水煎内服,每日 1 剂。用药如下:

白蔻仁 9 g	藿香 9 g	法夏 12 g	陈皮 9 g
太子参 12 g	茯苓 12 g	茯神 9 g	苍术 9 g
厚朴 12 g	藁本 12 g	蔓荆子 9 g	防风 9 g
黄柏 9 g	茵陈 12 g		

六诊(2014年10月8日):服方后头痛减轻,失眠明显改善,每晚能入睡5~6 h,大便通畅,每日1次,腹胀、肠鸣减轻,未感肌肉瞤动,舌质淡红,苔薄黄,脉弦细。守五诊方进治。6剂,水煎内服,每日1剂。用药如下:

白蔻仁9 g	藿香9 g	法夏12 g	陈皮9 g
太子参12 g	茯苓12 g	茯神9 g	苍术9 g
厚朴12 g	藁本12 g	蔓荆子9 g	防风9 g
黄柏9 g	茵陈12 g		

电话随访1个月,患者病情稳定,未见发作。嘱其饮食调理,注意起居,适当运动。

按:本例中,患者的病程虽短,但存在多种疾病,既有功能性病变,又有器质性病变,针对患者诸多症状,戴老以失眠、胃脘痛两病病机在湿浊困脾与脾虚生湿,心神不守,抓住本虚标实而"异病同治"原则,失眠的病位在心,其本在脾(胃),结合以"五脏藏神""脾藏意"理论为据,投四君子汤、平胃散、十味温胆汤等加减,治疗以除病因为主,整个过程仅加酸枣仁一味安神助眠药物,临床疗效同样显著。

(二)病案2

患者,女,51岁,已婚,工人。

主诉:反复少寐多梦5⁺年,复发1个月。

一诊(2015年3月16日):少寐多梦,难以入睡,中途易醒,醒后再次入睡困难,夜尿4~5次,心烦易怒,情绪不宁,潮热汗出,次日神倦,大便正常,目赤,舌质红少津,苔黄,脉细缓。

中医诊断:失眠(肝热肾虚证)。

西医诊断:更年期综合征。

中医治法:清肝泻热,补肾安神。

方药:交泰丸、二至丸、导赤散去木通加味。6剂,水煎内服,每日1剂。用药如下:

龙齿20 g	肉桂3 g	黄连3 g	莲心6 g
淡竹叶6 g	朱茯苓9 g	生地15 g	当归12 g
甘草3 g	旱莲草12 g	女贞子9 g	淡豆豉12 g
夜交藤15 g	栀子9 g	夏枯草15 g	丹皮9 g

二诊(2015年3月23日):服方后失眠改善,入睡较前容易,能入睡5 h左右,余症同前,前阴瘙痒,咽痒,心烦。守一诊方加木通清心热。6剂,水煎内服,每日1剂。用药如下:

木通9 g	龙齿20 g	肉桂3 g	黄连3 g
莲心6 g	栀子9 g	夏枯草15 g	丹皮9 g
淡竹叶6 g	朱茯苓9 g	生地15 g	当归12 g
甘草3 g	旱莲草12 g	女贞子9 g	淡豆豉12 g
夜交藤15 g			

三诊(2015年4月2日):服方后睡眠情况持续改善,心烦潮热明显减轻,瘙痒减轻,夜尿2～3次,目赤改善,精神好转,舌质尖红,苔中根黄,脉弦。方用交泰丸、二至丸、导赤散、丹栀逍遥散加味。6剂,水煎内服,每日1剂。用药如下:

龙齿20 g	肉桂3 g	黄连3 g	淡竹叶6 g
朱茯苓9 g	生地15 g	当归12 g	旱莲草15 g
女贞子9 g	栀子9 g	制远志12 g	丹皮9 g
甘草4 g			

四诊(2015年4月9日):服方后睡眠情况持续改善,能入睡6 h,睡眠质量较好,夜尿明显减少,情绪趋于平稳,舌质淡红,舌尖偏红,苔薄黄,脉弦。守三诊方去龙齿。6剂,水煎内服,每日1剂。用药如下:

肉桂3 g	黄连3 g	淡竹叶6 g	朱茯苓9 g
生地15 g	当归12 g	旱莲草15 g	女贞子9 g
栀子9 g	制远志12 g	丹皮9 g	甘草4 g

3个月后电话随访,患者病情稳定,精神、睡眠可,情绪稳定。

按:失眠的原因很多,但总与心、脾、肝、肾及阴血不足有关,属阳盛阴衰,阴阳失交,正如《景岳全书·不寐》中言:"其阴精血之不足,阴阳不交,而神有不安其室耳。"戴老认为"五脏藏神"与"气血不和神不安"为失眠的基础病机。本例重点在肝热肾虚,肝热可致心热,肾虚可致心肾不交,戴老以交泰丸交通心肾,二至丸滋补肾阴,丹栀逍遥散清泻肝热,导赤散清心泻火,针对前阴瘙痒、咽痛、心烦等,考虑与心火肝热有关,故加夏枯草、淡竹叶、木通等清泄心肝之火。

（三）病案 3

患者,女,52 岁,已婚,营业员。

主诉:反复少寐多梦 2$^+$年,复发 1 周。

一诊(2014 年 9 月 11 日):少寐多梦,甚至不能寐,入睡困难,早醒,烦躁,食欲不振,口苦痰多,胃脘不适,口中黏滞,肠鸣,大便完谷不化,小便正常。舌尖红,舌体胖大边有齿痕,苔薄黄,脉弦缓无力。有慢性胃炎并肠化病史。

中医诊断:失眠(痰火扰心证)。

中医治法:泻火化痰,佐以安神。

方药:十味温胆汤加味。6 剂,水煎内服,每日 1 剂。用药如下:

石菖蒲 9 g	竹茹 6 g	枳壳 9 g	法夏 12 g
陈皮 12 g	朱茯苓 9 g	制远志 12 g	酸枣仁 15 g
五味子 9 g	夜交藤 12 g	白术 15 g	黄连 3 g
龙齿 18 g			

二诊(2014 年 9 月 17 日):服方后入睡情况有改善,但仍早醒,痰量减少,口苦口腻减轻,心烦多虑,仍肠鸣矢气多,食欲不振,面黄无泽,舌尖红有齿痕,苔白厚,脉弦细。属气虚痰热所致失眠,治以益气化痰、交通心肾,方用四君子汤、交泰丸、十味温胆汤加减。6 剂,水煎内服,每日 1 剂。用药如下:

太子参 12 g	白术 12 g	茯苓 12 g	甘草 3 g
石菖蒲 9 g	枳壳 9 g	制远志 12 g	酸枣仁 15 g
黄连 3 g	肉桂 3 g	龙齿 20 g	朱茯苓 9 g
法夏 12 g	陈皮 12 g	当归 9 g	白芍 12 g

三诊(2014 年 9 月 24 日):服方后睡眠情况持续改善,食欲改善,肠鸣减轻,头晕,面黄无泽,血压偏低,记忆力下降,舌尖红,齿痕舌,苔薄黄,脉弦缓无力。守二诊方将肉桂改为益智仁,加五味子进治,暂不用龙齿。5 剂,水煎内服,每日 1 剂。用药如下:

太子参 12 g	益智仁 12 g	五味子 9 g	白术 12 g
茯苓 12 g	甘草 3 g	石菖蒲 9 g	枳壳 9 g
制远志 12 g	酸枣仁 15 g	黄连 3 g	朱茯苓 9 g
法夏 12 g	陈皮 12 g		

四诊(2014年9月30日):服方后头晕改善,精神好转,能自行入睡6 h,大便正常,舌质淡红,齿痕舌,苔薄黄,脉弦缓无力。守四君子汤、十味温胆汤加减。6剂,水煎内服,每日1剂。用药如下:

太子参12 g	炒白术15 g	茯苓12 g	甘草4 g
陈皮9 g	法夏12 g	枳壳9 g	制远志15 g
黄连3 g	竹茹6 g	五味子9 g	

1个月后电话随访,患者睡眠情况正常,偶有胃脘部不适,嘱定期消化科门诊随诊。

按:戴老指出"胃脉络心"。《素问·逆调论》言:"胃不和则卧不安。"患者有长期胃脘痛病史,久病不愈以致脾胃虚弱,痰热内生,胃气不和,致夜寐不安,故见少寐;脾虚气血运化无源,心神失养,亦可致少寐多梦。故本例属虚实夹杂,治以泻火化痰,辅以健脾安神,标本兼顾,方能安神定志,药到病除。

三、口疮

患者,女,66岁,已婚,退休工人。

主诉:反复口腔溃疡1[+]年,复发1周。

一诊(2013年2月25日):口腔黏膜多发溃疡,覆盖黄白色斑点,溃疡稀散或糜烂,周围色红,疼痛不甚,口干而口中腥气,因疼痛影响进食而不思饮食,大便稀溏,每日2~3次,少寐多梦,醒后难以入睡,次日精神尚可,齿痕舌,舌尖红,苔中根黄,脉弦细。既往有慢性胃炎病史。

中医诊断:口疮(土虚火浮证)。

中医治法:扶土伏火。

方药:四君子汤、封髓丹、导赤散加味。5剂,水煎内服,每日1剂。睡前含少许药液于口中,片刻后再服下。用药如下:

南沙参15 g	白术12 g	茯苓12 g	甘草3 g
黄柏9 g	砂仁12 g	山药15 g	连翘12 g
淡竹叶5 g	生地12 g	木通9 g	

二诊(2013年3月3日):服方后口疮相关症状减轻,口中腥气仍在,牙灼痛明显,大便稀溏,舌尖红,少津,苔薄黄,脉弦细。守一诊方加玉女煎以滋少阴水、清阳明热进治。10剂,水煎内服,每日1剂。用药如下:

生石膏 18 g	知母 9 g	生地 15 g	麦冬 15 g
木通 9 g	怀牛膝 9 g	淡竹叶 3 g	南沙参 15 g
白术 12 g	茯苓 12 g	连翘 12 g	黄柏 9 g
砂仁 9 g	山药 15 g		

三诊(2013 年 3 月 16 日):服方后口疮症状持续改善,左侧口腔黏膜溃疡愈合,右侧口腔黏膜溃疡仍在,晨起牙龈出血,血色淡红,口气减轻,大便质软成形,2日 1 次,舌红,苔薄黄腻,脉弦细。方用玉女煎、封髓丹、枳术丸加味。6 剂,水煎内服,每日 1 剂。用药如下:

生石膏 18 g	知母 9 g	生地 15 g	麦冬 12 g
怀牛膝 9 g	黄柏 9 g	砂仁 9 g	山药 15 g
白术 15 g	枳壳 9 g	夏枯草 15	甘草 3 g

四诊(2013 年 3 月 22 日):因饮食不节致口疮复发,舌尖及咽峡部可见溃疡面,大便干结,2 日 1 次,舌质红,舌尖剥脱苔,中根苔黄,脉弦细数。此属心胃实热,治以清热伏火,方用厚朴三物汤、导赤散、封髓丹加味。5 剂,水煎内服,每日 1剂。用药如下:

厚朴 12 g	枳实 9 g	酒制大黄 5 g	生地 15 g
木通 9 g	淡竹叶 6 g	黄柏 9 g	砂仁 9 g
白术 15 g	山药 15 g	丹皮 12 g	怀牛膝 9 g

五诊(2013 年 3 月 28 日):服方后右侧黏膜溃疡愈合,舌尖、咽峡部溃疡未愈,口周皮肤有少许疮疖,口干,大便干燥,排出不畅,舌红,苔黄腻,脉弦细。守四诊方加增液汤以润肠通腑。6 剂,水煎内服,每日 1 剂。用药如下:

玄参 9 g	麦冬 12 g	生地 12 g	生石膏 18 g
知母 9 g	怀牛膝 9 g	黄柏 9 g	砂仁 12 g
山药 15 g	白术 15 g	枳实 9 g	酒制大黄 4 g

六诊(2013 年 4 月 3 日):服方后口疮症状稳定,口气已除,手麻,大便干结,舌红,苔少许剥脱,脉弦缓。属心脾积热,余毒未尽,治以清心泻热,方用导赤散、泻黄散加味。5 剂,水煎内服,每日 1 剂。用药如下:

生地 15 g	木通 9 g	淡竹叶 6 g	藿香 9 g
山栀 9 g	生石膏 18 g	防风 9 g	甘草 4 g
连翘 15 g	赤芍 5 g		

七诊(2013 年 4 月 9 日):服方后口疮愈合,大便正常,手麻症状消失,舌红,苔微薄黄,脉细。效不更方,守六诊方加灯心草以加强清心作用。5 剂,水煎内服,每日 1 剂。用药如下:

灯心草 2 g	生地 15 g	木通 9 g	淡竹叶 6 g
藿香 9 g	山栀 9 g	生石膏 18 g	防风 9 g
甘草 4 g	连翘 12 g	赤芍 5 g	

按:戴老认为,脾开窍于口,脾络布于舌下,口腔黏膜有赖于脾气煦养;心开窍于舌,心脉布于舌上,舌的气血靠心主脉濡之,一旦脾虚则土中之火上浮,复加心火上炎,每多出现口疮,故从土虚火浮论治口疮。故一诊扶土伏火、健脾,以封髓丹、导赤散、四君子汤加味;二诊存在土虚火浮与阳明热少阴不足,故加玉女煎进治;三诊加强扶土伏火治法,故加枳术丸;四诊出现心胃实火,故方随证变而加用导赤散、厚朴三物汤;五诊肠中津伤而加用增液汤以润肠通腑;六诊、七诊针对心脾积热投导赤散、泻黄散以化解余毒。

四、口气

患者,女,39 岁,已婚,工人。

主诉:口气重半个月。

一诊(2014 年 4 月 8 日):口气重,口中有腥臭味,夜间睡眠时口中流涎,神疲倦怠,饮食一般,进食稍多则腹胀,大便稀溏,每日 2~3 次,形体偏胖,无腹痛,小便正常,睡眠可,舌尖红,苔淡黄而腻,脉弦缓。

中医诊断:口气(脾虚湿盛证)。

中医治法:健脾益气,芳香化湿。

方药:理中汤、藿朴夏苓汤加减。6 剂,水煎内服,每日 1 剂。用药如下:

南沙参 18 g	白术 12 g	茯苓 12 g	甘草 3 g
藿香 9 g	佩兰 9 g	荷叶 6 g	法夏 12 g
益智仁 9 g	通草 3 g	炮姜 6 g	淡竹叶 6 g

二诊(2014 年 4 月 15 日):服方后口气重、口中腥臭异味明显减轻,仍大便稀溏,每日 2~3 次,神倦乏力,进食稍多仍有腹胀,口中流涎仍在,舌尖微红,苔中根黄腻,脉缓。守一诊方加砂仁进治。6 剂,水煎内服,每日 1 剂。用药如下:

砂仁 9 g	南沙参 18 g	白术 15 g	茯苓 12 g
甘草 3 g	藿香 9 g	佩兰 9 g	荷叶 6 g
法夏 12 g	益智仁 9 g	通草 5 g	炮姜 6 g
淡竹叶 6 g			

三诊(2014 年 4 月 22 日):服方后大便稀溏,神倦乏力有改善,大便每日 1 次,质偏稀,流涎减轻,腹胀仍存,舌质淡红,苔中根黄腻,脉缓。守二诊方去通草、益智仁、荷叶、佩兰,加平胃散、炒扁豆进治。6 剂,水煎内服,每日 1 剂。用药如下:

苍术 9 g	陈皮 12 g	法夏 12 g	炒白术 15 g
厚朴 12 g	砂仁 9 g	炒扁豆 15 g	藿香 12 g
枳壳 9 g	南沙参 15 g	茯苓 12 g	薏苡仁 15 g
甘草 4 g			

四诊(2014 年 4 月 30 日):服方后大便情况改善,成形,腹胀减轻,精神好转,舌质淡红,苔中偏腻,脉缓。守三诊方,巩固疗效。5 剂,水煎内服,每日 1 剂。用药如下:

苍术 9 g	陈皮 12 g	法夏 12 g	炒白术 15 g
厚朴 12 g	砂仁 9 g	炒扁豆 15 g	藿香 12 g
枳壳 9 g	南沙参 15 g	茯苓 12 g	薏苡仁 15 g
甘草 4 g			

按:口气属内科杂病中的一种,是指从口中发出异常气味。口气的治疗亦需辨证,戴老指出,口气有二种情况,一是热胜则腐的酸热口气,二是水湿不化积存的腥气。如口气臭秽者,属胃热;如口气酸臭,伴食欲不振,脘腹胀满者,多属食积胃肠。本例患者气味腥臭,伴大便稀溏,神倦乏力,食后腹胀等,属脾胃虚寒,为脾虚湿浊中阻,浊气上犯所致,故治疗以健脾益气、芳香化湿为法,并随证加减,所用方药乃复脾主运化功能而收效。

五、多涎

患者,女,23 岁,未婚,教师。

主诉:夜间流涎量多 3⁺月。

一诊(2014 年 11 月 1 日):夜间流涎,量多,质清稀,饮食尚可,大便正常,小便偏黄,怕冷,唇红,神倦,睡眠欠佳,多梦,舌边有齿痕,舌尖红绛,苔微黄,脉细。平素工作繁忙,长期晚睡,喜冷饮。

中医诊断:多涎(脾虚心热证)。

中医治法:健脾益气,佐以清心。

方药:理中汤、导赤散加味。6 剂,水煎内服,每日 1 剂。用药如下:

太子参 12 g	炮姜 6 g	炒白术 12 g	茯苓 12 g
生地 15 g	木通 9 g	淡竹叶 5 g	黄连 3 g
甘草 5 g	芡实 12 g		

二诊(2014 年 11 月 5 日):服方后流涎减少,质地清稀,但有腥臭味,余症均有改善,齿痕舌,舌尖红绛,苔薄白,脉细。效不更方,加荷叶以升清、佩兰以芳香化浊。6 剂,水煎内服,每日 1 剂。用药如下:

太子参 12 g	炮姜 6 g	炒白术 12 g	茯苓 12 g
生地 15 g	木通 9 g	淡竹叶 5 g	黄连 3 g
甘草 5 g	芡实 12 g	荷叶 5 g	佩兰 9 g

三诊(2014 年 11 月 22 日):流涎较上周继续减少,气味减轻,睡眠改善,余无特殊,齿痕舌,舌尖红绛,苔薄白,脉细。守二诊方去炮姜,改为四君子汤、导赤散加丹皮进治。

丹皮 9 g	太子参 12 g	炒白术 12 g	茯苓 12 g
生地 15 g	木通 9 g	淡竹叶 5 g	黄连 3 g
甘草 5 g	芡实 12 g	荷叶 5 g	佩兰 9 g

半个月后电话随访,患者诉病症已愈。

按:多涎是指唾液分泌过多,频繁吞咽或吐出,甚至自行流出口外之症,也称喜唾。本例患者平素喜食冷饮,易损伤脾阳。《素问·至真要大论》曰:"诸病水液,澄澈清冷,皆属于寒。"《素问·宣明五气》曰:"五气所病……脾为吞……五脏化液……脾为涎。"可见患者流涎、量多、质清稀,为脾胃阳虚,饮食精微不能为津液濡养脏腑,反而凝聚为涎;脾虚湿浊不化,则涎有腥臭味;脾主四肢肌肉,脾阳亏虚,不能温煦肢体,故见怕冷。患者长期晚睡,工作繁忙,劳心火旺,心火独旺,则舌尖红、小便黄、多梦眠差。因此,本例病性为虚实夹杂,虚为脾阳虚,实为心火旺,治疗时紧扣病机,以理中汤健脾温阳、导赤散清心泻火。本例依据证候特点及病机合方加味,思路清晰,收效迅速。

六、湿温病

患者,女,60岁,已婚,工人。

主诉:反复发热1⁺月。

一诊(2015年7月21日):发热,以低热为主,伴见口渴不欲饮水,身重困倦,头晕,头闷痛,食欲不振,小便黄,大便溏稀,排出不畅,口中黏滞,舌质淡红,苔白厚腻,脉濡缓。

中医诊断:湿温病(湿重于热证)。

中医治法:除湿清热,佐以健脾。

方药:藿朴夏苓汤、枳术丸加味。5剂,水煎内服,每日1剂。用药如下:

藿香12 g	厚朴12 g	防风12 g	法夏12 g
陈皮12 g	茯苓12 g	淡竹叶5 g	砂仁9 g
薏苡仁15 g	杏仁9 g	白术15 g	枳壳9 g
苍术9 g			

二诊(2015年7月26日):服方后热退,体温正常2日,口渴减轻,食欲稍有好转,仍头晕头重,周身困重,小便黄,大便稀溏,排出不畅,舌质淡红,苔白腻,脉濡缓。守一诊方加石菖蒲、黄柏进治。6剂,水煎内服,每日1剂。用药如下:

藿香12 g	厚朴12 g	防风12 g	法夏12 g
陈皮12 g	茯苓12 g	淡竹叶5 g	砂仁9 g
薏苡仁15 g	杏仁9 g	炒白术15 g	枳壳9 g
苍术9 g	石菖蒲12 g	黄柏12 g	

三诊(2015年8月1日):服方后未见发热情况,体温已正常8日,头晕、头痛及周身困重情况减轻,大便成形,排出通畅,小便正常,微感乏力神倦,进食稍多则感腹胀,活动后气短,面黄无泽,舌质淡红,苔白微腻,脉濡缓。此属余邪未净,耗伤脾胃之气所致,方用四君子汤、藿朴夏苓汤加减。6剂,水煎内服,每日1剂。用药如下:

南沙参12 g	茯苓12 g	炒白术15 g	甘草3 g
藿香9 g	厚朴12 g	砂仁9 g	鸡内金6 g
麦芽9 g	苏梗9 g	陈皮12 g	

带药返家,半个月后电话随访,患者无发热情况,饮食、起居如常人。

按：本例中戴老结合患者有身热不扬、头身困重、大便稀溏、食欲不振等症状，且病发于长夏季节，考虑湿温病的诊断，结合兼证，属湿重于热证，其病因为太阴内伤，湿饮停聚，客邪再至，内外相引，故病湿热。叶天士在《温热论》中精辟地论述了湿热为患的病理机制"在阳旺之躯，胃湿恒多；在阴盛之体，脾湿亦不少，然其化热则一"，指出虽有卫气营血浅深层次的变化，但主要稽留气分，病位以中焦脾胃为中心，初起以湿为主，病程中有湿化、热化，后期出现寒化、燥化。湿化、寒化伤阳，热化、燥化伤阴。本例属气分证的湿热郁阻脾胃，治疗上始终标本兼顾，除湿清热时，佐以健脾益气，顾护脾胃之功。

第六章

戴永生教授弟子发表老师临床经验论文选录

临证病例三则

吴春 指导:戴永生

戴永生教授,主任医师,贵州省知名中医,从医执教近 40 年,今有幸随师临床实习和侍诊,受益匪浅。现录验案 2 则以窥其医术。

1.暖胞散症除囊肿

聂某,女,28 岁,未婚。2005 年 4 月 30 日一诊,因腹痛在市级某医院行 B 超检查提示左侧卵巢巧克力囊肿(73 mm×60 mm),团块边界清楚,未见血块。因未婚拒做手术而请中医保守治疗。刻诊*:自觉左少腹及腰部重坠冷痛,随手扪或情绪波动而加重,但得温可缓解。近 3 个月来,神疲乏力,面有褐斑,月经周期或长或短,经量时多时少,经色紫暗,行经不畅兼及胸、胁、腰、腹等酸重,手足心微热,饮食未减,二便正常,舌质淡红,舌体胖大,苔白润,脉沉细弦。四诊合参,当属肝郁气滞、寒凝胞脉所致肠覃,兼有月经愆期。权衡缓急当二者并调,治以疏肝调经、暖胞散症。方用柴胡疏肝散合温经汤加减。药用:小茴香 12 g,香附 12 g,丹参 12 g,杜仲 12 g,台乌药 9 g,柴胡 9 g,川芎 9 g,佛手 9 g,橘核 9 g,茯苓 15 g,百合 15 g,肉桂 4 g,甘草 4 g,10 剂,每日 1 剂,水煎取汁分 3 次温服。2005 年 5 月 15 日二诊:服方后自觉胸、胁、腰、腹等酸重略减,余症同前,守一诊方加减。药用:小茴香 12 g,延胡索 12 g,丹皮 12 g,益母草 12 g,台乌药 9 g,檀香 9 g,柴胡 9 g,生地 20 g,薏苡仁 20 g,赤芍 9 g,佛手 9 g,丝瓜络 9 g,丹参 15 g,甘草 4 g,15 剂,服法同前。2005 年 5 月 22 日三诊:服方后胸、胁、腰、腹等酸重继续减轻,随手扪和情志变化后仍加重,月经趋于正常,脉舌及余症同前,在二诊方中加入沉香 2 g 固肾为要。仍投 10 剂缓治。2005 年 6 月 12 日四诊:月经周期、色泽、质地及经量均恢复正常。胸、胁酸重除,腰部重坠冷痛消除,左少腹仍有坠胀痛感,但无冷感,手足心不热,舌质淡红,舌体胖,苔薄白,脉弦。用三诊方加浙贝母 15 g 涤痰散结,进服 20 剂。2005 年 7 月 17 日五诊:患者左少腹微坠胀痛,手触有压痛,舌质淡红,苔薄白,脉弦,曾去省级

---

* 指患者就诊时的症状、体征等。

某医院做 B 超提示巧克力囊肿缩至 53 mm×40 mm,思药已有效,专授温经汤加减,连服 21 剂以暖胞散症。药用:桂枝 5 g,吴茱萸 6 g,川芎 9 g,当归 12 g,丹皮12 g,干姜 9 g,天冬 12 g,益母草 15 g,小茴香 9 g,甘草 4 g,白芍 18 g,阿胶(后下)10 g,共 10 剂。此后 1 年间,围绕消除"囊肿",主用温经汤并结合就诊时的兼证(电话义诊)或入黑逍遥散,或入芩连四物汤等,并加入走窜通络化症的制穿山甲粉,每次0.5 g 冲服,醋制大黄 5 g 入血分以散结块,按 3 天服 2 剂的方法,共服方 200 余剂。2006 年 6 月 13 日六诊:再去省级某妇科医院做 B 超检查,"囊肿"缩至 13 mm×9 mm,少腹坠痛已除,唯月经量偏少,淡黑色,舌质淡红,苔薄白,脉弦细。当属血虚肝郁证,治以养血疏肝,方用胶艾四物汤与逍遥散合方加减,连服 20 剂。药用:阿胶(后下)10 g,艾叶 10 g,生地 15 g,丹参 12 g,川芎 9 g,白芍 15 g,赤芍 5 g,杜仲12 g,柴胡 10 g,佛手 10 g,郁金 10 g,甘草 4 g。2006 年 7 月 28 日七诊:服方后经量恢复正常,余无不适,舌质微红,苔薄白,脉弦细,第 3 次 B 超复查提示左少腹未见卵巢巧克力囊肿。守六诊方加益母草 15 g 活血调经,连服 10 剂后参加了健身活动,不再服药。至 2007 年 8 月第 4 次复查,囊肿已全部消除而收效。

按:中医无"卵巢巧克力囊肿"之说,但类似于《黄帝内经》"肠覃"的病证。该病多由气滞痰浊内停或血不流而寒邪搏聚卵巢附近,形成圆滑柔韧的肿块。本例乃由肝郁气滞、寒凝胞脉所致,并与月经失调相杂,故取柴胡疏肝散之意以行气调经,温经汤之方以散寒化症。临床选药有三:一是用桂枝、吴茱萸、柴胡、台乌药、檀香、小茴香等以调肝散寒、温经通络;二是用赤芍、延胡索、益母草、丹皮、浙贝母、穿山甲等以化瘀涤痰散症;三是用生地、阿胶等滋水柔肝,养血畅脉。宿疾缓图投方近 300 剂,终达气散寒消、胞脉畅通,收"囊肿"化解之效。

2.养阴解毒疗口疮

李某,男,72 岁。2004 年 1 月 9 日一诊,因不慎进食过热鹅汤,致口腔烫伤前来就诊。刻诊:自感疼痛难忍,张口可见红肿黏膜,伴有少许溃疡点,面色黄而少泽,口中流涎不止,不能进食,勉强进食则疼痛加重而胃脘胀满,兼有耳鸣,舌质光红,无苔,脉左弦缓,右细缓无力。四诊合参,此乃高热食品犹如壮火,灼伤口舌形成口疮,治以养阴益气、清热解毒。方用增液汤、四君子汤、黄连解毒汤加减。药用:南沙参 20 g,生地 12 g,麦冬 12 g,白术 12 g,北沙参 12 g,石斛 12 g,玄参 9 g,芡实 9 g,砂仁 9 g,黄芩 9 g,黄连 3 g,甘草 3 g,5 剂,每日 1 剂,煎汁分 3 次凉服。2004 年 1 月 16 日二诊,服方后口腔疼痛减轻,余症同前,一诊方加白芍 15 g 以养血敛阴、柔肝止痛,5 剂。2004 年 2 月 21 日三诊,口腔黏膜红肿消失,疼痛大减,但仍有溃疡点,舌苔渐生,能进食,但进食后胃脘已不胀满,口涎减少,脉细无力。治以益气生津、除余毒。药用:沉香粉(另包冲服)2 g,南沙参 20 g,白芍 15 g,白术 12 g,北沙参 12 g,麦冬 12 g,石斛 15 g,砂仁 12 g,玄参 9 g,芡实 9 g,益智仁 9 g,甘草 5 g,5 剂。2004 年 2 月 28 日四诊,服方后口腔黏膜修复,已无疼痛流涎,耳鸣消除,面色恢复正常,为巩固疗效,投 5 剂玄麦甘桔汤以善其后。

　　按:患者属高热食品所致烫伤,热毒攻入口腔,热盛则黏膜红肿,毒腐则口腔溃疡,终成口疮病证。中医认为高热食品犹如壮火,既伤阴又耗气,复加热毒入脉,况病人年高体弱,气阴已亏,权衡证治,故投增液汤固护阴液,四君子汤复其中土之气,佐用黄连解毒汤以清解热毒,尤妙加入沉香一味,其如《本经逢源》所说有"纳气归元"以防火逆上冲之弊,投方 15 剂而收效。

戴永生教授五行辨治医案三则

吴筱枫

吾师戴永生教授乃贵州省知名中医,从事中医五行系列研究十八载,所撰"五行辨证"已载入《世界传统医学诊断学》一书,在医术上善于将中医五行理论与临床辨证相结合,颇具诊疗特色。今将笔者随师门诊应用五行理论辨证治病验案 3 则整理如下,旨在探讨。

1. 土虚木乘之"胃脘痛"案

陈某某,女,55 岁。2004 年 8 月 6 日一诊,因不规则脘腹隐隐作痛年余,曾到某市级医院就诊,胃镜检查提示慢性胃黏膜炎。近因进食生冷病发而前来诊治。刻诊:脘腹冷痛,胀满不舒、牵连两胁,遇寒加重,揉按或热敷可缓解,神疲乏力,面色萎黄,少气懒言,口淡乏味,手足欠温,伴有腹痛欲泻,便稀而水多,泻后痛减,近 2 个月来常失眠、心悸,舌质淡胖、边有齿痕,舌尖有红星点,苔白厚,脉象寸弱而关弦细。四诊合参,当属久病脾土虚弱、肝木相乘所致的胃脘痛,治以扶土抑木、调和肝脾,方用理中汤、四逆散加味。药用:太子参 12 g,炮姜 9 g,茯苓 12 g,白术 12 g,枳实 9 g,木香 9 g,甘草 3 g,黄连 3 g,延胡索 12 g,银柴胡 9 g,佛手 9 g,夜交藤 9 g。3 剂,水煎服,每日 1 剂,分 3 次温服。2004 年 8 月 9 日二诊,服方后胃脘冷、胀引两胁大减,余症同前。守一诊方减黄连为 2 g,加炙远志 9 g,宁心调神为要,5 剂进服。2004 年 8 月 14 日三诊,脘腹冷痛已解,不再牵引两胁,大便每日 1 次,质软成形,面色转红,精神转好,手足渐温,口中和,舌象转正常,唯舌尖仍有红星点,脉细缓,因睡眠差而多梦。二诊方去枳实、木香、延胡索诸药以防耗气伤血,入朱茯神 9 g 取代茯苓,加强安神作用。2004 年 8 月 20 日四诊,患者自诉病已好。因思病属慢性胃黏膜炎,且服甘温理中药 10 余剂,为防损伤胃阴,嘱用芍药甘草汤送服香砂养胃丸调理半个月,以善其后。

按:本例病机转化有三:一是久病伤中而脾虚生寒,则有神疲乏力,脘腹冷胀,面色萎黄等;二是土虚木乘而见脘胁腹痛欲泻,脉弦;三是脾虚不能化生气血以奉养心神,为子病及母,出现寸脉弱、舌淡、心悸、失眠等症。故选用理中扶土以调肝脾,且气血得以化生而养心血,实寓倒相生"土生火"之义;将四逆散中柴胡改用银柴胡,在于柔肝疏土;复加少量黄连苦以健胃;心神不宁的失眠、心悸用朱茯神、炙远志、夜交藤安之。药中病机,重在调理肝脾相制关系和脾心相生关系,寥寥数剂而收效满意。

2. 水不涵木, 木火灼金之 "咯血" 案

张某某,男,64 岁。2004 年 4 月 17 日一诊,因反复咳嗽伴痰中带血半年,曾到省级某医院就诊,诊断为支气管扩张,虽经抗炎止血治疗好转,但每遇劳累、情志波动则复发。刻诊:反复咳嗽,咳则牵引胸胁疼痛,胸闷不舒,痰黄黏而带血,血色淡红而量少;面红目赤、唇红咽干、口干苦,大便数日 1 次;伴见眩晕耳鸣,舌绛苔黄而干,脉象弦细、尺脉弱。四诊合参,当属咯血,缘由年高体弱,肾水亏虚不能涵养肝木,进而虚火灼金、腑气上逆所致。治以滋水清肝,佐以通腑、止血。药用:玄参12 g,丹皮 9 g,百合 12 g,夏枯草 12 g,旱莲草 12 g,女贞子 9 g,五味子 6 g,白芍15 g,桑叶 12 g,菊花 12 g,石膏 40 g,甘草 4 g。共 3 剂,每日 1 剂,水煎取汁凉服。2004 年 4 月 20 日二诊,眩晕、耳鸣稍减,咳嗽减轻,痰色黄而略带血丝,大便 2 日 1次,舌红苔黄少津,脉弦尺弱,于一诊方加入炒大黄 4 g 以凉血通腑,三七粉 6 g 分服以止血,进服 5 剂。2004 年 4 月 26 日三诊,咯血等已平,大便通畅,唯偶见耳鸣伴腰膝酸软,因思诸症缘于肾水亏虚,故嘱患者服用六味地黄丸以善其后。

按:《严氏济生方》云"夫血之妄行也,未有不因热之所发",本例虚火源于患者年高肾水亏虚,不养肝木,进而虚火灼金,损伤肺络,复加大肠腑气不通,导致肺气上逆则咳而血出。方用二至丸加玄参、石膏甘凉辛寒并用,滋水涵木而熄妄行之火;因肺津已伤,故加百合、桑叶助肺金,且资肾水化源;炒大黄凉血止血,且通腑以助肺气肃降。诸药相合共达滋水清肝、通腑止血之功,多日痼疾终将化解。

3. 子盗母气, 反侮肺金之 "病毒性角膜炎" 案

漆某某,女,44 岁。2001 年 1 月 2 日一诊,因患者目疾到某市级医院诊断为病毒性角膜炎。刻诊:角膜混浊,视物有重影而不清,时觉体内阵阵火热上冲,头晕胀痛,口苦,耳鸣如潮,小便黄少,大便难解,每日 1 次,兼见腰痛,舌淡红,苔中黄,脉左细右弦。辨为肝热上扰目窍、下劫肾水所致目疾。治以平肝清火、滋水涵木。方用龙胆泻肝汤、二至丸加减。药用:龙胆草 9 g,山栀 12 g,银柴胡 9 g,生地 30 g,旱莲草 12 g,女贞子 9 g,当归 12 g,白芍 30 g,珍珠母 30 g,丹皮 12 g,桑叶 20 g,天麻15 g,刺蒺藜 12 g,甘草 3 g,黄芩 12 g。5 剂,每日 1 剂,水煎服,分 3 次温服。2001年 1 月 9 日二诊,服方后已觉内热下降,头晕胀痛、耳鸣口苦减轻,余症同前,守一

诊方加淡竹叶 6 g 以导心火下行,丝瓜络 10 g、地龙 6 g 以通络化瘀,改善目部血液运行,进服 5 剂。2001 年 1 月 16 日三诊,患者自诉视力改善,视物渐清晰,头晕胀痛、耳鸣口苦已无,小便转正常,唯大便仍干燥,舌脉同前。方用导赤散、二至丸、龙胆泻肝汤合方加减。2001 年 1 月 21 日四诊,服方 15 剂后角膜混浊消失,视力恢复,腰痛已除,大便正常,脉象平和。为强化疗效,嘱用清热明目之菊花与滋阴之玄参适量泡水代茶饮,半月而愈。

　　按:目分五轮分属五行,肝经上连目系而开窍于目,角膜病与肺、肝、肾所主之白睛、黑睛和瞳仁有关,此乃肝木火旺而反侮肺金,又下劫肾水,从而出现肾水亏而脑髓失养,目无所见之候。针对病机投龙胆泻肝汤直折风火,母实泻子,则入导赤散以泻心火,复入二至丸以滋水保肾,共调肺金、肝木、肾水三脏五行关系,收到不治"炎症"而目疾解除之效。

戴永生教授运用五行辨证治疗
肝木乘土之脾胃病经验拾粹

康坚强　罗旭慧

戴永生教授为国家级名老中医,贵阳中医学院教授,国内知名五行辨证研究专家,数十年研探与临床应用五行辨证论治中医内科等疾病,疗效显著,获病人与同道首肯。笔者于2005年8月至2008年6月,有幸随师临床实践3年,聆听其教诲,收获颇丰,今将其中医肝病五行辨证经验整理如下,与同道交流。

一、临床验案资料

1.肝气乘脾之脘腹胀痛案

患者,男,48岁。2006年12月7日一诊,因脘腹胀痛3个月而就诊。患者诉3个月前因起居不慎受寒而见脘腹胀痛、泄泻、肠鸣等,自行到药店购买止泻药治疗,腹泻止而脘腹稍胀痛,频频矢气,嗳气食少,因病情不重,生意繁忙未续治。近因夫妻关系不和,情绪紧张,渐生郁烦恼怒,而致病情加重。刻诊:脘腹胀痛,频频矢气,时肠鸣,嗳气食少,便稀溏,每日2~3次,郁烦恼怒时见胸胁胀闷及矢气、肠鸣等加重,舌淡红,脉弦。四诊合参,盖患者起居不慎,寒伤脾在先,寒湿困脾致脘腹胀痛、泄泻、肠鸣等,治不断根,缠绵久病,阴土虚而易为肝木相乘。夫妻关系不和,精神紧张,郁烦恼怒,肝气郁结,木气不达,肝木太过乘脾故见脘腹胀痛、频频矢气、时肠鸣、便稀溏、嗳气食少;又肝之经脉布胸胁,肝木太过化火,怒志失常,郁烦恼怒时气乱胸胁则胸胁胀闷及矢气、肠鸣等加重;舌淡红,脉弦乃肝木乘阴土之舌象、脉象。辨证:肝气乘脾;病机:脾土先虚,肝木不舒,横逆犯脾,脾土失运;治法:培土泄木;方用六君子汤加白芍、木香。顺肝木之性为补,逆肝木之性者为泄,因肝喜散而恶收,故辛为补,酸为泄,其中用酸收之白芍以泄肝,木香辛香,既可散肝行气补肝防白芍酸泄太过,又可入中州健脾、调中、导滞、止痛。7剂,水煎服,每日1剂,分2次内服。

2006年12月15日再诊,患者诉脘腹胀痛明显缓解,矢气时作,肠鸣、嗳气不见,便软,内食渐香,郁烦恼怒时胸胁、脘腹犹有胀闷感,舌脉如一诊。木气欲平,阴土将健,仍以一诊方续泄木培土,恐泻肝太过将酸收之白芍改用为 10 g。服用法如前,连用 7 日。并嘱其慎起居、调情志,和谐夫妻关系,忌辛辣寒凉饮食。7 日后三诊,除饮食欠香外,其余无任何不适。木土制化趋向正常,用六君子丸培土以善其后。

2. 肝气乘胃之呕酸案

患者,女,44 岁,教师,贵阳人。2007 年 5 月 13 日初诊,因工作不顺后,出现反复呕吐酸水 6 个月伴胃脘不舒前来就诊。患者诉半年前胃中酸水上泛,时作时止,曾用西药治疗有效,但约半个月后复发,近 1 周病情加重。刻诊:吞酸时作,嗳腐,咽燥口干苦,心烦易怒,伴两胁胃脘部胀闷,舌质红,苔黄,脉弦而数。中医肝病五行辨证:人到中年,俗务繁多,上进受挫,或生嗔怒,怒火内生,金不平木,肝木亢盛有余,有余则木气不达,横乘阳土胃腑,腑气失通降之性,胃本喜湿恶燥,今肝气肝火袭胃,上逆之胃气携肝胃病化之酸上升,故见吞酸时作、嗳腐、咽燥口干苦、心烦易怒;肝脉布胸达胃则两胁胃脘部胀闷;舌质红,苔见黄,脉弦而数乃肝气横乘阳土胃腑之征象。辨证:肝气乘胃。病机:肝气乘胃,胃失和降,携肝胃病化之酸上升。治法:泄木和土法(泻肝和胃法)。方用左金丸加陈皮、半夏以清肝泄火、降逆止呕。药用:黄连 6 g 以泻肝木而不横逆犯胃,吴茱萸 1 g 以辛热佐黄连苦寒,陈皮 5 g 以理气和胃,法夏 10 g 以燥湿止呕。7 剂,水煎服,每日 1 剂,分 2 次内服。

2007 年 5 月 21 日再诊,患者诉吞酸嗳腐次数减少,咽燥口干苦减轻,心烦易怒、两胁胃脘部胀闷稍舒,舌质红,苔见黄,脉弦。以一诊方再加金铃子、白蔻仁以泻肝和胃健脾,加海螵蛸以抑制胃酸分泌。7 剂,水煎服,每日 1 剂,分 2 次内服。

2007 年 5 月 28 日三诊,患者诉吞酸少见,咽燥口干苦仍存,心舒,烦怒胀闷皆无,舌红,苔黄变淡,脉弦缓。恐黄连苦寒伤胃,减至 3 g,一诊方继用 7 日。四诊时吞酸基本痊愈,患者诉汤剂内服口苦难下咽,改用香连丸再内服半个月缓图泄木和土(泻肝和胃),半个月后患者电话告之已痊愈,随访 3 个月未复发。

二、经验体会

戴永生教授首倡中医肝病五行辨证,把五行辨证引入中医诊断学,充实中医脏腑辨证内容。戴老认为五行中有阴阳,木分阴木肝和阳木胆,土有阴土脾和阳土(燥土)胃之别,并指出:自《金匮要略》提出"见肝之证,知肝传脾,当先实脾"论后,后世医家治肝病传脾之证,鲜有在临床辨证论治中,细分阴木、阳木及阴土、阳土,所以在临床辨证论治中要加以区分。对于肝气乘脾(阴土)之脘腹胀痛证,病机有脾土先虚,肝木不舒,横逆犯脾,脾土失运者,治法要采用培土泄木,方可用六君子汤加白芍、木香。并强调用药顺肝木之性为补,逆肝木之性者为泄,因肝喜散而恶收,故辛为补,酸为泄,其中酸收之白芍用量偏重以泄肝,木香辛香,既可散肝行气补肝防白芍酸泄太过,又可入中州健脾、调中、导滞、止痛,一药即收泄木培土双重之功。治疗过程中要注意调情志,症状控制后善用六君子丸健脾以善其后。

对于肝气乘胃之呕酸,病机为肝气乘胃,胃失和降,携肝胃病化之酸上升者,五行治法多用泄木和土法(泻肝和胃法),方用左金丸加陈皮、半夏清肝泄火、降逆止呕,起泻肝和胃之效。方中黄连首用6 g左右,泻肝木使之不横逆犯胃,后用3 g防苦寒伤阳土;吴茱萸量约1 g,取其辛热佐黄连之苦寒;陈皮理气和胃健脾;法夏燥湿止呕和胃。若呕酸甚者再加金铃子、白蔻仁、海螵蛸制肝和胃抑制胃酸分泌;治疗1个月以上木土制化平衡恢复者,若患者汤剂苦腻难下者,改用香连丸内服缓图泄木和土。

戴永生教授临证医案三则

刘明　指导:戴永生

戴永生教授,主任医师,硕士研究生导师,贵州省首批名老中医,从事中医学教学及科研近40年,专于中医五行辨证及临床应用研究。所撰"五行辨证"已载入《世界传统医学诊断学》一书,临证擅长融中医五行理论与辨证论治为一体,指导临证用药,疗效甚佳。现录验案3则整理如下,以窥戴老五行辨证的诊疗特色。

1. 土虚木乘之"胃痞"案

涂某某,女,62岁。2009年9月17日初诊,因进食后胃脘饱胀不适半年就诊,胃镜检查提示慢性胆汁反流性胃炎。曾服西药治疗,时好时坏,停药后易复发。近因进食生冷病发而前来诊治。刻诊:脘腹胀满不舒,牵连两胁,遇寒或生气时加重,揉按或热敷可缓解,伴便先干后稀,每日1次,时有乏力,面色萎黄,近2个月来常失眠、口苦心烦,舌质淡胖紫,舌边有齿痕,苔白腻,脉弦缓。四诊合参,当属久病脾土虚弱,肝木相乘,肝脾不调,寒热错杂所致的胃痞,治以扶土抑木、调和肝脾、平调寒热。方用小柴胡汤、半夏泻心汤加减。药用:柴胡9 g,黄芩12 g,黄连3 g,干姜6 g,法夏12 g,白术12 g,枳实9 g,甘草3 g,白芍15 g,香附12 g,葛根9 g,蒲公英18 g,太子参12 g,延胡索12 g,夜交藤9 g。3剂,水煎服,每日1剂,分3次温服。

2009年9月24日二诊,服方后胃脘胀满不舒大减,大便稍稀,余症同前。守一诊方减黄连为2 g,加炙远志9 g,宁心调神为要。5剂进服。

2009年10月8日三诊,脘腹胀满缓解,大便质软成形,每日1次,面色转红,精神好转,舌象转正常,脉细缓。

按:本例病机一是情志抑郁,肝失调达,木郁气滞,累及脾胃;二是久病伤中而脾虚生寒,则有乏力、面色萎黄等,最终导致土虚木乘、肝脾不调,而见脘腹胀满连及两胁,脉弦,正如《灵枢·邪气脏腑病形》中"胃病者,腹䐜胀,胃脘当心而痛,上支两胁"的论述;三是脾虚不能化生气血以奉养心神,为子病及母,出现舌淡、心悸、失眠等;四是中气虚弱,寒热错杂,遂成痞证,中气已伤,升降失调,上见痞满、口苦,下则大便稀之上热下寒、寒热互结。故选用小柴胡汤以调肝脾、和解少阳,半夏泻心汤苦辛并进以调寒热,心神不宁的失眠、心悸用炙远志、夜交藤安之。药中病机,重在调理肝脾、胃肠相制关系和心脾相生关系,寥寥数剂而疗效甚佳。

2. 土虚火浮之"口疮"案

封某某,女,23 岁。2010 年 12 月 10 日初诊,患者反复口腔溃疡 2⁺年,时发时止。刻诊:口腔黏膜、舌等多处溃疡,疼痛,唇红,唇周痤疮,大便偏稀,食欲不佳,食不知味,舌淡,苔微黄腻,脉滑。辨证属脾失健运、土虚火浮,用封髓丹与导赤散加减。药用:黄柏 9 g,山药 15 g,砂仁 12 g,生地 15 g,木通 9 g,淡竹叶 6 g,连翘 12 g,丹皮 12 g,山栀 9 g,甘草 6 g。5 剂,水煎服,每日 1 剂,分 3 次温服。

2010 年 12 月 17 日二诊,服方后口腔溃疡及大便稀溏均有所好转,面部痤疮减少,颜色变浅,食欲有所增加。于一诊方加炒扁豆 9 g、荷叶 6 g,再投 5 剂进治。

2010 年 12 月 24 日三诊,溃疡消失,大便质软,面部痤疮好转。二诊方调整如下:黄柏 9 g,山药 15 g,砂仁 12 g,生地 15 g,木通 9 g,淡竹叶 6 g,连翘 12 g,薏苡仁 18 g。再投 5 剂以巩固疗效。

按:反复口腔溃疡,一由胃火,二由脾热所致。《素问·至真要大论》云:"诸痛痒疮,皆属于心。"脾开窍于口,心开窍于舌,饮食及七情因素致心脾积热,上熏于口,乃生口疮。蒲辅周先生认为"口疮"虽对身体影响不太大,但却给病人带来一定的痛苦,往往久治不愈,蒲老常常借用封髓丹治疗。本例患者病机为中虚脾热所致。封髓丹乃补土伏火之方,黄柏主泻相火而清湿热,是治疗口疮的要药,砂仁芳香化浊、养胃醒脾、除口齿浮热,甘草益气补中、清热解毒。导赤散善泻心火,方用生地、木通、淡竹叶以清心凉血、导心经之热从小便而出,加"疮家圣药"连翘以增清热解毒之力,山药、薏苡仁益气健脾以化湿。两方合用,共奏清泻心脾积热、解毒疗疮之功。

3. 肝旺乘胃之"呃逆"案

张某某,高三学生,女,17 岁。2010 年 11 月 5 日初诊,呃逆反复发作 2 年余,平素性情急躁,今年加重数月,每日下午 4 点及晚上 10 点左右发作明显,饮食尚可,二便正常。辨证属呃逆,乃肝肾失调、肝胃不和所致,治宜疏肝和胃、温肾纳气,方用旋覆代赭汤加减。药用:旋覆花 12 g(包煎),代赭石 18 g(先煎),南沙参 12 g,法夏 12 g,白术 12 g,枳实 9 g,莱菔子 9 g,沉香 2 g(后下),生姜 3 片,柴胡 9 g,白芍 15 g,柿蒂 9 g。5 剂,水煎服,每日 1 剂,分 3 次温服。

2010 年 11 月 19 日二诊,服方后呃逆有所减少,但见齿痕舌,脉实有力。仍从肝肾失调、肝胃不和论治,一诊方加竹茹 6 g、陈皮 9 g 进治。

2010 年 12 月 3 日三诊,近来,呃逆次数明显减少,偶有呃逆,精神愉快,舌红苔白,脉弦细。二诊方有效,再投 5 剂,水煎服,每日 1 剂,分 3 次温服。1 周后电话随访,呃逆次数大减。

按:清代程彭国《医学心悟》认为:"呃逆之症,气自脐下直冲上,多因痰饮所致,或气郁所发……"患者现为高三学生,学习紧张,精神压力大,且平素性情急躁,故易致肝气郁结,失于条达,以致肝气逆乘于胃,胃气上冲而发为呃逆。本例患者正处于生长发育阶段,肝发育超前,肾发育滞后,肝旺及肾,肾不能行胃之关职,肾失摄纳,故呃逆频作。方中旋覆花、莱菔子、枳实下气降逆、行气消痰,代赭石苦寒质重沉降,以镇冲逆,法夏、生姜化痰降逆和胃,南沙参、白术健脾益胃,顾护中焦,以防苦寒重镇伤中,少佐沉香温肾纳气以助降逆。肝脉挟胃,用柴胡、白芍调肝缓胃,柿蒂温苦入胃,专能温中下气,加强了和胃降逆、镇纳止呃之效。本例抓住肝胃不和,同时不忘肝旺及肾、肾失固摄的基本病机,故疗效显著。

戴永生教授临证医案三则

欧江琴 指导:戴永生

戴永生教授,主任医师,国家级名老中医,从医50余年,长期从事五行临床研究工作,擅长脾胃病及内科杂病的诊治,临证中善用经方,有幸跟师门诊学习,受益匪浅,现将戴老临证典型医案3则总结如下。

1.粉刺(心脾积热证)/痤疮案

患者,女,20岁,因反复面部痤疮1+年就诊。1年前患者因过食辛辣之品后出现面部痤疮,就诊于某医院,经外用激素等治疗,症状好转,但每因饮食不慎面部痤疮反复出现,为求中医诊治而就诊。2013年3月18日初诊,刻诊:面额部痤疮,皮疹色鲜红,反复发作,或结成囊肿,伴烦渴易饥,大便干结,口干咽燥,少寐多梦,时有心悸,神疲乏力,夜尿2～3次,舌质红,苔黄,脉弦数。中医诊断:粉刺(心脾积热证),治以清心泻火、凉血解毒,方用导赤散、泻黄散加味。药用:藿香9 g,山栀12 g,生石膏18 g,防风9 g,甘草3 g,生地15 g,木通9 g,淡竹叶5 g,连翘12 g,丹皮12 g。6剂,水煎内服,每日1剂。

2013年3月28日二诊,面部痤疮未减且有新发痤疮,色鲜红,口干热,口舌生疮,大便偏干,仍少寐多梦,舌质红,苔薄黄,脉弦数。辨证属心肝脾积热证,方用导赤散、封髓丹加水牛角加味。药用:水牛角18 g(先煎),赤芍5 g,丹皮12 g,连翘12 g,生地15 g,淡竹叶5 g,木通9 g,夏枯草15 g,甘草4 g,山药15 g,炒黄柏9 g,砂仁9 g。6剂,水煎内服,每日1剂。

2013年4月8日三诊,服二诊方后症状改善,痤疮减少,口疮及失眠改善,神疲乏力,大便稀溏,舌质红,苔薄黄,脉弦细。辨证属土虚火浮证,治以扶土伏火,方用四君子汤、封髓丹加减。药用:南沙参15 g,白术12 g,茯苓12 g,甘草4 g,黄柏9 g,砂仁9 g,山药15 g,连翘12 g,夏枯草15 g,丹皮12 g,赤芍5 g。5剂,水煎内服,每日1剂。

2013年4月15日四诊,服三诊方后面部痤疮再减少,颜色变淡,无新发痤疮,口疮消散,睡眠正常,大便成形,每日1次,舌尖红,苔中根黄腻,脉弦细。效不更方,守三诊方加淡竹叶5 g、赤芍5 g、薏苡仁12 g。药用:南沙参18 g,白术15 g,茯苓 12 g,甘草 4 g,山药 15 g,砂仁 9 g,黄柏 9 g,连翘 12 g,夏枯草 15 g,淡竹叶 5 g,赤芍 5 g,薏苡仁 12 g。6 剂,水煎内服,每日 1 剂。

2013 年 4 月 26 日五诊,诸症已除,续服四诊方 10 剂以巩固治疗,并嘱饮食调理。未再发作。

按:痤疮是一种毛囊皮脂腺的慢性炎症性疾病,属中医"肺风粉刺""粉刺"范畴。《素问·至真要大论》提出"诸痛痒疮,皆属于心",疮是所有外科疾病的总称,是营血运行失调,壅滞逆乱,瘀而化热所致。患者平素喜食辛辣之品,易生湿热,热扰于心,故心火亢盛,致心脾积热,因心主火,火亢则热,热邪与血相搏而致皮肤疮疡。戴老认为痤疮发于面部与"心其华在面"有关,故清心火、泻脾热为其基本治法,方选导赤散、泻黄散加味。因心火亢盛每致心肾功能失调而"阴火上冲",故加用封髓丹(原方用治相火妄动之遗精),以滋肾水、清心火,使水火相济、心肾相交。又因"壮火食气",故于三诊处方中加用四君子汤以扶土抑火。

2. 胃脘痛(脾虚胃实证)/慢性非萎缩性胃炎案

患者,男,75 岁,因反复胃脘部胀痛不适 2$^+$ 年,复发加重 1 个月,曾就诊于省内某医院,经胃镜、病理活检等诊断为慢性非萎缩性胃炎,Hp 强阳性,给予抗炎、抑制胃酸分泌、质子泵抑制剂等治疗症状改善,但病情不稳定,每因饮食不节导致胃脘部胀痛反复发作,1 个月前复发加重,为求中医诊治而就诊。

2013 年 3 月 12 日初诊。刻诊:胃脘部胀痛,进食后加重,口苦,呃逆,偶有反酸,面色淡黄,神疲乏力,肠鸣,大便稀溏,每日 3 次,口淡乏味,舌质红,苔黄,脉实。中医诊断:胃脘痛(脾虚胃实证),治以健脾和胃,方用四君子汤、柴平汤、黄连温胆汤加减。药用:黄连 3 g,竹茹 6 g,枳壳 9 g,法夏 12 g,白术 12 g,白芍 12 g,佛手 9 g,百合 12 g,陈皮 12 g,茯苓 12 g,柴胡 9 g,南沙参 15 g,甘草 5 g。6 剂,水煎内服,每日 1 剂。

2013 年 3 月 18 日二诊,服方后胃脘胀痛以晨起为多见,食后脘腹胀,舌质红,苔黄,脉细弦。治以健脾和胃、通腑止痛,方用四君子汤、厚朴三物汤、左金丸加味。药用:南沙参 15 g,白术 12 g,茯苓 12 g,甘草 3 g,厚朴 9 g,枳实 9 g,酒制大黄 4 g,鸡内金 6 g,生麦芽 9 g,薏苡仁 18 g,吴茱萸 3 g,黄连 3 g。6 剂,水煎内服,每日 1 剂。

2013 年 3 月 25 日三诊,服方后胃脘热痛,呃逆、口苦稍减轻,已无反酸,稍有食欲感,但食后脘腹胀,神疲乏力,大便稀溏,每日 2 ~ 3 次,肠鸣,舌质偏红,苔薄黄,脉细弦。守二诊方去左金丸,白术改苍术,加平胃散进治。药用:陈皮 15 g,苍术 10 g,厚朴 12 g,南沙参 15 g,茯苓 12 g,甘草 3 g,枳实 9 g,酒制大黄 4 g,鸡内金6 g,生麦芽 9 g,薏苡仁 18 g。6 剂,水煎内服,每日 1 剂。

2013 年 4 月 2 日四诊,服方后胃脘热痛明显缓解,脘腹胀、口苦减轻,食量增加,精神好转,肠鸣消失,大便稀溏,每日 1~2 次,舌质偏红,苔薄黄,脉细弦。效不更方。6 剂,水煎内服,每日 1 剂。

2013 年 4 月 9 日五诊,胃脘热痛症状消失,口味正常,进食量大时感胃脘部不适,精神状态可,大便正常,舌质淡红,苔薄黄,脉细。续服四诊方 10 剂,嘱依胃病食疗,少食多餐,自我调理。电话随访,患者病情稳定,未再复发,复查 Hp 阴性。

按:慢性非萎缩性胃炎属中医"胃脘痛"范畴,戴老以《素问·太阴阳明论》"阳道实,阴道虚"为据,结合柯韵伯"实则阳明,虚则太阴"之说,提出胃脘痛之脾虚胃实证型,有别于既往的胃脘痛分型,更能体现中医辨证论治的特点。其临床辨证的关键是分清虚实,并依据轻、中、重程度进行选方用药,以补脾泻胃、通腑达木,常选四君子汤、厚朴三物汤、平胃散、柴平汤等。本例中一诊未用厚朴三物汤通腑而效果不佳,以后各诊中加入该方后收效明显,说明"腑以通为顺"。通过药方配伍,体现了戴老治疗胃脘痛的大法是扶脾土、通胃腑、疏肝胆三者的有机结合。

3.胁痛(土壅木郁证)/药物性肝炎案

患者,男,60 岁,退休工人,因右胁肋胀痛伴神疲乏力 2 个月就诊。3 个月前患者因风湿性关节炎自行网上购买某种抗风湿类药物,服药半个月后出现右胁肋胀痛,神疲乏力,就诊于贵阳某医院,查肝功能提示 ALT 201 U/L、AST 78.1 U/L,GGT 200 U/L,总胆红素 30 μmmol/L,直接胆红素 10 μmmol/L,间接胆红素 20 μmmol/L,诊断为药物性肝炎,今为求中医治疗而就诊。

2013 年 4 月 20 日初诊。刻诊:右胁肋胀痛,伴神疲乏力,胃纳减退,上腹不适,恶心欲吐,尿色深黄,齿痕舌,舌尖红,苔薄白,脉弦细。中医诊断:胁痛(土壅木郁证),治以运土达木、清热除湿,佐以降酶,方用四君子汤合平胃散加五味子、山楂。药用:南沙参 18 g,白术 15 g,茯苓 12 g,甘草 3 g,苍术 9 g,厚朴 12 g,陈皮15 g,五味子 9 g,山栀 9 g,淡竹叶 5 g,夏枯草 12 g,生山楂 15 g。6 剂,水煎内服,每日1 剂。

2013 年 4 月 27 日二诊,服方后胁痛明显减轻,乏力减轻,恶心呕吐症状消失,诉双下肢酸痛,仍有上腹部不适感,小便黄清,齿痕舌,舌尖红,苔薄白,脉弦细。复查肝功能提示 ALT 178 U/L,AST 76 U/L,GGT 182 U/L。效不更方,守一诊方去山栀加木瓜进治。药用:五味子12 g,生山楂15 g,南沙参18 g,白术15 g,茯苓12 g,甘草3 g,苍术9 g,厚朴12 g,陈皮15 g,淡竹叶5 g,夏枯草12 g,木瓜12 g。7剂,水煎内服,每日1剂。

2013年5月5日三诊,服方后胁痛缓解,精神好转,进食增加,小便正常,双下肢酸痛消失,未诉腹部不适,舌质淡红,苔薄白,脉弦细。复查肝功能提示 ALT 65 U/L,AST 45 U/L,GGT 52 U/L,胆红素正常。效不更方,守二诊方去木瓜。药用:五味子12 g,生山楂15 g,南沙参18 g,白术15 g,茯苓12 g,甘草3 g,苍术9 g,厚朴12 g,陈皮15 g,淡竹叶5 g,夏枯草12 g。6剂,水煎内服,每日1剂。1个月后电话随访,复查肝功能正常,无不适表现。

按:药物性肝损伤属中医"胁痛""黄疸""积聚""药物毒"等范畴,是药物毒侵犯机体,致脏腑功能失调,气血运行受阻,水湿代谢失常而形成的以黄疸、胁痛为主要症状的一组症候群。其病机可概括为湿热毒邪蕴结,肝(胆)脾(胃)不和;其病位在肝,但与胆、脾、胃等脏腑有关;病理特点为虚实夹杂,主要矛盾为湿热毒邪,发病的内在原因为脾胃虚弱。本例正是立意于此病机,遵从"肝病守脾"之法,予运土达木、清热利湿法治之,以调和肝脾。方中四君子汤健脾益气,平胃散清热除湿,再加用有降酶作用的中药山楂、五味子,专病专药的配合使用,大大提高了转氨酶的下降速度,改善了临床症状。

戴永生教授治疗复发性口疮经验总结

欧江琴　指导:戴永生

复发性口疮,又称复发性阿弗他溃疡,是常见的口腔黏膜疾病,其发病率高达20%左右,轻者数月1次,重者慢性迁延,反复发作,妨碍饮食或说话,十分痛苦。其西医诊断标准为:①病史规律,有至少2次复发性口腔溃疡发病史,自限性,周期性。②临床表现:口腔黏膜溃疡呈单个或数个反复发作,间歇性不定;溃疡发生部位不限;溃疡呈圆形或椭圆形,中心略凹陷,周围有充血红晕,表面有黄色假膜;轻型溃疡直径 2~5 mm;口炎型(疱疹样)溃疡直径缩小,可出现十余个至数十个散在分布的小溃疡;重型(腺周口疮)溃疡可深达黏膜下层,常单发,直径大于5 mm,愈合后常留有瘢痕;溃疡疼痛明显。该病病因复杂,尚不完全明确,存在明显的个体差异,目前临床尚无有效的治疗方法。

戴永生教授,主任医师,国家级名老中医,长期从事中医五行临床研究,擅长治疗脾胃、肝胆疾病及内科杂病,笔者有幸跟师戴老,现将戴老从中医整体观出发治疗复发性口疮经验总结如下。

一、病因病机

复发性口疮属中医"口疮""口糜""口疳"范畴,其发生与五脏有关。戴老在口疮辨证上,以中医理论"脾开窍于口,其华在唇",舌为"心之苗"又为"脾之外候",脾经"连舌本散舌下",口腔黏膜有赖于脾气濡养,以及"心经系舌本",心脉布于舌上,舌的气血靠心脉濡之,"肾经挟舌本,肝经络舌本"等学说为据,认为口疮发生与脾胃功能下降、心肾之火上炎息息相关。名医李东垣所著《脾胃论》中"至而不至""所胜妄行"的五行传变病机,切中口疮发病要素。一是"至而不至"的母脏心火亢甚传及子脏脾土的五行病机,即"脾虚,缘心火亢甚而乘其土也"(长夏湿热胃困尤甚用清暑益气汤论);二是"所胜妄行"的肾水反侮脾土的五行病机,即《脾胃论》中言"脾病则下流乘肾",肾间受脾气下流之湿气,塞其下,致阴火上冲,乘其土位(就是说劳倦伤脾,中气下陷,脾不运湿,出现土不制水,而下流湿浊闭塞肾间之气,导致肾中阴火上冲反侮脾土)。上述病机既可单独发病,又可结合发病,研其源乃脾土虚为本,心肾(肝)火逆为标,治当标本兼顾,以补土降火为原则。临床常选用四君子汤、枳术丸,补脾土助谷气上行,以利于阴火潜降;导赤散、封髓丹或玉女煎直泻心、(肝)肾之火,并防阴火上逆,三方合用并随证加减,一般5~7剂口疮可痊。

二、分型论治

1.土虚火浮证

此为子病犯母、虚实夹杂证。土虚指脾(胃)气虚证;火浮一指心火亢而上炎者,二指肾中阴火上冲者。临床表现:面色淡黄少泽,神疲乏力,少气懒言,纳少腹胀,大便溏薄,每日1~2次,心火亢者口疮溃面多鲜红,伴舌尖红,苔薄白,脉细数,心烦不寐;肾中阴火上冲者口疮溃面多淡红或灰白,腰重溲黄,舌淡紫,苔薄白,脉细数。治以补土伏火法,心火亢者用四君子汤、导赤散加莲心、连翘、赤芍、夏枯草;肾中阴火上冲者用四君子汤、封髓丹或玉女煎加赤芍、连翘、夏枯草。

2.心脾炽热证

此为母子相及实证。临床表现:口疮,溃面深红,又见口苦、口干少涎,心烦少寐,溲黄,唇绛,舌尖红,苔薄黄少津,脉数有力。治以清心泻脾,方用导赤散、泻黄散、黄连甘草汤加赤芍、连翘、灯心草、夏枯草、大黄。

3.心肝火热证

此为母子相及实证。临床表现:口疮,溃面红绛,又见面目发赤,心烦少寐,口苦易怒,溲黄,舌尖边红绛,苔中黄,脉弦数。治以清心泻肝,方用导赤散、黄连甘草汤,或犀角地黄汤,加入龙胆草、夏枯草、莲心、连翘、赤芍。

4.脾经蕴热证

此为脾本脏自经病,临床表现(较上述各型都轻):口疮,溃面淡红,伴消谷易饥,时感胃脘部不适,口气重,大便干结,舌质红,苔薄黄,脉弦数。治以清解脾热,方用泻黄散、黄连甘草汤。

三、验案举例

患者,女,66岁。因反复口腔黏膜多发性凹陷性溃疡1[+]年,复发1周,于2013年2月25日初诊,刻诊:口腔黏膜多发性溃疡,其面覆盖黄白色斑点,周围淡红色,微有疼痛,口干而口中腥气,不思饮食,大便稀溏,每日2~3次,夜间少寐多梦,醒后难以入眠,但次日精神尚可,齿痕舌,舌尖红,苔中根黄,脉弦细。既往有慢性胃炎病史。四诊合参,辨为口疮(土虚火浮证),治以扶土伏火、解毒疗疮,方用四君子汤、封髓丹、导赤散合方加味。药用:南沙参 15 g,炒白术 12 g,茯苓 12 g,甘草 3 g,黄柏 9 g,砂仁 12 g,山药 15 g,连翘 12 g,淡竹叶 5 g,生地 12 g,木通 9 g。5 剂,水煎内服,每日 1 剂,睡前含少许药液于口中片刻后再吞下。

2013 年 3 月 5 日二诊,服方后溃疡及灼热感减轻,舌尖红,少津,苔薄黄,脉弦细。守一诊方加玉女煎以滋少阴水、清阳明热。5 剂,水煎服,每日 1 剂。

2013 年 3 月 5 日三诊,左侧口腔黏膜溃疡愈合,右侧仍有溃疡但只有 2 个,晨起牙龈出血呈淡红色,口中腥气已减,大便质软成形,两日 1 次,舌红,苔薄黄腻,脉弦细。方用四君子汤、枳术丸、玉女煎、封髓丹合方加夏枯草进治。药用:生石膏 18 g,知母 9 g,生地 15 g,麦冬 12 g,怀牛膝 9 g,黄柏 9 g,砂仁 9 g,山药 15 g,白术 15 g,南沙参 15 g,茯苓 12 g,枳壳 9 g,夏枯草 15 g,甘草 3 g。10 剂,水煎服,每日 1 剂。

2013 年 3 月 22 日四诊,因饮食不慎而口疮复发加重,舌尖及咽峡部可见 3～5 个溃疡面,大便干结两日 1 次,舌质红,舌尖剥脱苔,中根苔黄,脉细数。此属心胃实热所致口疮,治以清心伏火,方用大黄甘草汤、厚朴三物汤、导赤散、封髓丹加味。药用:厚朴 12 g,枳实 9 g,酒制大黄 5 g,生地 15 g,木通 9 g,淡竹叶 4 g,黄柏 9 g,砂仁 9 g(后下),白术 15 g,山药 15 g,丹皮 12 g,怀牛膝 9 g。5 剂,水煎服,每日 1 剂。

2013 年 3 月 28 日五诊,右侧口腔黏膜溃疡愈合,舌尖、咽峡部溃疡有所改善,但口周皮肤有少许疮疖,口干,大便干燥,舌红,苔黄腻,脉弦细。守四诊方加增液汤(玄参 9 g,麦冬 12 g,生地 12 g)以润肠通腑。6 剂,水煎服,每日 1 剂。

2013 年 4 月 3 日六诊,口气已除,大便每日 1 次,但见手麻,舌红,苔少许剥脱,脉弦缓。属心脾积热、余毒未尽,治以清心泄热、佐以疗疮,方用导赤散、泻黄散加味。药用:生地 15 g,木通 9 g,淡竹叶 4 g,藿香 9 g,山栀 9 g,生石膏 18 g,防风 9 g,甘草 4 g,连翘 15 g,赤芍 5 g。5 剂,水煎服,每日 1 剂。

2013 年 4 月 9 日七诊,口疮全部愈合,饮食、睡眠及大便正常,手麻消失,舌红,苔微黄,脉细。效不更方,加灯心草 2 g,以增强清心解毒之功。药用:灯心草 2 g,生地 15 g,木通 9 g,淡竹叶 6 g,藿香 9 g,山栀 9 g,生石膏 18 g,防风 9 g,甘草 4 g,连翘 12 g,赤芍 5 g。5 剂,以巩固疗效。后随访 3 个月,未见复发。

戴永生教授治疗胃脘痛临床验案 2 则

欧江琴　戴永生

戴永生教授擅长脾胃、肝胆疾病的临床诊治,临床获得较好疗效,现将戴老胃脘痛临床验案阐述如下。

1. 胃脘痛（肝胃不和证）/慢性糜烂性胃炎案

患者,女,49 岁,因反复胃脘部胀痛 1$^+$ 年,加重 5 日。2012 年 11 月 24 日初诊,1$^+$ 年前患者无明显诱因出现胃脘部胀痛不适,就诊于某三甲医院,做胃镜及病理活检提示胆汁返流性胃炎、慢性糜烂性胃炎Ⅰ级（轻度）。予抗炎、保护胃黏膜等治疗,症状缓解,但易复发。5 日前出现胃脘痛加重,来求治中医。刻诊:胃脘胀痛时连及两胁或腹部,嗳气频作,嘈杂反酸,不思饮食,大便先干后稀,伴有少寐,舌质红,舌边有齿痕,苔薄白,脉细弦。四诊合参,辨为胃脘痛（肝胃不和证）,治以调肝健脾、理气止痛,方用四君子汤、四逆散、平胃散加味。药用:柴胡 10 g,白芍 12 g,枳实 10 g,南沙参 18 g,白术 15 g,茯苓 12 g,法夏 12 g,陈皮 15 g,鸡内金 10 g,生麦芽 10 g,延胡索 10 g,苍术 10 g。6 剂,水煎内服,每日 1 剂。

2012 年 12 月 2 日二诊,服方后胃脘胀痛,频率减少,偶及胁腹胀痛程度有所减轻,嘈杂、嗳气减少,进食量较前增加,仍有反酸呃逆,排便不畅,舌质淡红,舌边有齿痕,苔薄白,脉细弦。治以调肝健脾和胃、抑制胃酸分泌,方用四逆散、枳术丸、乌贝散、旋覆代赭汤加味。药用:白术 15 g,柴胡 9 g,佛手 12 g,紫苏梗 9 g,香附 12 g,乌贼骨 12 g,浙贝母 12 g,吴茱萸 3 g,黄连 3 g,柿蒂 9 g,酒制大黄 4 g,枳壳 9 g,白芍 15 g,川楝子 9 g,旋覆花 12 g。5 剂,水煎内服,每日 1 剂。

2012 年 12 月 8 日三诊,服方后胃脘胀痛症状持续减少改善,嗳气已除,反酸呃逆均减轻,睡眠改善,无脘胁痛,但进食后脘腹略胀,排便欠畅,舌尖红,苔白,脉细缓。治以健脾益气、通腑和胃,方用四君子汤、厚朴三物汤加味。药用:南沙参 18 g,麸炒白术 15 g,茯苓 12 g,甘草 3 g,厚朴 12 g,枳实 10 g,酒制大黄 4 g,蒲公英 12 g。6 剂,水煎内服,每日 1 剂。

2012 年 12 月 20 日四诊,服方后胃脘胀痛基本消失,近因情绪不畅、未定时进餐,胃脘胀痛略见,伴嗳气,排便不畅,舌质红,舌体胖大,苔薄黄,脉弦。治以疏肝健脾、和胃止痛,方用四逆散、四君子汤、平胃散加味。药用:南沙参18 g,麸炒白术15 g,茯苓12 g,甘草3 g,苍术9 g,厚朴12 g,陈皮15 g,柴胡9 g,枳壳9 g,白芍15 g,通草5 g,蒲公英15 g。6剂,水煎内服,每日1剂。

2012年12月28日五诊,服方胃脘胀痛症状消失,饮食正常,排便通畅,每日1次,无呃逆、反酸、嘈杂、嗳气,已能入睡,舌质淡红,苔薄白,脉细弦。守四诊方去通草、蒲公英,再10剂进治。并嘱其保持心情舒畅,少食辛辣之品,予饮食调之。

按:戴老认为胃脘痛实在胃而虚在脾,胃实必脾虚,土虚致木郁不伸,故治疗上强调调肝、健脾、通腑是三大关键,调肝实现木能疏土,健脾通腑实现脾胃自和、土达木荣。在本例中辨为肝胃不和,从立法用药全是围绕扶脾用四君子汤、枳术丸,通胃腑用厚朴三物汤,扩大四逆散临床用方,以实现肝、胃、脾三脏协调平衡。

2. 胃脘痛（肝脾不调证）/慢性萎缩性胃炎伴肠化生案

患者,女,47岁,工人,因反复胃脘胀痛 2^+ 年,复发半个月就诊。2年前,患者因胃脘胀痛就诊于某附属医院,经做胃镜及病理活检提示慢性萎缩性胃炎伴部分腺体中度肠上皮化生,Hp(阳性)。给予对症处理,胃脘胀痛有所缓解,每因情志不畅、饮食不节时,胃脘痛反复发作,多次复查胃镜,慢性萎缩性胃炎及肠化生均无好转。半个月前胃脘痛反复,求治中医。

2013年2月22日初诊,刻诊:胃脘胀痛,呈间歇性发作,以餐后、夜卧为重,疼痛牵及两胁,伴呃逆、嗳气,不思饮食,无反酸,大便稀溏,每日3～4次,小便正常,舌体胖大,舌质淡,苔薄黄,脉沉弦。辨为胃脘痛(肝脾不调证),治以调肝和胃、健脾除湿,方用四君子汤、平胃散、四逆散加味。药用:苍术9 g,厚朴12 g,陈皮15 g,青皮9 g,太子参12 g,白术12 g,茯苓12 g,甘草3 g,柴胡9 g,枳壳9 g,赤芍4 g,紫苏梗9 g。5剂,水煎内服,每日1剂。

2013年2月27日二诊,胃脘痛症状同前,进食后加重,性情改变后亦加重,余症同前,舌质淡,舌体胖大,舌边有齿痕,苔薄黄,脉弦缓。守一诊方去赤芍、太子参改南沙参,加蒲公英、金铃子散进治。药用:川楝子9 g,延胡索12 g,苍术9 g,厚朴12 g,陈皮12 g,青皮9 g,南沙参15 g,白术12 g,茯苓12 g,甘草3 g,柴胡9 g,枳壳9 g,紫苏梗9 g,蒲公英15 g。5剂,水煎内服,每日1剂。

2013年3月3日三诊,胃脘胀痛程度稍有缓解,疼痛频率有所减少,食后有所加重,仍不思饮食,呃逆,大便稀溏,量少,每日2～3次,舌质淡,舌体胖大,舌边有齿痕,苔薄黄,脉弦缓。守三诊方去川楝子、延胡索加生麦芽、鸡内金。药用:麦芽

9 g,鸡内金 6 g,苍术 9 g,厚朴 12 g,陈皮 12 g,青皮 9 g,南沙参 15 g,白术 12 g,茯苓 12 g,甘草 3 g,柴胡 9 g,枳壳 9 g,紫苏梗 9 g,蒲公英 15 g。6 剂,水煎内服,每日 1 剂。

2013 年 3 月 10 日四诊,胃脘痛持续减轻,但情绪紧张时加重,进食量稍增,大便质软成形,呃逆减少,舌质淡,舌边有齿痕,苔中根薄黄,脉弦缓。方用枳术丸、二至丸、四逆散中枳壳换为香附加味进治。药用:佛手 12 g,香橼皮 9 g,百合 15 g,紫苏梗 9 g,香附 12 g,旱莲草 15 g,女贞子 9 g,柴胡 9 g,白芍 15 g,枳壳 9 g,白术 15 g,甘草 3 g。5 剂,水煎内服,每日 1 剂。

2013 年 3 月 16 日五诊,服方后胃脘痛再减轻,但每遇情绪紧张时有反复呃逆。守四诊方进治。药用:佛手 12 g,香橼皮 9 g,百合 15 g,紫苏梗 9 g,香附 12 g,旱莲草 15 g,女贞子 9 g,柴胡 9 g,白芍 15 g,枳壳 9 g,白术 15 g,甘草 3 g。10 剂,水煎内服,每日 1 剂。

2013 年 4 月 5 日六诊,近期情绪波动后出现胃脘胀痛不适,连及腰部,足底热、肛门坠胀而热,呃逆,无反酸及胁痛,舌质淡,舌体胖大边有齿痕,苔薄黄,脉弦缓。守一诊方加减。药用:柴胡 9 g,白芍 15 g,枳实 9 g,甘草 4 g,南沙参 18 g,白术 15 g,茯苓 12 g,厚朴 12 g,苍术 9 g,佛手 12 g,百合 12 g,柿蒂 9 g,竹茹 6 g,紫苏梗 9 g。6 剂,水煎内服,每日 1 剂。

2013 年 4 月 12 日七诊,服方后胃痛、呃逆均减,进食樱桃后胃脘痛复发,夜尿频,足心冷,舌质淡,舌体胖大边有齿痕,苔薄黄,脉弦。方用四君子汤、四逆散、左金丸、平胃散加味进治。药用:南沙参 18 g,白术 12 g,茯苓 12 g,柴胡 9 g,白芍 15 g,枳壳 9 g,苍术 9 g,厚朴 12 g,陈皮 12 g,白及 12 g,黄连 3 g,吴茱萸 3 g,紫苏梗 9 g,竹茹 6 g,甘草 3 g。6 剂,水煎内服,每日 1 剂。

2013 年 4 月 19 日八诊,服方后呃逆除而胃痛减,已无足心冷,仍有夜尿,守七诊方去左金丸、白及、紫苏梗、竹茹加蒲公英、通草进治。药用:蒲公英 15 g,南沙参 18 g,白术 15 g,茯苓 12 g,甘草 3 g,苍术 9 g,厚朴 12 g,陈皮 15 g,柴胡 9 g,枳壳 9 g,白芍 15 g,通草 5 g。6 剂,水煎内服,每日 1 剂。

2013 年 4 月 27 日九诊,服方后胃痛持续改善,进食后已无胃痛但见略胀,夜尿多。守八诊方去通草、枳壳,以太子参换南沙参加沉香、益智仁温肾进治。药用:太子参 15 g,白术 12 g,茯苓 12 g,甘草 4 g,益智仁 9 g,沉香 2 g,蒲公英 12 g,苍术 9 g,厚朴 12 g,陈皮 12 g,柴胡 9 g,白芍 15 g。10 剂,水煎内服,每日 1 剂。

2013 年 5 月 15 日十诊,服方后胃痛明显减轻,进食已不腹胀,夜尿 1 次,量少,但见目胀,舌质淡,舌边有齿痕,苔薄黄,脉弦缓。此属胃脘痛(土虚木郁兼肾气虚),治以扶土达木、佐益肾气,方用四君子汤合四逆散加益智仁、沉香、蒲公英、佛手、竹茹进治。药用:益智仁 9 g,沉香 2 g(另包),太子参 15 g,白术 12 g,茯苓 12 g,甘草 4 g,柴胡 9 g,白芍 15 g,枳壳 9 g,蒲公英 15 g,佛手 12 g,竹茹 6 g。10 剂,水煎内服,每日 1 剂。

2013 年 5 月 25 日十一诊,服方后症状好转稳定,已无胃痛,目胀、嗳气、呃逆已除,舌质淡红,舌边有齿痕,苔薄黄,脉缓。效不更方,续服十诊方 10 剂,巩固疗效。

半个月后复查胃镜及同一部位病理活检提示慢性非萎缩性胃炎,未见肠上皮化生。嘱患者定期随诊。

按:慢性萎缩性胃炎伴肠化生属中医"胃脘痛""痞证""嘈杂"范畴,病位在胃,与肝脾关系密切,病因多与饮食、情志因素、感受外邪、脾胃虚弱有关,病机初期起病以湿热阻滞、气郁不畅为主,久则脾胃气阴受损而加重出现肠上皮化生。在本例中,戴老注重辨证,从调和肝脾入手治疗该病证,治疗中遵循"治胃当调脾,调脾胃当达木"原则,在调肝、健脾、和胃的基础上,配以清热解毒、化湿解郁,"久病必有瘀",故酌加化瘀之品。患者病程较长,损伤胃阴,戴老拓展"肾者胃之关",通过补肾阴用二至丸以达补胃阴防胃燥而津亏瘀阻的目的,由于辨证准确,故服方 3 个月,疗效明显,胃脘痛主观症状消失,而胃炎肠上皮化生由中度转为好转消失。

戴永生教授中医肝病五行辨证医案二则

康坚强

戴永生,贵阳中医学院教授,贵阳中医学院第一附属医院主任医师,其从事中医五行系列研究多年。笔者有幸跟随戴老临床实践,见证戴老灵活应用五行辨证辨治疾病取得显著疗效的众多案例,今整理二则中医肝病五行辨证医案与同道交流。

1. 木旺乘土辨证"胃脘痛"案

患者,女,51岁,2006年9月22日初诊。刻诊:胸胁作胀,胃脘痛1周,按之则痛,自诉有胰腺炎病史,病后多烦怒,头角胀痛,口苦欲饮水,时有胃气上冲欲呕,纳少,大便秘结,每日1次,小便黄,舌质偏红,苔黄,脉弦数。四诊合参,五行辨证为木旺乘土所致的胃脘痛,治以疏肝和胃,方用四逆散合左金丸加味。药用:柴胡10 g,川芎9 g,枳壳10 g,白芍15 g,黄连6 g,吴茱萸2 g,蒲公英15 g,丹皮12 g,甘草4 g。6剂,水煎服,每日1剂。

2006年9月27日二诊,服方后胸胁胀减,胃脘痛轻,口苦、呕逆已除,余症同前。一诊方去吴茱萸,加栀子9 g、大黄3 g以清热通腑,继服6剂。

2006年10月4日三诊,服方后头痛、胸胁及胃部胀痛已除,腑气通而大便行,小便可,舌脉平,唯纳食尚未恢复。治宜调和肝胃,方用四逆散合四君子汤加味。药用:柴胡10 g,白芍15 g,枳壳10 g,南沙参15 g,白术9 g,茯苓12 g,黄连3 g,甘草5 g,6剂以善其后。

按:本例是木旺乘土所致的胃脘痛,其证有二:一是肝木旺所致的情志烦怒,胸胁作胀,头胀头痛;二是肝木乘胃所致的胃脘痛,按之则痛,口苦欲呕,大便干结,舌红苔黄,脉弦数等。方用四逆散合左金丸疏肝木太过,再去吴茱萸加栀子、大黄以清泻胃腑。终用四君子汤合四逆散抑木扶土,以复木土关系,进方18剂而病证消除。

2. 肝火下汲肾水,子病犯母辨证"腰痛"案

患者,男,63岁,2005年11月25日初诊。刻诊:患者近半年来神烦易怒,胁胀

腰痛逐渐加重,面红声粗,时眩晕、耳鸣,食后胃胀,口渴欲饮水,大便干结,小便黄少,舌质红绛,舌苔黄,脉弦数。四诊合参,五行辨证属肝火下汲肾水,子病犯母,兼乘胃土证,治宜泻肝清胃、滋水涵木,方用龙胆泻肝汤合二至丸加减。药用:龙胆草10 g,木通6 g,泽泻12 g,柴胡9 g,甘草12 g,当归10 g,黄芩12 g,生地15 g,薏苡仁15 g,旱莲草15 g,女贞子15 g。6 剂,水煎内服,每日 1 剂。

2005 年 12 月 2 日二诊,服方后胁胀已减,病情好转,余症同前。实乃肝火犹存,胃火未消,肾水未复。守一诊方。药用:龙胆草12 g,木通6 g,泽泻12 g,柴胡9 g,车前草12 g,当归12 g,黄芩12 g,生地5 g,薏苡仁15 g,黄连3 g,栀子12 g,甘草4 g。6 剂,水煎服,每日 1 剂。

2005 年 12 月 15 日三诊,服方后口微渴,舌质偏红,苔薄黄,脉弦,余症已除。改用六味地黄汤滋水涵木,酌加栀子、大黄以清肝胃之余火。药用:淮山药10 g,山茱萸10 g,生地15 g,茯苓12 g,丹皮12 g,泽泻12 g,栀子9 g,大黄3 g,甘草4 g,继服6 剂。另嘱其节食欲,戒辛辣,食清淡。半个月后电话告之已病愈,随访 3 个月无不适。

按:本例腰痛缘由肝火旺盛,下汲肾水,子病犯母,又见神烦易怒,胁胀腰痛,面红声粗,时眩晕、耳鸣等。肝火亢盛兼乘胃土而见食后胃胀,口渴欲饮水,大便干结等。病在肝、肾、胃三脏生克失常,方用龙胆泻肝汤以清泻肝胃之火,二至丸、六味地黄汤加味以滋水涵木,进方 18 剂而愈。

戴永生教授辨治肝炎后肝硬化思路初探

刘亿淑

　　戴永生教授(主任医师)为全国名老中医和贵州省名中医,行道医林五十年。笔者有幸跟随戴老临床,见证戴老中医辨治肝炎后肝硬化取得显著疗效的众多病例,今将其经验初步整理如下。

　　肝炎后肝硬化是一种主要因肝炎病毒所致的肝脏慢性、进行性、弥漫性病变,是在肝细胞广泛变性和坏死基础上产生肝脏纤维组织弥漫性增生,并形成肝硬化再生结节和假小叶,导致正常肝小叶结构和血管解剖的破坏。中医学无此肝病名的记载,该病以黄疸、胁部胀痛、胁下积块等为主要临床表现,可归属于中医"黄疸""胁痛""症瘕""积聚""臌胀"等范畴,其病机特点多气滞血瘀而瘀毒结积,正如《医门法律·胀病论》所言"凡有症瘕积块痞块,即是胀病之根"。气为血之帅,血为气之母,血瘀不畅又反过来影响气之运行,二者互为因果,日久则肝体渐硬,瘀而成积。

　　戴老将其病因归纳为4种:正气虚弱,邪气郁结;酒食不化,运化失司;情志所伤,气滞血瘀;虫毒感染。病机多是由于机体正气不足,感染肝炎湿热疫毒,不能及时清除,湿热瘀血阻络日久,肝失濡养,渐至肝体硬化缩小而成肝硬化;肝体失养,则脏精不藏,肝精外泄,在西医检验指标中表现为转氨酶、乳酸脱氢酶、谷氨酸转肽酶等酶学指标升高;肝体失柔,血量分配失常,无以藏血而致出血;瘀血阻络,水液运行受阻,水湿停滞而致腹水、浮肿;木壅土滞,湿邪困脾而致脾失健运,气血生化乏源,气血更虚;水湿瘀血日久,伤阴耗血及脾虚生化乏源,阴液生成不足,又致肝肾阴虚;湿为阴邪,损伤阳气,日久又致脾肾阳虚及阴阳两虚。总之,本病的主要病机是气滞血瘀,水湿停滞;病性为本虚标实,虚实夹杂;主要病位在肝,可通过五行传变,而病及于脾、肾、心。本病证型复杂,戴老将其常分为肝脾不调证(乘侮并见)、木旺乘土证、肝郁脾虚证、肝脾血瘀证、肝病及肾等证型。

　　戴老治疗本病的思路有:一是运用中医五行母子乘侮的思维模式进行辨证。李东垣《脾胃论》云"所胜妄行者……母者,肝木也,肝木旺则挟火势,无所畏惧而妄行也,故脾胃先受之。"戴老将肝脏病证五行辨证规范为6种思维模式:肝病及脾,相乘辨证;肝病及肺,反侮辨证;肝脾乘侮并见辨证;肝病及心,母病及子辨证;肝病及肾,子病犯母辨证;肝肾母子相及辨证。二是强调"肝病守脾"的学术思想,其理论基础来源于张仲景"见肝之病,知肝传脾,当先实脾",其目的是使脾脏正气充实,防止肝病蔓延,从而达到"正气存内,邪不可干"。三是湿热邪毒虽是本病的病因,但病至肝硬化,需强调扶正祛邪,适当配合清解邪毒的方药,以不伤脾胃为上,体现了"凡病人需顾护脾胃"的学术观点。四是针对肝脏体阴用阳的生理特性,治疗中依轻、中、重病情选用柴胡疏肝散、小柴胡汤、四逆散以调肝用,合四物汤、二至丸护肝体,体现方证结合的用方特色。

典型医案

患者,男,60岁,吉林长春人,因患丙肝多年,未能治愈,出现肝硬化,求治中医。2012年1月13日初诊,刻诊:右胁痛牵及肩胛或胃脘,自按右胁部有压痛感,质地较硬,神疲乏力,唇红,面色淡暗,口气重,饮食一般,睡眠差,大便每日1次,质地干结,小便黄而夜尿2~3次,舌质淡红,苔中微黄,双手反关脉。平素喜食肥甘厚味,曾喜饮酒,形体偏胖,情绪抑郁。西医检查如下:肝脏硬度27.0 kPa,丙肝病毒阳性,肝功能提示 ALT 171 U/L、AST 80.3 U/L,其余正常。结合西医检查,中医辨证为肝积(肝病传脾证),治以扶土抑木、兼养肾水,方用四君子汤、四逆散、二至丸加味。药用:南沙参15 g,白术15 g,茯苓12 g,甘草3 g,柴胡9 g,白芍12 g,枳壳9 g,旱莲草12 g,女贞子9 g,白花蛇舌草15 g,五味子9 g,生山楂9 g。6剂,水煎温服,每日1剂。

2012年1月30日二诊,服方后病情依旧,反关脉,齿痕舌,苔微黄而稍腻,兼见胸闷。辨证同一诊兼有湿热瘀阻,治以扶土抑木,方用柴平汤加味。药用:柴胡9 g,黄芩12 g,法夏12 g,南沙参15 g,茯苓12 g,甘草3 g,苍术9 g,厚朴12 g,陈皮15 g,白花蛇舌草15 g,五味子9 g,生山楂9 g,荷叶5 g。12剂,水煎温服,每日1剂。

2012年2月17日三诊,肝病依在,又见失眠心烦,尿黄,胃中作胀,心悸憋闷,反关脉,舌尖红,苔中黄少津。从心热肝虚论治,方用导赤散、四物汤、小陷胸汤加味以清热养肝、化痰宽胸。药用:生地15 g,木通9 g,淡竹叶5 g,甘草3 g,当归12 g,白芍12 g,黄连3 g,法夏12 g,瓜蒌9 g,枳实9 g。30剂,水煎温服,每日1剂。

2012年3月16日四诊,睡眠略改善,心悸,胸闷,目干涩,腰痛右胁压痛,面色淡暗,唇红,神疲乏力,口微干,有口气,大便每日1次,质软,夜尿2~3次,舌尖红,苔中黄,反关脉。辨为湿热伤肾证,方用二至丸、四物汤、四妙散加味以补益肝肾、清利湿热。药用:旱莲草15 g,女贞子9 g,丹参12 g,苍术9 g,黄柏12 g,怀牛膝9 g,薏苡仁20 g,瓜蒌12 g,白花蛇舌草12 g,夏枯草12 g。21剂,水煎温服,每日1剂。

2012年4月7日五诊,右胁压痛稍减,偶有肩胛、腰部隐痛,但疼痛可自行减轻,大便转正常,小便偏黄量中等,仍夜尿3~4次,夜间偶有胸闷,睡眠改善,饮食可,反关脉,舌淡夹瘀点,苔薄黄。治以养阴疏肝、健脾通络,方用柴胡疏肝散、枳术丸合二至丸加减。药用:旱莲草15 g,女贞子9 g,白术15 g,枳实9 g,荷叶5 g,柴胡9 g,郁金12 g,佛手12 g,百合15 g,川楝子9 g,延胡索12 g,甘草3 g,白花蛇舌草15 g,赤芍5 g,鳖甲(先煎)15 g。21剂,水煎温服,每日1剂。

2012年4月30日六诊,病情变化不大,仍心胸憋闷,少寐,无口苦。此属肝病及心,方用导赤散、交泰丸、枳术丸加味以清心安神、健脾理气。药用:黄连3 g,肉桂3 g,生地15 g,木通9 g,淡竹叶6 g,甘草4 g,白术15 g,枳壳9 g,生山楂9 g,鸡内金9 g,生麦芽12 g。15剂,水煎温服,每日1剂。

2012年5月14日七诊,下肢小腿皮肤有热疖,不痒,右胁微痛,无腰痛,睡眠改善,舌尖红,苔薄黄。复查肝功能提示ALT升高至170 U/L,AST 80 U/L。辨证为肝经热毒留恋阴分,方用龙胆泻肝汤、二至丸加减。药用:生山楂12 g,五味子9 g,夏枯草15 g,龙胆6 g,生地12 g,泽泻9 g,当归12 g,赤芍5 g,鳖甲(先煎)15 g,薏苡仁15 g,炒白扁豆12 g,鸡内金9 g,生麦芽9 g,甘草4 g。12剂,水煎温服,每日1剂。

2012年5月28日八诊,服方后下肢小腿皮肤热疖渐消,又见胃脘微胀,余症同前。守二至丸养肾水,四妙散清湿热,四逆散疏肝理气,枳术丸扶脾土加味。15剂,水煎温服,每日1剂。

2012年6月15日九诊,下肢小腿皮肤热疖已褪,无胃脘胀痛,又见腰骶痛,舌红夹紫,苔薄黄,反关脉。此属肝热及心肾,守四诊方加导赤散。12剂,水煎温服,每日1剂。

2012年6月29日十诊,又见齿痕舌,苔薄黄,左边舌微痛,右胁、腰骶偶有胀痛,近来精神欠佳,睡眠较差,小便偏黄而尿道刺痛。此属湿热伤肾,方用四妙散、二至丸、枳术丸加味。药用:苍术9 g,黄柏9 g,薏苡仁18 g,怀牛膝9 g,枣皮12 g,

赤芍 5 g,旱莲草 12 g,女贞子 9 g,鳖甲(先煎)15 g,五味子 3 g,山楂 12 g,陈皮 12 g。21 剂,水煎温服,每日 1 剂。

2012 年 7 月 21 日十一诊,右胁压痛已除,偶有隐痛,睡眠欠佳,腰骶、小腿酸痛,偶有肌肉牵动,饮食正常。此属肝病下及肾阴而经脉失养,方用二至丸、一贯煎、四逆散加减。药用:旱莲草 12 g,女贞子 9 g,生地 15 g,鳖甲(先煎)15 g,川楝子 9 g,北沙参 12 g,赤芍 5 g,白术 15 g,枳实 9 g,荷叶 5 g,白花蛇舌草 15 g,杜仲 12 g,橘核 9 g。21 剂,水煎内服,每日 1 剂。

2012 年 8 月 24 日十二诊,病情逐渐向愈,病人主观症状基本消失,偶有睡眠时间少或右胁隐痛,舌微红,苔中微黄,反关脉。复查肝硬度由 27 kPa 降至 15.4 kPa,丙肝病毒阴性,肝功能均正常。守一诊方再进 1 个月,以善其后。嘱患者注意后期调养:起居有节,避免肥甘厚味之品,禁酒,以免湿热内生;调情志;加强体育锻炼,增强体质,提高机体抗病能力,但不宜过度疲劳。

按:丙肝病毒所致肝硬化是一种慢性进行性肝病,戴老认为此病肝为其受病之脏,日久未愈,肝、脾、肾受损而气结瘀阻,积累渐进而成积也,故以"肝积"立病论治。本例贯穿了戴老治疗肝病强调"肝病实脾"五行辨治及注重调理肝脏的学术思想。该患者治疗历时 8 个多月,服方近 200 剂,肝硬度由 27 kPa 降至 15.4 kPa,将早期肝硬化逆转,肝功能指标恢复正常,消除了患者的主观症状,为同类病人的治疗提供了思路。

戴永生教授使用补中益气汤异病同治医案举隅

刘亿淑　指导:戴永生

戴永生教授(主任医师)为全国名老中医和贵州省名中医,行道医林五十年。笔者有幸跟师侍诊,见证戴老辨治脾胃疾病取得显著疗效的众多病例,今梳理使用补中益气汤治疗便秘、泄泻二则医案与同道交流,以感悟"异病同治"的中医特色。

1.便秘

患者,女,30 岁,因"大便无力,排出滞涩,排便时间延长,伴腹胀气坠感两个月"于 2014 年 1 月 10 日就诊。患者两个月前曾行剖宫产术,术中出血量大,术后出现大便排出滞涩,排便时间延长,伴腹胀气坠感,服用多种通便药物,疗效不佳,异常痛苦,久之情志不畅,严重影响生活。

2014 年 1 月 10 日初诊,刻诊:大便干结,排出困难,排便无力且时间延长,每日 2 次,腹胀气坠感,焦虑不安,纳可,眠欠佳,小便调,齿痕舌,舌尖红,苔薄白,脉细。结合病史,四诊合参,此属便秘(气虚气滞证),治以补气通便、佐以达木,方用四君子汤、四逆散加味。药用:南沙参 18 g,白术 15 g,茯苓 12 g,甘草 5 g,柴胡 9 g,白芍 15 g,枳壳 9 g,杏仁 9 g,石菖蒲 12 g,火麻仁 12 g,当归 12 g,黄芪 12 g,夏枯草 9 g。5 剂,每日 1 剂,分 3 次餐后内服。

2014 年 1 月 18 日二诊,患者服方后症状改善不明显,大便排出量少,排出困难,每日 1~2 次,面白少华,舌脉同前。考虑产后有腹胀气坠,辨为气陷气滞所致便秘,治以升阳举陷、理气通腑,方用补中益气汤、厚朴三物汤加味。药用:炙黄芪 15 g,太子参 12 g,炒白术 12 g,陈皮 15 g,升麻 6 g,柴胡 9 g,当归 12 g,甘草 5 g,厚朴 12 g,枳实 9 g,酒制大黄 4 g,火麻仁 12 g,莱菔子 9 g,5 剂,水煎内服,每日 1 剂。

2014 年 1 月 25 日三诊,患者服方后排便困难症状稍有改善,便质软,自行停药 2 日后病情反复,就诊于肛肠科诊断为肛门括约肌痉挛,症状同前,齿痕舌,舌尖红,苔薄白,脉细。继续守气陷气滞论治,守二诊方,去莱菔子,将酒制大黄改为生大黄 4 g(后下)以通腑畅便,加杏仁 9 g 以开宣肺气。10 剂,水煎内服,每日 1 剂。

2014 年 2 月 8 日四诊,排便无力和滞涩感稍有改善,大便转干,每日 1 次或 2 次,腹胀隐隐,气坠感未继续加重,情绪不稳定,纳可,眠欠佳,小便调,齿痕舌,舌尖红,苔薄白,脉细。守三诊方去大黄,并从肾主二便考虑,加用肉苁蓉12 g、怀牛膝9 g。6剂,水煎内服,每日1剂。

2014年2月15日五诊,大便较前易排出,排出时间缩短,大便成形,腹胀隐痛,但排便后腹痛缓解,纳食可,小便调,睡眠改善,齿痕舌,舌尖红,苔薄黄,脉细弦。继守补中益气汤、厚朴三物汤加味,即在四诊方中将太子参改为党参12 g以增强补中之效,加桃仁6 g以润肠开结兼祛瘀,加柏子仁12 g以安神润下。12剂,水煎内服,每日1剂。

2014年3月1日六诊,服方后大便症状持续改善,但微感鼻腔干肿、双目干涩。思"气有余便是火",将党参改为力缓的太子参12 g,加知母9 g以微解其热。6剂,水煎内服,每日1剂。

2014年3月8日七诊,大便排出逐渐正常,而腹胀气坠感已减轻,大便每日1次,为黄软便,但鼻腔干肿、目涩、肤痒、耳心痛未改善。此为气虚气陷与气虚火浮交织,守六诊方去升麻、柴胡之升提而换用葛根升清举陷,另加封髓丹、夏枯草补土伏火,加榔片以加强理气通下之功。药用:炒黄柏12 g,山药12 g,砂仁9 g,夏枯草12 g,厚朴12 g,柏子仁12 g,南沙参18 g,肉苁蓉12 g,陈皮12 g,枳壳9 g,炒白术12 g,当归12 g,火麻仁12 g,怀牛膝9 g,葛根6 g,炙黄芪15 g,榔片9 g。6剂,水煎内服,每日1剂。

2014年3月22日八诊,服方后患者鼻腔干肿、目涩、肤痒、耳心痛明显减轻,大便排出通畅,为黄软便,每日1次,已无腹胀气坠感,面色正常,精神佳,纳眠可,小便调,舌淡红,苔薄白,脉细。病情稳定,守七诊方6剂以善其后,嘱其忌胀气食物。

按:本例以排便滞涩、排便时间延长为主诉就诊,属中医"便秘"范畴。初诊以气虚气滞论治而效不佳;二诊、三诊戴老审定产后亡血,血亏气虚见面白少华,腹胀气坠感、脉细等,断为气虚基础上气陷气滞所致便秘,并认为肛门括约肌痉挛与气的推动、升举无力相关,欲解痉挛,中医当用"欲降先升"的投方思路,故以升阳举陷、理气通腑为法,换用补中益气汤合厚朴三物汤加味并随证加减而收效。戴老用方讲究配伍,本例便秘采用杏仁宣肺理气,与肉苁蓉、怀牛膝温肾通便,体现肺肾相关;太子参、黄芪、升麻、柴胡益气升阳与厚朴三物汤等理气通腑相合,体现了"欲降先升"的思路,均可借鉴。

2.泄泻

患者,男,40岁,因"大便次数增多,便质稀溏夹黏液脓血3个月"于2014年1

月6日就诊。患者既往长期饮酒,工作繁忙,曾于贵阳某三甲医院行肠镜检查提示肠息肉、溃疡性结肠炎,并于该院消化科住院治疗,症状改善不明显,求治中医。

2014年1月6日初诊,刻诊:大便次数增多,每日5~6次,便质稀溏或为黏液脓血便,血色或为鲜红色,或为褐色,无腹痛,口干,体重减轻,面色萎黄,形体消瘦,气短乏力,精神萎靡,小便偏黄,舌淡红,苔黄腻,脉弦缓。四诊合参,此属泄泻(气陷湿热证),治以益气升陷、清热渗湿,方用补中益气汤合白头翁汤加味。药用:炙黄芪12 g,太子参12 g,升麻9 g,柴胡9 g,当归12 g,炒白术15 g,陈皮12 g,白头翁15 g,地榆12 g,秦皮9 g,炒黄柏9 g,黄连3 g,赤芍5 g,甘草5 g。5剂,每日1剂,分3次餐后内服。

2014年1月13日二诊,服方后未见便血,但仍有褐色黏液便,大便次数减为每日2~3次,腹胀,有矢气,口干改善,精神可,饮食可,小便尚调,余症同前,舌淡红,苔薄黄少津,脉弦缓。鉴于泄泻津伤和胃喜润恶燥,在一诊方中加乌梅9 g以养胃阴。10剂,水煎内服,每日1剂。

2014年1月25日三诊,服方期间因饮食不慎曾有两次少量便血,为淡红色,但褐色黏液便继续减少,大便每日2~3次,有矢气,口干改善,精神可,纳眠可,小便调,舌边尖红,舌胖,苔薄黄少津,脉缓。守二诊方,因津复去乌梅,将太子参改为南沙参顾护气阴,加苍术12 g、葛根9 g以燥湿升提。10剂,水煎内服,每日1剂。

2014年2月7日四诊,服方后大便成形,每日2次,黏液便减少,未见便血,矢气减少,仍感腹胀,精神可,纳眠可,小便可,舌尖红,舌胖大,苔薄黄,脉弦缓。考虑矢气与肝木疏泄太过有关,守三诊方,去升提止血之葛根、地榆,加白芍15 g以柔肝缓急。10剂,水煎内服,每日1剂。

2014年2月21日五诊,服方大便成形,每日2~3次,黏液便明显减少,无便血,体力恢复,矢气时有少许稀便,腹胀减轻,小便正常,舌尖稍红,舌体正常,苔薄黄,脉缓。治以益气升陷、补脾止泄,方用补中益气汤合平胃散加味。药用:炙黄芪12 g,升麻9 g,柴胡9 g,当归9 g,炒白术15 g,陈皮12 g,南沙参18 g,苍术9 g,厚朴12 g,芡实12 g,赤芍5 g,黄连3 g,马齿苋18 g,甘草5 g。5剂,水煎内服,每日1剂。

2014年2月28日六诊,服方后大便成形,每日1次,无黏液或血便,精神可,面色淡红,体重略有增加,舌淡红,苔薄白,脉缓。守五诊方,继予5剂以善其后。另嘱注意饮食调理,忌生冷。

按:本例以大便次数增多、便质稀溏夹黏液脓血为主诉,属中医"泄泻"范畴。《景岳全书·泄泻》谓"泄泻之本,无不由于脾胃",《医宗必读》中有无湿不成泻之说,患者长期饮食失调,劳倦内伤,日久导致脾胃虚弱,中阳不健,运化无权,水谷不化精微,食入不消,湿浊内生,清浊不分,清气下陷,则见大便稀溏或夹有黏液;气虚不摄血,血溢脉外,随糟粕而下,则见便血;脾气亏虚,化源不足,宗气不足则形体消瘦,神疲乏力,面色萎黄。舌淡红,苔黄腻,脉弦缓为气虚夹湿热之象。四诊合参,为气陷湿热所致泄泻,故以益气升陷、清热渗湿为法,方用补中益气汤合白头翁汤、平胃散随证加减,以大便成形、黏液便明显减少、无便血而收效。

参考文献

戴永生,1993.试析蒲辅周先生辨证的整体思维方法[J].辽宁中医杂志,12(6):1-3.

戴永生,1997.蒲辅周辨治小儿肺炎拾萃[J].辽宁中医杂志,24(9):393.

戴永生,2000.论东垣"升阳十七方"用药配伍特色[J].辽宁中医杂志,27(1):15-16.

戴永生,2016.中医五行研究及临床应用[M].贵阳:贵州科技出版社.

公维志,2013.脾胃病辨证[M].北京:中国中医药出版社.

李克光,张家礼,2010.金匮要略译释[M].上海:上海科学技术出版社.

李乃庚,2013.幼科传承录:李乃庚儿科临证经验医案集要[M].北京:科学出版社.

罗云坚,余绍源,2005.消化科专病中医临床诊治[M].2版.北京:人民卫生出版社.

南京中医药大学,2010.伤寒论译释[M].上海:上海科学技术出版社.

田德禄,2006.中医内科学[M].北京:人民卫生出版社.

仝小林,2014.方药量效关系名医汇讲[M].北京:人民卫生出版社.

王琦,2009.中医体质学2008[M].北京:人民卫生出版社.

徐江雁,2010.国医大师验案良方:脾胃卷[M].北京:学苑出版社.

杨洪军,2014.方药纵横:中药成方制剂用药规律分析[M].北京:人民卫生出版社.